Hygiene und medizinische Mikrobiologie

Lehrbuch für Pflegeberufe

Rainer Klischies
Ursula Panther
Vera Singbeil-Grischkat

5., aktualisierte und überarbeitete Auflage

Mit 85 zum Teil mehrfarbigen Abbildungen
und 62 Tabellen

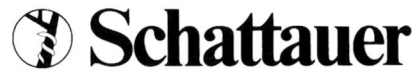

Rainer Klischies
Gesundheitszentrum Walsum
Prinzenstr. 5
47179 Duisburg

Ursula Panther
Berufskolleg Dinslaken
Wiesenstr. 45
46535 Dinslaken

Vera Singbeil-Grischkat
Krankenpflegeschule Duisburg e.V.
Fahrner Str. 133
47169 Duisburg

Bibliografische Information der Deutschen Nationalbibliothek
Die Deutsche Nationalbibliothek verzeichnet diese Publikation in der Deutschen Nationalbibliografie; detaillierte bibliografische Daten sind im Internet über http://dnb.d-nb.de abrufbar.

Besonderer Hinweis:
Die Medizin unterliegt einem fortwährenden Entwicklungsprozess, sodass alle Angaben, insbesondere zu diagnostischen und therapeutischen Verfahren, immer nur dem Wissensstand zum Zeitpunkt der Drucklegung des Buches entsprechen können. Hinsichtlich der angegebenen Empfehlungen zur Therapie und der Auswahl sowie Dosierung von Medikamenten wurde die größtmögliche Sorgfalt beachtet. Gleichwohl werden die Benutzer aufgefordert, die Beipackzettel und Fachinformationen der Hersteller zur Kontrolle heranzuziehen und im Zweifelsfall einen Spezialisten zu konsultieren. Fragliche Unstimmigkeiten sollten bitte im allgemeinen Interesse dem Verlag mitgeteilt werden. Der Benutzer selbst bleibt verantwortlich für jede diagnostische oder therapeutische Applikation, Medikation und Dosierung.

In diesem Buch sind eingetragene Warenzeichen (geschützte Warennamen) nicht besonders kenntlich gemacht. Es kann also aus dem Fehlen eines entsprechenden Hinweises nicht geschlossen werden, dass es sich um einen freien Warennamen handelt.

1. unveränderter Nachdruck 2011

© 2008 by Schattauer GmbH, Hölderlinstraße 3, 70174 Stuttgart, Germany
E-Mail: info@schattauer.de
Internet: http://www.schattauer.de
Printed in Germany

Lektorat: Alina Piasny, Stuttgart
Umschlagabbildungen: OP-Schwester: moodboard © Fotolia.de; Petrischalen: emeraldphoto © Fotolia.de; Zecke: Bogomier Pütz © Fotolia.de; Gemüse: Claus Mikosch © Fotolia.de; Traktor: Penny Williams © Fotolia.de
Satz: Stahringer Satz GmbH, 35305 Grünberg
Druck und Einband: Mayr Miesbach Druckerei und Verlag GmbH, 83714 Miesbach

ISBN 978-3-7945-2542-3

Vorwort zur 5. Auflage

Trotz mannigfaltiger Änderungen im Kranken-
pflegegesetz und der Ausbildungs- und Prü-
fungsverordnung für die Berufe in der Krankenpflege haben wir aus lernorientierten Gründen
am bewährten Konzept der klassischen Aufteilung des Buches in fünf Abschnitte (Mikrobiologie, Krankenhaushygiene, Sozialhygiene, Umwelthygiene, Ernährungslehre) festgehalten. Für
die vorliegende 5. Auflage des Lehrbuches wurden alle Kapitel überarbeitet und aktualisiert.
Angesichts der steigenden Anzahl pflegebedürftiger Personen, die in Alten- und Pflegeheimen

oder durch ambulante Dienste versorgt werden,
haben wir einen Exkurs über Hygiene und Prävention von Infektionen in Heimen und der
ambulanten Pflege ergänzt.
Wir danken unseren Lesern für das ungebro-
chene Vertrauen.

Duisburg und Dinslaken, im Sommer 2008

Rainer Klischies
Ursula Panther
Vera Singbeil-Grischkat

Vorwort zur 1. Auflage

Liebe Leserinnen und Leser,

seit einigen Jahren ist die »Hygiene« als münd-
liches Prüfungsfach im Krankenpflege- und Kin-
derkrankenpflegeexamen etabliert. Oftmals war
dieser Sachverhalt die einzige Motivation der
Schüler, sich mit diesem Themenbereich zu beschäftigen.
Ausgehend von eigenen, langjährigen Unter-
richtserfahrungen haben wir versucht, ein Ar-
beitsbuch zu schaffen, das den Auszubildenden
und Unterrichtenden gleichermaßen anspricht.
Besonderen Wert haben wir dabei auf die Darstellung aktueller und praxisrelevanter Themen
gelegt – ohne großes Fachchinesisch. Sicher,
ganz ohne Fachbegriffe kommt die Hygiene
und erst recht die Mikrobiologie nicht aus.
Aber diese Begriffe werden einmal an Ort und

Stelle erläutert, zum anderen in einem Glossar
am Ende des Buches nochmals vorgestellt.
Also keine Angst, wir sind auch keine Wissen-
schaftler.
Noch vor 150 Jahren starb jedes zweite Kind an
einer Infektionskrankheit noch bevor es seinen
zehnten Geburtstag erreichte – ein heute unvorstellbarer Gedanke. Dank der Entwicklung
und Anwendung von Impfstoffen sowie einer
optimierten Hygiene haben heute die meisten
»Kinderkrankheiten« – jedenfalls in Industriestaaten – ihren Schrecken verloren. Trotzdem
sind Infektionskrankheiten weltweit immer noch
die Haupttodesursache.
Das vorliegende Buch gliedert sich in drei
Hauptgebiete. Nach der Besprechung der Infektionskrankheiten, ihrer Behandlung und der
möglichen prophylaktischen Impfung folgt eine

Übersicht der Krankenhaushygiene. Deren Aufgabe ist, die Häufigkeit der im Krankenhaus erworbenen Infektionen zu minimieren. In den abschließenden Kapiteln wird deutlich gemacht, dass gerade auch eine intakte Umwelt und gute soziale Verhältnisse für die Gesundheit und das Wohlbefinden eines einzelnen Menschen und der Gesellschaft insgesamt von großer Bedeutung sind.

Wir hoffen, dass dieses Buch einen Beitrag zur guten Ausbildung leistet, und wünschen den Lesern viel Spaß.

Duisburg und Friedrichsfeld,
im Januar 1995

Rainer Klischies
Karl-Heinz Gierhartz
Ursula Kaiser

Inhalt

Anhang

Erläuterung der im Text verwendeten Symbole

   Definition

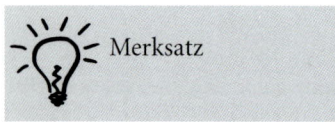   Merksatz

   Warnhinweis

Teil I
Medizinische Mikrobiologie

Rainer Klischies

1 Wichtige Begriffe aus der medizinischen Mikrobiologie

Rainer Klischies

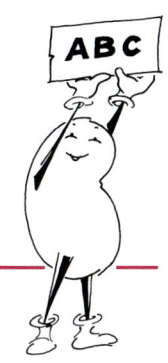

Der Begriff **Infektion** stammt aus dem Lateinischen (»inficere«) und bedeutet soviel wie »etwas Schädliches hineintun«. Gemeint ist, dass kleinste Mikroorganismen (Bakterien, Viren, Pilze und Parasiten) in den Wirt – in unserem Falle den Menschen – eindringen und sich vermehren.

Nur die wenigsten Infektionen führen zu einer erkennbaren Erkrankung. Es muss eine **Krankheitsbereitschaft** (Disposition) des betroffenen Menschen vorhanden sein. Erst bei Vorliegen von Symptomen sprechen wir von einer **Infektionskrankheit**. Es kommt zu den **typischen Entzündungszeichen** (Abb. 1.1; s. auch Kap. 6 »Wie wehren wir uns?«, S. 116 f.):

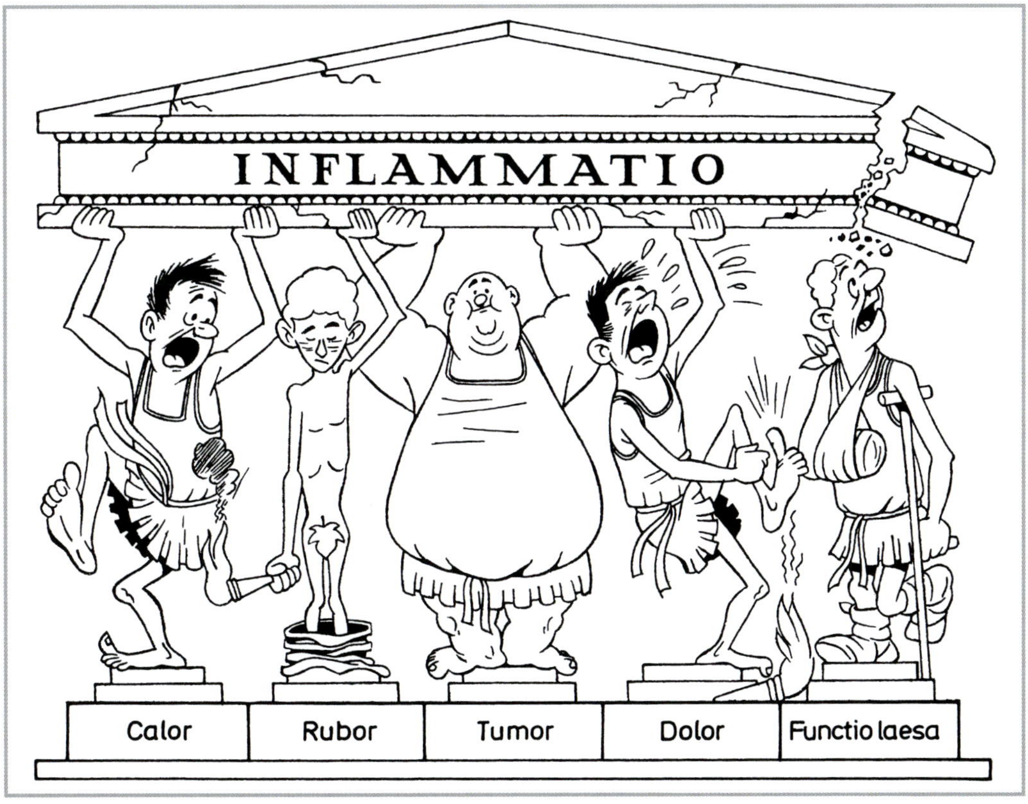

INFLAMMATIO

| Calor | Rubor | Tumor | Dolor | Functio laesa |

Abb. 1.1 Kardinalsymptome der Entzündung (nach: Peter Cull, St. Bartholomew's Hospital London)

- Calor (Wärme)
- Rubor (Rötung)
- Tumor (Schwellung)
- Dolor (Schmerz)
- Functio laesa (eingeschränkte Funktion des betroffenen Organs)

Als Beispiel stellen wir uns eine **Gelenkentzündung** vor. Durch ärztliche Maßnahmen an einem Kniegelenk (Punktion, Injektion, Operation) können Krankheitserreger in das Gelenk gelangen und zu einer Entzündung führen. Im Rahmen dieser Entzündung kommt es zu Schmerzen, Schwellung, Rötung und Überwärmung. Das Bein kann im Kniegelenk nicht wie gewohnt bewegt werden (Functio laesa).

Wie oben erwähnt, verlaufen die meisten Infektionen unbemerkt (**inapparent**).

> Erst wenn die krankmachenden Eigenschaften des Eindringlings größer sind als die Abwehrkräfte des menschlichen Organismus, wird die Infektion bemerkt, sie verläuft **manifest**.

Der **Verlauf** einer manifesten **Infektionskrankheit** wird in Abbildung 1.2 dargestellt.

Nach der Infektion eines Menschen passiert zunächst einmal gar nichts. Die Zeit bis zum Auftreten der ersten Symptome nennt man **Inkubationszeit**. Das Ausmaß und die Dauer der

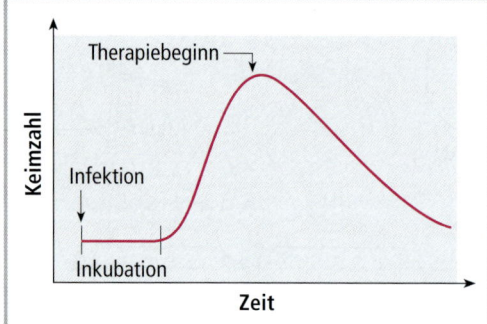

Abb. 1.2 Zeitlicher Verlauf einer manifesten Infektionskrankheit

Erkrankung wird von der Abwehrlage der betroffenen Person, der Pathogenität des Erregers und der Wirksamkeit der eingeleiteten Therapie mitbestimmt.

Eine **Infektion** kann **lokal begrenzt** bleiben (z. B. Abszess), sie kann aber auch in die nähere Umgebung weiter fortschreiten oder über Blut- und Lymphweg in andere Organe streuen. Von einer **Bakteriämie** sprechen wir dann, wenn Bakterien unbemerkt in der Blutbahn kreisen. Ruft eine Bakteriämie Symptome wie Fieber oder Schüttelfrost hervor, nennen wir das **Sepsis**.

Werden im Rahmen einer Infektion, z. B. einer Bronchitis, mehrere Erreger gleichzeitig im Sputum gefunden, so spricht man von einer **Mischinfektion**. Eine **Superinfektion** liegt dann vor, wenn unterschiedliche Erreger nacheinander und im zeitlichen Abstand gefunden werden. Als Beispiel sei hier eine bakterielle Lungenentzündung nach einer Virusgrippe erwähnt.

Treten Infektionskrankheiten bei stark immungeschwächten Menschen auf (AIDS), so spricht man von **opportunistischen Infektionen**. Die verantwortlichen Erreger besitzen bei immunkompetenten Personen keine krankmachende Potenz.

Die **Infektionsquelle** ist der Ursprung einer Infektion. Bekannte Quellen sind

- die Umwelt (Boden, Wasser, Gegenstände),
- Tiere und
- der Mensch als Kranker und gesunder Keimträger.

Der **Infektionsmodus** beschreibt den Übertragungsweg:

- **Direkte Übertragungen** erfolgen direkt von Mensch zu Mensch:
  - Tröpfcheninfektionen (z. B. Schnupfen oder Keuchhusten)
  - Kontaktinfektionen (z. B. Geschlechtskrankheiten, Händeschütteln)
  - Infektion des Ungeborenen über die Plazenta
- **Indirekte Übertragungen** erfolgen über andere Kontakte:

- Schmutz- und Schmierinfektionen (z. B. Tetanus, Poliomyelitis)
- Lebensmittel (z. B. Salmonellosen)
- Wasser (z. B. Cholera)
- Insekten (z. B. FSME, Malaria)
- kontaminierte Gegenstände (z. B. Inhalationsgeräte, aber auch gemeinsam benutzte Nadeln bei Fixern)

Krankenhausspezifische Kontaktinfektionen werden ausgiebig im Teil II »Krankenhaushygiene« (S. 147 ff.) besprochen.
Die **Kontagiosität** gibt das Ansteckungspotenzial eines Erregers an. Nach einer Infektion mit dem Windpockenerreger erkranken mehr Infizierte an Windpocken als nach einer Infektion mit dem Tuberkuloseerreger an einer Tuberkulose. Der so genannte **Kontagionsindex** ist für das Windpockenvirus höher als für das Tuberkulosebakterium.
Von einer **exogenen Infektion** spricht man, wenn Krankheitserreger von außen in einen Organismus eindringen (Mehrzahl aller Fälle). Eine **endogene Infektion** entsteht durch körpereigene Keime, die physiologische Bereiche verlassen und in Organe oder Körperhöhlen gelangen und dort eine krankmachende (pathogene) Eigenschaft entwickeln. Als Beispiel sei ein Harnwegsinfekt durch körpereigene Darmbakterien erwähnt (s. auch in Kap. 2 Abschnitt »Physiologische Flora«, S. 10 f.).

 Unter **Epidemiologie** im engeren Sinne versteht man die Lehre von den übertragbaren Infektionskrankheiten und deren Bekämpfung. Im weiteren Sinne ist sie die Wissenschaft vom Auftreten, der Verteilung und der Kontrolle von Gesundheit und Krankheit innerhalb der Bevölkerung.

Ohne auch hier eine Aufzählung wichtiger Begriffe voranzustellen, die wir als eine Art Handwerkszeug für die folgenden Kapitel betrachten, kann man nicht mit der Darstellung der einzelnen Infektionskrankheiten beginnen.
Infektionskrankheiten können beim Menschen sporadisch in Form von Einzelfällen auftreten. Treten sie jedoch kurzzeitig gehäuft in einem örtlich begrenzten Bereich auf, so spricht man von einer **Epidemie** (z. B. Lebensmittelinfektion in einer Kantine durch Salmonellen). Weitet sich eine Epidemie auf mehrere Kontinente aus, nennt man dies **Pandemie** (z. B. Influenza). Wenn eine Infektionskrankheit in gewissen Regionen nicht zu bekämpfen ist und jahraus, jahrein immer wieder vorkommt, so bezeichnet man dieses Phänomen als **Endemie** (z. B. Malaria in den Tropen, oder nicht zu verdrängende Infektionen durch bestimmte Erreger auf manchen Intensivstationen).

Epidemie: örtlich begrenzt, zeitlich begrenzt
Pandemie: örtlich unbegrenzt, zeitlich begrenzt
Endemie: örtlich begrenzt, zeitlich unbegrenzt

Um die Häufigkeit und die Gefährlichkeit einer Krankheit zu beschreiben, wurden folgende Begriffe entwickelt:
- Die **Inzidenz** gibt die Anzahl an Neuerkrankungen einer Krankheit bezogen auf die Gesamtbevölkerung innerhalb eines Jahres an (Neuerkrankte auf 100.000 Einwohner).
- Die **Morbidität** beschreibt die Anzahl der Erkrankungen einer Infektionskrankheit, bezogen auf die Gesamtbevölkerung in einem bestimmten Zeitraum (Erkrankte/100.000 Einwohner).
- Die **Mortalität** bezieht sich auf die Anzahl der Todesfälle an einer Krankheit, bezogen auf die Gesamtzahl der Bevölkerung in einem bestimmten Zeitraum (Verstorbene/100.000 Einwohner).
- Die **Letalität** ist die Anzahl der Sterbefälle, bezogen auf die Anzahl der Erkrankten, und

gilt als Gradmesser der Gefährlichkeit einer Infektionskrankheit.

Beim Robert Koch-Institut (RKI) in Berlin (www.rki.de) werden diese Berechnungen jährlich für alle Erkrankungen erstellt. Ärzte und Epidemiologen erhalten so wichtige Hinweise über die derzeitige Häufigkeit von Erkrankungen im Vergleich zu den Vorjahren. Ebenso werden die Zahlen für internationale Vergleiche benötigt.

Einem einzelnen Erkrankten ist dadurch auf den ersten Blick jedoch nur wenig geholfen. Über die Verursacher (Bakterien, Viren, Parasiten und Pilze), die Infektionskrankheiten im Einzelnen, deren spezifische Behandlung und den möglichen Impfschutz soll daher in den folgenden Kapiteln berichtet werden. Dabei werden dem Autor besonders wichtig erschei-

Beispiel:
Tuberkulose in Deutschland 2005. Gesamtbevölkerung 82,8 Millionen Einwohner. 2005 wurden dem RKI 6045 neue Tuberkuloseerkrankte gemeldet. Die **Inzidenz** betrug demnach 6045/82,8 Millionen oder 7,3/100.000 Einwohner.
188 der Erkrankten sind an der Tuberkulose verstorben. Die **Mortalität** betrug daher 188/82,8 Millionen Einwohner oder 0,2/100.000.
Die **Letalität** errechnet man aus der Zahl der Verstorbenen und der Zahl der Erkrankten: 188/6045 oder 3,1 %.

nende Infektionskrankheiten oder Erreger dem jeweiligen Abschnitt in einer tabellarischen Übersicht (s. z. B. S. 12) vorangestellt.

2 Bakterien

Rainer Klischies

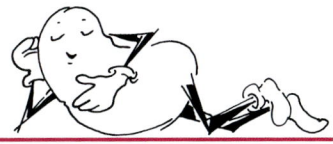

Bakterien (griech. = Stäbchen) sind mikroskopisch kleine, einzellige Lebewesen (Größe meist 0,5 bis 5 µm). Früher wurden sie dem Pflanzenreich zugeordnet. Begriffswendungen wie z. B. Bakterienflora stellen noch Relikte aus dieser Zeit dar. Heute sieht man die Bakterien – neben Pflanzen und Tieren – als selbständige Einheit an, da sie eine von Pflanzen und Tieren abweichende Organisation der Zelle besitzen (siehe Lehrbücher der Anatomie und Zytologie).

Die überwiegende Mehrzahl der Bakterien lebt in freier Natur und erfüllt dort die unterschiedlichsten Aufgaben. Erwähnt sei die hervorragende Leistung im Rahmen der Trinkwasseraufbereitung. Eine zweite Gruppe von Bakterien leistet dem Menschen in der pharmazeutischen Industrie bei der Herstellung von Medikamenten (z. B. Insulin) große Dienste. Verursacher von Infektionskrankheiten ist nur eine kleine, aber leider bedeutungsvolle Gruppe von Bakterien.

2.1   Aufbau

Bakterien besitzen im Gegensatz zu Pflanzen und Tieren **keinen Zellkern**. Die Erbinformation besteht aus einer doppelsträngigen DNA (Desoxyribonukleinsäure). Das so genannte **Kernäquivalent** befindet sich neben den anderen Zellbestandteilen und -strukturen (Wasser, RNA [Ribonukleinsäure], Proteine, Enzyme, Stoffwechselprodukte, Ribosomen u. a.) im **Zytoplasma** (Abb. 2.1). Dieses wird von einer **Zellmembran** umgeben, die unter anderem für den Stofftransport von innen nach außen entscheidend ist. Eine starre **Zellwand** bestimmt die Form, schützt das Bakterium vor äußeren Einflüssen und wirkt als Antigen. Die Struktur der Zellwand ist sehr kompliziert und nicht bei allen Bakterien identisch. Nur wenige Bakterienarten sind zellwandlos (z. B. Mykoplasmen).

Manche Arten besitzen Fortbewegungsorgane, die **Geißeln**. Sie sind einzeln, in Büscheln oder am ganzen Bakterienleib angeordnet.

2.2   Pathogenitätsfaktoren

Unter **Pathogenitätsfaktoren** versteht man genetisch bedingte Eigenschaften der Bakterien, die eine Infektionskrankheit beim Menschen auslösen können.

Es gilt die Regel: Je mehr Pathogenitätsfaktoren eine Bakterienart besitzt, desto komplizierter wird der Krankheitsverlauf und desto schwieriger die Therapie. Hier müssen jedoch die individuellen Voraussetzungen des Patienten berücksichtigt werden (Alter, Grunderkrankungen, Immunschwäche u. v. m.). Folgende Pathogenitätsfaktoren sind bekannt:

- **Kapsel:** Bei einigen Bakterienarten befindet sich außerhalb der Zellwand noch eine schleimige Schicht. Diese verhindert, dass unsere Abwehrzellen die Bakterien erkennen, und bietet diesen somit einen Schutz vor Phagozytose.
- **Pili:** Bei vielen gramnegativen Bakterien (s. unten) findet man Pili. Dies sind Eiweißfäden auf der Zelloberfläche, die nach Eindringen der Erreger in den menschlichen Körper der Anheftung an Wirtsstrukturen dienen (z. B. an Schleimhäute des Atem-, Gastrointestinal- oder Urogenitaltrakts).

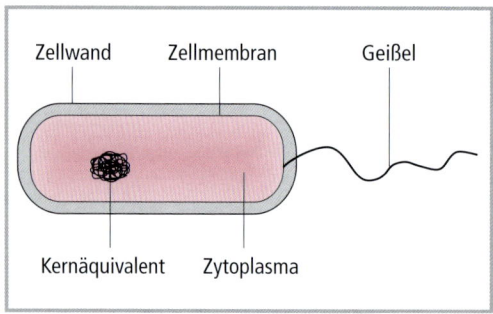

Abb. 2.1   Bakterienschema

- **Toxine:** Toxine sind Bakterienprodukte, die den Wirtsorganismus schädigen. Werden Toxine von den Bakterien als Stoffwechselprodukt nach außen abgegeben, so spricht man von **Exotoxinen** (z. B. Tetanustoxin), werden sie erst bei Zerfall von Bakterien (nach Antibiotikatherapie) frei, spricht man von **Endotoxinen**.
- **Enzyme:** Hierunter versteht man **katalytisch wirksame Eiweißstoffe**, die ein Bakterium produziert, um wirtseigene Substanzen zu spalten. Hierdurch werden einerseits Nährstoffquellen für Bakterien erschlossen, andererseits können sie ein Schutz vor Abwehrstrukturen des Wirtes sein. Wichtige Beispiele:
  - **Hyaluronidasen:** Zersetzen von Gewebe; Ausbreitung in Wirtsstrukturen
  - **Hämolysine:** Auflösen von Erythrozyten
  - **Proteasen:** Spaltung von Wirtsproteinen
  - **Koagulase:** Verklumpung von Plasma
  - **Fibrinolysine:** Auflösen von Fibrin

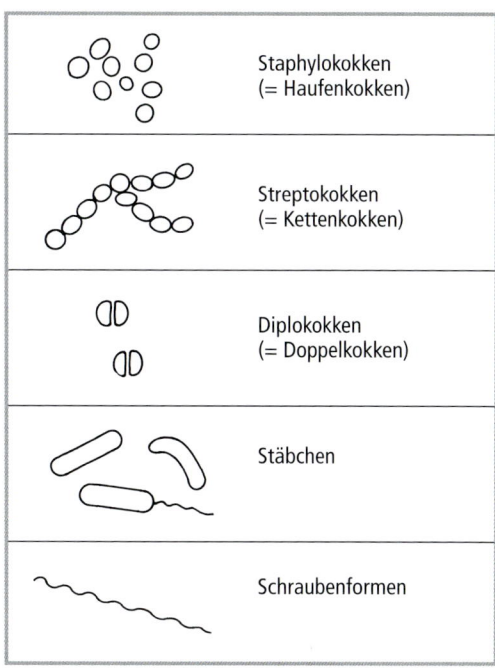

Abb. 2.2   Verschiedene Bakterienformen

2.3   Vermehrung

In der Regel vermehrt sich die Bakterienzelle durch **Zweiteilung**. Aus einer Mutterzelle entstehen zwei Tochterzellen. Die Geschwindigkeit dieses Teilungsvorgangs ist stark von der Bakterienart und vom Umgebungsmilieu abhängig. Diese **Generationszeit** beträgt zum Beispiel bei Escherichia coli (E. coli) – gute Umweltbedingungen vorausgesetzt – nur 20 Minuten, beim Tuberkuloseerreger (Mycobacterium tuberculosis) jedoch 18 Stunden.

2.4   Einteilung

Als praktisch und sinnvoll hat sich für Bakteien die Einteilung nach Form und Anfärbeverhalten (Gram-Färbung) erwiesen.

2.4.1   Bakterienformen

Man unterscheidet im Wesentlichen drei Bakterienformen (Abb. 2.2):
- Kokken (= Kugelbakterien)
- stäbchenförmige Bakterien
- schraubenförmige Bakterien (Spirochäten)

2.4.2   Gram-Färbung

Wie oben bereits angedeutet, ist der Aufbau der Zellwand nicht bei allen Bakterienarten identisch. So gibt es Bakterien mit einer dünneren und solche mit einer dickeren Zellwand. Dieser Sachverhalt wird bei einem relativ einfachen Färbetest sichtbar, der bereits 1884 von dem dänischen Mikrobiologen H. C. I. Gram zufällig entdeckt wurde. Bakterien, die nach dieser Färbung dunkelblau erscheinen, werden **grampositiv** (Abb. 2.3), solche, die sich rot anfärben

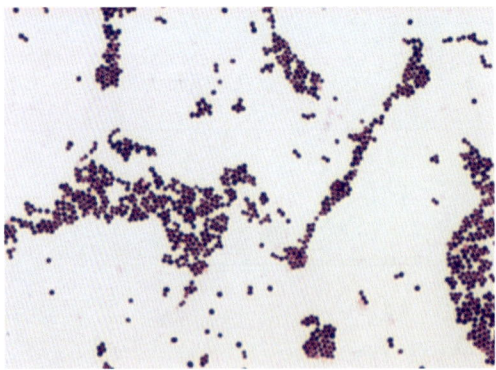

Abb. 2.3 Grampositive Kokken, hier Staphylokokken, traubenförmige Anordnung (mit freundlicher Genehmigung Prof. Braun, Esslingen)

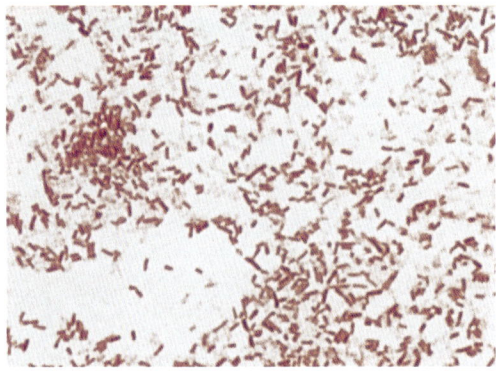

Abb. 2.4 Gramnegative Stäbchen, hier E. coli (mit freundlicher Genehmigung Prof. Braun, Esslingen)

lassen, **gramnegativ** benannt (Abb. 2.4). Dieser Test wird in jedem bakteriologisch ausgerichteten Labor durchgeführt.

> Das Anfärbeverhalten ist von großer Wichtigkeit für die **Artdiagnose** eines Erregers und von großer Bedeutung für die richtige Auswahl eines Antibiotikums für einen an einer Infektionskrankheit leidenden Patienten.

2.5   Physiologische Flora

Bevor wir die wichtigsten humanpathogenen Bakterienarten besprechen, wenden wir uns der physiologischen Bakterienflora zu.

> Unter der **physiologischen Bakterienflora** versteht man Bakterien, mit denen wir in einer Art Symbiose zusammenleben und die einem gesunden Menschen normalerweise nicht schaden können.

Unter bestimmten Voraussetzungen (immunsupprimierende Therapie mit z. B. Kortison oder Zytostatika, schwere Grunderkrankung) sind Bakterien der physiologischen Flora dazu befähigt, Infektionen zu verursachen. Zu diesen so genannten **fakultativ pathogenen Keimen** gehören beispielsweise Dickdarmbakterien wie Escherichia coli. Während einer Darmoperation oder einer Perforation des Darmes können sie in die freie Bauchhöhle gelangen und zu erheblichen Infektionen (Peritonitis) führen. Außerdem sind sie die Hauptverursacher von Harnwegsinfekten.

2.5.1   Haut

Die Haut beherbergt eine Vielzahl von Keimen (Hautflora). Hier lassen sich hauptsächlich Staphylokokken und Streptokokken, aber auch Propionibakterien nachweisen, die bei der Akneentstehung eine wichtige Rolle spielen. Weitere Keime sind Mykobakterien und Corynebakterien. In den behaarten Hautgebieten lassen sich neben den Hand- und Fußinnenflächen die meisten Bakterien finden. Sie sind dort für die charakteristische Geruchsentwicklung verantwortlich. Diese physiologische Hautflora bietet neben dem pH-Wert und anderen Faktoren einen guten Schutz vor **obligat pathogenen Bakterien**. Dies sind Keime, die zu jeder Zeit und bei jedem Menschen eine krankmachende Potenz besitzen.

2.5.2   Mund

Im Bereich der Mundhöhle sind »vergrünende Streptokokken« entscheidend. Sie besitzen eine Kontrollfunktion gegenüber Anflugkeimen von außen (**Mundpolizei**). Bei gesunden Menschen sind andere Bakterienarten (und auch Pilze) zwar vorhanden, aber unbedeutend.

2.5.3   Verdauungstrakt

In der **Speiseröhre** findet sich nur eine geringe Keimzahl. Diese Besiedlung ist im **Magen** dank des sauren Sekrets nicht mehr nachzuweisen. Im Verlauf des **Dünndarms** nimmt die Bakterienzahl wieder zu. Der **Dickdarm** ist das größte Keimreservoir des Körpers. Hier konnte man bisher weit über 100 Bakterienarten isolieren. In jedem Gramm Stuhl findet man ca. 10^8 bis 10^{11} Bakterien (20 bis 30 % der Stuhlmasse). Ihre Zusammensetzung ist bei gesunden Menschen relativ einheitlich:
- 5 % E. coli und Enterokokken
- 95 % Anaerobier

Anaerobier sind Bakterien, die nur unter Sauerstoffausschluss wachsen können. Zu den häufigsten Vertretern zählen Bacteroides, Clostridien und anaerobe Kokken.

2.5.4   Atemwege

Der **Nasenbereich** ist stark besiedelt. Am häufigsten werden Staphylokokken, Meningokokken und Streptokokken gefunden. Der Nasen-Rachen-Bereich ist bei Krankenhauspersonal stärker durch fakultativ pathogene Arten besiedelt als bei der übrigen Bevölkerung.
Das **Bronchialsystem** und die **Alveolen** sind in der Regel keimfrei.

2.5.5   Harnwege

Bei gesunden Menschen sind Nierenbecken, Harnleiter und Blase steril. Der untere Teil der Harnröhre ist durch Streptokokken, Staphylokokken und gramnegative Stäbchen besiedelt. Diese Keime sind einerseits für die Verunreinigung von Urinproben und andererseits für aufsteigende Harnwegsinfekte verantwortlich.

> Wegen der bakteriellen Besiedlung des unteren Urogenitaltrakts muss bei jeder Urinprobe entweder Mittelstrahlurin oder Katheterurin verwendet werden!

2.5.6   Scheide

Die Zusammensetzung der immer ausgeprägten Besiedlung der Scheide ist stark vom Lebensalter der Frau abhängig. Nach der **Geburt** wird die zunächst sterile Region durch Milchsäurebakterien (= Laktobazillen, Döderlein-Stäbchen) besiedelt. Die Mischflora der **Kindheit** wird mit der **Pubertät** wieder durch die säureproduzierenden Döderlein-Bakterien verdrängt. Nach Abschluss der **Geschlechtsreife** etabliert sich wieder eine Mischflora.
Durch den sauren pH-Wert im Bereich der Scheide der geschlechtsreifen Frau wird die Besiedlung durch andere Mikroben verhindert, so dass man in dieser Phase, unter Beachtung der persönlichen Hygiene, weniger Harnwegsinfektionen als in höherem Lebensalter findet.

Tab. 2.1   Übersicht der humanmedizinisch wichtigsten Bakterienarten

Kokken gramnegativ	grampositiv	Stäbchen gramnegativ	grampositiv	Schrauben-formen
Neisseria • Gonococcus • Meningococcus	Staphylococcus Streptococcus Enterococcus Pneumococcus	Bordetella Campylobacter Hämophilus Helicobacter Legionella Salmonella Shigella Vibrio Yersinia E. coli Klebsiella Proteus Pseudomonas	Bacillus Clostridium Corynebacterium Listeria Mycobacterium	Borrelia Leptospira Treponema

2.6   Die humanmedizinisch wichtigsten Bakterienarten

Nach den oben erwähnten Kriterien (Gram-Verhalten, Form) lässt sich die in Tabelle 2.1 gezeigte Übersicht über die humanmedizinisch wichtigsten Bakterienarten erstellen. Daneben gibt es noch Vertreter, die sich nur schwierig in eine dieser Gruppen einordnen lassen. Zu diesen Bakterien gehört **Mykoplasma**, das aufgrund der Zellwandlosigkeit nicht nach Gram angefärbt werden kann. Eine zweite Gruppe, vertreten durch **Chlamydia**, kann nur innerhalb von Wirtszellen existieren.

2.6.1   Grampositive Kokken

Staphylokokken

Erreger: Staphylokokken sind grampositive Haufenkokken (s. auch Abb. 2.3). Wir unterscheiden zwischen
- der meist pathogenen Staphylokokkenart **Staphylococcus aureus** und

- den fakultativ pathogenen, koagulasenegativen Staphylokokken (**Staphylococcus epidermidis**).

Epidemiologie: S. epidermidis ist bei Gesunden vor allem im Hautbereich zu finden und hat nur im Krankenhaus eine medizinische Bedeutung. Der Keim ist in der Lage, implantiertes Plastikmaterial zu besetzen, sich dort zu vermehren und eine lokale Infektion hervorzurufen. Wir alle kennen die Folgen eines zu lange liegenden Venenverweilkatheters (z. B. Braunüle) mit den typischen Entzündungsparametern (s. Kap. 1 »Wichtige Begriffe aus der medizinischen Mikrobiologie«, S. 3 f.). Weitere Plastikimplantate, die besiedelt werden können, sind Totalendoprothesen des Hüftgelenks, Herzklappen, Gefäßprothesen oder auch ein Blasendauerkatheter. Mit Entfernung der Infektionsquelle verschwinden die Symptome (Schmerz, Rötung, Schwellung) meist von selbst.

Wesentlich gefährlicher ist der Keim **Staphylococcus aureus**. Er »nistet« ebenfalls im Hautniveau, ist aber auch im Nasen-Rachen-Bereich zu finden (Rate menschlicher Träger ca. 30 bis 40 %, **aber:** Krankenhauspersonal 70 bis

Tab. 2.2 Typische Infektionen durch Staphylococcus aureus

• Abszesse	• Impetigo
• Furunkel	• Wundinfektion
• Mastitis	• Pneumonie
• Empyem	• Sepsis
• Osteomyelitis	• Lebensmittel-
• Panaritium	vergiftung

100 %!). Verschiedene Enzyme (Plasmakoagulase, Hyaluronidase, Hämolysin, Koagulase, Betalaktamase) und Toxine (Leukozidin, Enterotoxin) begründen die Pathogenität und Virulenz.

Für das **Zustandekommen** einer **Infektion** mit Staphylokokken ist aber auch die **Disposition** des Wirtes ganz entscheidend. Folgende Patientengruppen sind besonders gefährdet:

• chronisch Kranke (vor allem Diabetiker)
• Ekzematiker oder Patienten mit anderen Hauterkrankungen
• Verbrennungspatienten
• Alkoholiker
• Immungeschwächte

Übertragung und Krankheitsbild: Erregerreservoir ist der Mensch selbst. Durch Hautkontakt (Händeschütteln) oder Tröpfchen (Niesen) wird der Keim verbreitet.

Bei Schädigung der Haut (Wunden, Dermatitis) oder Manipulationen (Gelenkpunktion, Operation allgemein) kann der Keim seine pathogene Eigenschaft entfalten: Er ist der typische **Eitererreger.** In Tabelle 2.2 sind die wichtigsten Infektionen durch S. aureus dokumentiert.

Diese Aufzählung macht zweierlei deutlich:

• Zum einen ist S. aureus einer der bedeutendsten Krankenhauskeime und somit verantwortlich für eine Vielzahl von **nosokomialen Infektionen** (siehe Teil II »Krankenhaushygiene«, S. 147 ff.).
• Weiterhin neigen die eitrigen Infektionen zur **lokalen Begrenzung** (Abszess, Furunkel [Abb. 2.5], Empyem). Dank Koagulase ist die S.-aureus-Spezies in der Lage, einen schützenden Fibrinwall (Kapsel) gegen Abwehrmechanismen des menschlichen Körpers zu bilden. Die Abwehrzellen können nicht oder nur sehr schlecht in die infizierte Region gelangen. Gleiches gilt für die Antibiotikatherapie.

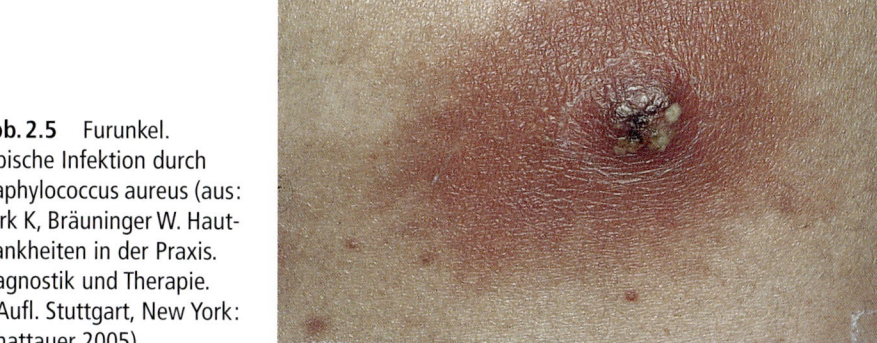

Abb. 2.5 Furunkel. Typische Infektion durch Staphylococcus aureus (aus: Bork K, Bräuninger W. Hautkrankheiten in der Praxis. Diagnostik und Therapie. 3. Aufl. Stuttgart, New York: Schattauer 2005)

Übersicht Staphylokokken

Erreger: S. aureus (koagulasepositiv) und S. epidermidis (koagulasenegativ)

Epidemiologie: gehören zur physiologischen Flora

Übertragung: meist Tröpfcheninfektion, ferner Wundinfektion, Lebensmittelvergiftung (S. aureus); wichtiger Erreger von Nosokomialinfektionen

Inkubationszeit und Ansteckung: Stunden bis wenige Tage

Krankheitsbild: lokal begrenzte Eiteransammlung, wichtiger Pneumonieerreger, akute Gastroenteritis

Diagnostik: Abstrich, Bronchialsekret, Stuhl

Behandlung: chirurgisch, Antibiotika (Achtung: Häufig Resistenzen! MRSA!)

Prophylaxe: Desinfektion

Gesetzliche Bestimmungen, Berufskrankheit: Meldepflicht bei epidemischem Ausbruch

Therapie: In der Regel wird bei abgekapselten, eitrigen Prozessen eine **chirurgische Eröffnung** des Herdes nötig. Die eher generalisierten Infektionen (Pneumonie, Sepsis) erfordern eine **Antibiotikatherapie**. Diese ist in den vergangenen Jahren zunehmend schwieriger geworden, da Staphylokokken leicht Resistenzen entwickeln können. Fast jeder S.-aureus-Stamm produziert **Betalaktamase**, ein Enzym, welches so genannte Betalaktamantibiotika unwirksam machen kann. Zu dieser Gruppe gehört das Penicillin, weshalb die Betalaktamase auch **Penicillinase** genannt wird. Deshalb wurde eine Reihe penicillinasefester Penicilline (z.B. Oxacillin) entwickelt, die bei Staphylokokkeninfektionen primär einzusetzen sind.

Seit Mitte der 1990er-Jahre gibt es gehäuft mehrfach resistente S.-aureus-Stämme (**MRSA** = Methicillin-resistente S. aureus bzw. **ORSA** = Oxacillin-resistente S. aureus, s. S. 226ff.). Sie sind eine Herausforderung für viele Krankenhäuser, insbesondere für Intensivstationen, da nur noch wenige Antibiotika wirksam sind. Übertragen werden die MRSA/ORSA vor allem durch die Hände des medizinischen Personals. Deren Nasenbereich kann unbemerkt chronisch besiedelt sein – hier reicht eine kurze Berührung mit der Hand, durch ein anschließendes Berühren eines Patienten sind die Erreger übertragen.

Das Auftreten von MRSA erfordert in der Klinik ein konsequentes Hygienemanagement (s. auch Abschnitt »MRSA-Infektionen – Prävention und Bekämpfung«, S. 226ff.). Betroffene Patienten sind zu isolieren, möglichst mit eigener Nasszelle, mehrere MRSA-Infizierte kann man zusammenlegen (Kohortenisolierung). Nun erfolgen tägliche Abstriche aus dem infizierten Bereich und der Nase (gegebenenfalls auch Rachen). Nach Abstrichergebnis werden spezielle Antibiotika eingesetzt. Zur Sanierung einer nasalen MRSA-Besiedlung wird die Anwendung von Mupirocinnasensalbe empfohlen. Die intakte Haut sollte mit antiseptisch wirksamen Seifen gewaschen und die Bettwäsche täglich gewechselt werden. Sind drei Abstriche an drei aufeinander folgenden Tagen negativ, kann die Isolierung aufgehoben werden.

Das Personal der Station sollte ebenfalls untersucht werden. MRSA-Träger unter dem Personal sollten bis zur nachgewiesenen Sanierung keinen Patienten pflegen und behandeln. Lässt sich dies nicht vermeiden, sind besondere hygienische Maßnahmen zu ergreifen (z.B. Mund-

Nase-Schutz, Einmalkittel, Händedesinfektion). Nähere Informationen s. S. 226 ff. bzw. unter www.rki.de.

Zur Eindämmung der Infektionsausbreitung wäre vorstellbar, alle in Krankenhäuser eingewiesenen Patienten auf MRSA untersuchen zu lassen, insbesondere Hochrisikopatienten, die vor einem invasiven Eingriff stehen. Dafür wurde ein Schnelltest entwickelt, der innerhalb weniger Stunden ein Ergebnis liefert.

Einzelne S.-aureus- oder **MRSA**-Erkrankungen oder -Besiedlungen sind nicht meldepflichtig. Gemäß § 6, Abs. 2 IfSG (= Infektionsschutzgesetz) ist jedoch das gehäufte Auftreten von Infektionen, bei denen ein epidemischer Zusammenhang wahrscheinlich ist oder vermutet wird, unverzüglich dem Gesundheitsamt als Ausbruch zu melden.

Enterotoxin

Einige Stämme von S. aureus produzieren ein Enterotoxin. In kontaminierten Lebensmitteln (Milch, Eiprodukte, Kartoffelsalat, Fleischwaren) kommt es zur schnellen Vermehrung der Bakterien und so zur Anhäufung des Toxins. Die Inkubationszeit ist sehr kurz. Wenige Stunden nach Verzehr dieser Lebensmittel treten Übelkeit, Erbrechen, Leibschmerzen und Diarrhö auf. Eine Therapie ist oft nicht nötig (s. auch Abschnitt »Durchfallerkrankungen«, S. 40 ff.).

Streptokokken

Streptokokken sind **grampositive**, sporenlose, unbewegliche **Kettenkokken**. Die Länge der Ketten ist unterschiedlich und hängt von der Streptokokkenspezies und dem Nährboden ab. Wie schon die Staphylokokken, sind die Streptokokken biologisch sehr aktiv. Sie können – je nach Art – eine Vielzahl von **Enzymen** und **Toxinen** abgeben:

- **Hämolysin**: Je nach Ausprägung dieses Enzyms werden Blutfarbstoff oder Erythrozyten aufgelöst. Das Hämolysin wird auch Streptolysin genannt. Es wirkt als Antigen, gegen das unser Immunsystem Antikörper produziert, das so genannte Anti-Streptolysin (ASL). Es wird bei einer Streptokokkeninfektion im Blut des Patienten nachgewiesen.
- **Streptokinase**: Dieses Enzym kann Fibrin auflösen. In der Klinik wird es zur Lysetherapie von frischen Blutgerinnseln (Thrombose, Herzinfarkt) gebraucht.
- **Hyaluronidase**: Dieses Enzym fördert die Ausbreitung der Infektion im Gewebe.
- **Erythrogenes Toxin**: Dieses Toxin ist fiebererzeugend und die Ursache für das Scharlach-Exanthem.

Diese Aufzählung ist nicht komplett. Eine wissenschaftlich exakte Liste der Pathogenitätsfaktoren wäre hier zu umfangreich.

Streptokokken sind wichtige Erreger verschiedener akuter Erkrankungen des Menschen. Die folgende grobe Einteilung hat bis heute Bestand.

Streptokokken der Gruppe A (S. pyogenes)

Die meisten der für den Menschen gefährlichen Streptokokkeninfektionen werden durch die Gruppe A verursacht. Sie neigen zu flächenhaf-

Tab. 2.3 Typische Streptokokkenerkrankungen der Gruppe A

- Angina tonsillaris
- Sinusitis
- Otitis media
- Bronchitis, Pneumonie
- Scharlach
- Erysipel
- phlegmonöse Entzündung
- Impetigo
- akute Glomerulonephritis
- rheumatisches Fieber

ten Entzündungen (Enzym Hyaluronidase!). Es kommt daher im Gegensatz zu Infektionen mit Staphylokokken weniger zu abszedierenden als zu **phlegmonösen Entzündungsprozessen** (Tab. 2.3).

Die Infektionen der so genannten betahämolysierenden Streptokokken der Gruppe A betreffen vor allem Kinder im Kindergarten- und frühen Schulalter, aber auch Erwachsene. Die Übertragung erfolgt meist über Tröpfcheninfektion. Häufig ist eine eitrige Entzündung der Rachenmandeln der Beginn (die Angina).

Zwei Erkrankungen sollen hervorgehoben werden: Scharlach und Erysipel.

Krankheitsbild: Scharlach

Verursacht wird diese klassische Kinderkrankheit durch hämolysierende Streptokokken der Gruppe A. Im westlichen Teil der Bundesrepublik Deutschland rechnet man mit etwa 50.000 Scharlachfällen pro Jahr.

Das **erythrogene Toxin** ist für den Krankheitsverlauf und das Exanthem verantwortlich und führt zu einer **Immunität**.

Übertragung und Krankheitsbild: Nach Tröpfcheninfektion kommt es nach einer Inkubationszeit von 2 bis 7 Tagen zu mehr oder weniger deutlichem Krankheitsgefühl, Fieber und einer Tonsillitis. Die Redewendung »ohne Angina kein Scharlach« hat sicher auch heute noch Gültigkeit. Der Rachen ist gerötet (Enanthem).

Die Zunge ist zunächst belegt und imponiert erst am 3. bis 4. Tag als typische **Himbeer-** oder **Erdbeerzunge** (Abb. 2.6). Das feinfleckige Exanthem (Gefühl wie Sandpapier) beginnt im Hals-/Brustbereich (Abb. 2.7) und überzieht den gesamten Körper, mit Ausnahme der Mundpartie (**zirkumorale Blässe, Clownsgesicht**). Im weiteren Verlauf setzt eine **Hautschuppung** vor allem im Hand-/Fußflächenbereich ein.

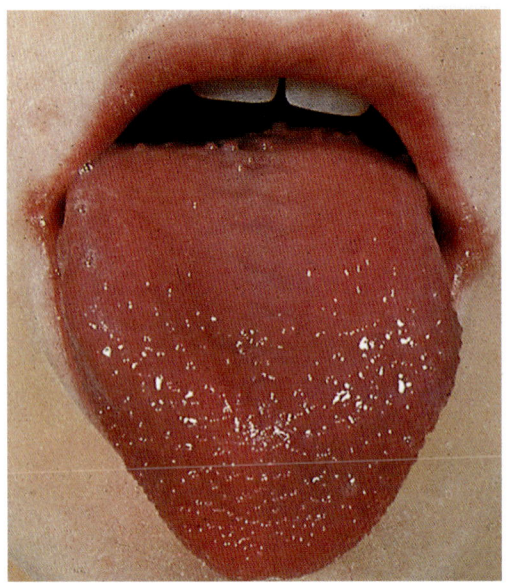

Abb. 2.6   Scharlach. Himbeer- oder Erdbeerzunge (aus: Tischendorf FW. Der diagnostische Blick. 7. Aufl. Stuttgart, New York: Schattauer 2008)

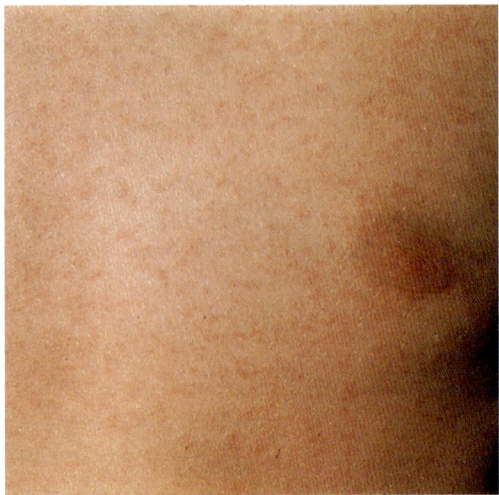

Abb. 2.7   Sehr diskretes Scharlachexanthem (aus: Tischendorf FW. Der diagnostische Blick. 7. Aufl. Stuttgart, New York: Schattauer 2008)

Übersicht Scharlach

Erreger: erythrogenes Toxin bildende A-Streptokokken

Epidemiologie: meist Kinder betroffen, kalte Jahreszeit

Übertragung: Tröpfcheninfektion

Inkubationszeit und Ansteckung: wenige Tage (2–7)

Krankheitsbild: Fieber, Angina, Krankheitsgefühl, feinfleckiges Exanthem, Erdbeerzunge, Hautschuppung

Diagnostik: Rachenabstrich, ASL-Titer-Bestimmung, Erkennen des Exanthems

Behandlung: Penicillin

Prophylaxe: keine Impfung bekannt, Therapie der Kontaktpersonen, Expositionsprophylaxe

Gesetzliche Bestimmungen, Berufskrankheit: zur Vermeidung von Epidemien Meldung von Erkrankten in Schulen, Kindergärten, Heimen etc.

Diagnostik und Therapie: Durch einen Rachenabstrich kann man Streptokokken der Gruppe A nachweisen. Ein erhöhter ASL-Titer und der typische Krankheitsverlauf sprechen für Scharlach.

Um Folgeerkrankungen (s. S. 18) vorzubeugen, behandelt man heute alle Scharlachpatienten – auch die leichter verlaufenden Fälle – mit Penicillin über 7 bis 10 Tage. Die Entfieberung wird dadurch beschleunigt, der Krankheitsverlauf milder und die Wiederzulassung zum Schulbesuch kann früher erfolgen.

Prophylaxe: Schon lange ist die früher übliche Scharlachschutzimpfung zur Erzeugung einer antitoxischen Immunität (erythrogenes Toxin) aufgegeben worden. Durch Penicillingabe an alle Kontaktpersonen, die in enger Lebensgemeinschaft mit einem Scharlachkranken leben, lassen sich Epidemien verhindern bzw. wirksam bekämpfen.

> Erkrankte dürfen Schulen oder andere Einrichtungen (Krankenhäuser!) nicht betreten, bis eine Weiterverbreitung nicht mehr zu befürchten ist.

Krankheitsbild: Erysipel

Das Erysipel (Wundrose) wird immer durch hämolysierende Streptokokken der Gruppe A verursacht. Die Erreger dringen meist durch einfache Verletzungen in den Körper ein. Das Erysipel tritt häufig bei chronisch infizierten älteren Wunden und beim Ulcus cruris auf.

Krankheitsbild: Nach einer kurzen Inkubationszeit (1–3 Tage) kommt es im betroffenen Bereich zu einer flammend roten bis bläulich lividen, scharf begrenzten Hautverfärbung, die sehr schmerzhaft ist (Abb. 2.8). Da es sich um eine Infektion der Hautlymphbahnen handelt, sind die regionalen Lymphknoten angeschwollen. Ein deutliches Krankheitsgefühl mit hohem Fieber, Leukozytose und erhöhter BKS (Blutkörperchensenkung) sind fast immer anzutreffen. Das Erysipel neigt zu Rezidiven. Eine weitere Spätfolge ist die Vernarbung der entzündeten Lymphgebiete, wodurch dann ein Lymphstau entsteht (**Elephantiasis**).

Therapie: Die Behandlung besteht in einer systemischen Antibiotikagabe (Penicillin), Ruhigstellung der betroffen Region und – wenn eine

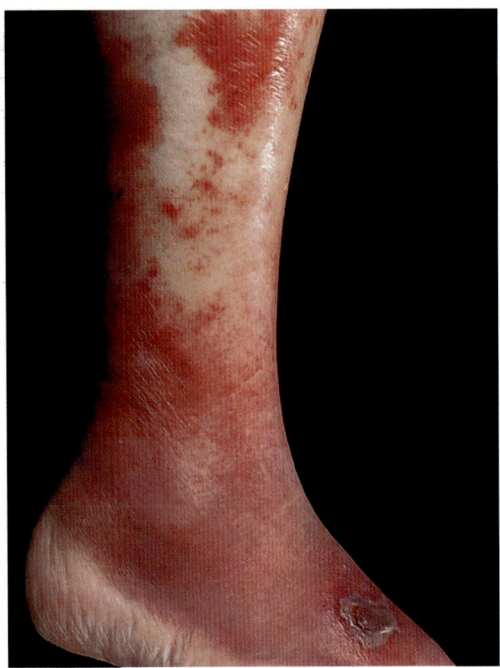

Abb. 2.8 Erysipel bei einer Streptokokkeninfektion. Akutes Stadium mit Rötung und Ödem (aus: Bork K, Bräuninger W. Hautkrankheiten in der Praxis. 3. Aufl. Stuttgart, New York: Schattauer 2005)

Extremität befallen ist – Hochlagerung. Alkoholische Umschläge bringen Erleichterung.

Folgeerkrankungen nach Infektion mit Streptokokken der Gruppe A

Infekte durch A-Streptokokken (Tab. 2.3) sind besonders wegen ihrer möglichen Folgeerkrankungen (Tab. 2.4) gefürchtet. Das klassische Bild des so genannten **rheumatischen Fiebers** beginnt akut mit einer Polyarthritis, die vor allem die großen Gelenke befällt. Alle Zeichen der akuten Gelenkentzündung – schmerzhafte Schwellung, Rötung, Überwärmung, eingeschränkte Funktion – sind bei dem voll ausgebildeten Krankheitsbild nachweisbar. Eine **Karditis** (Myokarditis, Endokarditis) kann bei Kindern und Jugendlichen den Verlauf völlig be-

herrschen. Während man die Gelenkentzündung therapeutisch im Griff zu haben scheint (durch so genannte Antirheumatika, siehe Lehrbücher der Pharmakologie), sind Langzeitschäden einer Endokarditis, wie z. B. Herzklappenzerstörungen mit der Folge der möglichen Herzinsuffizienz, nicht selten. Ein operativer Herzklappenersatz kann dann nötig werden. (»Das rheumatische Fieber beleckt die Gelenke und beißt das Herz.«)

Eine zweite, sehr wichtige Komplikation eines A-Streptokokken-Infektes ist die akute **Glomerulonephritis**, die unbehandelt zur Niereninsuffizienz und Dialysepflicht führen kann.

Auch aufgrund dieser möglichen Folgeerkrankungen wird die Antibiotikatherapie eines eitrigen, bakteriellen Infektes durch A-Streptokokken notwendig. Bei rezidivierenden Mandelentzündungen ist eine operative Entfernung zu diskutieren.

Streptokokken der Gruppe B (S. agalactiae)

Streptokokken der Gruppe B können sowohl bei Neugeborenen (infizierter Geburtskanal, nosokomiale Infektion) als auch bei immungeschwächten Erwachsenen Erkrankungen hervorrufen. Die Neugeboreneninfektion weist meist einen schweren Verlauf (**Meningitis, Pneumonie**) auf. In der Tiermedizin sind B-Streptokokken als wichtige Erreger von **Mastitiden** bei Milchkühen bekannt.

Tab. 2.4 Wichtige Folgeerkrankungen nach Streptokokken-A-Infekt

Rheumatisches Fieber mit
- Karditis
- Polyarthritis
- Erythema anulare
- subkutanen Rheumaknoten
- Chorea minor

Glomerulonephritis

Streptokokken der Gruppe D (S. faecalis, Enterokokken)

Enterokokken sind Bestandteile der physiologischen Darmflora des Menschen. Im Gegensatz zu den übrigen Streptokokkenarten neigen die Enterokokken zu einer ausgeprägten Antibiotikaresistenz. Sie sind im Krankenhaus für eine Vielzahl von **Harnwegsinfektionen** (ca. 15 %), seltener für **Wundinfektionen** verantwortlich.

»Vergrünende« Streptokokken (S. viridans)

Vergrünende Streptokokken gehören zur physiologischen Mundflora und können – z.B. nach einer Zahnextraktion – im Blut nachgewiesen werden (Bakteriämie). Ihren Namen verdanken sie der Eigenschaft, dass um die Bakterienkolonien auf Blutagarnährböden ein grüner Hof zu erkennen ist.
Zu den wichtigsten Erkrankungen zählen die **Endokarditiden**, insbesondere die subakut verlaufende Endokarditis lenta. Die Bakterien besiedeln vorgeschädigte Herzklappen (angeboren, rheumatisch bedingt, toxisch bedingt, z.B. durch Alkohol oder andere Drogen).
Ein **Nachweis** gelingt am besten durch wiederholte Blutkulturen.

Pneumokokken (S. pneumoniae)

Pneumokokken sind grampositive Diplokokken (Doppelkokken), die von einer Schleimkapsel umgeben sind (s. Abschnitt »Pathogenitätsfaktoren«, S. 8 f.).
Als physiologischer Bestandteil der Mund-/Rachenflora bei etwa 50 % der Menschen können sie unter bestimmten, für den Menschen ungünstigen Bedingungen (z.B. anderer Infekt) vor allem **Erkrankungen der Atemwege** hervorrufen. Pneumokokken verursachen Bronchopneumonien, typischerweise Lobärpneumonien (Lungenentzündung, die nur einen Lungenlap-

pen betrifft), Nebenhöhlen- und Mittelohrentzündungen sowie Meningitiden.
Zur **Therapie** sind Penicilline die Antibiotika der ersten Wahl.
Die STIKO empfiehlt die Impfung mittlerweile für alle Kinder im 2. Lebensjahr. Darüber hinaus sollen Risikopatienten über 60 Jahre mit chronischen Erkrankungen geimpft werden.

2.6.2   Gramnegative Kokken

Neisserien

Benannt ist diese Bakteriengattung nach deren Entdecker Albert Neisser (1855–1916). Neisserien sind gramnegative, unbewegliche Bakterien, die oft paarweise zusammenliegen (semmel- oder kaffeebohnenförmige **Doppelkokken**).
Neben mehreren apathogenen Formen gibt es heute vor allem zwei Arten, die eine humanpathogene Bedeutung besitzen:
- die Gonokokken und
- die Meningokokken.

Gonokokken (Neisseria gonorrhoeae) und Gonorrhö

Gonokokken sind die Erreger der häufigen Geschlechtskrankheit **Gonorrhö** (**Tripper**). Die Verwendung von Kondomen bietet einen guten Schutz vor Neuinfektionen.

Übertragung: Übertragen wird die Gonorrhö durch Geschlechtspraktiken jeglicher Art. Denkbar, aber eher unwahrscheinlich ist auch eine Infektion über gemeinsam benutzte Handtücher oder Toilettenbrillen.

Inkubationszeit und Krankheitsbild: Die Erreger besitzen eine besonders hohe Affinität zur Schleimhaut des Urogenitaltrakts, des Rektums und der Augenbindehaut.
Nach einer Inkubationszeit von wenigen (2–4) Tagen kommt es zur Rötung und zur eitrigen Sekretion des infizierten Areals. In den aller-

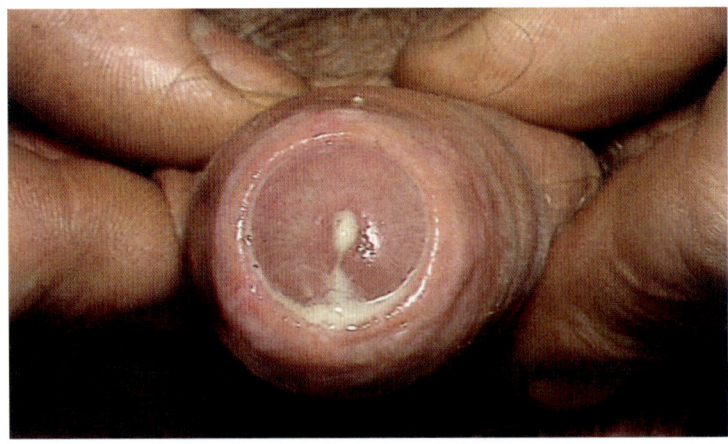

Abb. 2.9   Gonorrhö. Typisches Bild der akuten Entzündung des Mannes mit eitrigem Ausfluss (aus: Bork K, Bräuninger W. Hautkrankheiten in der Praxis. Diagnostik und Therapie. 3. Aufl. Stuttgart, New York: Schattauer 2005)

meisten Fällen wird zunächst schmerzhaftes Wasserlassen und eitriger Ausfluss aus der Harnröhre (Abb. 2.9) beklagt. Die **Harnröhrenentzündung** (Urethritis) ist bei Männern weitaus schmerzhafter als bei Frauen. Dies führt den Mann eher zum Arzt; daher wird in Deutschland eine Gonorrhö beim Mann etwa 3-mal so häufig diagnostiziert wie bei der Frau.

Gefährlich sind die Krankheitsverläufe mit einer nur gering ausgeprägten Symptomatik.

Der Arztbesuch wird unterlassen, es erfolgt keine Behandlung, und die Erkrankung kann chronifizieren oder »aufsteigen«. **Folgeerscheinungen** sind

- beim Mann eine Entzündung der Prostata und der Nebenhoden,
- bei der Frau können Eileiter, Eierstöcke oder sogar das Peritoneum betroffen sein.

Bei beiden Geschlechtern ist in diesem Fall eine Sterilitätsentstehung nicht selten.

Übersicht Gonorrhö

Erreger: Neisseria gonorrhoeae (gramnegative Doppelkokken)

Epidemiologie: weltweit verbreitet

Übertragung: durch Sexualkontakt

Inkubationszeit und Ansteckung: wenige Tage (2–4)

Krankheitsbild: Befall der Urogenitalschleimhaut → Urethritis; Schmerzen beim Wasserlassen, eitriger Ausfluss; bei Nichtbehandlung aufsteigender Infekt mit Sterilität möglich

Diagnostik: typische Symptome, Erregernachweis im Abstrichsekret

Behandlung: Antibiotikatherapie

Prophylaxe: Kondome; im Falle einer Infektion den Sexualpartner mitbehandeln; Impfung nicht bekannt

Gesetzliche Bestimmungen, Berufskrankheit: Eine Meldepflicht besteht seit 2000 nicht mehr.

Therapie: Leider haben die Gonokokken seit 2 bis 3 Jahrzehnten in zunehmenden Maße **Resistenzen** gegenüber den früher gut wirksamen Penicillinen entwickelt. Die Ursache wird prophylaktischen Antibiotikagaben bei Prostituierten oder Urlaubsreisenden zugeschrieben. Daher muss man auf andere Antibiotika zurückgreifen.

> Zu beachten ist, dass zu einer vernünftigen Therapie auch immer eine **Mitbehandlung** des jeweiligen **Geschlechtspartners** gehören sollte. Da Doppelinfektionen mit dem Syphiliserreger Treponema pallidum möglich sind, sollte eine Diagnostik die Treponemen einschließen.

Eine schwangere Frau kann Gonokokken während der Geburt auf das Neugeborene übertragen. Eine eitrige Bindehautentzündung kann die Folge sein. Die **Neugeborenenblennorrhö** (Blennorrhoea gonorrhoica) war früher eine der häufigsten Ursachen für Blindheit im Kindesalter. Seit der Einführung der **Credé-Prophylaxe** besteht ein sicherer Schutz vor der Neugeborenenblennorrhö. Hierbei wird in jedes Auge ein Tropfen einer 1 %igen Silbernitratlösung geträufelt. Heute ist diese Prophylaxe zwar nicht gesetzlich vorgeschrieben, wird aber in einigen Entbindungskliniken noch angewendet. Eine Meldepflicht besteht seit 2000 nicht mehr.

Meningokokken (Neisseria meningitidis)

Erreger und Epidemiologie: Meningokokken sind, wie auch die Gonokokken, **gramnegative**, paarweise angeordnete **Doppelkokken**. Sie gehören bei einem Teil der Bevölkerung zur physiologischen Flora der oberen Atemwege. Warum bei einigen Bakterienträgern dann die Hirnhäute befallen werden und eine **Meningi-** tis entsteht, ist Gegenstand von Spekulationen (Resistenzminderung?, Stress?, Umweltfaktoren?, Eisenmangel?).

Bevorzugtes **Erkrankungsalter** ist die frühe Kindheit. Mehr als die Hälfte der durch Meningokokken verursachten Meningitisfälle ereignen sich in Deutschland in den ersten 2 Lebensjahren.

Übertragung und Krankheitsbild: Meningokokken verursachen eine eitrige Hirnhautentzündung, die man auch **Meningitis epidemica** nennt. Die Übertragung findet durch Tröpfcheninfektion statt. Epidemien können dort auftreten, wo Menschen auf engem Raum zusammenleben (Lager, Kinderheime, Kasernen, überfüllte Verkehrsmittel, etc.).

Das Krankheitsbild beginnt nach einer kurzen Inkubationszeit (2–5 Tage) meist schlagartig mit starkem Krankheitsgefühl und typischen Meningitiszeichen (s. unten).

Eine besonders gefährliche Verlaufsform der Meningokkeninfektion ist das **Waterhouse-Friderichsen-Syndrom**, eine Sepsis mit Nebennierenrinden- und Hautblutung, die binnen weniger Stunden zum Tode führen kann.

Diagnostik: Die Diagnose wird anhand eines Liquor-Grampräparats gestellt. Findet man gramnegative Diplokokken, muss – wenn noch nicht geschehen – schnell eine hochdosierte Antibiotikatherapie mit Penicillinen oder Cephalosporinen eingeleitet werden.

Prophylaxe: Eine Impfung gegen Meningokokken (Serotyp C) empfiehlt die STIKO allen Kindern im 2. Lebensjahr. Eine weitere Impfindikation besteht bei Reisen in Endemiegebiete, für medizinisches Personal mit Kontakt zu betroffenen Patienten, für Laborpersonal, ferner für kasernierte Personen.

Gesetzliche Bestimmungen: Krankheitsverdacht, Erkrankung und Tod durch Meningokokkenmeningitis sind meldepflichtig.

Krankheitsbild: infektiöse Meningitis

Erreger und Übertragung: Zu einer Entzündung der Hirn- und Rückenmarkshäute ist prinzipiell jeder Infektionserreger – also Bakterien, Viren, Pilze und Parasiten – in der Lage. Eine Infektion findet entweder über den Blut- oder Lymphweg oder durch Einwanderung aus benachbarten Entzündungsherden, z. B. der Ohren oder des knöchernen Schädels, sowie nach offenen Hirnverletzungen statt.

Häufige bakterielle Erreger sind im **Kindesalter** Haemophilus influenzae sowie Meningokokken und im **Erwachsenenalter** Pneumokokken, Meningokokken und auch Borrelien. Weniger häufig werden Staphylokokken, andere Streptokokken oder Escherichia coli gefunden.

Krankheitsbild: Unabhängig vom Erreger ist das Krankheitsbild mehr oder weniger einheitlich:

- Fieber und Schüttelfrost
- Kopfschmerzen
- Koordinationsstörungen
- Schielen
- Übelkeit und Erbrechen
- Nackensteifigkeit
- Opisthotonus (s. u.)
- eventuell Bewusstseinsstörungen bis hin zum Koma
- eventuell Krampfanfälle
- gespannte Fontanelle bei Säuglingen

Jeder Zug an den entzündeten Hirn- und Rückenmarkshäuten führt zu starken Schmerzen. Daher nimmt der Patient eine Schonhaltung ein. Infolge schmerzbedingter Muskelkontraktionen im Hals- und Rückenbereich bohrt der Patient den Hinterkopf in das Kissen, die Wirbelsäule wird in Lordosestellung gehalten (»Kissenbohrer«, Opisthotonus). Versucht man passiv den Kopf nach vorn zu beugen, werden die Knie angezogen (**Brudzinski-Zeichen**).

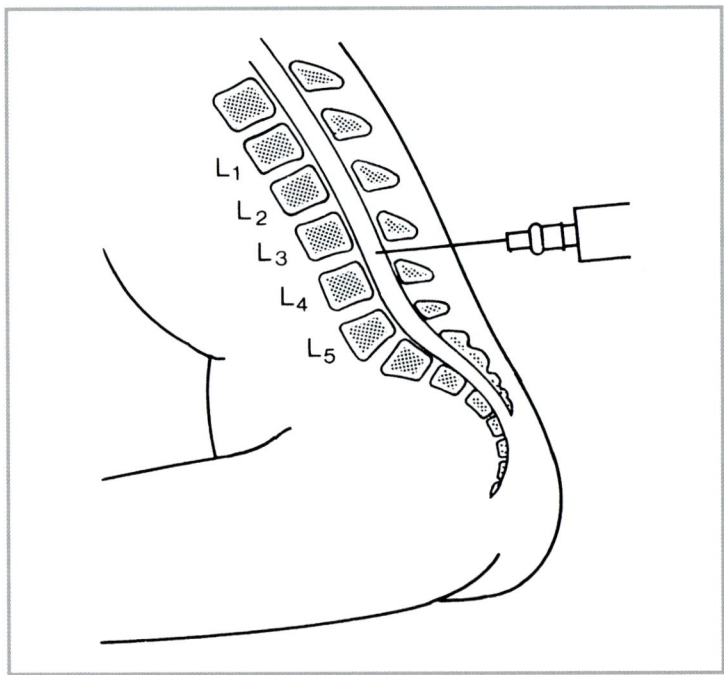

Abb. 2.10 Durchführung einer Lumbalpunktion

Diagnostik: Um einen Erreger nachzuweisen, ist eine Gewinnung von Hirnflüssigkeit (Liquor) mittels Lumbalpunktion (Abb. 2.10) unerlässlich. Der gewonnene Liquor wird auf Aussehen geprüft. Trüber Liquor kann auf eine eitrige, bakterielle Infektion hinweisen. Bei einer Meningitis durch Viren bleibt der Liquor klar. Weiterhin wird die Flüssigkeit nach Gram gefärbt und auf Zellzahl, Zuckergehalt und Eiweiß untersucht (Tab. 2.5). Zum Ausschluss anderer Symptomursachen sollten zudem ein EEG und eine Computertomographie (CT) bzw. eine Magnetresonanztomographie (MRT) durchgeführt werden.

Therapie: Ein möglichst schneller Behandlungsbeginn ist im Falle einer bakteriellen Meningitis von entscheidender Bedeutung. Zunächst sollte »blind« anbehandelt werden. Nach Erregerdifferenzierung kann anschließend jederzeit das Antibiotikum umgestellt werden.

2.6.3   Grampositive Stäbchenbakterien

Sporenbildner: Bacillus und Clostridium

Zu den Sporenbildnern gehören die stäbchenförmigen Bakterien der Gattungen Bacillus und Clostridium.

Bakteriensporen sind Überdauerungsformen, die bei ungünstigen Umweltbedingungen das Überleben der Art sichern.

Bei der **Sporenbildung** bildet sich eine Kapsel um das genetische Material. Das Zellwasser wird dem Bakterium entzogen, es wird praktisch abgepumpt. So kann die Bakterienspore über Jahre und Jahrzehnte überdauern. Für den Milzbranderreger Bacillus anthracis erwiesen sich die Sporen noch nach mehr als 70 Jahren lebensfähig. Trockenheit, Kälte, Hitze und sogar Desinfektionsmittel können ihnen nicht gefährlich werden.

Sensoren an der Oberfläche der Sporen bemerken Wärme und Feuchtigkeit. Wenn die Lebensbedingungen wieder erträglich werden, z. B. durch eine Infektion des Menschen, wird die Sporenkapsel gesprengt, und es entsteht wieder ein vermehrungsfähiges, pathogenes Bakterium.

Bacillus anthracis

Bacillus anthracis kommt vorwiegend bei pflanzenfressenden Haustieren als Erreger akuter Entzündungen vor. Die **Milzbrand**-Erkrankung wurde bei obduzierten Rindern entdeckt. Die Milz war stark entzündlich (Entzündung = Brand) vergrößert und wies eine dunkle Farbe auf (griech. »anthrax« = Kohle).

Tab. 2.5   Liquorbefunde bei Meningitis

	Bakteriell	Viral
Aussehen	trübe	klar
Zellzahl	Granulozytose	Lymphozytose
Glukosegehalt	stark erniedrigt	normal
Proteingehalt	stark erhöht	kaum erhöht

Zu einer **Infektion** des Menschen kommt es fast immer durch Kontakt mit infizierten Tieren oder Tierprodukten (Felle, Wolle, Borsten, Fleisch). Je nach Eintrittspforte der Sporen werden drei Krankheitsbilder unterschieden:

- **Hautmilzbrand** (ca. 90 % der menschlichen Infektionen): Über kleine Hautverletzungen kann ein kleiner, schwarzer, nicht schmerzhafter, nekrotischer Defekt entstehen (Pustula maligna). Dieser kann entweder ausheilen oder zu einer Sepsis führen. Letzteres sollte unter allen Umständen vermieden werden, daher ist eine chirurgische Therapie kontraindiziert.
- **Lungenmilzbrand**: Nach Inhalation des Erregers, z. B. nach dem Ausschlagen von mitgebrachten Fellen aus dem Afrikaurlaub, kann eine schwere Lungenentzündung entstehen.
- **Darmmilzbrand**: Durch Aufnahme verunreinigter Nahrungsmittel oder durch bloßes Verschlucken der Sporen entsteht eine schwere hämorrhagische Enteritis.

Unbehandelt verlaufen Darmmilzbrand und Lungenmilzbrand häufig tödlich. Insgesamt handelt es sich aber um sehr seltene Krankheitsbilder. Sicher werden wir in Deutschland nur in Ausnahmefällen mit der Milzbranderkrankung konfrontiert.

Aktualität besitzen die Milzbranderreger aus militärischen Gründen. Verschiedene Staatsoberhäupter haben mit dem Einsatz von Bakterienbomben (»**Biowaffen**«) im Kriegsfall gedroht. Beispiel ist der ehemalige irakische Präsident Hussein während der Golfkriege 1991 und 2003. Aber auch Nato-Mitgliedsstaaten haben deren Auswirkung schon erprobt.

Gesetzliche Bestimmungen, Berufskrankheit: Meldepflicht besteht schon im Krankheitsverdacht. Eine Impfung ist für gefährdete Berufsgruppen (Landwirte, Gerber, Tiermediziner, Bürstenmacher, Schäfer) vorhanden. Für diese Berufe ist der Milzbrand als Berufserkrankung anerkannt.

Die Gattung Clostridium

Clostridien sind grampositive, stäbchenförmige, nur anaerob (unter Abwesenheit von Sauerstoff) wachsende, Sporen bildende Bakterien. Sie gehören zu den normalen Darmbewohnern, können aber unter bestimmten Bedingungen schwere Krankheitsbilder hervorrufen.
Vier Formen und die verursachten Erkrankungen sollen in diesem Kapitel Erwähnung finden:

- Clostridium perfringens (Gasbrand)
- Clostridium tetani (Tetanus)
- Clostridium botulinum (Botulismus)
- Clostridium difficile (pseudomembranöse Kolitis)

Krankheitsbild: Gasbrand (Clostridium perfringens)

Die schwerste Form des **Gasbrands** wird hauptsächlich durch C. perfringens verursacht. Namensgebend war das **Erscheinungsbild** der Erkrankung. An der betroffenen Körperstelle kommt es zu einer sehr schmerzhaften, dunkel gefärbten Entzündung (= Brand). Eine Gasbildung kann man beim Überstreifen der Hautpartie durch ein leises Knistern nachweisen.

Epidemiologie und Übertragung: Clostridien sind ubiquitär (also überall) vorhanden. Eine Infektion ist heutzutage vor allem bei Verkehrsunfällen mit Quetschungen der Muskulatur (Motorradfahrer!) zu erwarten, insbesondere wenn eine rechtzeitige chirurgische Bereinigung der Wundverhältnisse nicht möglich ist. Bei tiefen Wunden finden die Bakterien ideale Vermehrungsvoraussetzungen.
Da Gasbranderreger auch zur physiologischen Darmflora gehören, kann es z. B. nach Dickdarmoperationen zu einer Erkrankung kommen.

Krankheitsverlauf: Mit Hilfe ihrer Toxine und Enzyme penetrieren und vernichten die Clostridien gesundes Muskelgewebe, um sich anaerobe Verhältnisse zu schaffen. Unterhalb des Hautniveaus schreitet die Erkrankung in aller Regel in Richtung Körperstamm fort.

Therapie: Die Therapie wird in erster Linie durch chirurgische Maßnahmen bestimmt. **Ziel ist es, aerobe Verhältnisse** zu schaffen. Nekrosen müssen abgetragen, die Wunde breitflächig eröffnet werden. In einigen Fällen ist eine Amputation nicht zu umgehen. Unterstützend wird antibiotisch mitbehandelt. Zur Verbesserung der lokalen Sauerstoffversorgung ist eine Sauerstoffüberdrucktherapie (3 bar) in einer Druckkammer erfolgversprechend. Trotz dieser Maßnahmen liegt die Sterblichkeitsrate bei Erkrankung (= Letalität) bei ca. 50 %.

Prophylaxe: Eine Impfung ist nicht möglich.

Krankheitsbild: Tetanus (Clostridium tetani)

In unserem Arbeitsfeld Gesundheitswesen werden wir – vor allem in chirurgischen Ambulanzen – mit dieser Clostridienart am häufigsten konfrontiert. Zum Glück nicht wegen der in Deutschland sehr seltenen Erkrankung, sondern hauptsächlich aufgrund der Tetanusschutzimpfung.

Der Tetanus (= **Wundstarrkrampf**) stellt jedoch für die Weltgesundheitsorganisation (WHO) noch heute eines der größten Probleme dar. Jährlich rechnet man weltweit mit ca. einer Million Todesfälle durch **Neugeborenentetanus** (schlechte Nabelschnurhygiene).

Übertragung und Krankheitsentstehung: Clostridium tetani kommt überall vor. Zur Übertragung kommt es durch Eindringen von Sporen im Rahmen einer Bagatellverletzung. Typisch sind Verletzungen durch Holzsplitter, rostige Nägel, Rosendornen, aber auch Kratz-, Schürf- und Bisswunden.

Häufig unbemerkt – die Erreger verursachen kaum lokale Entzündungszeichen – können sich die Bakterien im Wundbereich vermehren. Sie verbleiben immer im Bereich der Eintrittspforte und beginnen mit der Toxinproduktion. Das **Tetanospasmin** wird mit dem Blutstrom verteilt und gelangt über die Nervenbahnen zum **Zielorgan** Rückenmark. Hier besetzt es die so genannten **hemmenden Zwischenneurone** (Renshaw-Zellen). Deren Aufgabe ist unter anderem, die sanfte Koordination zwischen Agonisten und Antagonisten der Muskulatur zu steuern. Wird dies behindert, sind unkoordinierte Krämpfe die Folge (daher Wundstarrkrampf).

Inkubationszeit: Sie schwankt zwischen 2 Tagen und 2 Wochen. Als Faustregel gilt: Je größer die produzierte Toxinmenge, desto kürzer die Inkubationszeit und desto höher die Letalität.

Krankheitsbild: Frühsymptome sind allgemeine Mattigkeit und schnelles Ermüden der Muskulatur beim Kauen. Die charakteristischen Krampferscheinungen befallen die Muskulatur des gesamten Körpers. Der Beginn ist klassischerweise immer im Kopfbereich mit Krämpfen der Gesichtsmuskulatur. Dies führt zu behinderter Mundöffnung (Kieferklemme) und eingeschränkter Kaufähigkeit beim Patienten. Typisch ist der **grinsende Gesichtsausdruck** (Risus sardonicus, Teufelslächeln). Ein unwillkürlicher **Opisthotonus** (s. auch S. 22) entsteht bei Befall der Rumpfmuskulatur, da die Rückenmuskulatur kräftiger ist als die Bauchmuskulatur. Durch die Lähmung (Verkrampfung) der Atemmuskulatur besteht **Erstickungsgefahr.**

Therapeutische Ansätze: Da Tetanuserreger in der Wunde verbleiben, ist eine großzügige **Wundexzision** unerlässlich. Ist man erkrankt, so lassen sich mit einem sofort injizierten

---

Übersicht Tetanus

Erreger: Clostridium tetani, grampositives, Sporen bildendes Stäbchen

Epidemiologie: ubiquitär verbreitet

Übertragung: Bagatellverletzungen, Sporen dringen in Wunde ein

Inkubationszeit und Ansteckung: 2–14 Tage, größere Schwankungen möglich

Krankheitsbild: Wundstarrkrampf, im Gesicht beginnend, häufig Tod durch Atemlähmung

Diagnostik: typische Symptomatik, Toxinbestimmung (eventuell Tierversuch mit Patientenblut)

Behandlung: Antitoxin, eventuell Antibiotika, »Tetanusbett«

Prophylaxe: aktive Grundimmunisierung und Auffrischimpfung

Gesetzliche Bestimmungen, Berufskrankheit: keine

Tetanusantitoxin die noch im Blut befindlichen Toxineinheiten neutralisieren.

Ist das Toxin bereits in die Nervenzellen eingedrungen, so hat das Antitoxin keine Wirkung mehr. In diesem Falle sind nur noch intensivmedizinische Maßnahmen von Nutzen (»**Tetanusbett**«):

- Vermeidung der schmerzhaften Krämpfe durch eine Dauerrelaxation (z. B. mit Curareabkömmlingen oder Succinylcholin)
- Unterdrückung der Erregungsbildung durch eine Dauernarkose mit künstlicher Beatmung
- ausreichende parenterale Ernährung

Alle pflegerischen Maßnahmen müssen umsichtig und vorsichtig erfolgen, da durch äußere Reize die Krampfbereitschaft erhöht wird. Die Letalität beträgt bei moderner Intensivtherapie zwischen 10 und 20 % (Quelle: Robert Koch-Institut).

Die Unterbringung des Patienten erfolgt in einem abgedunkelten Einzelzimmer.

Prophylaxe: Aufgrund der schlechten therapeutischen Möglichkeiten wird immer wieder auf die unverzichtbare vorbeugende Grundimmunisierung gedrängt. Leider besteht in Deutschland zur Zeit eine Impfmüdigkeit, die

fast vergessenen Krankheiten einen neuen Nährboden bietet.

Die **Grundimmunisierung** (aktive Impfung) wird mit einem künstlich abgeschwächtem Tetanustoxin (= Toxoid, z. B. Tetanol®) durchgeführt. Sie erfolgt durch dreimalige intramuskuläre Injektionen zu den Zeitpunkten 0, 4 Wochen, 1 Jahr (s. auch Abschnitt »Impfpläne«, S. 123 ff.). Nach Abschwächung des Impfschutzes (ca. 5 bis 10 Jahre nach der Grundimmunisierung) wird eine **Auffrischimpfung** durch eine einmalige Gabe des Toxoids notwendig.

Im Verletzungsfall ist ein ausreichender Schutz anzunehmen, falls die letzte Grundimmunisierung bzw. Auffrischimpfung längstens vor 5 Jahren durchgeführt worden ist. Liegt die Impfung jedoch längere Zeit zurück oder kann der Patient keine ausreichenden Angaben über seinen Impfstatus machen, so ist eine Simultanimpfung erforderlich:

Unter einer **Simultanimpfung** versteht man eine gleichzeitige passive und aktive Immunisierung mit dem Ziel eines sofort einsetzenden und zugleich lang anhaltenden Impfschutzes.

Beispiel Tetanus: gleichzeitige Gabe von Tetanusantitoxin (Antikörper, passive Impfung, z. B.

Tetagam®) und Tetanustoxoid (Antigen, aktive Impfung, z. B. Tetanol®). Beide Injektionen erfolgen intramuskulär in gegenüberliegende Körperhälften, da bei Kontakt beider Impfstoffe eine Neutralisierungsreaktion durch eine Antigen-Antiköper-Reaktion eintreten würde.

Trotz des Ziels, einen ausreichenden Impfschutz zu erreichen, sollten unnötige und zu häufige Auffrischimpfungen unterbleiben, da die **Allergisierungsrate** gegenüber dem Impfstoff beigemengten Substanzen mit jeder Impfung steigt.

Krankheitsbild: Botulismus (Clostridium botulinum)

C. botulinum ist ein grampositives, anaerobes, Sporen bildendes Stäbchenbakterium und der wichtigste Erreger des **Botulismus**, einer Lebensmittelvergiftung, die meist durch selbst eingemachte Speisen verursacht wird. Früher galt der Botulismus als reine Wurst- oder Fleischvergiftung (botulus = Wurst). Heute weiß man, dass auch andere Speisen (z. B. Fischpasten) betroffen sind.

! Vorsicht bei »bombierten« Konservendosen oder gelösten Gummiringen bei Glaskonserven: Vergiftungsgefahr!

Krankheitsbild: Das **Botulinustoxin** ist ein Neurotoxin und gehört zu den giftigsten Substanzen, die wir kennen. Nach oraler Aufnahme und einer Inkubationszeit von wenigen Stunden bis Tagen (je nach Giftmenge) kommt es durch Verhinderung der Acetylcholinfreisetzung im Bereich von Synapsen (s. Lehrbücher der Physiologie) zu den typischen **Lähmungserscheinungen**:
- Sehstörungen (Doppelbilder)
- Mundtrockenheit
- Schluck- und Sprechschwierigkeiten
- schließlich Tod durch Atemlähmung

Therapie: Die Behandlung muss unverzüglich eingeleitet werden. Wie beim Tetanus muss auch hier das Neurotoxin bereits im Blut vor Erreichen des Zielorgans »neuromuskuläre Synapse« durch Gabe eines **Antitoxins** abgefangen werden.

Eine **Magenspülung** hat nur Sinn, wenn der Verzehr der vergifteten Speisen noch nicht zu lange zurückliegt.

Gesetzliche Bestimmungen: Eine Meldepflicht besteht schon bei Intoxikationsverdacht!

 Im Notfall kann man sich an die über ganz Deutschland verteilten **Vergiftungszentralen** wenden (s. Anhang).

Die »muskellähmende« Wirkung des Botulinustoxins macht man sich in der Medizin zur Behandlung von Gesichtsspasmen zunutze. Ferner wird Botulinustoxin (Botox) immer häufiger in der Schönheitschirurgie zur Unterspritzung von Falten und zur Hautstraffung angewendet. Da jedoch die Giftdosis eine entscheidende Rolle spielt, gehört der Umgang mit diesem Toxin nur in ganz erfahrene Hände.

Krankheitsbild: Pseudomembranöse Kolitis (Clostridium difficile)

Dieses grampositive, Sporen bildende Stäbchen ist Bestandteil der physiologischen Darmflora. Nach oder während einer Antibiotikatherapie aus anderen Gründen kann C. difficile für eine »Antibiotika-assoziierte Diarrhö« oder schlimmer für eine **pseudomembranöse Kolitis** verantwortlich sein. Prinzipiell ist jedes Antibiotikum als Auslöser denkbar. Pathogenetisch geht man davon aus, dass die überwiegend gramnegativen Darmkeime durch das Antibiotikum abgetötet werden, die Clostridien somit selektioniert werden und mit einer Toxinproduktion beginnen.

Krankheitsbild: Das Spektrum der Krankheitserscheinungen reicht von einigen wässerigen, kurzdauernden Durchfallstühlen bis zu einer sehr schweren, mit starken Bauchkrämpfen einhergehenden, blutigen Durchfallerkrankung, die – z. B. bei Darmperforation und Peritonitis – auch tödlich verlaufen kann. Endoskopisch sieht man eine entzündete Dickdarmschleimhaut mit membranartigen Auflagerungen.

Therapie: Nach Absetzen der krankheitsauslösenden antibiotischen Therapie wird eine Substitution von Wasser und Elektrolyten notwendig. Zur Therapie dieser Kolitis können Antibiotika, z. B. Metronidazol und Vancomycin, eingesetzt werden.

Mykobakterien

Mykobakterien sind grampositive Stäbchenbakterien. Folgende charakteristische Merkmale unterscheiden sie von allen anderen Bakterien:
- Säurefestigkeit
- hoher Fettgehalt
- langsames Wachstum

Erkrankungen können sie bei Menschen und vielen Tieren verursachen. In erster Linie wichtig sind Tuberkulose und Lepra.

Mycobacterium tuberculosis und Tuberkulose

Mycobacterium tuberculosis und Mycobacterium bovis sind die Erreger der Tuberkulose im klassischen Sinne. Nach dem Entdecker Robert Koch (1882) wird die Tuberkulose auch **Koch-Krankheit** genannt.

Weltweit ist nach Angaben der WHO (2006) jeder Dritte mit M. tuberculosis infiziert. Jährlich erkranken 8–9 Millionen Menschen neu an Tuberkulose (Tbc), für 2 Millionen endet sie tödlich. In Deutschland wurden 2005 ca. 6.000 Neuerkrankungen gemeldet.

> **!** Damit ist die Tuberkulose auch heute noch – mit Ausnahme der infektiösen Durchfallerkrankungen – die Infektionskrankheit mit den meisten Todesfällen.

In Deutschland und anderen Industriestaaten war die Tuberkulose auf dem besten Weg, eine seltene Erkrankung zu werden. Bedingt durch die zunehmende Einwanderung aus Osteuropa (vor allem aus dem Gebiet der ehemaligen Sowjetunion), durch die AIDS-Erkrankung und den häufig schlechten hygienischen Bedingungen in Gemeinschaftsunterkünften wird man jedoch in spezialisierten Krankenhausabteilungen, wie z. B. einer Infektionsstation oder einer Lungenfachklinik, immer wieder mit dem Problem konfrontiert. 2005 lag die **Erkrankungsrate** (Inzidenz) etwa bei 7,5/100.000 bundesdeutscher Einwohner. Die Inzidenz bei den im Bundesgebiet lebenden Ausländern ist deutlich höher.

Wenn man von Tuberkulose spricht, meint man in aller Regel die Lungentuberkulose (85 %). Nur ca. 15 % aller Erkrankungsmanifestationen betreffen andere Organe (Lymphknoten, Prostata, Knochen, Hirn, Nieren u.v.m.).

Übertragung und Krankheitsbild: Ein an **offener Tuberkulose** erkrankter Mensch gibt beim Sprechen, Husten, Niesen die Erreger mit seinem Ausatemstrom an die Umgebung ab (Abb. 2.11 b). Diese Aerosole schweben eine Zeit lang im Raum und können dabei von einem anderen Menschen eingeatmet werden (**Tröpfcheninfektion**).

Das **Eindringen der Bakterien** verursacht eine Reaktion im Gewebe, die nach ganz bestimmten, für die Tuberkulose spezifischen Gesetzmäßigkeiten abläuft (daher auch »spezifische Entzündung«).

Abwehrzellen versuchen sofort, die Keime mit einem dichten Wall zu umgeben. So entstehen kleinste, bis stecknadelkopfgroße Knötchen, die

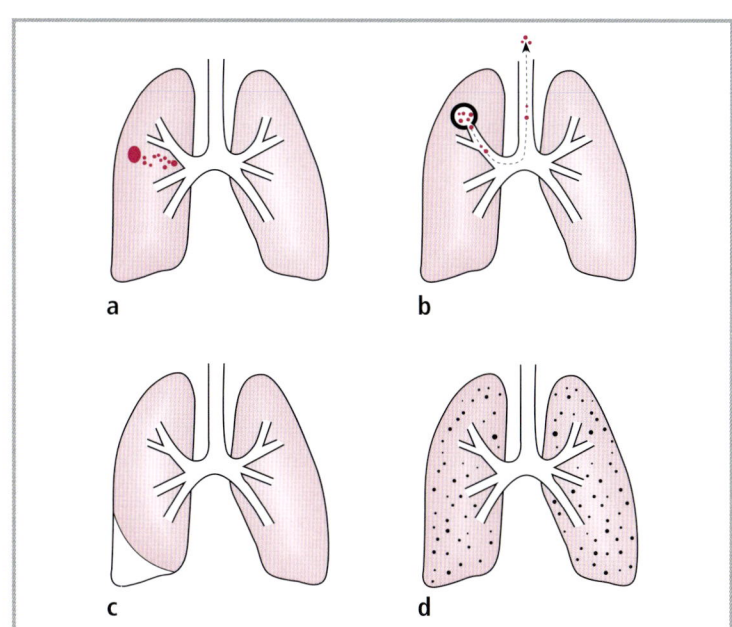

Abb. 2.11   Verlaufsformen der Lungentuberkulose
(a) Tuberkulöser Primärkomplex: Lungenherd und reaktiv entzündeter hilärer Lymphknoten
(b) Offene Lungentuberkulose: Aus der Kaverne (Hohlraum) kann infektiöses Material abgehustet werden.
(c) Tuberkulöse Pleuritis mit Erguss: Liegt ein Tuberkuloseherd sehr pleuranah, kann ein »spezifischer« Begleiterguss die Folge sein.
(d) Miliartuberkulose: durch septische Streuung entstandenes, schweres Krankheitsbild

Tuberkel. In der Lunge bildet sich ein kleiner Infektionsherd. Die regionalen Lymphknoten in der Lungenwurzel (Hilus) schwellen an. Es entsteht der so genannte **Primärkomplex** (Abb. 2.11 a). Der Primärkomplex kann verkalken und im Röntgenbild sichtbar werden.

Dieses erste Stadium der Infektion machen alle Infizierten – unabhängig von der Immunitätslage – durch. Eine Infektion erkennt man an einem positiven Tuberkulintest (s. S. 30 f.). Eine gute Abwehrlage vorausgesetzt, bleiben die infizierten Menschen gesund (95 %). Bei schlechter Abwehrsituation entwickelt sich die Erkrankung weiter. Über die Blutbahn können die Tuberkelbakterien andere Organe erreichen. Am häufigsten betroffen sind Hirnhaut, Lymphknoten, Rippenfell, Nebenniere, Niere, Knochen, Eierstöcke, Nebenhoden und andere Lungengebiete. Entweder entsteht eine **Organtuberkulose** mit wenigen größeren Entzündungsherden, oder es kann sich bei sehr schlechter Abwehrlage eine diffuse Infiltration auch mehrerer Organe entwickeln. Im letzten Fall spricht man von

einer **Miliartuberkulose**, einem lebensbedrohenden Krankheitsbild (Abb. 2.11 d).

Die Erkrankung kann in jedem Stadium wieder ausheilen. Entweder ist man dann für immer befreit oder die Bakterien »schlummern« in einem abgedichteten Herd so lange, bis sich die Immunitätslage des Menschen wieder verschlechtert. Flackert die Erkrankung aus einem solchen Herd wieder auf, spricht man von **Reaktivierung der Tuberkulose**.

Seuchenhygienisch sind die offenen Tuberkulosefälle von Bedeutung. Unter einer **offenen Lungentuberkulose** versteht man einen tuberkulösen Lungenherd, der Zugang zum Bronchialsystem hat. Abgehustetes Gewebe enthält Tuberkelbakterien. Der erkrankte Patient ist infektiös und muss isoliert werden.

Es kommt vor, dass das entzündlich veränderte Lungengewebe zerfällt, sich verflüssigt und der tuberkulöse Herd Anschluss an einen Bronchus bekommt. Das zerfallende Gewebe kann dann abgehustet werden. In der Lunge entsteht an dieser Stelle ein Hohlraum. Diese so genannte **Kaverne** ist häufig im Röntgenbild sichtbar (Abb. 2.11 b).

Krankheitsbild: Die Symptome sind vielgestaltig und kommen in der Form auch bei anderen Erkrankungen vor. Vordringlich berichten die Patienten über Husten mit oder ohne Auswurf (manchmal blutig), Nachtschweiß, Müdigkeit und Gewichtsabnahme. Leichtes Fieber und thorakale Schmerzen können den Patienten begleiten.

Diagnostik: Bei Tuberkuloseverdacht sind folgende Maßnahmen durchzuführen:
- Röntgenthorax
- Mikrobiologische Erregerdiagnostik (Sputum, bronchoskopisch gewonnenes Material, Magensaft, Urin, etc.)
- Tuberkulintest

Eine offene Tuberkulose kann man durch **Sputumuntersuchungen** nachweisen.

> Wie bei allen **Sputumproben** ist es sehr bedeutsam, dass man den Patienten darauf aufmerksam macht, dass Sputum nicht gleichbedeutend mit Speichel ist. Sputum muss aus »tieferen Sohlen« der Atemwege ausgehustet werden.

Der Mikrobiologe im Untersuchungslabor kann durch spezielle Färbemethoden (Ziehl-Neelsen) die Säurefestigkeit der Bakterien im Sputum prüfen. Werden keine säurefesten Stäbchen gefunden, bestehen folgende Möglichkeiten:
- Es handelt sich nicht um eine Tuberkulose.
- Es handelt sich um eine geschlossene Tuberkulose.
- Die Keimmenge/ml Sputum war für einen Nachweis zu gering.

Im letzten Fall wird eine **kulturelle Anzüchtung** der **Erreger** notwendig. Dies dauert allerdings aufgrund der langen Generationszeit ca. sechs Wochen. Ein schnelleres Verfahren (BACTEC®) liefert schon nach 3 Wochen zufriedenstellende Ergebnisse.

Konnte die Tuberkulose nur kulturell nachgewiesen werden, kann man annehmen, dass der Patient nur eine geringe Keimzahl ausscheidet.

Wenn beim Verdacht auf eine Organtuberkulose wertvolles Untersuchungsmaterial nur in begrenzten Mengen zur Verfügung steht (Liquor, Gelenkpunktat etc.), ist ein Erregernachweis durch Tierversuch indiziert.

Beim Tuberkulintest (Abb. 2.12) wird Antigen in die Haut eingebracht. Er dient der Erfassung einer allergischen Reaktion vom verzögerten Typ auf Tuberkulin. **Positiv** nennt man einen Test, wenn 72 Stunden nach Applikation eine Erhebung (Knubbel) zu tasten ist – unabhängig davon, ob eine Rötung vorhanden ist oder nicht. Ort der Anwendung ist im Allgemeinen die Beugeseite des linken Unterarms (bei Linkshändern rechts). Die markierte Stelle darf bis zum Ablesen nicht gewaschen werden.

> Ein **positiver Tuberkulintest** ist nicht gleichbedeutend mit der Diagnose Tuberkulose! Er sagt lediglich aus, dass eine Infektion mit Tuberkelbakterien stattgefunden hat.

Der Tuberkulintest bleibt im Allgemeinen über Jahrzehnte positiv, unabhängig davon, ob der Infizierte erkrankt oder nicht. Auch eine tuberkulostatische Therapie bringt die Reaktion nicht zum Erlöschen.

 Eine **negative Tuberkulinreaktion** schließt eine tuberkulöse Infektion weitgehend aus.

Möglich sind aber auch **falsch negative Testergebnisse**, z. B. bei Miliartuberkulose oder bei

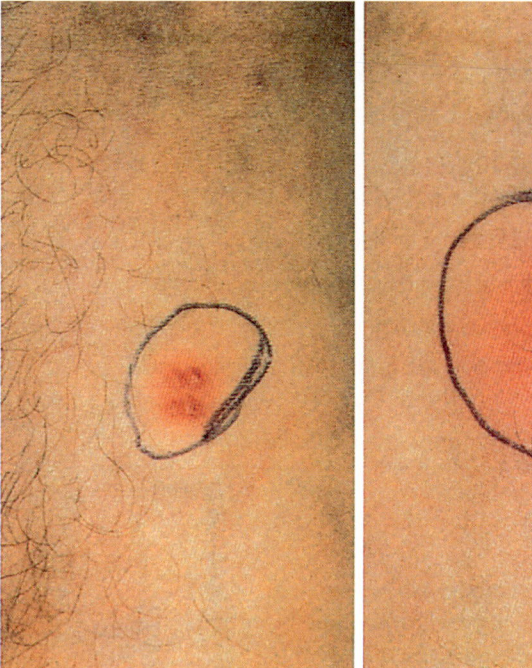

Abb. 2.12   Tuberkulin-reaktion am Unterarm. Links: Tine-Test. Rechts: Mendel-Mantoux (aus: Bildtafeln Thomae. Klinische Visite 130. Biberach: Dr. Karl Thomae 1988)

einer Abwehrschwäche (AIDS, Kortisontherapie). Auch nach schweren anderen Viruserkrankungen (z. B. Masern) kann der Test falsch negativ sein. Folgende **Tuberkulintestverfahren** stehen zur Verfügung:
- Stempeltest
  - Tine-Test (Tuberkulin wird über 4 Metallspitzen in die Haut eingebracht)
  - Merieux-Test (9 feine Nädelchen zur Tuberkulinapplikation)
- Test nach Mendel-Mantoux (eine definierte Menge Tuberkulin wird intrakutan injiziert)

Therapeutische Möglichkeiten: Die lange Generationszeit der Mykobakterien hat ungewöhnliche Konsequenzen.

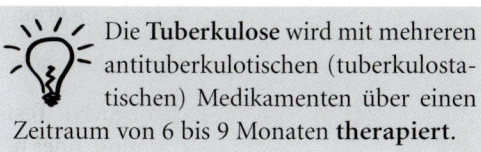

Die **Tuberkulose** wird mit mehreren antituberkulotischen (tuberkulostatischen) Medikamenten über einen Zeitraum von 6 bis 9 Monaten **therapiert**.

Zu **Beginn** der **Behandlung** müssen unbedingt 3 bis 4 verschiedene Medikamente eingenommen werden. Das hat folgende Gründe: Die tuberkulostatischen Therapeutika haben einen unterschiedlichen Wirkungsmechanismus, sie greifen die Bakterienzelle an verschiedenen Punkten und in unterschiedlichen Lebensphasen an.
Eine **Resistenzentwicklung** wird durch die **Kombinationstherapie** erschwert. Folgende Mittel sind Antibiotika der ersten Wahl:
- Isoniazid
- Rifampicin
- Pyrazinamid
- Ethambutol

Als Reservemedikament steht unter anderem Streptomycin zur Verfügung.
Die Anfangsphase der Behandlung dauert etwa 8 Wochen. Anschließend kann die Therapie auf eine Zweifachkombination reduziert werden, vorausgesetzt, dass der Patient keine säurefesten Stäbchen mehr ausscheidet.

Übersicht Tuberkulose (Koch-Krankheit)

Erreger: Mycobacterium tuberculosis und M. bovis

Epidemiologie: weltweit verbreitet

Übertragung: Tröpfcheninfektion

Inkubationszeit und Ansteckung: 6–8 Wochen

Krankheitsbild: meistens Lungentuberkulose, selten andere Organe

Diagnostik: Sputumuntersuchung, Tuberkulintest, Röntgenthorax

Behandlung: Antibiotikakombinationstherapie über 6(–9) Monate

Prophylaxe: BCG-Impfung von gefährdeten Neugeborenen

Gesetzliche Bestimmungen, Berufskrankheit: Meldepflicht bei Erkrankung und Tod; wichtige Berufserkrankung im Gesundheitsdienst

---

Besonders betont werden muss, dass der Patient alle verordneten **Medikamente konsequent täglich einnimmt.** Ohne diese optimale Mitarbeit kann die Tuberkulose nicht entsprechend ausheilen. Aus diesem Grund wird in Kliniken die Therapie in den ersten Wochen parenteral verabreicht.

Zur Überwachung der Einnahme vor allem im ambulanten Bereich wurde **DOTS** (= »directly observed treatment shortcourse«) entwickelt. Hier muss der Erkrankte in Gegenwart einer Kontrollperson die Tabletten einnehmen. Folgende Kriterien machen eine **stationäre Behandlung** notwendig:

- Patient leidet an offener Lungentuberkulose, Keime werden ausgeschieden.
- Patient lebt mit vielen Menschen auf engem Raum zusammen.
- Patient ist schwer krank.
- Patient ist nicht therapiewillig. In diesem Fall kann eine Zwangsmaßnahme durch das Gesundheitsamt erfolgen.

Prophylaxe: Die früher angewendete BCG-Impfung (BCG = Bacille-Calmette-Guérin) wird seit 1998 von der STIKO nicht mehr empfohlen (nicht sicher belegbare Wirksamkeit, häufige Nebenwirkungen).

Tuberkulose: Berufskrankheit von Beschäftigten im Gesundheitsdienst

Gefährdung des Klinikpersonals: Die Tuberkulose ist eine ansteckende Infektionskrankheit. Nach der Hepatitis B stellt sie für die Beschäftigten im Gesundheitsdienst die zweitwichtigste (Infektions-)Berufskrankheit dar. Jährlich werden der Berufsgenossenschaft für Gesundheitsdienst und Wohlfahrtspflege etwa 150 Fälle gemeldet. Die höchste Gefährdung besteht für Mitarbeiter in der Pathologie, des Labors und der Lungenheilkunde. Dort besteht die größte Ansteckungsgefahr bei Patienten mit Keimnachweis im Sputum (Einteilung nach Gaffky).

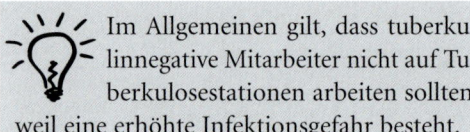 Im Allgemeinen gilt, dass tuberkulinnegative Mitarbeiter nicht auf Tuberkulosestationen arbeiten sollten, weil eine erhöhte Infektionsgefahr besteht.

Arbeitsmedizinische Maßnahmen: Bei Einstellung sollte ein Tuberkulintest durchgeführt werden.

- Ist der Test negativ: jährliche Kontrolle
- Wenn er negativ war und positiv wird (**Konversion**): Überwachung durch den Personalarzt. Röntgenthorax-Untersuchung zum Ausschluss einer Tuberkulose wird notwendig.
- Ist der Test positiv: jährliche Röntgenuntersuchung der Lunge

Isolierungsmaßnahmen im Krankenhaus: Patienten mit offener Tuberkulose (Verdacht und Nachweis) müssen im Einzelzimmer (oder Mehrbettzimmer für mehrere Tuberkulosepatienten) isoliert werden. Verlassen sie das Zimmer, müssen sie einen festsitzenden Mundschutz tragen. Das Personal oder Besucher sollte(n) bei Kontakt mit offenen Tuberkulösen ebenfalls eine Maske tragen. Ein Schutzkittel ist nur notwendig, wenn eine starke Kontamination mit infektiösem Material zu erwarten ist (Bronchoskopie, endotracheales Absaugen). Wäsche und Müll, wie z. B. Taschentücher, sollten speziell entsorgt werden. Die Dauer dieser Maßnahmen ist von dem Ansprechen auf die Therapie abhängig (negative Sputumuntersuchungen). Im Allgemeinen sind 3 bis 4 Wochen ausreichend.

Krankheitsbild: »Atypische Tuberkulose«

Neben den oben beschriebenen klassischen Tuberkuloseerregern kommen noch Arten vor, die bei Menschen mit stabiler Immunitätslage kaum eine pathogene Potenz besitzen. Diese Erreger verursachen tuberkuloseähnliche Erkrankungen im Tierreich und werden daher »atypische« Mykobakterien genannt. Bei AIDS-Patienten sind sie für viele, häufig schwer zu therapierende Tuberkuloseerkrankungen verantwortlich.

Mycobacterium leprae

Die **Lepra** (»Aussatz«, Hansen-Krankheit) ist eine Infektion, die durch das **Mycobacterium leprae** verursacht wird. Sie kommt weltweit

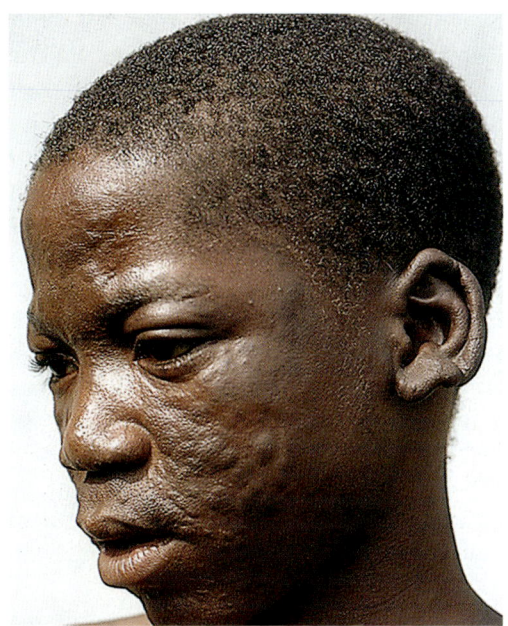

Abb. 2.13   Lepromatöse Lepra (aus: Tischendorf FW. Der diagnostische Blick. 7. Aufl. Stuttgart, New York: Schattauer 2008)

vor, mit Bevorzugung von Afrika und Indien. Die **Ansteckungspotenz** (Kontagiosität) ist gering. Nur durch engen, langen Kontakt und mangelhafte Hygiene wird sie übertragen. Die **Inkubationszeit** kann Monate bis viele Jahre betragen.

Die Erkrankung wird – je nach Abwehrsituation des Erkrankten – in **drei Formen** eingeteilt:
- bei guter Abwehrlage: **tuberkuloide Lepra**
- bei schlechter Abwehrlage: **lepromatöse Lepra**
- die »**Borderline-Lepra**« mit Krankheitsbildern zwischen tuberkuloider und lepromatöser Lepra

Krankheitsbild: Die Lepra manifestiert sich mit ihrer Affinität zu Haut und oberflächlich gelegenen peripheren Nerven in vielen verwirrenden Erscheinungsformen. Bei der **tuberkuloiden Lepra** stehen Hauterscheinungen mit

Nervenbeteiligung im Vordergrund. Hier finden sich scharf begrenzte, hypopigmentierte und nicht schmerzhafte Flecken, die meist asymmetrisch angeordnet sind.

Die Abbildung 2.13 demonstriert die bekannten Veränderungen bei einer **lepromatösen Lepra** (Löwengesicht). Hier werden zumeist kältere Körperareale in symmetrischer Form bevorzugt (Gesicht, Extremitäten).

Häufig kommt es bei dieser Form zu einer begleitenden Rhinitis. Im Nasensekret lassen sich säurefeste Stäbchen nachweisen, so dass von einer Ansteckungsquelle auszugehen ist. Wenn die Hornhaut des Auges (Kornea) mitbefallen ist, droht Blindheit. Eine Neuritis (schmerzhafte Nervenentzündung) ist nicht selten.

Diagnostik: Mycobacterium leprae befällt die Makrophagen des Gewebes. Die Bakterien lassen sich in Gewebebiopsien befallener Areale und eventuell im Nasensekret nachweisen.

Therapie: Durch die Antibiotikatherapie hat die Erkrankung viel von ihrem ursprünglichen Schrecken verloren. Es gibt nur noch vereinzelte Sammellager (Leprosorien), in denen die teilweise verstümmelten Patienten in unmenschlicher Isolation leben.

Prophylaxe: Eine Impfung existiert nicht.

Listerien

Listeria monocytogenes ist der wichtigste Erreger der **Listeriose.**

Epidemiologie: Die grampositiven Stäbchenbakterien kommen überall vor. Häufig sind sie in Nahrungsmitteln (Weichkäse, Wurst, Salate u.v.m.) zu finden.

Übertragung: Zur Übertragung kommt es entweder durch Lebensmittelverzehr oder durch Schmutz- und Schmierinfektion.

Krankheitsbild: In der Regel verläuft die Infektion asymptomatisch, eventuell treten grippeähnliche Symptome auf. Ein großer Prozentsatz der Erwachsenen besitzt spezifisch stimulierte T-Lymphozyten als Hinweis auf eine bestehende Immunität. Antikörper spielen bei der Listeriose eine untergeordnete Rolle.

Zu einer Manifestation einer ernst zu nehmenden Erkrankung kommt es meist nur bei **abwehrgeschwächten Menschen**. Hier äußert sich die Listeriose als Sepsis, Meningitis oder Enzephalitis mit hoher Todesrate.

Die Listeriose hat eine besondere Bedeutung in der Geburtshilfe, da eine **neuinfizierte, schwangere Frau** die Erreger über die Plazenta an den Fetus weitergeben kann. Fehl- und Frühgeburten sowie Missbildungen können die Folge sein.

Therapie: Zur Therapie werden Antibiotika empfohlen. Eine Impfung ist nicht vorhanden.

Gesetzliche Bestimmungen: Meldepflicht bei Erregernachweis aus Blut, Liquor und Abstrichen von Neugeborenen.

Corynebakterien

Das Corynebacterium diphtheriae ist ein grampositives Stäbchen. Pathogene Bedeutung besitzt vor allem das Diphtherietoxin.

Die **Diphtherie** ist aufgrund der Schutzimpfung in der Bundesrepublik sehr selten geworden. Dennoch kommt es immer wieder zu kleineren Epidemien mit Todesfällen. Betroffen sind durch diese klassische »Kinderkrankheit« weniger die Kinder selbst, als vielmehr junge Erwachsene, deren Immunitätslage sich nach Grundimmunisierung im frühen Kindesalter langsam abschwächt. Nur 20 bis 30 % der Erwachsenen haben einen ausreichenden Antitoxintiter, da die Auffrischimpfung versäumt wird!

Inkubationszeit und Krankheitsbild: Nach einer Inkubationszeit von 2 bis 6 Tagen kann es zum Ausbruch der Erkrankung kommen. **Zwei Ausprägungen** werden unterschieden:

- **Lokalinfektion:** Die Bakterien werden eingeatmet und setzen sich im Nasen-Rachen-Raum fest. Dort entsteht unter Einwirkung des Toxins zunächst im Tonsillenbereich ein weißlicher, nicht abstreifbarer Belag, die **Pseudomembran**. Charakteristisch ist der süßlich-faulige Mundgeruch.
  Begleitend kann eine diphtherische Kehlkopfentzündung auftreten (**echte Krupp-Erkrankung**). Entweder bleibt die Erkrankung lokalisiert oder sie weitet sich aus zur toxischen Allgemeinkrankheit.
- **Toxische Allgemeinkrankheit:** Nach einigen Krankheitstagen (Wochen?) können Herz, Leber, Niere und Nervensystem geschädigt werden. Gefürchtet ist eine Myokarditis mit möglicher Todesfolge.

Therapie: Nach Abnahme von Rachenabstrichen unter den Pseudomembranen muss eine antibiotische Therapie schon bei Verdacht auf Diphtherie unverzüglich eingeleitet werden. Weiterhin wird eine sofortige Gabe von Diphtherieantitoxin (»Heilserum«) empfohlen, um die noch im Blut zirkulierenden Toxineinheiten zu neutralisieren.

Prophylaxe: Es existiert eine aktive **Diphtherieimpfung.** In der Regel wird die Schutzimpfung gemeinsam mit der Tetanusimpfung (DT) und Pertussisimpfung (DPT) durchgeführt. Die Grundimmunisierung ist nach drei bis vier Gaben eines Toxoids abgeschlossen (s. Kap. 8 »Infektionsschutz durch Impfungen«, S. 121 ff.). Eine Auffrischimpfung sollte nach Empfehlungen der STIKO später erfolgen.

> ❗ Tritt in einer Lebensgemeinschaft Diphtherie auf, so sollte die sofortige Isolierung des Patienten und die simultane Schutzimpfung der noch nicht geimpften Personen erfolgen.

Gesetzliche Bestimmungen: Bei Krankheitsverdacht besteht ein Betretungsverbot von Schulen, Kindergärten und ähnlichen Einrichtungen. Wiederzulassung ist erst nach drei negativen Rachenabstrichen möglich.
Die Diphtherie ist bei Krankheitsverdacht, Erkrankung und Tod meldepflichtig.

2.6.4   Gramnegative Stäbchenbakterien

Bordetella pertussis und Keuchhusten

Der Erreger des **Keuchhustens** (**Pertussis**) – ein gramnegatives, aerob wachsendes Stäbchenbakterium – wurde 1906 erstmals von Bordet beschrieben und heißt seitdem ihm zu Ehren Bordetella pertussis.

Übertragung und Krankheitsbild: Pertussis ist eine akute Infektion der Atemwege. Sie ist hochkontagiös und führt nach **Tröpfcheninfektion** von ungeimpften Menschen in fast allen Fällen zur Erkrankung. Nach Inhalation heften sich die Erreger an die flimmerhaartragenden Epithelzellen des Respirationstraktes und vermehren sich dort.
Die klinische Symptomatik wird durch eine ganze Reihe verschiedener Toxine von Bordetella pertussis hervorgerufen, von denen das **Pertussistoxin** zweifellos die größte Rolle für die Pathogenese spielt.
Die **Erkrankung** verläuft typischerweise in **drei Stadien:**
- Stadium catarrhale (1–2 Wochen)
- Stadium convulsivum (2–6 Wochen)
- Stadium decrementi (etwa 6 Wochen)

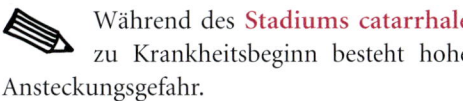 Während des **Stadiums catarrhale** zu Krankheitsbeginn besteht hohe Ansteckungsgefahr.

Übersicht Keuchhusten

Erreger: Bordetella pertussis

Epidemiologie: Verbreitung weltweit; wachsende Erkrankungsrate in Ländern mit eingeschränkter Impfindikation

Übertragung: Tröpfcheninfektion

Inkubationszeit und Ansteckung: 1–2 Wochen, Ansteckungsfähigkeit in den ersten 6 Wochen

Krankheitsbild: typischer Stakkato-Husten mit juchzendem Inspirium

Diagnostik: Nasen-/Rachen-Abstrich; Antikörpernachweis im Blut

Behandlung: Antibiotika

Prophylaxe: aktive Schutzimpfung (DPT); Vorsicht bei Krampfneigung in der Familie!

Gesetzliche Bestimmungen, Berufskrankheit: keine

Die Erkrankung beginnt wie ein banaler Infekt mit Husten, Schnupfen, mäßigem Fieber und allgemeinem Unwohlsein.

Im zweiten **Stadium convulsivum** kommt es zu den typischen stakkatoartigen Hustenanfällen mit ziehendem Inspirium.

Eine **Zyanose** ist nicht selten (»Blauhusten«). Erbrechen und Auswürgen von zähem Schleim kann folgen. Der Teufelskreis Husten – Atemnot – verstärkte Atemnot – verstärkte Angst und Erregung kann durch Zuspruch und Streicheln unterbrochen werden.

Bei jungen **Säuglingen** können anstelle der starken Hustenattacken **Apnoen** auftreten. Daher werden auf Kinderintensivstationen die Säuglinge mit einem Atemkontrollgerät überwacht. Die Sterblichkeit ist gerade in frühem Säuglingsalter hoch.

Im Rekonvaleszenzstadium (**Stadium decrementi**) bildet sich die Symptomatik langsam zurück, die Hustenanfälle werden seltener, die (meist) kleinen Patienten erholen sich.

Interessant ist, dass Mädchen wesentlich häufiger erkranken als Jungen. Die Ursache ist unge-

klärt. Eine schwangere Frau kann die immunitätsbringenden Antikörper nicht über die Plazenta übertragen. Es besteht kein Nestschutz.

Als mögliche **Komplikationen** sind Pneumonien (oft sekundäre bakterielle Keime), Enzephalopathien mit Erhöhung der Krampfbereitschaft sowie Bronchiektasen gefürchtet. Schäden wie Augenbindehautblutungen, Hernien oder Rektumprolaps sind Folge des erhöhten Pressdruckes während der Hustenanfälle.

Diagnostik: Der Erregernachweis gelingt durch Nasopharyngealabstrich. Eine Infektion kann durch serologische Untersuchungen (KBR, ELISA; s. Abschnitt »Bakteriologische Diagnosemöglichkeiten«, S. 56 f.) bestätigt werden.

Therapie: Antibiotika

Prophylaxe: Die Keuchhustenschutzimpfung wurde wegen Komplikationen, besonders wegen gemeldeter **Impfenzephalopathien**, seit 1975 nur noch mit Einschränkungen empfohlen. Epidemiologische Studien im In- und Ausland konnten die neurologischen Impfschäden jedoch nicht bestätigen. Seit 1991 wird die Impfung durch die STIKO wieder empfohlen. **Kontraindiziert** ist die Impfung nur für Patienten

mit individuell oder familiär erhöhter Krampfbereitschaft, da bei dieser Population postvak-
zinale epileptische Anfälle gehäuft aufgetreten
sind.

Nebenwirkungen wie Schwellung und Rötung
der Applikationsstelle sowie Fieber behindern
jedoch die Akzeptanz der Impfung.

Aktiv geimpft wird heute nach dem 3. Lebensmonat gemeinsam mit der Diphtherie- und
Tetanusimpfung (s. Kap. 8 »Infektionsschutz
durch Impfungen«, S. 121 ff.).

Der **Impfschutz** hält nur wenige Jahre an (3–
12). Eine **passive Impfung** der Ansteckungsverdächtigen soll die Krankheitssymptome mindern können.

Hämophile Bakterien

Bakterien der Gattung Hämophilus sind gramnegative Stäbchen. Wie der Name schon andeu-
tet, »lieben« diese Krankheitserreger Blut. Gemeint ist, dass sie sich besonders gerne dort
aufhalten, wo andere Keime für Hämophilus
wichtige Wachstumsfaktoren durch Blutzellen
auflösende Enzyme (Hämolysine) freigesetzt
haben (»**Ammenphänomen**«). Zwei Vertreter
der Gattung werden vorgestellt:
- Haemophilus influenzae
- Haemophilus ducreyi

Haemophilus influenzae

Ursprünglich wurde angenommen, dass H. influenzae der Erreger der Influenza – der Virusgrippe – ist, daher der Name. Man hat sich jedoch getäuscht. Häufig trifft man H. influenzae
dort an, wo andere Krankheitserreger bereits
einen Schaden hinterlassen haben. Beliebter
Ort für derartige **Sekundärinfektionen** sind
vor allem die Atemwege. Eitrige Bronchitiden,
Pneumonien, Sinusitiden und eine Otitis media
gehören zum Krankheitsspektrum.

⚠ Bei der Interpretation von Laborbe-
funden muss man jedoch beachten,
dass H. influenzae bei einem Großteil der Menschen zur **physiologischen Rachenflora** gehört. Nicht jeder spärliche Erregernachweis im Sputum ist daher behand-
lungsbedürftig!

Krankheitsbild: Haemophilus influenzae Typ
B, kurz **HiB**, ist ein gefürchteter Erreger in der
Kinderheilkunde. Bei Kindern unter 5 Jahren ist
er Verursacher einer schweren Meningitis (s.
Abschnitt »Krankheitsbild: infektiöse Meningitis«, S. 22) und Epiglottitis mit möglicher Todesfolge.

Therapie: Leichtere Entzündungen durch H. influenzae sollten (nach Resistenzprüfung!) antibiotisch behandelt werden. Bei schweren Fällen
ist ein modernes Breitspektrumantibiotikum
notwendig.

Prophylaxe: Seit 1990 ist die Schutzimpfung
(3 Spritzen zur Grundimmunisierung) gegen
HiB von der STIKO für Kinder ab dem 3. Lebensmonat empfohlen (s. Kap. 8 »Infektionsschutz durch Impfungen«, S. 121 ff.). Kinder, die
älter als 15 Monate sind, benötigen zum vollständigen Impfschutz nur eine Impfstoffgabe.

Haemophilus ducreyi

Der »**weiche Schanker**« (**Ulcus molle**) ist eine
meldepflichtige Geschlechtskrankheit. Erstmals
beschrieben wurde das Bakterium 1889 von
dem Forscher Ducrey.

Die Erkrankung wird aus den Tropen eingeschleppt. Nach Infektion bildet sich im betroffenen Haut-/Schleimhautbereich eine Papel,
später kann ein Ulkus entstehen. Therapiert
wird mit Antibiotika (Partner mitbehandeln!).

Legionella pneumophila

Unter mehreren Legionellaarten besitzt L. pneumophila eine herausragende Bedeutung. Erst Mitte der 1970er-Jahre wurde das Bakterium als Verursacher der **Legionärskrankheit** – einer Pneumonie – bekannt. 1976 erkrankten 221 ehemalige Soldaten bei einer Jahrestagung eines amerikanischen Veteranenverbandes. 29 Menschen starben.

Heute gehören die **Legionellen** zu den häufigsten bakteriellen **Pneumonieerregern** (s. unten, Abschnitt »Krankheitsbild: Pneumonie«).

Epidemiologie: Während epidemisch auftretende Legionellosen durch ihre hohe Letalität großes öffentliches Interesse finden, tritt die Mehrzahl der Fälle eher sporadisch auf. Ein Großteil bleibt sicher unerkannt. Ausbrüche von Epidemien sind häufig mit Aufenthalten in öffentlichen Gebäuden, Hotels, Kliniken, Großraumbüros, Einkaufszentren und ähnlichem verknüpft. Besonders gerne halten sich die Keime in Nassbereichen oder (40–60°C heißem) Leitungswasser auf. Eine **Infektion** mit möglicher anschließender Erkrankung ist von folgenden **Faktoren** abhängig:

- Es müssen keimhaltige Aerosole eingeatmet werden (Duschen, Dampfbad, Inhalationsgeräte, Klimaanlagen).
- Eine Erkrankung wird wahrscheinlich erst möglich, wenn eine bestimmte Konzentration (1.000 Keime/ml) überschritten wird. Bei extrem abwehrgeschwächten Patienten können aber schon wesentlich geringere Keimzahlen zur Erkrankung führen.
- Eine Infektion wird durch Zigarettenrauchen und Alkohol begünstigt.
- Eine Ansteckung von Mensch zu Mensch findet nicht statt.

Krankheitsbild: Zwei Formen der Legionellen-Erkrankung werden unterschieden:
- **Pontiac-Fieber**: Nach einer Inkubationszeit von wenigen Tagen tritt eine apneumonische Verlaufsform mit grippeähnlichen Symptomen auf. Es kommt hier zur Spontanheilung.
- **Legionärskrankheit**: Inkubationszeit einige Tage (2–7). Schwere Pneumonie, die tödlich sein kann.

Diagnostik: Die Erreger lassen sich aus Sputum und manchmal aus Blutkulturen anzüchten. Spezifische Antikörper im Serum des Patienten sind oft erst nach Wochen nachzuweisen.

Therapie: Zur Therapie benutzt man moderne Breitspektrumantibiotika. Die Behandlungsdauer sollte aufgrund einer Rezidivneigung wenigstens 2–3 Wochen betragen.

Prophylaxe: Eine Impfung gibt es nicht.

Meldepflicht: Nach § 7 IfSG ist der Nachweis einer Infektion meldepflichtig (durch den Laborleiter).

Krankheitsbild: Pneumonie

Die Lungenentzündung gehört auch heute noch zu den oft lebensbedrohenden Erkrankungen. Im Krankenhaus ist sie neben den Harnwegsinfekten und den Wundinfektionen die dritthäufigste Ursache einer nosokomialen Infektion (siehe Teil II »Krankenhaushygiene«, S. 147 ff.). Als **Erreger** kommen Bakterien, Viren, Pilze und Parasiten in Betracht.

Die **klassische Einteilung** unterscheidet:
- **Lobärpneumonie**: Entzündung nur eines Lungenlappens (häufig Pneumokokken)
- **Bronchopneumonie**: intraalveoläre Entzündung, die diffus mehrere Lungenlappen betreffen kann. Dies ist die häufigste Form der Pneumonie. Oftmals wird die bakterielle Infektion durch eine vorausgegangene Virusinfektion gebahnt. Möglich ist aber auch eine absteigende Entzündung nach Infektion der oberen Atemwege oder eine Aspirationspneumonie. Erreger sind häufig Sta-

phylokokken, Pneumokokken, Hämophilus u. v. m.

- **atypische (interstitielle) Pneumonie**: extraalveoläre Entzündung. Häufig durch Viren, Legionellen, Chlamydien oder Mykoplasmen verursacht.

Heute kommt dem Ort, an dem man sich infiziert hat, die entscheidende Bedeutung zu. **Ambulant erworbene Pneumonien** besitzen ein in der Regel leicht zu therapierendes Erregerspektrum. Die **im Krankenhaus** aufgetretene Pneumonie ist schwer zu behandeln, da das Keimspektrum anderer Natur ist (Pseudomonas, Klebsiella, Proteus, E. coli, Enterokokken u.v.m.) und die Erreger gegenüber vielen Antibiotika Resistenzen ausgebildet haben.

Begünstigende Faktoren für eine Pneumonie sind:

- chronische Lungenerkrankungen (Bronchitis, Bronchiektasen, Bronchialkarzinom, Mukoviszidose)
- Langzeitbeatmung
- Abwehrschwäche (Kortisonbehandlung, Zytostatika, hohes Alter, chronische Erkrankungen, AIDS, Zustand nach Operation)

Krankheitsbild: Luftnot, Fieber, Husten, Auswurf (eitrig, blutig, bei atypischer Pneumonie eher spärlich). Eventuell Zyanose, bei Begleitpleuritis Schmerz.

Diagnose: Diagnostische Maßnahmen sind:

- Untersuchung (Klopfschallabschwächung, Rasselgeräusche)
- Röntgenthorax (Verschattung des entzündeten Bereiches)
- Labor (Leukozytose, erhöhte BKS)
- Erregernachweis (Sputum, Trachealsekret)

Therapie: Bei bakterieller, parasitärer oder Pilzpneumonie erfolgt eine gezielte »Chemotherapie« (Antibiose) nach Resistenzbestim-

mung. Besteht wegen schlechten Zustands Zeitdruck, beginnt man mit einem Breitspektrumpräparat und stellt nach Eintreffen des Laborergebnisses die Therapie um.

Allgemeine Maßnahmen können sein:

- Klopf- und Vibrationsmassage
- Atemgymnastik
- Sekretolytika
- Antitussiva
- körperliche Schonung
- Sauerstoffgabe bei Hypoxie
- frühzeitige Beatmung bei deutlicher respiratorischer Insuffizienz oder Anzeichen einer Schocklunge

 Die **beste Therapie** ist immer die **Verhütung**! Bei bettlägerigen, schwachen oder schwer kranken Patienten ist die **Pneumonieprophylaxe** von großer Bedeutung!

Komplikationen: Mögliche Komplikationen sind:

- septische Streuung der Erreger mit Meningitis
- Endokarditis
- Osteomyelitis
- Hirnabszess
- Lungenabszess
- Pleuraexsudat mit Empyembildung

Die Gattung Campylobacter/Helicobacter

Es handelt sich um gramnegative, bewegliche, schraubenförmige Stäbchenbakterien. Beim Menschen kommen sie als Erreger von Erbrechen und Durchfällen mit kolikartigen Schmerzen vor. Zwei Vertreter sollen Erwähnung finden:

- Helicobacter pylori
- Campylobacter jejuni/coli

Helicobacter pylori

Dieses Bakterium ist sehr häufig bei der Entstehung von **Magenschleimhauterkrankungen** beteiligt: bei einer Entzündung (Gastritis), einem Geschwür (Ulkus) oder aber als dessen Folge ein Magenkarzinom. Im stark sauren Magenmilieu schafft sich Helicobacter durch Produktion des Enzyms Urease und Bildung von alkalischem Ammoniak seine Nische zum Überleben.

Diagnostik: Werden bei einem Patienten gastroskopisch Biopsien entnommen, kann man mittels eines Schnelltests (Ureasenachweis, HUT) das Vorhandensein des Erregers nachweisen. Als weiterer Nachweis dient die Anzüchtung in einem bakteriologischen Labor. Ohne Magenspiegelung kann man die Atemluft des Patienten auf Harnstoff testen, Stuhl oder Speichel untersuchen oder aber auch Antikörper im Serum suchen.

Therapie: Bewährt hat sich der Einsatz mehrerer Antibiotika in Kombination mit einem säureblockierenden Protonenpumpenhemmer (z. B. Omeprazol) mit dem Ziel der vollständigen Beseitigung der Infektion (Eradikationstherapie).

Prophylaxe: Eine Impfung gibt es nicht.

Campylobacter jejuni/coli

Dies ist ein weit verbreiteter Krankheitserreger bei Tieren und Menschen. Neben Salmonellosen sind Campylobakteriosen die häufigsten Erreger von **invasiven Diarrhöen**.

Epidemiologie: Eine Infektion erfolgt häufig durch Nahrungsmittel (Fleisch, Milchprodukte).

Inkubationszeit und Krankheitsbild: Nach Infektion und einer Inkubationszeit von 2 bis 5 Tagen entsteht klinisch das Bild einer akuten

Gastroenteritis. Symptome sind, wie bei vielen anderen Durchfallerkrankungen (s. unten, Abschnitt »Durchfallerkrankungen«), Übelkeit, Kopfschmerzen, Fieber, Myalgien, Abdominalkrämpfe und Durchfälle, die von einigen flüssigen Stühlen über wässerige bis zu blutigen Stühlen das ganze Spektrum der Enteritis bis zur Kolitis umfassen.

Diagnostik: Die Diagnose wird durch Nachweis des Erregers im frischen Stuhl gestellt.

Therapie: Meist verläuft die C.-jejuni/coli-Infektion harmlos. Wasser- und Elektrolytersatz sind meist die einzig notwendige Therapie. Hartnäckige Verläufe behandelt man mit einem Antibiotikum (z. B. Erythromycin für ca. 1 Woche).

Prophylaxe: Es gibt keine Schutzimpfung.

Gesetzliche Bestimmungen: Ein Erregernachweis ist meldepflichtig! Die Gesundung wird durch negative Stuhlproben bestätigt.

Durchfallerkrankungen

Durchfall wird als Alltagsproblem oft überschätzt. Das einmalige Auftreten von dünnem Stuhl ist weder außergewöhnlich noch sollte es beunruhigen. Erst wenn der Stuhlgang zu oft, zu flüssig und in zu großen Mengen erfolgt, kann man von behandlungsbedürftigem Durchfall sprechen. Beimengungen von Schleim, Eiter oder Blut sollten zum Arztbesuch führen. Folgende **Ursachen** für **Durchfall** sind denkbar:

- Infektion mit einem Krankheitserreger
- Medikamente, vor allem Antibiotika
- psychische Belastung (Stress, Konflikt, Examen)
- organische Erkrankungen (Hyperthyreose, Karzinom, Colitis ulcerosa, Crohn-Krankheit)
- Fehl- oder Mangelernährung

Hier soll nur von den **infektiösen Diarrhöen** gesprochen werden. Als **Verursacher** kommen die unterschiedlichsten Erreger in Frage:

- Bakterien (Abb. 2.14)
- Viren
- Parasiten, hier vor allem die Würmer
- Pilze

Übertragung: Entweder erfolgt die Infektion durch direkten oder indirekten Personenkontakt oder durch andere Quellen wie z. B. kontaminiertes Wasser oder Nahrungsmittel.

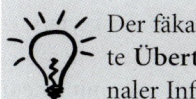 Der fäkal-orale Weg ist der häufigste **Übertragungsweg** gastrointestinaler Infektionen.

Risikofaktor Nr. 1 ist eine **schlechte Hygiene**. Eine Infektion kommt meist erst zustande, wenn große Erregermengen aufgenommen werden (> 100.000 bei Salmonellen).
Ausnahmen bilden Shigellen oder Amöben: Hier genügen schon wenige Partikel (10–100) für eine manifeste Erkrankung. Erhöhte Risiken bestehen zudem bei Menschen mit einem pathologischen Mangel an Salzsäure im Magensaft (Antazida, Zustand nach Magenresektion o. Ä.), da der physiologisch saure pH-Wert eine gute Barriere gegen aufgenommene Keime darstellt.

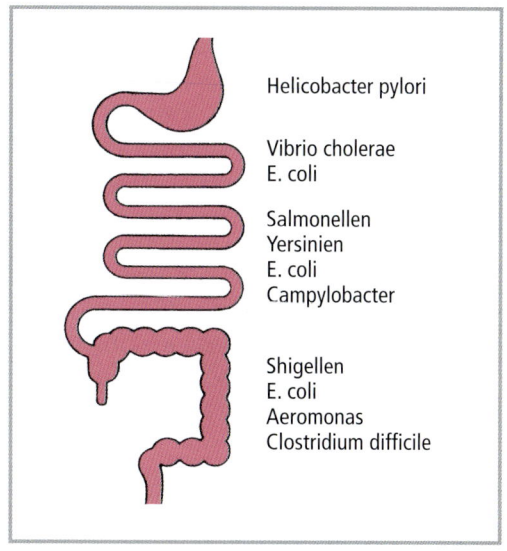

Helicobacter pylori

Vibrio cholerae
E. coli

Salmonellen
Yersinien
E. coli
Campylobacter

Shigellen
E. coli
Aeromonas
Clostridium difficile

Abb. 2.14   Wirkorte darmpathogener Bakterien

Inkubationszeit: Eine sehr kurze Inkubationszeit von **weniger als 12 Stunden** weist auf eine Staphylococcus-aureus-, Bacillus-cereus- oder Clostridium-perfringens-Infektion hin. Eine Inkubationszeit von **mehr als 12 Stunden** spricht für Salmonellen, Shigellen, Campylobacter jejuni/coli, Yersinia enterocolitica oder E. coli. Bei Säuglingen und Kleinkindern ist das Rotavirus als häufiger Verursacher einer akuten Diarrhö bekannt. Krankenhausstationen fürchten das Norovirus (s. Abschnitt »Norovirus«, S. 90).

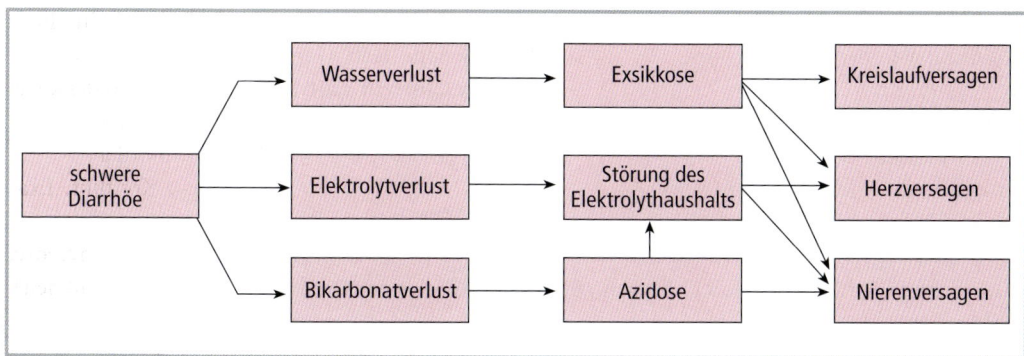

Abb. 2.15   Auswirkungen einer schweren Diarrhö

Krankheitsbild: Die klinischen Symptome gleichen sich. Im Vordergrund stehen Übelkeit, Brechreiz, Darmkrämpfe (Tenesmen), eventuell Fieber und Durchfälle. Bei schweren Formen (z.B. Cholera!) kann ein massiver Wasser- und Elektrolytverlust nach kurzer Zeit zum Tode führen (Abb. 2.15).

Diagnostik: Mikroskopische Stuhluntersuchungen (Bakterien, Wurmeier) sollten schnell zur Erregeranalyse beitragen. Viren (z.B. Rotaviren) können per Stuhlschnelltest oder durch Elektronenmikroskopie nachgewiesen werden.

Therapie: Eine medikamentöse Therapie ist selten zwingend notwendig, da die meisten Enteritiden spontan heilen. Jedoch kann eine Antibiotikatherapie bei Cholera, Shigellen-Ruhr oder Typhus die Krankheit abkürzen und Komplikationen vermeiden. Sie erfolgt in der Regel oral.

> Die wichtigste Maßnahme bei Durchfallerkrankungen ist der Wasser- und Elektrolytersatz (Bilanz!)!

Salmonellen

Zu der Gattung Salmonella (nach Salmon, amerikanischer Bakteriologe 1850–1914) gehören mehr als 2.000 Arten. Diese gramnegativen Stäbchenbakterien werden in zwei Gruppen eingeteilt:
- Salmonellen der Enteritisgruppe
- Salmonellen der Typhusgruppe

Salmonellen der Enteritisgruppe

Enteritissalmonellen sind Erreger, die vor allem bei Tieren vorkommen und auf den Menschen übertragen werden können. Die **Weitergabe** erfolgt vorwiegend durch Fleisch, über Geflügel sowie Eier und Eiprodukte.
Werden Hühner einer Legebatterie (z.B. durch kontaminiertes Futter, Fischmehl!) infiziert, so vermehren sich die Keime in deren Organismus, ohne diesen krank zu machen. Über Darm und Ovarien werden die Bakterien auch an die Küken weitergegeben, so dass ein Großteil des Geflügels und der Eier infiziert wird.

> Werden infizierte Hühnerprodukte nicht sachgemäß gelagert oder verarbeitet, können sich die Salmonellen binnen kurzer Zeit explosionsartig vermehren: Bei einer **Generationszeit** von 15 bis 20 Minuten entsteht aus nur einer Bakterienzelle nach etwa 24 Stunden eine Nachkommenschaft von fast einer Million Enteritissalmonellen!

Inkubationszeit und Krankheitsbild: Die Inkubationszeit beträgt gewöhnlich 12 bis 36 Stunden. In Abhängigkeit von der aufgenommenen Erregermenge – nötig sind wenigstens 100.000 Bakterien – und der Abwehrlage des infizierten Menschen kommt es zu dem typischen Krankheitsbild mit Durchfällen, Brechreiz, Fieber und gegebenenfalls Kreislaufstörungen. In den meisten Fällen klingen die Symptome schon nach 3 bis 4 Tagen ab.
Todesfälle treten vor allem bei abwehrgeschwächten Menschen (hohes Lebensalter, Säuglinge, chronische Erkrankung) auf (s. Abschnitt »Durchfallerkrankungen«, S. 40 ff.).

Diagnostik: Ein Erregernachweis gelingt durch Stuhlproben während der Krankheitsphase. Die Salmonellen können aber noch mehrere Wochen nach Genesung ausgeschieden werden. Nur ein sehr kleiner Teil (0,1 %) der Patienten wird zum asymptomatischen Dauerausscheider.

> Ansteckungsfähigkeit besteht, solange Erreger im Stuhl nachgewiesen werden können.

Therapie: Bei einer unkomplizierten Gastroenteritis werden lediglich die Wasser- und Elek-

> ## Übersicht Salmonellenenteritis
>
> **Erreger:** gramnegatives Stäbchen, ca. 2.000 verschiedene Arten
>
> **Epidemiologie:** weltweites Vorkommen
>
> **Übertragung:** oral über kontaminierte Nahrungsmittel (Geflügel, Eier, Roheispeisen, Fleisch, Mayonnaise etc.)
>
> **Inkubationszeit und Ansteckung:** in der Regel 12–36 Stunden
>
> **Krankheitsbild:** Gastroenteritis (wenige Tage)
>
> **Diagnostik:** Erregernachweis im Stuhl
>
> **Behandlung:** symptomatisch, in Ausnahmefällen Antibiotika
>
> **Prophylaxe:** keine Impfung vorhanden, Einhaltung der Hygienevorschriften
>
> **Gesetzliche Bestimmungen, Berufskrankheit:** Erregernachweis meldepflichtig

trolytverluste ausgeglichen. Eine Antibiotikatherapie ist nur bei komplizierten Verläufen indiziert, wenn auch nicht unumstritten, da die Ausbildung resistenter Stämme begünstigt wird. Lactulose® soll einen positiven Effekt auf die Genesung haben und die Ausbildung von Dauerausscheidern verringern.

Prophylaxe: Wichtigste Verhütungsmaßnahmen sind Händewaschen und persönliche **Hygiene**. Erkrankte Personen dürfen keine Lebensmittel zubereiten oder austeilen und nicht in Krankenhäusern oder Altenheimen arbeiten, solange nicht drei Stuhlproben hintereinander negativ sind. Eine **Impfung** existiert nicht. Für **Krankenhäuser** und **Altenheime** wurde ein **Verhaltenskatalog** entwickelt:
- Auf den Einsatz von Rohei für nicht weiter erhitzbare Speisen muss verzichtet werden. Leicht verderbliche Speisen und auch Eier sollten im Kühlschrank aufbewahrt werden. Strikte Trennung kontaminationsverdächtiger Lebensmittel von anderen Lebensmitteln. Zubereitete Speisen sollten ohne Verzögerung verteilt werden. Geflügel, Fleisch und Fisch müssen gut durchgebraten sein.
- Besucher von Patienten sollten darauf verzichten, leicht verderbliche Nahrungsmittel, besonders Eierspeisen, selbst gemachten Pudding, Hackfleisch etc., mitzubringen.
- Personal ohne klinische Symptome darf weiter arbeiten, aber kein Essen zubereiten oder austeilen.

Weitere Maßnahmen siehe Teil II »Krankenhaushygiene« (S. 147 ff.).

Gesetzliche Bestimmungen: Der Erregernachweis ist meldepflichtig.

Salmonellen der Typhusgruppe

Zu den Salmonellen der Typhusgruppe gehören folgende Arten:
- Salmonella typhi
- Salmonella paratyphi A
- Salmonella paratyphi B
- Salmonella paratyphi C

Weitaus schwerwiegender als eine Infektion mit Salmonellen der Enteritisgruppe ist eine Infektion mit Salmonellen der Thyphusgruppe, weil durch sie nicht nur eine **lokale Darminfektion** erfolgt, sondern die Bakterien auch **andere Organsysteme** befallen können und auch **im Blut** nachzuweisen sind.

Epidemiologie: Der **Typhus** ist eine gefürchtete Erkrankung der tropischen Länder. Durch den Ferntourismus, aber auch durch Einwanderung von Erkrankten oder Dauerausscheidern kann der Typhus auch in Europa zu einem ernsthaften Problem werden.

Übertragung: Die Übertragung erfolgt fäkal-oral, meist durch Verzehr verunreinigter Speisen oder durch kontaminiertes Wasser.

Inkubationszeit und Krankheitsbild: Nach einer Inkubationszeit von 10 bis 20 Tagen kommt es zum Fieberanstieg auf Werte um 40 °C. Zunächst wird das Kontinuafieber von einer relativen Bradykardie, Leukopenie und Obstipation (!) begleitet. Erst später kommt es zu erbsenbreiartigen Durchfällen. Eine ZNS-Beteiligung bis zum Delirium ist nicht selten. Der Patient bekommt »vernebelte Sinne« (»typhos« = Nebel). Kleine Blutgefäßerweiterungen im Bereich des Körperstammes sind typisch für **Typhus abdominalis.**

Diagnostik: Zu Beginn der Erkrankung sind die Erreger nur im Blut nachweisbar. Erst nach ca. 10 Tagen erscheinen sie im Stuhl.

Therapie: Im Falle einer manifesten Erkrankung ist wie bei allen Durchfallerkrankungen (s. Abschnitt »Durchfallerkrankungen«, S. 40 ff.) ein Flüssigkeits- und Elektrolytersatz indiziert. Begleitend sollte eine Antibiotikatherapie (Ampicillin, Co-trimoxazol, Gyrasehemmer oder Cephalosporine) durchgeführt werden. Diese Maßnahme verhindert jedoch nicht die Entstehung von Dauerausscheidern. Die Bakteriendepots befinden sich häufig in der Gallenblase. Die Cholezystektomie (Entfernung der Gallenblase) ist heute aber nur noch in Ausnahmefällen erforderlich. Empfohlen wird eine mehrwöchige antibiotische Kombinationstherapie.

Unter **Quarantäne** versteht man eine Maßnahme zur Eindämmung der Gefahr epidemischer Ausbreitung von Infektionskrankheiten wie Pest, Pocken, Gelbfieber, Rückfallfieber, Typhus oder Cholera. Erkrankte, mögliche Infizierte oder deren Kontaktpersonen können aufgrund von Gesetzen isoliert werden, bis keine Ansteckungsgefahr mehr besteht.

Prophylaxe: Erkrankte Patienten sind abzusondern (s. unten, »Quarantäne«). Bei Reisen in gefährdete Gebiete wird eine **aktive Schutzimpfung** empfohlen. Gut bekannt ist ein oraler Lebendimpfstoff (3 Kapseln an den Tagen 1, 3 und 5). Die Schutzdauer wird mit ca. 2 Jahren angegeben. Ferner existiert auch ein parenteral zu verabreichender Impfstoff.
Wasser unbekannter Quellen sollte nur abgekocht getrunken werden (s. auch Kap. 7 »Abstecher in die Reisemedizin«, S. 118 ff.).

Gesetzliche Bestimmungen: Es besteht eine Meldepflicht schon bei Erkrankungsverdacht!

Vibrionen und Cholera

Vibrionen sind gramnegative, kommaförmig gekrümmte Stäbchenbakterien. Die wichtigste Erkrankung ist die **Cholera.**
Im **August 1892** starben mehr als 8.000 Menschen in der Hansestadt **Hamburg** an den Folgen einer Choleraepidemie. Ursache waren städtische Missplanungen der Trinkwasserversorgung. So wurde mit Abwasserfäkalien verunreinigtes Elbwasser ungeklärt in die Trinkwasserleitungen gepumpt. In heller Aufregung flüchteten die Menschen in die umliegenden Regionen – die Seuche konnte sich ausbreiten. Heute ist die Cholera in Hamburg fast in Vergessenheit geraten. Ein Relikt aus jener Zeit steht heute am Hamburger Hafen: das 1900 eröffnete Bernhard-Nocht-Institut für Schiffs-

und Tropenkrankheiten, eine Einrichtung von Weltruf.

In den 1990er-Jahren wütete eine weitere schwere Epidemie auf dem **südamerikanischen Kontinent**. Von Peru ausgehend hatte sich die Cholera über andere südamerikanische Staaten mittlerweile pandemisch verbreitet – wegen der schlechten trinkwasserhygienischen Bedingungen und der Ignoranz der zuständigen Politiker war dies leider nicht zu verhindern. Die Folgen müssen wie immer die Ärmsten der Armen ertragen. Bis Juni 1993 waren 730.000 Menschen erkrankt und mehr als 6.300 verstorben.

> Die Cholera gehört zu den schwersten Infektionskrankheiten unserer Zeit. Werden Erreger durch verunreinigtes Trinkwasser oder Nahrungsmittel aufgenommen, kommt es in aller Regel binnen einiger Stunden (bis 5 Tage) zu einer akuten, toxischen (**Choleraenterotoxin!**) Lokalinfektion des Dünndarms mit massivsten Wasser- und Elektrolytverlusten. Unbehandelt sterben ca. 60 % der Erkrankten. Durch eine effektive Behandlung wird die Letalität auf ca. 1 % gesenkt.

Krankheitsbild: Aufgrund der rasenden Entwässerung des Körpers bauen die Erkrankten sehr schnell ab. Wasserverluste mit mehr als 10 l/Tag sind keine Seltenheit. Todesfälle durch Herz-Kreislauf- oder Nierenversagen können binnen 24 Stunden auftreten.

Therapie: Wie bei allen schweren Durchfallerkrankungen steht der exakte Wasser- und Elektrolytersatz im Vordergrund (s. Abschnitt »Durchfallerkrankungen«, S. 40 ff.).

Empfohlen wird eine zu trinkende **Rehydratationslösung** mit folgender Zusammensetzung (s. auch Kap. 7 »Abstecher in die Reisemedizin«, S. 118 ff.):

- 3,5 g Kochsalz (NaCl)
- 2,5 g Natriumhydrogenkarbonat
- 1,5 g Kaliumchlorid
- 20 g Glukose in 1 l abgekochtem Wasser

Reichen diese Maßnahmen nicht aus (Erbrechen, Verlust von zu großen Wassermengen), wird eine **Infusionstherapie** zwingend notwendig.

Eine **Antibiotikatherapie** ist von untergeordneter Bedeutung und in den meisten Fällen nicht nötig.

Übersicht Cholera

Erreger: Vibrio cholerae Biovar cholerae und Vibrio cholerae Biovar eltor

Epidemiologie: endemisch in Südamerika, Asien und Afrika

Übertragung: fäkal-oral, meist durch kontaminiertes Trinkwasser

Inkubationszeit und Ansteckung: je nach aufgenommener Erregermenge Stunden bis 5 Tage

Krankheitsbild: schwere Diarrhö mit großen Wasserverlusten

Diagnostik: Erregernachweis im Stuhl oder Erbrochenem

Behandlung: Wasser- und Elektrolytersatz (Rehydratation)

Prophylaxe: Trinkwasserhygiene! Aktive Impfung möglich

Gesetzliche Bestimmungen, Berufskrankheit: Meldepflicht und Quarantäne bei Verdacht, Erkrankung und Tod

Prophylaxe: Die besten prophylaktischen Maßnahmen bestehen in der Errichtung guter sanitärer Einrichtungen sowie einer einwandfreien Wasserversorgung.

Eine **aktive Impfung** ist möglich, macht aber die seuchenhygienischen Maßnahmen keineswegs überflüssig. Der in Deutschland zugelassene Impfstoff enthält inaktivierte (abgetötete) Choleravibrionen. Die Grundimmunisierung besteht aus zwei intramuskulären oder subkutanen Injektionen im Abstand von ca. 2 Wochen. Die relative **Schutzdauer** wird mit 6 Monaten angegeben, bei einer Wirksamkeit von nur 40 bis 80 %! Die Impfung wird von der WHO nicht empfohlen und ist nur erforderlich, wenn das Einreiseland diese vorschreibt.

Gesetzliche Bestimmungen: Bei Erkrankungsverdacht, nachgewiesener Erkrankung und Todesfall besteht Meldepflicht (s. Kap. 9 »Meldepflicht übertragbarer Infektionskrankheiten nach dem Infektionsschutzgesetz«, S. 140 ff.)! Erkrankte müssen in speziellen Kliniken abgesondert werden (»Quarantäne«, s. Definition S. 44)!

Yersinien

Yersinien sind gramnegative Stäbchenbakterien. Wichtige Vertreter dieser Gattung sind:
- Yersinia enterocolitica
- Yersinia pestis

Yersinia enterocolitica

Krankheitsbild: Diese Yersinienart ruft nach einer mehrtägigen Inkubationszeit bei den Infizierten das uncharakteristische Krankheitsbild einer akuten **Gastroenteritis** hervor. Bei Jugendlichen und jungen Erwachsenen kann durch Befall von mesenterialen Lymphknoten eine Appendizitis vorgetäuscht werden.

Diagnostik: Yersinien lassen sich in Stuhlproben nachweisen und haben in der Regel eine

Bedeutung bei der Differentialdiagnostik akuter Durchfallerkrankungen (s. Abschnitt »Durchfallerkrankungen«, S. 40 ff.).

Therapie: Eine Behandlung ist nur selten notwendig, da die Infektion meist harmlos verläuft und spontan sistiert. Auch hier sei auf den ausreichenden Wasser- und Elektrolytersatz verwiesen. Nur in ganz seltenen Fällen (Sepsis) wird eine Antibiose notwendig.

Gesetzliche Bestimmungen: Eine Meldepflicht besteht bei Erregernachweis.

Yersinia pestis und Pest

In den vergangenen Jahrhunderten haben **Pestepidemien** immer wieder die Geschichte der Menschheit geprägt. Als im 14. Jahrhundert die Pest Europa heimsuchte, starben 25 Millionen Menschen – immerhin ein Viertel der damaligen Bevölkerung. Im 17. Jahrhundert richtete die letzte große europäische Pandemie ähnliche Verwüstungen an.

Der »Schwarze Tod« war sehr gefürchtet und, wie auch andere große Seuchen (Cholera, Typhus, Syphilis), regte die Pest die Phantasie der Künstler an. Johann Konstatin Feigius widmete anlässlich der verheerenden Pest in Wien 1679 der Seuche sein Totentanzlied:

> Jeder Tag war sonst ein Fest,
> Jetzt aber haben wir die Pest!
> Nur ein großes Leichennest,
> Das ist der Rest.
>
> O du lieber Augustin,
> Leg' nur ins Grab dich hin,
> O du mein herzliebes Wien,
> Alles ist hin!

Zur Pestbekämpfung wurden damals heute skurril anmutende Methoden benutzt (Abb. 2.16) und viele Tinkturen entwickelt. Aus dieser Zeit stammt unter anderem das »Kölnisch Wasser«.

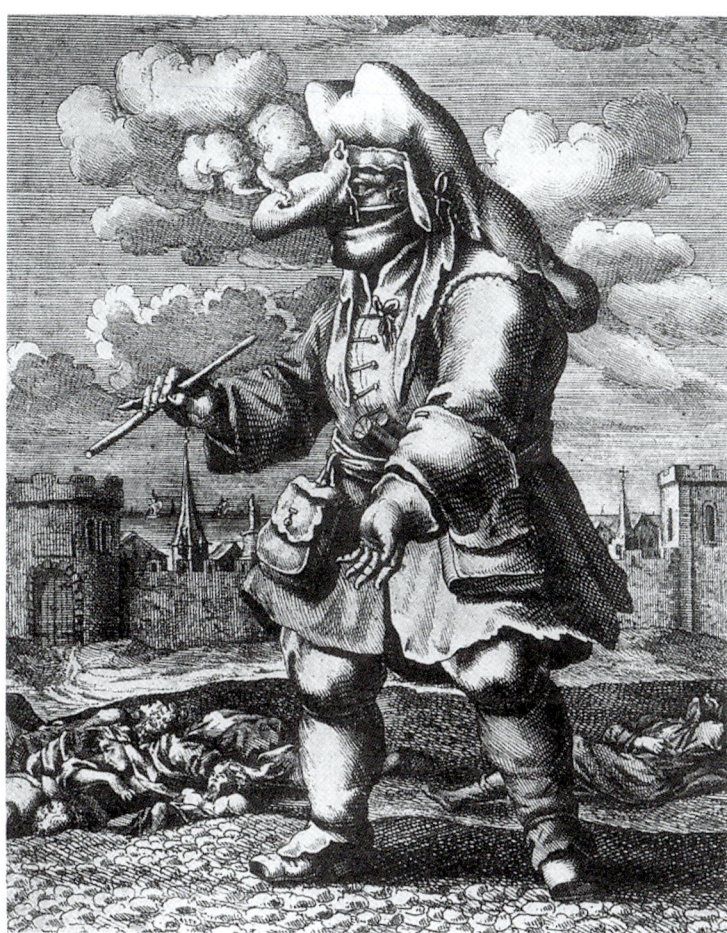

Abb. 2.16 Mit derlei skurrilen Masken versuchten sich die Pestärzte in früheren Jahrhunderten gegen die Ansteckung mit der Pest zu schützen (Kupferstich eines unbekannten Künstlers aus dem 18. Jahrhundert).

Erreger: Als Erreger der Pest konnte 1894 von dem Schweizer Forscher Alexander Yersin ein gramnegatives Stäbchenbakterium identifiziert werden: Yersinia pestis.

Epidemiologie: Das **natürliche Reservoir** der Pestbakterien stellen vor allem Nagetiere dar (Mäuse, Wiesel, Erdhörnchen, Hasen u. a.). Diese leben in Gemeinschaft (Symbiose) mit Ektoparasiten wie Flöhen und Zecken.

Übertragung: Zu Pestausbrüchen beim Menschen kann es kommen, wenn eine Nagerart eingeht und die mit Pestbakterien kontaminierten Flöhe gezwungen sind, sich andere Wirte zu suchen. Werden dabei Wanderratten oder Hausratten bevorzugt, so gelangen die Flöhe in die Nähe der Menschen, und eine Epidemie kann die Folge sein. Die Pest kann durch Tröpfcheninfektion von Mensch zu Mensch übertragen werden.

Krankheitsbild: Zwei Formen der Pesterkrankung werden unterschieden:
- **Bubonenpest**: Etwa 2 bis 7 Tage nach einem Flohbiss kommt es zu schmerzhaften Schwellungen der regionalen Lymphknoten (»Beulenpest«). Hohes Fieber, Schüttelfrost und Kopfschmerzen vervollständigen das Krankheitsbild.

Übersicht Pest

Erreger: Yersinia pestis

Epidemiologie: Asien, Afrika, Mittel- und Südamerika, südliche USA

Übertragung: Rattenflohbiss oder Zeckenstich, Tröpfcheninfektion bei Lungenpest

Inkubationszeit und Ansteckung: Bubonenpest 2–7 Tage, Lungenpest wenige Stunden

Krankheitsbild: Bubonenpest: Lymphknotenbefall (Beulenpest); Lungenpest: primär durch Tröpfchen-infektion oder sekundär aus Bubonenpest

Diagnostik: Erregernachweis aus Lymphknoteneiter oder Sputum

Behandlung: Antibiotika (Streptomycin, Tetracycline)

Prophylaxe: durch Antibiotika, aktive Impfung

Gesetzliche Bestimmungen, Berufskrankheit: Meldepflicht bei Krankheitsverdacht! Quarantäne!

- **Lungenpest**: Die Lungenpest ist entweder Folge der septischen Streuung einer Bubonenpest oder wird eigenständig durch Tröpfcheninfektion erworben. Nach nur wenigen Stunden entwickelt sich ein schweres Krankheitsbild mit hohem Fieber, blutigem Auswurf und Pneumonie.

Diagnostik: Eine Diagnose kann zu Beginn nur durch direkten Bakteriennachweis im Lymphknoteneiter oder Sputum gestellt werden.

Therapie: Die sofortige Einleitung einer wirksamen antibiotischen Therapie (Tetracycline, Streptomycin u. a.) wird erforderlich.

Prophylaxe: Ist eine Infektion nachgewiesen, wird die sofortige Absonderung (Quarantäne) des Erkrankten notwendig! Alle Ansteckungsverdächtigen sind antibiotisch zu behandeln. Es existiert eine **aktive Impfung** (Totimpfstoff). Allerdings wird derzeit von keinem Land eine Impfung bei Einreise verlangt und auch nicht von den internationalen Gesundheitsbehörden empfohlen. Für Touristen wird bei Einreise in Pestgebiete eine Antibiotikaprophylaxe empfohlen. Genauere Informationen sind bei öffentlichen Impfeinrichtungen zu erfahren.

Gesetzliche Bestimmungen: Meldepflicht besteht bei Krankheitsverdacht, nachgewiesener Infektion und im Todesfall.

Shigellen

Shigellen sind gramnegative Stäbchenbakterien und Erreger der **bakteriellen Ruhr**, einer meist schweren Gastroenteritis.

Epidemiologie und Übertragung: Durch die steigende Zahl von Urlaubern, die tropische Länder bereisen, in denen häufig schlechte hygienische Verhältnisse herrschen, kommt es immer wieder zu schweren Ruhrerkrankungen. Da Shigellen praktisch nur menschenpathogen sind, bildet der Mensch auch das einzige nennenswerte Erregerreservoir. Die Infektion findet fäkal-oral über Kontaktinfektion oder kontaminierte Lebensmittel statt. Hygienisch bedeutsam sind Massenunterkünfte mit oft schlechten sanitären Einrichtungen (z. B. Heime, Kasernen, Campingplätze). Fliegen werden als Überträger diskutiert.

Inkubationszeit und Krankheitsbild: Nach 1 bis 4 Tagen können erste Symptome auftreten: Abgeschlagenheit, Übelkeit, Erbrechen. Häufige

(20–30/Tag), schmerzhafte und zunächst wässrige Stuhlgänge werden im weiteren Verlauf durch blutig-schleimige Stühle verdrängt, die durch tiefe Darmulzera entstehen.
Massive Darmblutungen oder Perforationen stellen wichtige Komplikationen dar.

Diagnostik: Ein Erregernachweis gelingt häufig nur im noch warmen Stuhl.

Therapie: Therapeutisch werden – neben Ausgleich von Flüssigkeits- und Elektrolytverlusten (s. Abschnitt »Durchfallerkrankungen«, S. 40 ff.) – Antibiotika empfohlen.

Prophylaxe: Eine Impfmöglichkeit besteht derzeit nicht.

Gesetzliche Bestimmungen: Meldepflicht besteht bei Erregernachweis und bei Epidemieverdacht.

Wichtige gramnegative Stäbchenbakterien als Verursacher nosokomialer Infektionen

Neben den bisher angesprochenen gramnegativen Stäbchenbakterien gibt es eine Reihe von – teilweise der physiologischen Darmflora zugehörigen – Keimen, die ihre besondere Bedeutung in der Verursachung von Krankenhausinfektionen (nosokomialen Infektionen) haben. Daher werden sie im Teil II »Krankenhaushygiene« (S. 147 ff.) besprochen.
Gemeinsam ist den **nosokomiale Infektionen verursachenden Bakterien**, wie
- Pseudomonas,
- Klebsiella,
- Proteus,
- Enterobacter,
- E. coli und vielen mehr,

dass sie sehr schwer zu behandelnde Pneumonien, Harnwegs- und Wundinfektionen verursachen können.

Durch **Multiresistenzen** gegenüber einer Vielzahl von Antibiotika stellen sie das eigentliche Problem der krankenhausspezifischen Infektionsbekämpfung dar.

2.6.5   Spirochäten – schraubenförmige Bakterien

Spirochäten (griech. = gedrehtes Haar) nehmen wegen ihres eigenartigen Aussehens und ihrer guten Beweglichkeit eine Sonderstellung im Bakterienreich ein. Durch eine Gramfärbung lassen sie sich nur unbefriedigend nachweisen. Unter dem Mikroskop erkennt man sie aber leicht an der Form.
Von **humanmedizinischer Bedeutung** sind drei Gattungen:
- **Treponema:** z. B. Treponema pallidum (Lues, Syphilis)
- **Borrelia:** z. B. Borrelia burgdorferi (Lyme-Krankheit)
- **Leptospira:** z. B. Leptospira icterohaemorrhagica (Leptospirose)

Darüber hinaus gibt es einige andere humanpathogene Spirochätenarten. Zudem finden sich eine Reihe von **apathogenen Spiralbakterien** in der physiologischen Flora der Mund- und Darmschleimhaut. Aber was heißt »apathogen«? Möglich erscheint einigen Bakteriologen und klinisch tätigen Wissenschaftlern ein noch nicht weiter erforschter Zusammenhang von diesen Bakterien zu Erkrankungen, deren Ursache noch nicht belegt ist (Crohn-Krankheit?, Whipple-Krankheit oder Erkrankungen des rheumatischen Formenkreises?).

Treponema pallidum

Die **Lues** tauchte in Europa erstmals gegen Ende des 15. Jahrhunderts auf. Es ist möglich, dass die Bakterien durch Matrosen, die Kolumbus auf seinen Reisen begleiteten, von Südamerika eingeschleppt wurden (»Französische Krankheit«).

Die **Lustseuche** (Lues = Seuche) breitete sich epidemieartig aus. Die Geschlechtskrankheit hatte vor allem in Bordellen und Badehäusern Hochkonjunktur. Nicht wenige berühmte Persönlichkeiten erkrankten, verblödeten oder starben an der Syphilis (Heinrich Heine, Ludwig van Beethoven, Robert Schumann, Friedrich Nietzsche, Karl VIII. von Frankreich und auch einige Päpste). Goethe schilderte seine Erfahrungen mit dem Leiden so:

> Aber ganz abscheulich ist's auf dem Wege der Liebe
> Schlangen zu fürchten und Gift unter den Rosen der Lust,
> Wenn im schönsten Moment der sich gebenden Freude
> Deinem sinkenden Haupt lispelnde Sorge sich naht.

Epidemiologie: Heute ist die Lues weltweit verbreitet. Durch Einführung des Penicillins ist die Zahl an Spätmanifestationen (s. Stadium III + IV) jedoch stark gesunken. Die tatsächliche Zahl der Syphiliskranken in Deutschland ist aufgrund der vermutlich hohen Dunkelziffer – trotz Meldepflicht – schwer zu ermitteln. Seit Ende der 1990er-Jahre nimmt die Syphilis wieder zu. Männer sind mit 85 % häufiger betroffen. Ursache ist der zunehmende Kondomverzicht unter homosexuellen Männern.

Übertragung und Inkubationszeit: Die Übertragung erfolgt durch Geschlechtspraktiken jeglicher Art und über die Plazenta.
Die Inkubationszeit beträgt im Mittel 2 bis 3 Wochen.

Krankheitsbild: Die unbehandelte Lues verläuft in mehreren Stadien:
I: An der Infektionsstelle entsteht ein nässendes Ulkus mit hartem Ulkusgrund (harter Schanker), der so genannte Primäraffekt (Abb. 2.17). Die regionalen (meist Leisten-)Lymphknoten sind angeschwollen. Aufgrund der Schmerz-

losigkeit (!) und der meist folgenlosen Abheilung kann ein Arztbesuch ausbleiben.
II: Wochen später kann die Haut von akneähnlichem, nässendem Ausschlag übersät werden. Schleimhautbefall und Haarausfall sind nicht selten. Auch im zweiten Stadium kommt es in der Regel zur folgenlosen Ausheilung der Hauterscheinungen.
III + IV: Noch nach Jahren – der Patient denkt schon gar nicht mehr an den Primäraffekt – kann die Erkrankung in das folgenschwere Spätstadium übergehen. Die **Neurolues** ist durch ZNS-Befall (progressive Paralyse, Tabes dorsalis) gekennzeichnet. Der Betroffene verliert seinen sicheren Gang, er verblödet, und ein langes Siechtum nimmt seinen Lauf. Große Blutgefäße erfahren schwer wiegende Veränderungen (Aortenaneurysma).

Eine **Infektion des Feten** in der zweiten Schwangerschaftshälfte führt nicht selten zum Absterben der Frucht. Bei Lebendgeborenen finden sich Veränderungen des Knochengerüsts und der Zähne (**Lues connata**). Dauerschnupfen kann ein erstes Warnsymptom sein (**Coryza**).

Therapie: Mittel der Wahl ist ein Penicillinpräparat, das für ca. 14 Tage gegeben wird. Bei Verdacht auf unzuverlässige Medikamenteneinnahme hat sich ein (intramuskuläres) Depotpenicillin bewährt.

Prophylaxe: Prophylaktisch sind Kondome empfehlenswert. Wie bei allen sexuell übertragbaren Erkrankungen muss der Geschlechtspartner mitbehandelt werden.
Eine Impfung existiert nicht.

Diagnostik: Im Falle einer Lues I oder II werden Abstrichpräparate aus den nässenden Effloreszenzen des I. oder II. Stadiums mikroskopisch untersucht. Nach Abklingen der Früherscheinungen sind nur serologische Nachweismethoden (Blutuntersuchungen) Erfolg verspre-

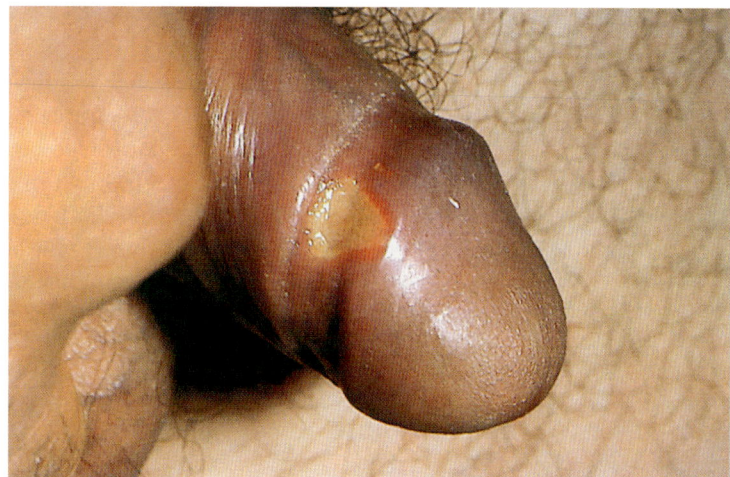

Abb. 2.17 Syphilis (Lues I), Primäraffekt. Schmerzloses, nässendes Ulkus (aus: Bork K, Bräuninger W. Hautkrankheiten in der Praxis. Diagnostik und Therapie. 3. Aufl. Stuttgart, New York: Schattauer 2005)

chend. Im Rahmen der frühen Schwangerschaftsuntersuchungen wird routinemäßig der TPHA-Suchtest durchgeführt (Treponema-pallidum-Hämagglutinationstest). Hier wird nach vorhandenen Antikörpern im mütterlichen Serum gesucht. Im Falle eines positiven Ergebnisses stehen verschiedene Bestätigungsteste zur Verfügung, die hier nicht näher erläutert werden sollen. Auch in psychiatrischen und neurologischen Kliniken wird häufig der TPHA-Test routinemäßig durchgeführt, um eine mögliche Neurolues von anderen Krankheitsbildern abzugrenzen.

Gesetzliche Bestimmungen: Nach dem IfSG erfolgt seit Anfang 2001 eine nichtnamentliche Meldung durch den Leiter desjenigen Labors, welches eine akute oder eine spätere, bisher noch nicht erkannte Syphilisinfektion feststellt. Die Meldung erfolgt direkt an das Robert Koch-Institut.

Leptospiren

Leptospiren sind spiralig geformte, gut bewegliche Bakterien. Alle pathogenen Leptospiren haben ihr **Erregerreservoir** in warmblütigen Tieren (hier vor allem Ratten, aber auch andere), die die Bakterien mit dem Urin ausschei-

den. In Mitteleuropa stellen für den Menschen vor allem stehende Gewässer eine Infektionsquelle dar. So werden Leptospiren in alten Rheinarmen, aber auch in der Kanalisation nachgewiesen. Bei Ratten in Städten mit vielen offenen Wasserläufen (z. B. in Hamburg, Amsterdam, Venedig) hat man zeitweise eine hohe Durchseuchungsrate gefunden.

Übertragung: Eine Infektion des Menschen findet durch direkten oder indirekten Kontakt statt. **Direkter Kontakt** besteht bei Personen, die beruflich bedingten Kontakt zu infizierten Tieren oder deren Ausscheidungen haben (Tierärzte, Tierwärter, Schlachthauspersonal, Laborpersonal).
Häufiger ist jedoch eine Infektion durch **indirekten Kontakt.** Sie erfolgt über durch tierischen Urin verseuchte Gewässer (Kanalarbeiter, Wassersportler, Feldarbeiter u. a.).
Die Erreger besitzen ein ausgeprägtes Penetrationsvermögen durch kleinere Hautdefekte bzw. durch Schleimhäute des Nasen-Rachen-Raums oder des Auges.

Inkubationszeit und Krankheitsbild: Das klinische Erscheinungsbild der Leptospirose ist vielfältig und reicht nach einer Inkubationszeit von ca. 2 Wochen von milden grippeähnlichen Symptomen bis zu schwersten ikterischen Formen mit Nieren-, Milz- und Leberbeteiligung (Weil-Krankheit).

Prophylaxe und Therapie: Antibiotisch. Eine Impfmöglichkeit besteht für Berufsgruppen mit vermehrtem Erregerkontakt (Kanalarbeiter).

Gesetzliche Bestimmungen: Meldepflicht besteht bei Erkrankung und Tod.

Borrelien und Lyme-Borreliose

Borrelien sind gut bewegliche schraubenförmige Spiralbakterien der Familie der Spirochäten. Zur Gattung Borrelia gehören zahlreiche Arten, die für verschiedene Erkrankungen bei Mensch und Tier verantwortlich sind. Stellvertretend wird der heute wichtigste Vertreter **Borrelia burgdorferi** vorgestellt.

Ende der 1970er-Jahre war in dem US-Ort Lyme (Connecticut) bei vielen Kindern eine Häufung von Gelenkentzündungen nach Zeckenstich aufgefallen. Eine Zuordnung zu einem infektiösen Geschehen wurde vermutet, konnte aber nicht bewiesen werden. Erst 1982 wurde der Erreger von dem Bakteriologen Burgdorfer entdeckt und erhielt ihm zu Ehren den Namen Borrelia burgdorferi. Dieser Lyme-Borreliose werden heute noch eine Reihe von anderen Krankheitserscheinungen zugeschrieben, für die es davor keine befriedigende Erklärung gab, die nun aber gut behandelt werden können.

Übertragung: Überträger der Lyme-Krankheit ist eine gewöhnliche Zecke, die weltweit verbreitet ist (Ixodes ricinus). Man geht davon aus, dass überall in Deutschland Zecken bis zu einem Drittel mit Borrelia burgdorferi durchseucht sind. Durch Stich der Zecke werden die Erreger aus dem Zeckendarm ins Blut des Menschen übertragen (s. Abschnitt »Erkrankungen durch Zeckenstich«, S. 54 f.).

Krankheitsbild: Als frühe Manifestation der Krankheit kann 3 bis 30 Tage nach dem Zeckenstich das **Erythema chronicum migrans** (ECM) auftreten. Es bildet sich zunächst um die Stichstelle herum eine Rötung (Erythem). Diese Rötung kann im Hautniveau ringförmig um die Einstichstelle wandern und im weiteren Verlauf zentral abblassen (Abb. 2.18). Allgemeinsymptome wie Fieber, Muskel- und Kopfschmerzen sowie Lymphknotenschwellungen können Begleiterscheinungen sein. Das ECM klingt meist auch ohne Behandlung nach Wochen ab. Bei einem Teil unbehandelter Patienten bleiben die Erreger inaktiv.

Bei etwa der Hälfte der unbehandelten Patienten bildet sich nach einer Latenzzeit von wenigen Monaten (Jahren?) die **Lyme-Arthritis** aus. Im Bereich der großen Gelenke (Knie!) treten Schwellungen und Schmerzen auf. Die akute Arthritis klingt nach wenigen Monaten wieder ab, jedoch entwickeln sich bei einigen der Betroffenen chronische Gelenkveränderungen (Arthrosen).

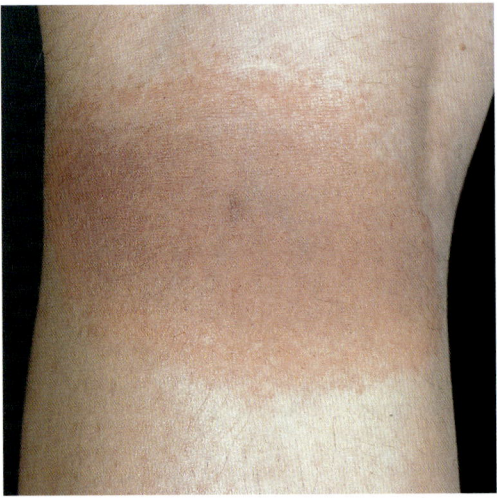

Abb. 2.18   Borreliose. Erythema chronicum migrans (ECM) (aus: Höger PH. Kinderdermatologie. Differenzialdiagnostik und Therapie bei Kindern und Jugendlichen. 2. Aufl. Stuttgart, New York: Schattauer 2007)

Übersicht Lyme-Borreliose

Erreger: Borrelia burgdorferi, entdeckt 1982

Epidemiologie: Verbreitung weltweit

Übertragung: Stich durch den gemeinen Holzbock (Ixodes ricinus)

Inkubationszeit und Ansteckung: erste Hauterscheinungen nach wenigen Wochen, neurologische Symptome und Gelenkbefall nach mehreren Monaten

Krankheitsbild: Erythema chronicum migrans (ECM), Arcrodermitis chronica atrophicans (ACA), Arthritis, Neuroborreliose, Lymphozytom u. v. m.

Diagnostik: Erkennen der Hauterscheinungen, eventuell Zeckenstich, serologische Tests

Behandlung: Antibiotika

Prophylaxe: Verhindern eines Zeckenstiches; Impfung in Erprobung

Gesetzliche Bestimmungen, Berufskrankheit: Meldepflicht nur in Ostdeutschland

---

Nicht selten stehen neurologische Ausfallerscheinungen im Vordergrund.

Die **frühe Neuroborreliose** manifestiert sich durch Nervenschmerzen, Meningitis oder Nervenlähmungen (Fazialis, Abduzens). Eine **späte Neuroborreliose** kann als Polyneuropathie oder Enzephalopathie auftreten. Als weitere Späterscheinung wird eine zigarettenpapierdünne Haut im Akrenbereich erwähnt. Bei dieser **Acrodermatitis chronica atrophicans** (ACA) ist eine Heilung nicht möglich.

Todesfälle treten bei **Herzbeteiligung** (Myokarditis) durch Herzrhythmusstörungen und bei Hirnbeteiligung auf.

Therapie: Durch den Nachweis einer bakteriellen Infektion ist die Therapie der meisten oben beschriebenen Krankheitssymptome einfach geworden. Empfohlen werden zweiwöchige Antibiotikakuren.

Prophylaxe: Verhütende Maßnahmen werden im nächsten Abschnitt besprochen. 1999 wurde in den USA eine gut wirksame Impfung eingeführt. Ein Impfstoff für die europäische Borrelienart steht noch nicht zur Verfügung.

Fallbeispiel: Lyme-Krankheit
Eine 30-jährige Krankengymnastin kommt mit uncharakteristischen neurologischen Ausfällen in die Sprechstunde. Seit einigen Tagen bemerke sie Sensibilitätsstörungen in beiden Beinen. Koordinationsstörungen würden ein sicheres Gehen erschweren (»Ich stolpere über meine eigenen Füße.«). Eine ausgiebige neurologische Diagnostik mit bildgebenden Verfahren (Computertomographie, Kernspintomographie) bleibt ohne diagnostischen Hinweis. Lediglich die Nervenleitgeschwindigkeit im betroffenen Gebiet ist krankhaft verlangsamt. Der Liquorbefund ist unauffällig. Nach weiteren 2 Wochen haben sich deutliche Lähmungen der Beine ausgebildet, die ein Laufen unmöglich machen. Das Blutserum wird auf Antikörper gegen Borrelia burgdorferi untersucht und zeigt eine deutliche Titererhöhung. Auf besonderes Nachfragen hin berichtet die Patientin, dass sie vor einigen Monaten eine Mountain-Bike-Tour durch die Eifel unternommen habe und von einer Zecke gestochen wurde. Diese war problemlos zu entfernen. Hauterscheinungen habe

sie nicht gehabt oder nicht bemerkt. Die Patientin wird anschließend 3 Wochen erfolgreich mit Rocephin® behandelt. Wenige Wochen später sind sämtliche Symptome verschwunden.

Erkrankungen durch Zeckenstich

In Deutschland werden vor allem zwei Infektionskrankheiten durch Zeckenstich auf den Menschen übertragen:

- die Lyme-Borreliose (Erreger: Borrelia burgdorferi; S. 52)
- die viel seltenere Frühsommer-Meningoenzephalitis (Erreger: FSME-Virus; S. 62 ff.)

Bezüglich des **Verbreitungsgebietes** gibt es wichtige Unterschiede. Lassen sich virustragende Zecken südlich der Donau, also im Voralpengebiet, in den Alpenregionen selbst, im Bayerischen Wald, im Schwarzwald, aber auch in den neuen Bundesländern nachweisen, so sind borrelientragende Zecken in allen Wald- und Parkgebieten Deutschlands zu finden. Der **Überträger** beider Erkrankungen ist der **gemeine Holzbock** (Ixodes ricinus). Der natürliche Lebensraum der Zecken sind insbesondere Waldgebiete mit dichter Bodenvegetation, wo sie sich einige Zentimeter bis ca. 1 Meter über dem Erdboden auf Gräsern, Farnen und Gebüschen aufhalten. Entgegen der früheren Meinung lassen sich die Zecken nicht blutrünstig von Bäumen fallen, sondern werden von vorübergehenden Menschen abgestreift. Der Stich ist nicht schmerzhaft, da eine Lokalanästhesie durch den Zeckenspeichel erfolgt (Abb. 2.19). Im **Infektionsmechanismus** unterscheiden sich Lyme-Borreliose und FSME. **Borrelia burgdorferi** befindet sich im Darm der Zecke und gelangt erst nach einiger Zeit (Stunden?) durch den Stichkanal in den menschlichen Körper. Eine rasche Entfernung dürfte somit eine sichere Prophylaxe sein. Für die Übertragung der **FSME** trifft das nicht zu, da sich das Virus in

den Speicheldrüsen der Zecke befindet und sofort nach dem erfolgten Stich im Wirtsorganismus verbreitet.

Das Bundesgesundheitsamt hat in seinem Merkblatt Nr. 56 folgende Ratschläge zur **Zeckenentfernung** erteilt: In der Haut festsitzende Zecken sollten möglichst rasch entfernt werden, da die Wahrscheinlichkeit zumindest einer Borrelieninfektion mit der Dauer des Saugakts zunimmt. Die Entfernung sollte mechanisch am besten mittels einer gebogenen Zeckenpinzette erfolgen. Man erfasst die mit Wiederhaken versehenen Mundwerkzeuge der Zecke hautnah und zieht den »Übeltäter« nach hinten/oben – also entgegengesetzt der Stichrichtung – hinaus. Natürlich hat man nicht immer eine Pinzette zur Hand. Dann soll die Zecke in gleicher Weise mit Daumen und Zeigefinger entfernt werden.

> Wichtig ist, dass der Zeckenleib weder zerquetscht noch beschädigt wird, da dies die Infektion durch vorhandene Erreger fördern kann.

Entgegen skurrilen Vorstellungen in der Bevölkerung soll eine Zecke *nicht* im oder gegen den Uhrzeigersinn herausgedreht werden. Ebenso

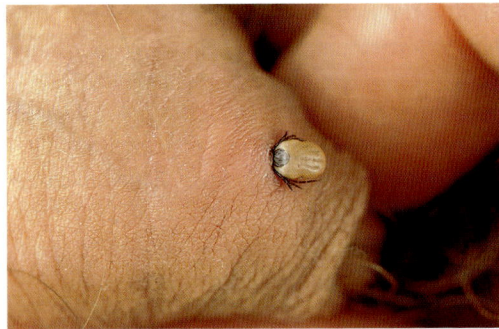

Abb. 2.19   Zeckenstich durch Ixodes ricinus (Holzbock). Durch das Blutsaugen vergrößert sich der Hinterleib (aus: Bork K, Bräuninger W. Hautkrankheiten in der Praxis. Stuttgart, New York: Schattauer 2005).

sollte der Versuch unterbleiben, die Zecke vorher mit Öl, Klebstoff, Nagellackentferner oder ähnlichen Hausmittelchen zu ersticken, da im Todeskampf eine verstärkte Absonderung von Sekreten erfolgt.

Die Einstichstelle muss in den Folgetagen (Wochen?) beobachtet werden. Falls Hautveränderungen erkennbar sind, soll ein Arzt aufgesucht werden.

Prophylaxe: Bei Aufenthalten in Waldgebieten sollten die Beine durch eine lange Hose geschützt sein. Möglichst helle Kleidung erleichtert das Absuchen auf Zecken. Unbekleidete Haut sollte zumindest in den Monaten April bis Oktober mit einem Insektenschutzmittel eingerieben werden. Eine **Impfmöglichkeit** (aktiv und passiv) existiert nur für die virusbedingte FSME. Zur Verhinderung der Lyme-Borreliose ist derzeit ein Impfstoff in Erprobung. Weitere Informationen sind in den Frühjahrsmonaten in vielen Apotheken oder Gesundheitsämtern erhältlich.

2.6.6 Zellwandlose Bakterien

Mykoplasmen

Mykoplasmen sind »weichhäutige« Bakterien. Sie besitzen keine Zellwand und sind daher nach Gram nicht anfärbbar.

Zu den wichtigsten Erkrankungen durch Mykoplasmen zählen die **Infektionen des Atemtrakts** (Mycoplasma pneumoniae), die als atypische Pneumonien verlaufen (s. Abschnitt »Krankheitsbild: Pneumonie«, S. 38 f.). Als Verursacher von **Harnwegsinfektionen** kommt Mycoplasma hominis in Frage.

Inkubationszeit und Krankheitsbild: Nach einer Inkubationszeit von 2 bis 3 Wochen manifestiert sich die Erkrankung durch Fieber, Husten, Kopfschmerzen und den Erscheinungen einer Lungenentzündung.

Diagnostik: Eine Diagnose kann lichtmikroskopisch nicht gestellt werden, sondern nur serologisch (KBR).

Therapie: Eine antibiotische Therapie erfolgt durch Tetracycline oder Erythromycin.

2.6.7 Chlamydien

Chlamydien zeigen gegenüber anderen Bakterien einige Besonderheiten: Sie sind besonders klein und vermehren sich nur innerhalb von Wirtszellen.

Therapie: Behandelt werden Chlamydieninfektionen u. a. mit Tetracyclinpräparaten.

Gesetzliche Bestimmungen: Bei Erregernachweis besteht Meldepflicht.

Chlamydia pneumoniae

Chlamydia pneumoniae ist erst seit 1989 als Verursacher von **atypischen Pneumonien** bekannt. 10 % aller ambulant oder nosokomial erworbenen Lungenentzündungen sollen durch diesen Erreger verursacht sein. Wie Antikörperbestimmungen zeigten, ist die Durchseuchungsrate der Bevölkerung sehr hoch (etwa 50 %). Die Infektionen haben in der Regel jedoch einen milden oder asymptomatischen Verlauf. Schwer erkranken vor allem alte Menschen und chronisch Kranke. Sterbefälle kommen durch nicht erkannte Chlamydienpneumonien und bei Herzbeteiligung (Myokarditis, Endokarditis) vor. Die Diagnose wird am schnellsten durch spezifische Antikörperbestimmungen (IgM, IgG und IgA) gestellt.

Neuerdings wird die Möglichkeit der Mitbeteiligung der Chlamydien an der Entstehung des Herzinfarkts diskutiert. Zumindest sind in den arteriosklerotischen Plaques der Infarktgefäße Chlamydien gefunden worden.

Chlamydia trachomatis

Das **Trachom** ist eine Augenerkrankung und in den Entwicklungsländern die häufigste Ursache für Erblindung. Die Übertragung erfolgt durch direkten Kontakt, z. B. durch gemeinsame Benutzung von Handtüchern, durch Schmutz und Fliegen. Im Vordergrund steht eine Infektion der Augenbindehaut und der Hornhaut.

In unseren Breiten werden als weitere Erkrankungen die **Schwimmbadkonjunktivitis** und eine **Genitalinfektion** (Lymphogranuloma venereum) beobachtet. Um mögliche Frühgeburten oder chronische Infektionen von Neugeborenen zu verhindern, werden seit 1995 alle werdenden Mütter auf eine Infektion mit Chlamydien untersucht.

Chlamydia psittaci

Die **Ornithose** ist eine Atemwegsinfektion verschiedener Vogelarten (**Papageienkrankheit**). Der Mensch kann den Erreger durch Inhalation aufnehmen. Nach einer Inkubationszeit von 1 bis 3 Wochen treten Fieber, Kopfschmerzen und die Zeichen einer atypischen Pneumonie auf (s. Abschnitt »Krankheitsbild: Pneumonie«, S. 38 f.).

2.7 Bakteriologische Diagnosemöglichkeiten

Grundsätzlich ist eine **Probengewinnung** vor Beginn der antibiotischen Therapie und mit möglichst kurzer Versanddauer oder Verarbeitung des Materials unmittelbar nach der Gewinnung anzustreben.

> Die beste mikrobiologische Untersuchungstechnik eines Labors kann durch fehlerhafte Entnahme des Untersuchungsmaterials oder durch falschen Transport so beeinträchtigt werden, dass die Untersuchung wertlos wird.

Neben der korrekten Abnahmetechnik (siehe Lehrbücher der Pflegetechnik), der richtigen Lagerung und dem schnellen Transport ist auch das vollständige **Ausfüllen** des **Begleitscheins** notwendig. Die Entnahmezeit, die Körperregion, klinische Symptome, die Verdachtsdiagnose und Angaben über die eventuell bereits begonnene Antibiotikatherapie dürfen nicht fehlen. Wenn man diese Punkte beherzigt, dient man dem Wohle des Patienten, und man kann überdies noch Kosten sparen, indem man Wiederholungsuntersuchungen vermeidet.

2.7.1 Harnwege

Für die bakteriologische Untersuchung kommen Mittelstrahl-, Einmalkatheter- und Blasenpunktionsurin in Betracht. Das beschriftete Gefäß soll bis zur Weiterleitung an das Labor sofort in den Kühlschrank gestellt werden. Die Abnahmetechniken sind den einschlägigen Krankenpflegelehrbüchern zu entnehmen.

2.7.2 Stuhl

Eine etwa haselnussgroße Stuhlmenge ist für die Untersuchung ausreichend. Blutige, schleimige oder eitrige Anteile sollen bevorzugt entnommen werden. Eine Kühlung ist nicht notwendig.

2.7.3 Sputum

Für Sputumuntersuchungen sind ausschließlich Expektorationen aus der Tiefe des Bronchialsystems verwertbar (am besten morgens). Kontaminationen durch die Mundflora können durch vorheriges Ausspülen des Mundes mit Wasser vermindert werden. Bis zum Transport muss dieses Material in den Kühlschrank gestellt werden.

2.7.4 Wundabstriche

Wundabstriche zur bakteriologischen Untersuchung dürfen nicht von der Wundoberfläche erfolgen, sondern aus tiefen Wundregionen. Das beste Material ist jedoch der fließende Eiter, der mit einer Spritze aufgenommen werden kann. Es muss eine Austrocknung des Materials verhindert werden.

2.7.5 Blutkulturen

Als primär steriles Material können mikrobielle Kontaminationen das Ergebnis der Blutkulturen verfälschen und damit wertlos machen. Daher müssen sowohl die Punktionsstelle als auch die Membran der (körperwarmen) Blutkulturfläschchen mit Alkohol desinfiziert werden. Nach Abnahme der anaeroben und aeroben Proben müssen die Kulturfläschchen bis zum Transport entweder in einen Brutschrank oder in ein 37 °C warmes Wasserbad gestellt werden. Die Zuverlässigkeit der Diagnostik wird durch mehrmalige Blutentnahmen vergrößert. Die erste Blutentnahme erfolgt während eines Fieberanstiegs, eine zweite etwa eine Stunde später. Blutentnahmen aus Verweilkathetern sind wertlos.

2.8 Antimikrobielle Therapie – Antibiotika

Antibiotika sind von Pilzen oder Bakterien gebildete Stoffe, die schon in geringer Menge das Wachstum von anderen Mikroorganismen hemmen (**Bakteriostase**) oder diese abtöten (**Bakterizidie**).

Natürlich sind nicht alle heute erhältlichen Antibiotika von Pilzen oder Bakterien produziert. Einige werden chemisch verändert bzw. gänzlich synthetisch hergestellt.

Vielfach steht man vor dem Problem, welches Antibiotikum bei einer Infektionskrankheit einzusetzen ist. In der Regel vertraut der Arzt seinem Erfahrungsschatz. Die Wirksamkeit eines Präparates ist jedoch nicht immer vorauszusagen, daher wird häufig eine Überprüfung der Wirksamkeit durch eine **Resistenztestung** im Interesse des Patienten notwendig.

Eine **Bakterienresistenz** liegt vor, wenn sich die Keime bei therapeutisch relevanten Konzentrationen von Antibiotika noch vermehren.

Die Resistenz beruht entweder auf einer natürlichen Unempfindlichkeit der Bakterien gegenüber dem Antibiotikum, oder sie ist durch Inaktivierung des Antibiotikums infolge Einwirkung eines bakteriellen Enzyms bedingt (z.B. das Enzym Penicillinase, welches von Staphylokokken produziert wird und eine Penicillintherapie unwirksam macht; s. auch S. 14).

Resistenzen können auch aus folgenden Gründen **entstehen:**

- zu häufiges und unnötiges Verordnen eines Antibiotikums
- unkritischer Einsatz eines Breitspektrumantibiotikums (»mit Kanonen auf Spatzen schießen«)
- Einnahme einer nicht ausreichenden Tagesdosis, z.B. wenn der Patient die Tabletten mehrmals vergisst
- zu kurze Einnahmedauer, z.B. wenn der Patient nach Abklingen der Symptome mit der Therapie aufhört, diese aber noch nicht abgeschlossen ist

Die Abbildung 2.20 zeigt ein heute noch übliches Testverfahren zur **Ermittlung** einer **Resistenz (Blättchentest):**

- Eingesendetes Untersuchungsmaterial (z.B. Sputum) wird auf einem Nährboden ausgestrichen (1. in Abb. 2.20).

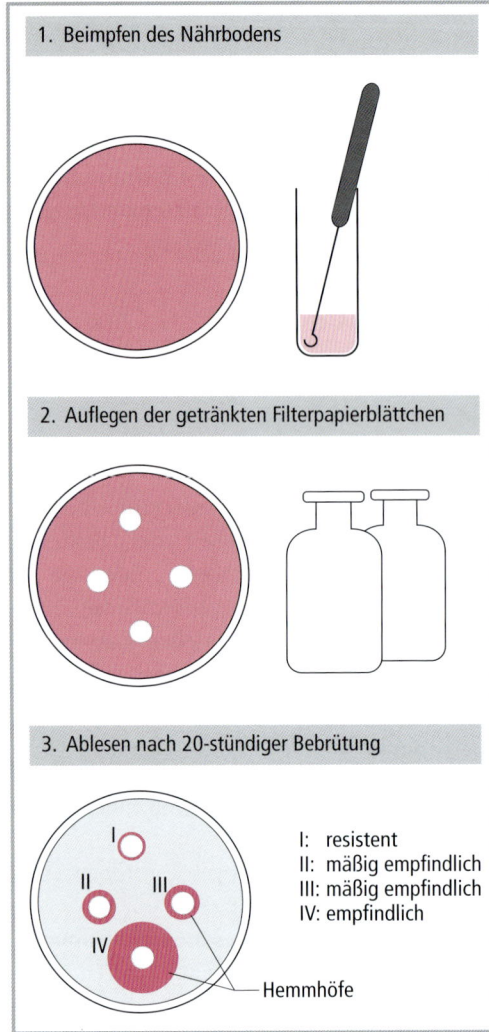

1. Beimpfen des Nährbodens

2. Auflegen der getränkten Filterpapierblättchen

3. Ablesen nach 20-stündiger Bebrütung

I: resistent
II: mäßig empfindlich
III: mäßig empfindlich
IV: empfindlich

Hemmhöfe

Abb. 2.20   Blättchentest zur Ermittlung einer Antibiotikaresistenz

● Anschließend werden antibiotikagetränkte Filterplättchen aufgelegt (2. in Abb. 2.20).
● Nach einer Bebrütungszeit von ca. 24 Stunden kann das **Ergebnis** abgelesen werden (3. in Abb. 2.20):

Das Antibiotikum I scheint unwirksam zu sein; die Bakterien wachsen bis an das Filterplättchen heran. Es liegt somit eine Resistenzsituation vor. Die beste Hemmung des Bakterienwachstums wird durch Antibiotikum IV erzielt; dieses wird dann vom Bakteriologen zur Therapie der Infektionskrankheit vorgeschlagen.

Eine **gezielte Behandlung**, das heißt eine Therapie nach Austestung der Resistenzsituation, ist der Idealfall. Dabei wird zuerst der ursächliche Erreger z. B. aus dem Sputum isoliert, danach das Antibiogramm erstellt und ein Therapievorschlag gemacht. Jedoch scheitert eine gezielte Therapie in vielen Fällen daran, dass die Möglichkeiten zu einer bakteriologischen Untersuchung nicht vorhanden sind. Außerdem fehlt bei schwer erkrankten Patienten die Zeit, das Laborergebnis abzuwarten (z. B. bei einer Meningitis). Daher hat sich im klinischen Alltag die **kalkulierte Therapie** durchgesetzt. Dabei wählt man ein Antibiotikum, das zum erwarteten Erregerspektrum passt und beginnt mit der Behandlung. Nach Eintreffen des Laborergebnisses kann die Therapie dann gegebenenfalls umgestellt bzw. ergänzt werden.

3 Viren

Rainer Klischies

Virus ist eine Sammelbezeichnung für kleinste organische Strukturen, die sich nicht selbst vermehren können, sondern dafür spezielle Wirtszellen benötigen.

Als **Virus** bezeichnet man infektiöse Noxen (»Gifte«) mit besonderen Eigenschaften, die sie von anderen belebten Erregern (wie Bakterien und Parasiten) abgrenzen. Viren sind somit **keine echten Mikroorganismen**:

- Es handelt sich um **kleinste Erreger**, die in der Regel nur elektronenmikroskopisch darstellbar sind (Tab. 3.1).
- Viren besitzen **keinen eigenen Stoffwechsel**, sondern sind auf lebende Zellen angewiesen, die die benötigten Baustoffe, Enzyme und Energie zur Virusvermehrung liefern

Tab. 3.1   Größenvergleich in der Mikrobiologie. Ein Mikrometer (µm) entspricht einem tausendstel Millimeter.

Erythrozyt	8 µm
Stäbchenbakterium	3 µm
Kokken	1 µm
Pockenvirus	0,3 µm
Herpesvirus	0,1 µm
Rhinovirus	0,02 µm

(s. unten): Man spricht von **obligat intrazellulärem Parasitismus**.

- Im Gegensatz zu »lebenden« Zellen besitzen Viren **nur einen Nukleinsäuretyp**: DNA oder RNA.
- Viren sind nicht antibiotikaempfindlich.

3.1   Aufbau

Die genetische Information (DNA *oder* RNA) wird von einer Eiweißhülle, dem **Kapsid**, umgeben. Einige Viren besitzen um das Kapsid herum noch eine Hülle (**Envelope**; Abb. 3.1). Kapsid oder Envelope sind antigene Strukturen, gegen die ein infizierter Organismus Antikörper bildet.

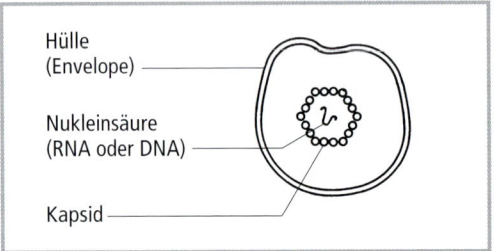

Hülle
(Envelope)

Nukleinsäure
(RNA oder DNA)

Kapsid

Abb. 3.1   Schematischer Virusaufbau. Viren ohne Außenhülle (Envelope) werden als »nackte« Viren bezeichnet.

3.2   Vermehrung

Die Vermehrung der Viren kommt durch eine Art Zwangsarbeit der befallenen Wirtszelle zustande (Abb. 3.2). Zunächst heftet sich das Virus

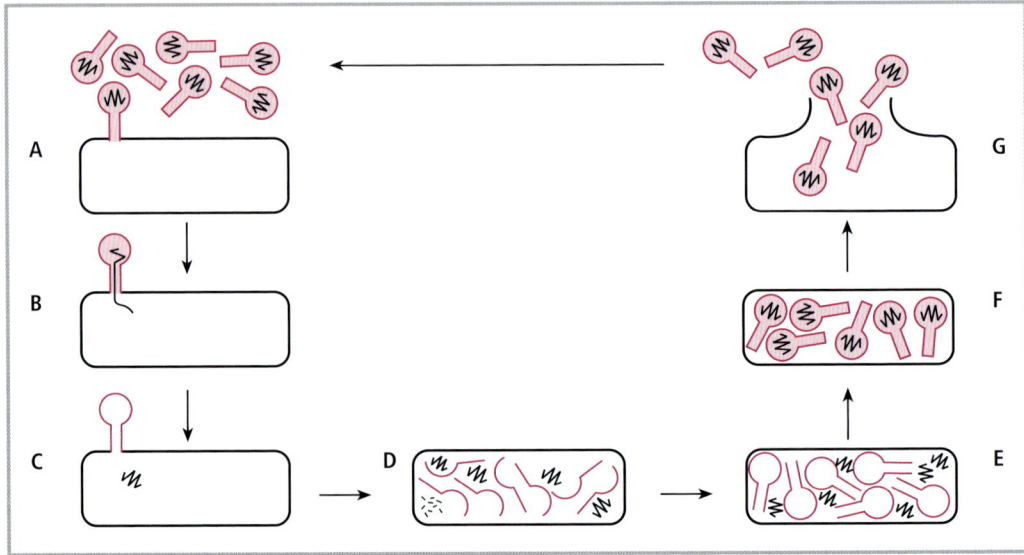

Abb. 3.2   Stadien der Virusvermehrung. A = Adsorption; B = Penetration; C = Uncoating; D, E = Replikation; F = Virussynthese; G = Ausschleusung

an die Zellwand an (**A** = **Adsorption**). Nach dem Eindringen (**B** = **Penetration**) wird das genetische Material freigelegt (**C** = **Uncoating**). Die Erbsubstanz des Virus wird in das Genom der Wirtszelle eingebaut. Es folgt nun die Virusvermehrung (**D, E** = **Replikation**). Ab-

schließend können die Viruseinzelteile zusammengesetzt (**F** = **Synthese**) und fertige Viren ausgeschleust werden (**G**).

Drei **Verläufe** einer Virusinfektion sind denkbar:

- **Lytische Infektion**: Die betroffene Zelle platzt (sie wird lysiert), die vermehrten Viren werden freigesetzt (Abb. 3.2). Beispiel: Influenza.
- **Persistierende Infektion**: Die Viren vermehren sich, die betroffene Zelle überlebt und teilt sich, während sie unablässig Viren freisetzt. Beispiel: AIDS.
- **Latente Infektion**: Die Virusvermehrung ruht nach Einbau der viralen Erbinformation in das Wirtsgenom (Chromosom). Wann immer die Zelle sich teilt, wird dann die Viruserbinformation mitkopiert und an die Tochterzellen weitergegeben. Unter bestimmten Bedingungen kann das Virus plötzlich wieder aktiv werden und sich vermehren. Beispiel: Herpes simplex.

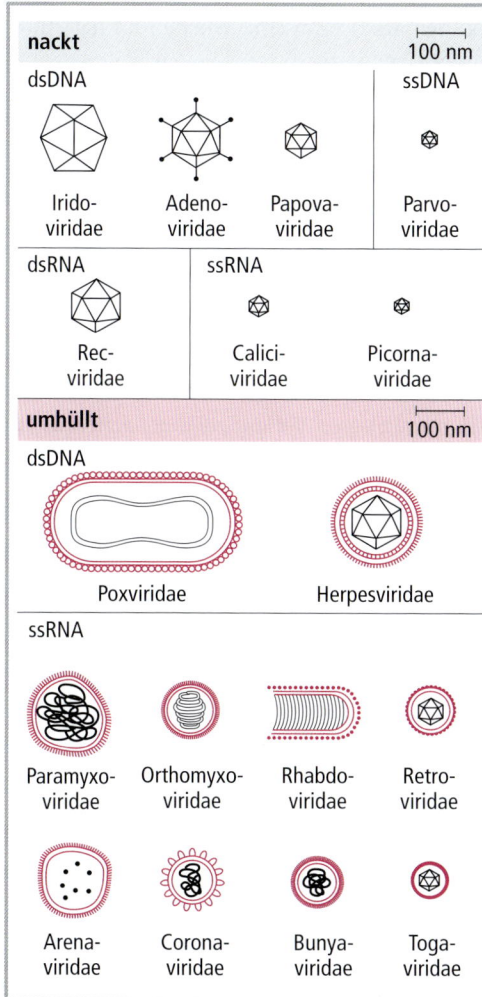

Abb. 3.3 Einteilung tierischer Viren. dsDNA = Doppelstrang-DNA; dsRNA = Doppelstrang-RNA; ssDNA = Einzelstrang-DNA; ssRNA = Einzelstrang-RNA

3.3 Einteilung

Die systematische Einteilung der Viren gestaltet sich als sehr problematisch und unübersichtlich und soll nur am Rande angesprochen werden.

Wissenschaftlich durchgesetzt hat sich die einfache Zweiteilung in DNA- und RNA-Viren (Abb. 3.3). Eine Einteilung nach Größe, Form und Bauprinzip wird aufgrund der mannigfaltigen Virusstrukturen unüberschaubar.

Klinisch wird gerne nach Ort und Art des befallenen Gewebes (Tropismus) unterschieden:

- Bevorzugen Viren den Befall der Haut, werden sie **dermatotrop** genannt.
- Breiten sie sich auf das Nervensystem aus, so sind sie **neurotrop**.
- Andere Viren besiedeln die Lunge (**pneumotrop**).
- Darmbesiedelnde Viren bezeichnet man als **enterotrop**.

3.4   Die humanmedizinisch wichtigsten Viren

3.4.1   Adenovirus

Adenoviren sind nicht umhüllte (»nackte«) Viren mit doppelsträngiger DNA. Bisher sind mehr als 40 Untertypen bekannt, die für eine Anzahl verschiedener Krankheitsbilder verantwortlich sind.

Epidemiologie und Übertragung: Infektionen treten gehäuft gegen Winterende und im Frühjahr auf. Die Virusübertragung erfolgt durch Tröpfcheninfektion oder fäkal-oral.

Inkubationszeit und Krankheitsbild: Nach einer Inkubationszeit von wenigen Tagen kommt es je nach Subtyp zu unterschiedlichen Erkrankungen. Beispiele:

- **Akute respiratorische Erkrankung.** Infektion der oberen Atemwege vor allem bei Jugendlichen, mit Husten, Auswurf, Fieber und Muskelschmerzen. Pneumonien können durch bakterielle Superinfektionen entstehen.
- **Keratoconjunctivitis epidemica.** Besonders gefürchtete, hochkontagiöse Entzündung der Augenbindehaut und der Hornhaut. Epidemisches Auftreten gehäuft in Augenkliniken und Augenarztpraxen. **Therapie:** kortisonhaltige Augentropfen.
- **Gastroenteritis** bei Säuglingen und Kleinkindern

Therapie: Eine Therapie kann nur symptomatisch erfolgen. Eine Impfung gibt es in Deutschland nicht.

3.4.2   Coxsackie-Virus

Coxsackie-Viren sind Enteroviren. Daher erfolgt eine Übertragung hauptsächlich fäkal-oral, aber auch durch Tröpfcheninfektion.

Krankheitsbild: Die Erreger sind für eine Vielzahl von Erkrankungen verantwortlich. Stellvertretend sollen zwei Erwähnung finden:

- **Herpangina**: Die Herpangina wird durch **Coxsackie-A-Viren** verursacht. Die Erkrankung beginnt akut mit Fieber, Kopf- und Halsschmerzen. Im Mund- und Rachenbereich bilden sich kleine Bläschen mit hyperämischem Randsaum. Säuglinge und Kleinkinder sind gehäuft betroffen. Die Erkrankung dauert etwa eine Woche und hat einen gutartigen Verlauf.
- **Bornholm-Erkrankung**: Diese Erkrankung (auch Pleurodynie) wird durch das **Coxsackie-B-Virus** hervorgerufen. Sie beginnt akut mit heftigen Schmerzen im Bereich von Thorax, Rücken und Epigastrium. Zusätzlich treten Fieber, Kopfschmerzen und Erbrechen auf. Ältere Kinder und Jugendliche sind vermehrt betroffen. Die Erkrankung dauert einige Tage und hat in der Regel einen gutartigen Verlauf.

Einen schweren Verlauf zeigt die generalisierte **Neugeboreneninfektion** durch Coxsackie-B-Viren mit hoher Letalität. Ansteckungsquelle ist hier meist die Mutter.

Weitere durch Coxsackie-Viren verursachte Krankheiten sind eine Meningitis, Enzephalitis, Myokarditis, Hepatitis und Pneumonie.

Therapie und gesetzliche Bestimmungen: Die Therapie dieser Erkrankungen ist rein symptomatisch, eine Impfung nicht möglich. Meldepflicht besteht bei nachgewiesener Erkrankung und im Todesfall.

3.4.3   FSME-Virus

 Bei der **Frühsommer-Meningoenzephalitis (FSME)** handelt es sich um eine durch Zecken übertragene Viruserkrankung.

Epidemiologie: Eine FSME kommt in Deutschland relativ selten vor. Jährlich rechnet man mit 250 Neuerkrankungen. Jahreszeitliche Häufungen werden im Mai/Juni und September gesehen. Typische deutsche Endemiegebiete der FSME-Erkrankung finden sich in Regionen Baden-Württembergs und Bayerns sowie in den neuen Bundesländern. Häufiger sind Erkrankungen in Österreich, Ungarn und Skandinavien sowie in den ehemaligen Mitgliedsstaaten der Sowjetunion, in Tschechien, der Slowakei und in Gebieten des ehemaligen Jugoslawiens.

Untersuchungen haben gezeigt, dass in den Endemiegebieten Deutschlands nur etwa jede 50ste bis 100ste Zecke mit FSME-Viren infiziert ist. Nach erfolgtem Stich einer virustragenden Zecke kommt es in ca. 10 % der Fälle zu einer Erkrankung mit Beteiligung des ZNS. 90 % der Infektionen verlaufen symptomlos oder symptomarm.

Inkubationszeit und Krankheitsverlauf: Wie bei vielen anderen Virusinfektionen beschreibt die FSME-Erkrankung einen **zweiphasischen Verlauf:**

- Nach einer Inkubationszeit von meist 7 bis 14 (2 bis 28) Tagen kommt es zur **ersten Krankheitsphase** mit erhöhter Temperatur, Muskelschmerzen und Abgeschlagenheit. Es folgt ein beschwerdefreies Intervall (1 bis 2 Wochen).
- Die **zweite Phase** ist durch eine Meningitis (s. Abschnitt »Krankheitsbild: infektiöse Meningitis«, S. 22 f.) und Enzephalitis (Entzündung des Hirngewebes) sowie hohes Fieber gekennzeichnet (**Zielorgan ZNS**). Später können sich Lähmungen entwickeln. Die Letalität wird mit 1 bis 2 % angegeben. Nur 3 bis 10 % der Patienten behalten Restsymptome, und bei ca. 90 % erfolgt eine folgenlose Ausheilung.

Diagnostik: Damit ein behandelnder Arzt bei der Diagnostik eine FSME-Erkrankung in Betracht zieht, ist es wichtig, als Patient zurückliegende Zeckenstiche oder Aufenthalte in Endemiegebieten anzugeben. Durch Virusisolation im Liquor (s. »Lumbalpunktion«, S. 22) und durch Antikörperbestimmungen im Blut ist eine Abgrenzung von Meningoenzephalitiden anderer Ursache möglich.

Übersicht FSME

Erreger: FSME-Virus

Epidemiologie: Epidemiegebiete in Süd- und Ostdeutschland, Österreich, Balkan, ehemalige Mitgliedsstaaten der Sowjetunion sowie Skandinavien. In Deutschland kommt es zu ca. 250 Erkrankungen pro Jahr (2003).

Übertragung: vorwiegend durch Zeckenstich

Inkubationszeit und Ansteckung: 7–14 (2–28) Tage

Krankheitsbild: zweiphasischer Verlauf mit Kopfschmerzen und Fieber, später ZNS-Befall mit Meningitis und Enzephalitis

Diagnostik: Bestimmung spezifischer Antikörper

Behandlung: nur symptomatisch

Prophylaxe: aktive Impfung im Monat 0, 1, 9; passive Impfung vor oder nach Zeckenstich; allgemeine Verhinderung eines Zeckenstichs

Gesetzliche Bestimmungen, Berufskrankheit: Meldepflicht bei Erregernachweis

Prophylaxe: Eine **aktive Immunisierung** wird von der STIKO allen Menschen empfohlen, die in Endemiegebiete reisen, dort leben oder speziell beruflich gefährdet sind (z. B. Waldarbeiter, Laborpersonal). Impfkomplikationen wie Nervenentzündungen und meningitische Symptome sind zwar selten, haben aber die Akzeptanz der Impfung gemindert. Eine Grundimmunisierung mit ca. 99%igem Schutz wird durch dreimalige intramuskuläre Gabe des Impfstoffs erreicht.

Nach erfolgtem Zeckenstich besitzen ungeimpfte Personen die Möglichkeit einer postexpositionellen **passiven Impfung:** Innerhalb von 48 Stunden wird die Verabreichung von FSME-Immunglobulin empfohlen. Es wird aus dem Plasma von Spendern hergestellt, die einen hohen Antikörpertiter gegen das FSME-Virus aufweisen. Der Impfschutz der passiven Immunisierung wird mit 70 % angegeben.

Immunglobulin kann auch Personen gespritzt werden, die nur einen Kurzaufenthalt im Endemiegebiet planen oder eine Grundimmunisierung mit dem aktiven Impfstoff ablehnen. (Allgemeine Schutzmaßnahmen und weitere Informationen sind dem Abschnitt »Erkrankungen durch Zeckenstich«, S. 54 f., zu entnehmen.)

3.4.4   Gelbfiebervirus

Epidemiologie und Übertragung: Das **Gelbfieber** ist eine akut fieberhafte Tropenerkrankung, die besonders in Südamerika und Afrika, aber nie in Asien vorkommt. Reservoir sind wild lebende Tiere (Affen). Die Übertragung erfolgt durch Stechmücken (Moskitos), die nach Virusaufnahme lebenslang infektiös bleiben. Weltweit schätzt man 200.000 Erkrankungsfälle und 30.000 Todesfälle bei der Tropenbevölkerung.

Inkubationszeit und Krankheitsbild: Nach einer Inkubationszeit von 3 bis 6 Tagen kommt es zu einem plötzlichen Krankheitsausbruch mit Fieber, Kopfschmerzen, Schüttelfrost und schwerem Krankheitsgefühl. Im weiteren Verlauf werden Leber (Ikterus!) und Niere angegriffen. Ein Kreislaufversagen kann zum Tod führen.

Therapie: Eine kausale Behandlung ist nicht möglich.

Prophylaxe: Die mögliche Gelbfieberimpfung gewährleistet einen zuverlässigen Schutz vor einer Infektion. Die Immunisierung darf nur von einem autorisierten Impfarzt vorgenommen werden, da nur er eine einwandfreie Impfstoffaufbewahrung sichern kann. Die Adressen sind vor geplanten Tropenaufenthalten vom Gesundheitsamt oder vom Grünen Kreuz in Erfahrung zu bringen.

Gesetzliche Bestimmungen: Der Erregernachweis ist meldepflichtig, ebenso der Krankheitsverdacht, die Erkrankung und der Tod.

3.4.5   Hepatitisviren

Krankheitsbild: Virushepatitis

Eine **Hepatitis** ist eine Leberentzündung. In der Bundesrepublik sind in den meisten Fällen (> 90 %) Virusinfektionen die Ursache. Weniger wichtig sind bakterielle oder parasitäre Infektionen (Leptospirose, Typhus, Malaria, Bilharziose u. a.) sowie toxische Einflüsse durch Alkohol oder Medikamente. Weiterhin gibt es im Verlauf anderer Viruserkrankungen (Herpesvirusfamilie, Gelbfiebervirus u. a.) eine Mitbeteiligung der Leber.

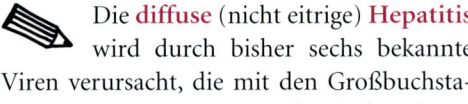 Die **diffuse** (nicht eitrige) **Hepatitis** wird durch bisher sechs bekannte Viren verursacht, die mit den Großbuchstaben A bis G bezeichnet werden (Tab. 3.2).

Derzeit ist noch unklar, ob weitere Hepatitisviren existieren.

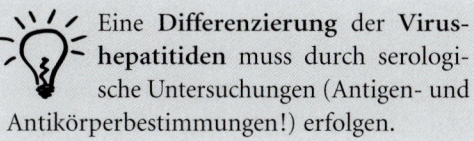 Man unterscheidet eine **akute Hepatitis** von einem möglichen **chronischen Verlauf** (nur B, C, D und G). Letzterer liegt vor, wenn eine Hepatitis nach 6 Monaten nicht ausgeheilt ist.

Klinisch lassen sich die **Virushepatitiden** *nicht* **unterscheiden.** Ein Prodromalstadium mit unspezifischen Symptomen wie leichtem Fieber, Juckreiz, Appetitlosigkeit, Übelkeit, Durchfällen, Druckschmerz im rechten Oberbauch oder Gelenkschmerzen kann bei jeder Infektion vorkommen. Auch im weiteren Verlauf gibt es Übereinstimmungen: Eine **Gelbsucht** (Ikterus, Abb. 3.4) kann vorliegen bei:
- Bilirubinwerten > 2 mg/dl Serum
- dunklem Urin
- gelbem Stuhl

Laborbefunde, die auf eine **Leberschädigung** hinweisen, sind:
- erhöhte Transaminasenwerte (GOT/GPT)
- erhöhte Werte anderer Enzyme (Gamma-GT, alkalische Phosphatase, LDH)

Eine **Differenzierung** der **Virushepatitiden** muss durch serologische Untersuchungen (Antigen- und Antikörperbestimmungen!) erfolgen.

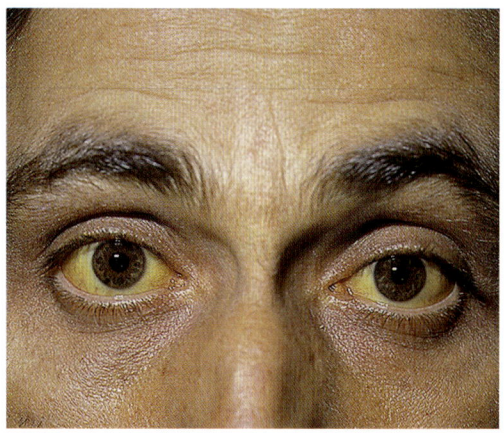

Abb. 3.4 Sklerenikterus im Verlauf einer Virushepatitis (aus: Tischendorf FW. Der diagnostische Blick. 7. Aufl. Stuttgart, New York: Schattauer 2008)

Therapie: Eine kausale Therapie ist nicht möglich. Symptomatische Maßnahmen sind Bettruhe, Alkoholverbot und das Weglassen aller Medikamente, die nicht unbedingt notwendig sind, um den Leberstoffwechsel zu entlasten.

Prophylaxe: Impfungen sind nur gegen Hepatitis A und B möglich. Die Indikation und Art der Impfungen werden in den jeweiligen Kapiteln behandelt.

Hepatitis-A-Virus (HAV)

Epidemiologie: Das Hepatitis-A-Virus, der Erreger der infektiösen Gelbsucht, ist weltweit

Tab. 3.2 Übersicht über die sechs bekannten Hepatitisviren

Hepatitis-Virus	Übertragung	Inkubationszeit	chronische Infektion	Impfung
A	fäkal-oral	2–7 Wochen	0 %	aktiv+passiv
B	parenteral	1–6 Monate	10 %	aktiv+passiv
C	parenteral	1–6 Monate	50 %	keine
D	parenteral	1–6 Monate	10–90 %	keine
E	fäkal-oral	3–6 Wochen	0 %	keine
G	parenteral	noch unbekannt	vermutlich	keine

Übersicht Hepatitis A

Erreger: HAV, ein RNA-Virus

Epidemiologie: weltweit

Übertragung: fäkal-oral

Inkubationszeit und Ansteckung: 2–7 Wochen

Krankheitsbild: Leberentzündung, Ikterus (?), 100 % Ausheilung

Diagnostik: Erregernachweis im Stuhl, Nachweis von anti-HAV-Antikörpern im Blut

Behandlung: symptomatisch

Prophylaxe: aktive und passive Immunisierung

Gesetzliche Bestimmungen, Berufskrankheit: Meldepflicht bei Erregernachweis, Krankheitsverdacht, Erkrankung und Tod

verbreitet. Das Virus ist in vielen tropischen und subtropischen Ländern endemisch. Wenn in den Industrieländern eine Hepatitis A auftritt, wird die Erkrankung meist durch Reisende eingeschleppt. Werden Hygienevorschriften vernachlässigt, kann es auch in unseren Regionen zu kleineren Epidemien kommen.

Übertragung: Das HAV wird mit dem Stuhl ausgeschieden und hauptsächlich durch fäkal verunreinigtes Wasser oder Lebensmittel aufgenommen. In gekühlten Lebensmitteln, Muscheln oder Wasser kann das Virus Monate überleben.

Inkubationszeit: Die Inkubationszeit beträgt 2 bis 7 Wochen. Doch gerade in dieser Zeit ist die Virusausscheidung sehr hoch. Ein frisch Infizierter stellt daher eine gefährliche Infektionsquelle für seine Mitmenschen dar. Etwa eine Woche nach Ausbruch der Erkrankung nimmt die Infektiosität ab.

Krankheitsbild: Das Krankheitsbild der akuten Hepatitis A unterscheidet sich nicht von den Virushepatitiden anderer Genese (s. Abschnitt »Krankheitsbild: Virushepatitis«, S. 64 f.). Chronische Verläufe werden nie beobachtet.

Diagnostik: Nachgewiesen wird eine Hepatitis A durch Isolierung des HAV im Stuhl (2. bis 8. Krankheitswoche). Antikörperbestimmungen im Blut beschreiben den Verlauf. Bei einer frischen Infektion werden anti-HAV-IgM gefunden (bis ca. 20 Wochen nach Infektion). Der Nachweis von anti-HAV-IgG beweist die überstandene Erkrankung und führt zur lebenslangen Immunität.

Therapie: Die Therapie beschränkt sich auf rein symptomatische Maßnahmen.

Prophylaxe: Neben einer **passiven Immunisierung** mit Immunglobulinen gibt es seit Ende 1992 in Deutschland auch eine **aktive Impfung** mit einem Totimpfstoff. Besondere Bedeutung hat die Impfstoffentwicklung für die Mitarbeiter des Gesundheitsdienstes, da bei ihnen ein erhöhtes Risiko besteht, an Hepatitis A zu erkranken. Weitere **Risikogruppen** sind Menschen mit vermehrtem Kontakt zu Fäkalien (Kanalarbeiter, Personal in Diagnostiklaboren).

Gesetzliche Bestimmungen und Berufskrankheit: Im Vergleich zur Hepatitis B spielt die Hepatitis A nur eine untergeordnete Rolle als Berufserkrankung. Der Krankheitsverdacht ist jedoch meldepflichtig.

Hepatitis-B-Virus (HBV)

 In Deutschland werden gut ein Drittel aller Virushepatitiden durch das Hepatitis-B-Virus verursacht. Jährlich sind es ca. 4500. Bei den Beschäftigten im Gesundheitsdienst nimmt die Infektion bezüglich der Anerkennung als Berufserkrankung den ersten Platz ein. Daher kann man durchaus behaupten, dass die **Hepatitis B** zu den **wichtigsten Infektionskrankheiten** gehört und dass ihre Bekämpfung eine der vordringlichsten Aufgaben des Infektionsschutzes darstellt.

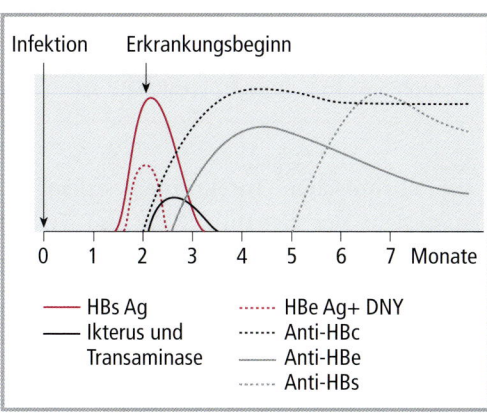

Abb. 3.5   Schema des Verlaufs einer Hepatitis-B-Infektion

Erreger: Der Erreger der Hepatitis B wurde erstmals 1964 aus dem Blut von australischen Ureinwohnern isoliert. Daher erhielt ein Bestandteil des Virus (HBs-Antigen) den Namen »**Australia-Antigen**«.

Bei dem HBV werden folgende **Strukturen** unterschieden:

- HBV-DNA
- HBV-DNA-Polymerase
- HBs-Antigen (HBs-AG, s für *surface* = Oberfläche)
- HBc-Antigen (HBc-AG, c für *core* = Kern)
- HBe-Antigen (HBe-AG, e für *envelope* = Hülle)

Tab. 3.3   Risikogruppen für eine Hepatitis-B-Infektion

- medizinisches Personal
- Empfänger von Blut-/-produkten
- Dialysepatienten
- Fixer
- Tätowierte
- Homosexuelle
- Prostituierte
- Patienten in psychiatrischen Anstalten
- geistig Behinderte in Heimen
- Neugeborene HBs-AG-positiver Mütter

Die drei Virusantigene führen nach unkomplizierter Infektion zur Ausbildung **spezifischer Antikörper** (Abb. 3.5):

- anti-HBs
- anti-HBc
- anti-HBe

Übertragung: Eine Hepatitis-B-Infektion wird durch Blutkontakt, Geschlechtsverkehr oder über die Plazenta übertragen. In Deutschland ist die Hepatitis B eine typische Erkrankung von Risikogruppen (Tab. 3.3).

Es sind auch HBV-Infektionen über andere Körperflüssigkeiten (Urin, Speichel, Vaginalsekret, Stuhl, Menstruationsblut, Tränen) denkbar, jedoch weisen nur Blut und Sperma für eine Infektion relevante Erregerkonzentrationen auf.

Inkubationszeit und Krankheitsverlauf: Nach einer Inkubationszeit von 1 bis 6 Monaten kann es zu dem typischen Krankheitsbild einer Leberentzündung kommen (s. Abschnitt »Krankheitsbild: Virushepatitis«, S. 64 f.).

Eine Hepatitis B heilt in etwa 90 % der Fälle folgenlos aus, während bei 10 % das Virus in der Leber persistiert und eine chronische Hepatitis entstehen kann.

> ✎ Von einer **chronischen Hepatitis** spricht man, wenn die akute Hepatitis nach 6 Monaten nicht ausgeheilt ist.

Diese **chronischen Infektionen** stellen die Hauptgefahr der Hepatitis B dar. Im Verlauf kann die Leberschädigung fortschreiten und eine Zirrhose entstehen. Bei allen chronischen Virusträgern besteht darüber hinaus ein stark erhöhtes Risiko, an einem primären **Leberzellkarzinom** zu erkranken.

Zwei **Formen** der chronischen Hepatitis werden unterschieden:

- **chronisch persistierende Hepatitis B**: leichte, uncharakteristische Oberbauchbeschwerden, normal große Leber, nur leicht veränderte Leberwerte
- **chronisch aktive (aggressive) Hepatitis B**: Leistungsminderung, Müdigkeit, Lebervergrößerung, Druckschmerz im Oberbauch, eventuell Ikterus, stark veränderte Leberwerte, später Ausbildung einer Leberzirrhose möglich

Diagnostik: Wie bei allen Virushepatitiden kann eine Hepatitis B nur **serologisch**, das heißt durch Antigen- und Antikörperbestimmungen im Blut erfolgen.

Dem Ungeübten bereitet die Interpretation der Laborbefunde häufig Schwierigkeiten. Zwar müssen Gesundheits- und Krankenpfleger die Einzelheiten nicht unbedingt kennen, dennoch soll hier ein kurzer Überblick dem Verständnis dienen.

Wie oben erwähnt, existieren bei HBV drei **Virusantigene** (HBs, HBc und HBe), gegen die unser Immunsystem mit der Ausbildung spezifischer **Antikörper** reagiert (anti-HBs, anti-HBc und anti-HBe). Der serologische Verlauf einer unkomplizierten Hepatitis B ist in Abbildung 3.5 dargestellt.

Nach **Infektion** erscheint als erster **Marker** das **HBs-AG** im Blut und verschwindet in der Regel nach 6 bis 8 Wochen wieder. Patienten gel-

ten zu diesem Zeitpunkt als potenziell infektiös. Das Auftreten von **anti-HBs** einige Wochen später signalisiert die Eliminierung des Virus aus der Leber und das Ende der Infektiosität.

Bleibt jedoch HBs-AG mehr als 6 Monate nachweisbar, gilt dies als Beweis einer **Chronifizierung**. In diesem Fall unterbleibt meist die Ausbildung von anti-HBs.

Als **Marker** einer **aktiven Virusvermehrung** gelten:

- Hbe-Antigen
- der Nachweis von HBV-DNA
- der Nachweis von DNA-Polymerase

In diesen Fällen besteht hohe Infektiosität! Gleichzeitig mit dem Verschwinden von HBe-AG wird anti-HBe nachweisbar.

Anti-HBc-IgM ist bei ganz frischen Infektionen bestimmbar. Später kann man **anti-HBc-IgG** nachweisen. **HBc-AG** kann nicht im Serum, sondern nur mittels Leberpunktion gefunden werden.

 Zusammenfassend gilt es im Hinblick auf die Diagnostik zwei Fragen zu beantworten:
- Woran erkenne ich einen **sicher infektiösen Patienten?**
  HBs-AG positiv und HBe-AG positiv oder HBV-DNA nachweisbar
- Wann ist eine **Hepatitis B sicher ausgeheilt?**
  Anti-HBs positiv und anti-HBc positiv und HBs-AG negativ

Therapie: Eine kausale Behandlung ist nicht möglich. Nach neueren Studien kann der chronische Verlauf einer Hepatitis B mit Hilfe von Interferonen günstig beeinflusst werden. Ferner ist in Deutschland inzwischen ein so genanntes Nukleosidanalogon, Lamivudin (Zeffix®), zur Therapie zugelassen.

Prophylaxe: Bei der **aktiven Impfung** wird gentechnologisch hergestellter Impfstoff aus

---

Übersicht Hepatitis B

Erreger: HBV, ein DNA-Virus

Epidemiologie: weltweite Verbreitung; ca. 300 Millionen chronisch Infizierte

Übertragung: fast ausschließlich parenteral

Inkubationszeit und Ansteckung: 1–6 Monate

Krankheitsbild: Leberentzündung unterschiedlichen Ausmaßes; 10 % chronisch; Zirrhose und Leberkarzinom möglich

Diagnostik: serologische Antigen-/Antikörperbestimmungen

Behandlung: keine spezifische Behandlung möglich

Prophylaxe: aktive Schutzimpfung aller Neugeborenen, insbesondere Impfung von Risikogruppen; postexpositionell passive Immunisierung

Gesetzliche Bestimmungen, Berufskrankheit: Meldepflicht bei akuter Hepatitis schon bei Krankheitsverdacht, sonst bei Erregernachweis

---

dem Oberflächenantigen HBs-AG verwendet. Geimpft wird intramuskulär (wegen der besseren Wirksamkeit in den M. deltoideus) zu den Zeitpunkten 0, 1. Monat, 6. Monat (Grundimmunisierung).

Eine Impfung führt nur zur Ausbildung von anti-HBs! Der Impferfolg sollte 4 Wochen nach Beendigung der Grundimmunisierung durch anti-HBs-Bestimmungen überprüft werden.

 Eine **Impfung** war **erfolgreich,** wenn der anti-HBs-Titer größer als 10 U/l ist (U = unit; Mengenangabe). Damit ist man vor einer HBV-Infektion geschützt.

International werden folgende Empfehlungen gegeben:

- **anti-HBs-Titer < 10 U/l:** sofortige Wiederimpfung (Booster)
- **anti-HBs-Titer < 100 U/l:** Wiederimpfung innerhalb eines Jahres
- **anti-HBs-Titer > 100 U/l:** Wiederimpfung nach 5 Jahren bzw. wenn Titer unter 10 U/l fällt

Weniger als 5 % der Geimpften reagieren nicht mit einer ausreichenden Antikörperbildung. Bei diesen so genannten **Low-** oder **Non-Re-**

spondern kann oft mit einer vierten oder fünften Impfung (**Booster-Impfungen**) ein Impfschutz aufgebaut werden.

Die **passive Impfung** ist eine Impfung mit Hepatitis-B-Immunglobulin. Diese Impfung ist nur sinnvoll nach dem Kontakt einer anti-HBs-negativen Person mit HBs-positivem Blut (z. B. Nadelstichverletzung im Krankenhaus). Diese Postexpositionsprophylaxe erfolgt stets als Simultanimpfung und sollte innerhalb von 48 Stunden nach Verletzung verabreicht werden.

 Mittlerweile existiert auch ein aktiver Kombinationsimpfstoff für Hepatitis A und B.

Hepatitis B im Krankenhaus

In der Klinik zählen Verletzungen durch Nadelstich oder Skalpell zu den häufigsten Übertragungswegen einer Hepatitis B.

Das **Risiko** einer **HBV-Erkrankung** bei nachgewiesener Kontamination beträgt etwa 20 bis 25 % und ist damit um ein Vielfaches höher als das einer HIV-Infektion (< 1 %).

Leider wird in den Krankenhäusern die aktive Immunisierung der Mitarbeiter gegen Hepatitis B häufig nicht ausreichend durchgeführt, obwohl dies durch **gesetzliche Bestimmungen** geregelt ist und die Kosten der Impfung der Arbeitgeber übernehmen muss. Zweckmäßig wäre es, bereits die Krankenpflegeschüler und Medizinstudenten gegen Hepatitis B zu immunisieren. Es besteht jedoch kein Zwang zur Schutzimpfung. Wie oben bereits erwähnt, ist die Hepatitis B die häufigste zur Entschädigung führende Berufskrankheit im Gesundheitsdienst. Die außergewöhnliche HBV-Infektionsgefahr für die Beschäftigten (3- bis 5-mal so hoch wie bei der Allgemeinbevölkerung) hat dazu geführt, dass es bei der Anerkennung als **Berufskrankheit** keine großen Probleme gibt. Es bedarf nicht unbedingt des Nachweises einer Kontaktperson. Abschließend sei auf die Nachlässigkeit der Geimpften verwiesen. Die Impfung schützt natürlich nur gegen die Hepatitis B und nicht gegen eine andere Hepatitis oder andere übertragbare Krankheiten (einschließlich AIDS). Daher sind auch nach der Schutzimpfung die bekannten hygienischen Richtlinien einzuhalten.

Hepatitis-C-Virus (HCV)

Die Entdeckung der Hepatitis C Ende der 1980er-Jahre brachte endlich Aufschluss über die Ursache der Non-A-Non-B-Hepatitis.

Übertragung: Die Übertragung erfolgt meist parenteral und hier in erster Linie über infizierte Blutspenden. In einer Studie über die Quellen der HCV-Infektion konnte bei infizierten Patienten in mehr als 90 % der Fälle eine Transfusion von Blut oder Blutprodukten nachgewiesen werden. Andere Übertragungswege wie Geschlechtsverkehr oder Dialyse werden ebenfalls für die Ausbreitung verantwortlich gemacht, spielen aber wahrscheinlich nur eine untergeordnete Rolle. Immerhin ist es durch die neue Testmöglichkeit gelungen, verdächtige Blutspenden aus dem Verkehr zu ziehen. Da-

durch ist die Zahl der Transfusionshepatitiden deutlich zurückgegangen.

Krankheitsbild: Das Krankheitsbild zeigt einen ähnlichen Verlauf wie das der übrigen Virushepatitiden (s. Abschnitt »Krankheitsbild: Virushepatitis«, S. 64 f.). Die Wahrscheinlichkeit einer Chronifizierung wird auf ca. 50 % geschätzt.

Diagnostik: Für das Virus selbst (RNA-Virus) gibt es noch keinen Nachweistest. Lediglich die Antikörper (anti-HCV) können bestimmt werden.

Therapie: Eine spezifische Behandlung ist nicht möglich. Interferone werden zur Zeit getestet.

Prophylaxe: Eine Schutzimpfung existiert nicht.

Gesetzliche Bestimmungen: Meldepflicht besteht bei akuter Hepatitis schon bei Krankheitsverdacht, sonst bei Erregernachweis.

Hepatitis-D-Virus (HDV, Delta-Hepatitis)

HDV kommt weltweit vor, spielt aber in Deutschland nur eine untergeordnete Rolle. Eine Infektion und die resultierende Hepatitis ist an das Vorhandensein des Hepatitis-B-Virus gebunden. Das bedeutet, dass es ohne Gegenwart von HBV keine Hepatitis durch HDV geben wird. HDV braucht für eine Infektion das HBV als Helfer.

Übertragung: Die Übertragung erfolgt parenteral (wie bei Hepatitis B).

Inkubationszeit: Die Inkubationszeit beträgt 1 bis 6 Monate.

Krankheitsbild: Das Krankheitsbild ist dem einer anderen Hepatitis ähnlich (s. Abschnitt »Krankheitsbild: Virushepatitis«, S. 64 f.). Findet eine gleichzeitige Infektion mit HDV und HBV statt, so ist der Krankheitsverlauf milder und eine chronische Hepatitis eher selten. Eine Superinfektion eines Hepatitis-B-Infizierten mit HDV führt dagegen sehr häufig zu einer chronischen Hepatitis (> 70 %). Die Ursache dieses Unterschiedes ist unbekannt.

Prophylaxe: Der beste Schutz einer Hepatitis durch HDV ist die Hepatitis-B-Schutzimpfung.

Gesetzliche Bestimmungen: Meldepflicht besteht bei akuter Hepatitis schon bei Krankheitsverdacht, sonst bei Erregernachweis.

Hepatitis-E-Virus (HEV)

Die fäkal-oral übertragene Non-A-Non-B-Hepatitis wird seit 1989 als Hepatitis E bezeichnet. Sie kommt in Europa nicht vor und hat ihr Verbreitungsgebiet in Äquatornähe.

Inkubationszeit und Krankheitsbild: Die Inkubationszeit beträgt 20 bis 40 Tage. Das Krankheitsbild ist dem der Hepatitis A ähnlich (s. »Hepatitis-A-Virus«, S. 65 f., und »Krankheitsbild: Virushepatitis«, S. 64 f.). Chronische Verläufe sind nicht bekannt. Schwangere Frauen stellen bezüglich eines schweren Verlaufs mit Todesfolge eine besondere Risikogruppe dar.

Prophylaxe: Eine Impfung ist nicht möglich. Auf peinlich genaue Trinkwasserhygiene in den Tropen (gut abkochen) wird verwiesen.

Gesetzliche Bestimmungen: Meldepflicht besteht bei akuter Hepatitis schon bei Krankheitsverdacht, sonst bei Erregernachweis.

Hepatitis-G-Virus (HGV)

Ende 1995 ist ein neues Hepatitis-Virus gefunden worden: HGV. Es kann zusammen mit der Hepatitis B auftreten, wie sich bei Nachuntersuchungen von Blutkonserven bestätigt hat. Genaue epidemiologische Daten liegen derzeit noch nicht vor.

3.4.6   Herpesviren

Zu der **Familie** der humanpathogenen Herpesviren gehören im Wesentlichen:
- Herpes-simplex-Virus Typ 1 und 2
- Varicella-Zoster-Virus
- Zytomegalievirus
- Epstein-Barr-Virus
- Humanes Herpesvirus Typ 6

Herpesviren sind recht labil und außerhalb des Körpers nicht lange infektiös. Die **Übertragung** erfolgt durch direkten Kontakt von Schleimhäuten mit frischen, kontaminierten Körperflüssigkeiten (z. B. Blut, Speichel, Bläscheninhalt) oder durch Tröpfcheninfektion.

 Allen **Herpesviren** ist gemeinsam, dass sie nach einer Primärinfektion **lebenslang** in bestimmten Organstrukturen – trotz eines intakten Immunsystems – **überdauern**. Daher besteht immer eine latente Infektion, die unter bestimmten Voraussetzungen zu einer Reaktivierung führen kann.

Herpes-simplex-Virus (HSV)

Herpes-simplex-Viren kommen weltweit vor und verursachen lokale Infektionen der Haut und der Schleimhäute. Erkrankungen durch HSV gehören zu den häufigsten infektiösen Hautkrankheiten.
Zwei **Arten** von Herpesviren werden unterschieden:
- Herpes-simplex-Virus Typ 1 (HSV-1)
- Herpes-simplex-Virus Typ 2 (HSV-2)

Herpes-simplex-Virus Typ 1 (HSV-1)

Die Primärinfektion findet häufig schon im Kindesalter statt. Sie kann durch direkten Haut- oder Schleimhautkontakt, aber auch durch Tröpfchen- oder Schmierinfektion erfolgen.

Es ist davon auszugehen, dass in unserer Bevölkerung Jugendliche im Alter von 15 Jahren zu 40 bis 50 % mit HSV-1 infiziert sind. Eine Durchseuchung bis zu 90 % erfolgt im Erwachsenenalter.

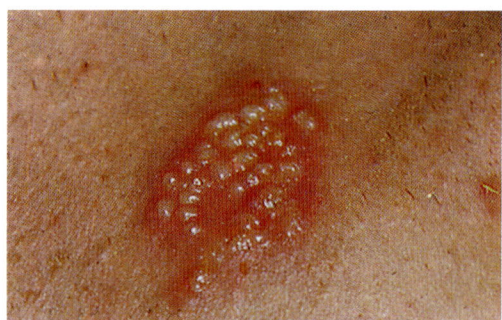

Abb. 3.6 Herpes simplex. Gruppiert stehende, wasserklare Bläschen (aus: Tischendorf FW. Der diagnostische Blick. 6. Aufl. Stuttgart, New York: Schattauer 1998)

Krankheitsverlauf: Die **Erstinfektion** verläuft in den meisten Fällen asymptomatisch. Erkranken die Kinder doch, kann es nach einer durchschnittlichen Inkubationszeit von 4 Tagen (2–12) zu einer schmerzhaften Pharyngitis und Gingivostomatitis (Stomatitis aphthosa, Mundfäule) oder einer Keratitis (Hornhautentzündung des Auges) kommen.

Die **Ausbreitung** der **aufgenommenen Viren** erfolgt von der Haut bzw. den Schleimhäuten entlang der Nervenbahnen zu den Ganglienzellen (s. Lehrbücher der Anatomie). Der intrazellulären Vermehrungsphase folgt ein Ruhestadium (**Latenz**). Störungen des immunologischen Gleichgewichts führen zum **Rezidiv** (Reaktivierung) durch Rückkehr des Erregers in Haut und Schleimhäute.

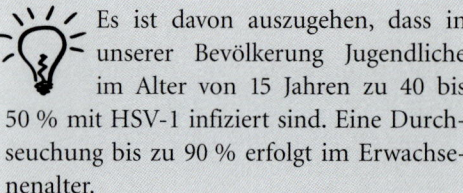 **Rezidivauslösende Faktoren** einer Herpes-simplex-Infektion sind unter anderem:
- Sonnenbäder (UV-Strahlung!)
- fieberhafte Infekte
- generelle Immunschwäche (AIDS)
- bösartige Erkrankungen
- Kortisontherapie
- Stress (z. B. Examen) und andere psychische Belastungen
- Menstruation

Vor Auftreten der sichtbaren **Krankheitserscheinungen** wird von den Patienten oftmals ein Spannungsgefühl und Juckreiz im später befallenen Areal angegeben. Die häufigste **Lokalisation** ist der Gesichtsbereich, hier insbesondere die Lippenregion und der Naseneingang (**Herpes labialis**). Prinzipiell können sich HSV-Infektionen aber an jedem Körperbezirk manifestieren, wobei die Rezidive meist auch am selben Ort wieder auftreten. Typisch sind gruppiert stehende, zunächst wasserklare Bläschen (Abb. 3.6) mit der Neigung zum Zusammenfließen. Nach Eintrüben und Pustelbildung platzen die Bläschen, und es entsteht eine Kruste. Regionale Lymphknoten können schmerzhaft angeschwollen sein. Die Heilung erfolgt ohne Narbenbildung.

Neben Herpes labialis werden **weitere Krankheitsbilder** unterschieden:
- **Keratoconjunctivitis herpetica:** Ein Befall der Augen kann zu komplizierten Hornhautnarben führen. Es bleibt eine Sehminderung und Blendungsempfindlichkeit zurück (Rezidive! s. o.).
- **Meningoencephalitis herpetica:** schwere Infektion mit Hirnbeteiligung, die nicht selten zum Tod oder zur Defektheilung führt
- **Herpessepsis:** eine schwere Allgemeinkrankheit, die ebenfalls häufig tödlich verläuft
- **Eczema herpeticatum:** kommt vor allem bei Ekzemkindern vor und kann mit einer bakteriellen Superinfektion einhergehen

Herpes-simplex-Virus Typ 2 (HSV-2)

Das HSV-2 verursacht Herpesinfektionen im genitalen und analen Bereich (**Herpes genitalis**).

Übersicht Herpes

Erreger: HSV-1: Herpes labialis; HSV-2: Herpes genitalis; beides DNA-Viren mit Envelope

Epidemiologie: Verbreitung weltweit, Neigung zur Persistenz

Übertragung: direkter Kontakt (Tröpfchen- und Schmierinfektion möglich)

Inkubationszeit und Ansteckung: in der Regel 4 Tage (2–12)

Krankheitsbild: Läsionen im oralen und genitalen Bereich; Komplikationen: Herpes neonatorum, Enzephalitis, Keratitis

Diagnostik: Antikörpernachweis, Bläschenabstrich

Behandlung: Aciclovir

Prophylaxe: keine Impfung! Expositionsprophylaxe

Gesetzliche Bestimmungen, Berufskrankheit: Meldepflicht nur bei Herpes-Enzephalitis

---

Die Übertragung erfolgt durch Geschlechtsverkehr. Die Durchseuchung korreliert deutlich mit dem Sexualverhalten (10–20 % bei der Normalbevölkerung, 70 % bei Prostituierten).

Krankheitsbild: Wie auch bei den HSV-1-Infektionen kommt es hier zu Bläschenbildungen und schmerzhaften Ulzerationen von 2 bis 3 Wochen Dauer.

Therapie: Als herausragendes Medikament steht Aciclovir (z. B. Zovirax®) zur Verfügung. Es kann in Salbenform lokal, bei leichteren Allgemeinerkrankungen in Tablettenform oral oder bei schweren Verläufen per Infusion parenteral appliziert werden. Wichtig ist die rechtzeitige Verordnung aller Darreichungsformen, am besten schon vor oder direkt nach Bläscheneruption, da die Wirkung später schlechter ist.

Prophylaxe: Die Patienten sollten Augenreiben wegen der Inokulationsgefahr vermeiden. Bei floridem Herpes genitalis sind Kondome angebracht.
Die Vorsichtsmaßnahmen auf Entbindungsstationen sind im nächsten Abschnitt »Herpes in der Schwangerschaft« erwähnt.
Eine Impfung existiert nicht.

Herpes in der Schwangerschaft

Ein Herpes in der Schwangerschaft kann eine Gefahr für das ungeborene oder neugeborene Kind und die Ursache von Aborten sein. Besteht bei einer Schwangeren eine Herpesinfektion im Bereich der Geburtswege, so wird zur Entbindung durch Sectio geraten.
Eine Infektion des Neugeborenen durch die Mutter oder das Krankenhauspersonal führt zu einer generalisierten Herpesinfektion (**Herpes neonatorum**) mit hoher Letalität.

> Das Personal von Entbindungsstationen oder Kinderkrankenhäusern sollte einen Mundschutz tragen, wenn rezidivierende HSV-Läsionen auftreten.

Varicella-Zoster-Virus (VZV)

Das VZV gehört zu der Familie der Herpesviren (s. oben). **Windpocken** (Varizellen) und **Gürtelrose** oder **Zoster** (Herpes zoster) werden von ein und demselben Virus hervorgerufen:
- Windpocken sind Folge einer **Erstinfektion**.
- Der Zoster entsteht durch Reaktivierung der Infektion bei immungeschwächten Menschen.

Vermutet wurde die Identität beider Erreger bereits im Jahre 1909. Bokay beobachtete, dass in einer Familie nach einer Zostererkrankung gehäuft Windpocken auftraten: Die Kinder steckten sich am Zostererkrankten an. Heute hat man die Identität der Erreger der Windpocken und der Gürtelrose durch DNA-Analysen bestätigt.

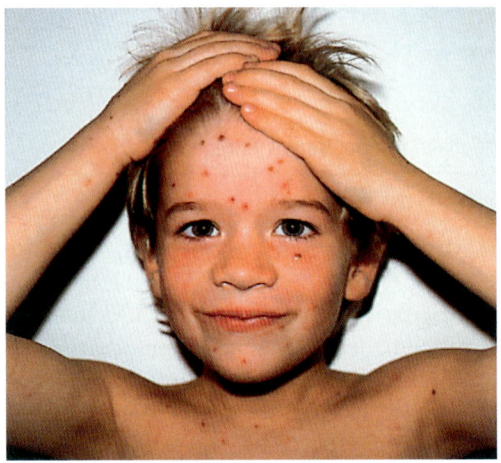

Abb. 3.7 Windpocken. Älteres Stadium mit verkrusteten Ausschlägen

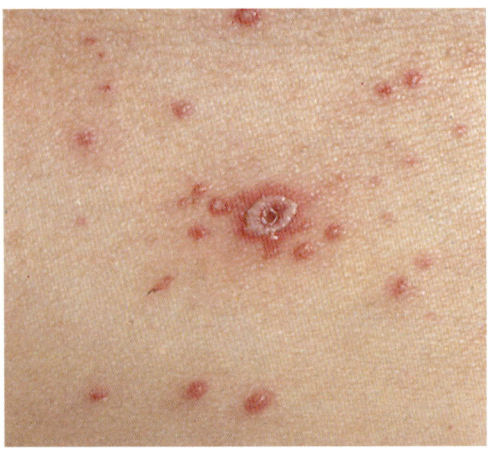

Abb. 3.8 Windpocken. Bei einem frischeren Exanthem sind Effloreszenzen unterschiedlichen Alters nebeneinander zu sehen (aus: Tischendorf FW. Der diagnostische Blick. 7. Aufl. Stuttgart, New York: Schattauer 2008).

Krankheitsbild: Windpocken

Die Windpocken sind als typische Kinderkrankheit höchst kontagiös. Etwa 90 bis 95 % aller nicht immunen Kontaktpersonen werden infiziert. Untersuchungen bei Erwachsenen konnten einen ausreichenden Antikörpertiter bei 90 % der Untersuchten bestätigen. Daher wird lebenslange Immunität nach Infektion angenommen.

Übertragung und Krankheitsverlauf: Die Übertragung des VZV erfolgt in der Regel über Tröpfcheninfektion. Ebenso ist eine Infektion durch den hochkontagiösen Bläscheninhalt nachgewiesen. Die aufgenommenen Erreger vermehren sich im oberen Respirationstrakt. Es folgt die Virusaussaat über das Blutgefäßsystem.

Inkubationszeit und Krankheitsbild: Die Virämie führt nach einer Inkubationszeit von ca. 2 bis 3 Wochen zu Exanthemen auf der Haut und zu Enanthemen auf den Schleimhäuten des Mund-/Rachenraums. In schwereren Fällen können auch Ösophagus und Trachea befallen sein.
Der Beginn des stark juckenden **Exanthems** liegt immer im Bereich des Körperstammes und breitet sich auf Gesicht, behaartem Kopf und Gliedmaßen aus. Auf rote Flecken folgen Knötchen (Papeln), dann wasserklare, leicht platzende Bläschen und schließlich Krusten (Abb. 3.7). Typisch ist ein schubweiser Verlauf des Ausschlags. Nach einigen Tagen bestehen nebeneinander Effloreszenzen aller Stadien (**Sternenhimmel**, Abb. 3.8). In der Regel fallen die Krusten nach 10 Tagen ohne Narbenbildung ab. Werden jedoch aufgrund des starken Juckreizes die Bläschen aufgekratzt, so bleiben Narben zurück. **Begleiterscheinungen** sind Fieber, Kopfschmerzen und Husten.
Im Allgemeinen ist der Krankheitsverlauf bei kleineren Kindern mild. Jugendliche und junge Erwachsene berichten über starkes Krankheitsgefühl, sehr hohes Fieber und quälenden Juckreiz.

Komplikationen (Enzephalitis, Meningitis, Pneumonie) sind in allen Altersstufen selten, aber gefährlich.

Eine **Ansteckungsfähigkeit** besteht 5 Tage vor bis ca. 6 Tage nach Ausbruch des Exanthems.

> Das Varicella-Zoster-Virus wird nach Abheilen der Varizellen nicht aus dem Körper eliminiert, sondern befällt über die Nervenbahnen die Ganglien. Dort »schlummern« die Viren dann über viele Jahrzehnte – es besteht eine latente Infektion.

Krankheitsbild: Gürtelrose

Herpes zoster als Reaktivierung und Zweiterkrankung der latenten VZV-Infektion ist eine sporadisch auftretende Erkrankung des **älteren Menschen.** Die erhöhte Erkrankungsrate ist sicherlich auf verminderte immunologische Abwehrmechanismen im Alter zurückzuführen. Weitere begünstigende Faktoren sind chronische Erkrankungen wie Diabetes oder Krebs sowie eine Kortisontherapie. Eine Gürtelrose bei jüngeren Menschen lenkt den Verdacht immer auf eine Immunschwäche (z. B. AIDS) oder eine maligne Erkrankung.

Krankheitsbild: Die reaktivierten Varizella-Zoster-Viren verursachen eine entzündliche Veränderung der Ganglien, die sehr schmerzhaft sein kann. Über Nervenbahnen erfolgt die Aussaat der Viren. Dem starken Schmerz in dem betroffenen Areal (meist einseitig!) folgt erst Tage später eine Exanthem- und Bläschenbildung. In diesem Stadium werden häufig zunächst unklare, bis dahin therapieresistente Schmerzen gut behandelbar.

Die häufigsten **Lokalisationen** der Infektion sind:

- der Brustkorb (**Zoster thoracalis**, Abb. 3.9)
- der Hüft-/Oberschenkelbereich
- der Kopf (**Zoster ophthalmicus**, Abb. 3.10)
- das Ohr (**Zoster oticus**)

Diagnostik: Varizellen und Zostererkrankungen sind wegen der typischen Hautausschläge gut zu erkennen. Nur selten sind serologische Blutuntersuchungen (Antikörperbestimmung) notwendig.

Therapie: Unkomplizierte Windpocken werden mit juckreizstillendem Puder oder Antihistaminika behandelt. Im Falle einer Meningoenzephalitis wird Aciclovir (z. B. Zovirax®) verabreicht. Auch beim Zoster kann eine rechtzei-

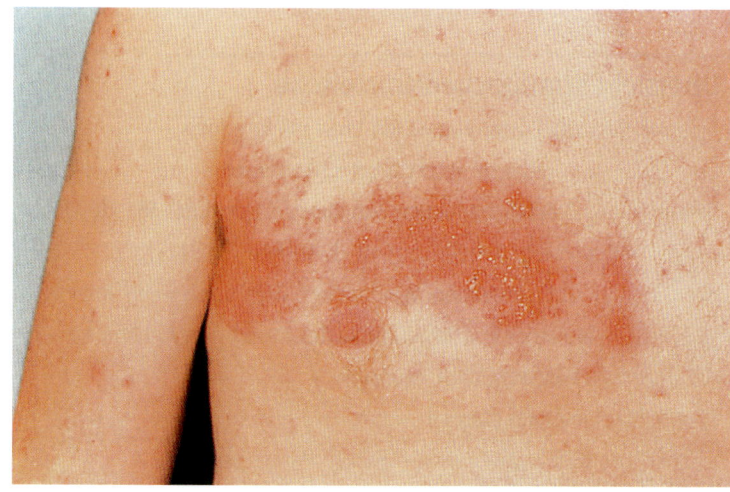

Abb. 3.9 Gürtelrose. Herpes zoster im Thorakalbereich (aus: Bork K, Bräuninger W. Hautkrankheiten in der Praxis. Diagnostik und Therapie. 3. Aufl. Stuttgart, New York: Schattauer 2005)

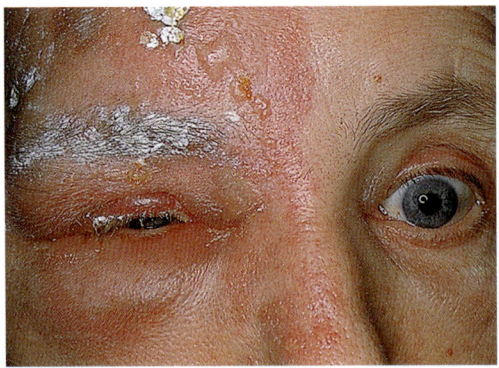

Abb. 3.10   Gürtelrose. Herpes zoster ophthalmicus (aus: Tischendorf FW. Der diagnostische Blick. 7. Aufl. Stuttgart, New York: Schattauer 2008)

tige Behandlung mit Aciclovir den Krankheitsverlauf abkürzen und die Schmerzen lindern.

Prophylaxe: Seit einigen Jahren empfiehlt die STIKO eine aktive Regelimpfung für alle Kinder im Alter von 11–14 Monaten (entweder simultan mit der ersten MMR-Impfung oder mindestens 4 Wochen nach dieser). Später können nicht geimpfte Jugendliche ohne Windpockenanamnese nachgeimpft werden.

Ferner gibt es eine passive Immunisierung mit Immunglobulinen für Menschen mit einem er-

höhten Komplikationsrisiko (immungeschwächte Patienten, ungeimpfte Schwangere ohne Varizellenanamnese und Neugeborene, deren Mütter unmittelbar zum Zeitpunkt der Geburt an Varizellen erkrankten).

Seit 2007 ist ein Impfstoff zur Vermeidung der Gürtelrose und begleitender Nervenschmerzen auf dem Markt (Zostavax®).

Zytomegalievirus (CMV)

Zytomegalieviren (engl.: cytomegalo-virus = CMV) gehören zur Familie der Herpesviren (s. oben).

Namensgebend war eine deutliche Größenzunahme befallener Zellen (cyto = Zelle; mega = groß).

Epidemiologie: Das CMV kommt weltweit vor. Die Durchseuchungsrate der Erwachsenen beträgt in Industriestaaten ca. 50 % (in Entwicklungsländern 90 %).

Übertragung: Die Übertragung bei Erstinfektion erfolgt intrauterin oder perinatal, bei Erwachsenen durch engen Kontakt (Speichel, Geschlechtsverkehr, Urin, Stuhl oder Muttermilch), über Bluttransfusionen oder Organtransplantationen.

Übersicht Windpocken/Gürtelrose

Erreger: Varicella-Zoster-Virus; DNA-Virus mit Envelope

Epidemiologie: weltweit verbreitet, hochkontagiös

Übertragung: Tröpfcheninfektion, Schmierinfektion durch Bläscheninhalt möglich

Inkubationszeit und Ansteckung: 2–3 Wochen

Krankheitsbild: Erstinfektion: Windpocken. Viren persistieren. Reaktivierung: Gürtelrose

Diagnostik: typisches Erscheinungsbild des Ausschlags, Antikörpernachweis möglich

Behandlung: symptomatisch, Aciclovir

Prophylaxe: Impfung möglich

Gesetzliche Bestimmungen, Berufskrankheit: keine

Inkubationszeit: Die Inkubationszeit wird mit 4 bis 8 Wochen angegeben.

Krankheitsbild: In der Regel verläuft die Infektion bei Kindern, Jugendlichen oder Erwachsenen asymptomatisch. Sie wird nicht bemerkt. Kommt es doch einmal zu klinischen Erscheinungen, äußern sich diese wie ein unspezifischer grippaler Infekt. Lymphknotenschwellungen, eine Begleithepatitis oder leichte neurologische Symptome können hinzutreten. Nur äußerst selten wird von einer Pneumonie, Meningitis, Gastroenteritis oder Chorioretinitis (Entzündung der Aderhaut und Netzhaut des Auges) berichtet.

Wie alle Herpesviren **überdauern** auch die Zytomegalieviren nach der Erstinfektion im Körper (hier vor allem in den Lymphozyten). Unter bestimmten Voraussetzungen (Immunschwäche, Chemotherapie, Schwangerschaft u. a.) werden sie **reaktiviert**.

Bei **immungeschwächten Menschen** verlaufen CMV-Infektionen schwer. Betroffen sind besonders AIDS-Patienten und **Organtransplantatempfänger.** Bei letzteren stellt die CMV-Infektion die am meisten gefürchtete Komplikation der Transplantationsmedizin überhaupt dar. Bei mehr als der Hälfte der an AIDS verstorbenen Patienten lässt sich eine CMV-Infektion verschiedener Organe nachweisen.

Die Zytomegalie gehört zu den wichtigsten **diaplazentar übertragenen** Erkrankungen. Etwa 1 bis 2 % der Neugeborenen sind infiziert. Die Mehrzahl bleibt jedoch wie die Mütter asymptomatisch.

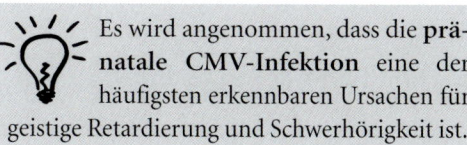 Es wird angenommen, dass die **prä- natale CMV-Infektion** eine der häufigsten erkennbaren Ursachen für geistige Retardierung und Schwerhörigkeit ist.

Diagnostik: Der Nachweis einer CMV-Infektion gelingt über Antikörperbestimmungen. Eine Virusisolierung aus dem Urin mit Hilfe der Zellkultur kann auch zur Diagnose führen.

Therapie: Leider sind die Therapiemöglichkeiten wie bei den meisten Viruserkrankungen sehr begrenzt. Versuche mit Ganciclovir zeigen besonders bei der Chorioretinitis Erfolge, welche durch eine Vielzahl von erheblichen Nebenwirkungen erkauft werden, da das Medikament sehr toxisch ist.

Prophylaxe: Eine spezifische aktive Impfung steht derzeit nicht zur Verfügung. Vor Transplantationen hat sich die Applikation eines hochkonzentrierten Anti-CMV-Immunglobulins bewährt.

Epstein-Barr-Virus (EBV)

Das EBV ist ein Mitglied der Herpesvirus-Familie (S. 71). Es wurde erstmals 1964 von Epstein und seiner Mitarbeiterin Barr entdeckt. Die durch EBV verursachten Erkrankungen sind schon lange bekannt.

Krankheitsbild: Infektiöse Mononukleose (Pfeiffer-Drüsenfieber)

Krankheitsverlauf: Das EBV gelangt nach Tröpfcheninfektion oder Speichelkontakt (»**kissing disease**«) in den Rachenraum und vermehrt sich dort. Die Viren dringen in B-Lymphozyten des Blutes ein. Diese sorgen zum einen für eine hämatogene Aussaat und stellen zum anderen eine lebenslange, permanente Infektionsquelle dar.

Die Infektion führt nach einer Inkubationszeit von 5 bis 7 Wochen zu einer Hyperplasie des lymphoretikulären Gewebes: Es kommt zu einer Vergrößerung der Lymphknoten vor allem im Hals-Nacken-Bereich, der Leber und der Milz.

Erkranken Kinder, so ist der Infektionsverlauf meist harmlos. Bei Jugendlichen und Erwachsenen kommt es zu Fieberschüben, oben angesprochener Lymphknotenvergrößerung und Hepatosplenomegalie. Eine Angina und ein feinfleckiges Exanthem sind nicht selten.

Übersicht Infektiöse Mononukleose

Erreger: Epstein-Barr-Virus; DNA-Virus mit Envelope

Epidemiologie: weltweit, nach Infektion lebenslange Persistenz

Übertragung: Speichel- und Tröpfcheninfektion (»kissing disease«)

Inkubationszeit und Ansteckung: 30–50 Tage (5–7 Wochen)

Krankheitsbild: Fieber, Lymphknotenvergrößerung, Angina, Exanthem

Diagnostik: Antikörpernachweis

Behandlung: symptomatisch, eventuell Kortison

Prophylaxe: keine bekannt

Gesetzliche Bestimmungen, Berufskrankheit: keine bekannt

Die **Komplikationen** sind vielfältig und nicht ungefährlich. Sie können alle Organe betreffen:

- Bronchopneumonie
- Neuritis
- Nephritis
- Myokarditis
- Meningitis
- Enzephalitis
- Hepatitis
- Milzruptur
- Panzytopenie

Diagnostik: Die EBV-Infektion wird in der Regel serologisch durch Antikörperbestimmungen nachgewiesen. Hier kann auch zwischen frischen und älteren Infektionen differenziert werden.

Therapie: Eine Behandlung der infektiösen Mononukleose kann nur symptomatisch erfolgen. Hier stehen fiebersenkende Mittel im Vordergrund.

Prophylaxe: Es existiert keine Impfung. Eine wirksame Prophylaxe ist nicht möglich.

Fallbeispiel EBV-Infektion

Ein 16-jähriger Jugendlicher wird mit hohem Fieber und generalisierten Lymphknotenvergrößerungen in die Klinik eingeliefert. Die körperliche Untersuchung ist bis auf einen diffusen Druckschmerz im Oberbauch unauffällig. Es besteht zunächst der Verdacht auf einen Immundefekt, der HIV-Test ist negativ.

Labor: BKS 32/67, Leukozytose (23/nl).

Gegen Abend wird der Patient tachykard, der Blutdruck fällt ab. Inzwischen ist die Bauchdecke hart zu tasten. Eine Ultraschalluntersuchung beweist Flüssigkeit in der Bauchhöhle. Während der Notfalloperation zeigt sich eine deutlich vergrößerte, **rupturierte Milz**, die entfernt wird. Durch postoperative Blutuntersuchung können erhöhte Antikörpertiter gegen EBV nachgewiesen werden.

EBV und Tumorerkrankungen

Das EBV wird mit zwei menschlichen Tumorerkrankungen in Verbindung gebracht, für die es zwar nicht allein verantwortlich ist, aber als Cofaktor eine Rolle spielt:

- **Burkitt-Lymphom in Schwarzafrika:** Hier handelt es sich um ein malignes Lymphom, das vor allem bei Kindern in Schwarzafrika vorkommt. In der Mehrzahl der Fälle kann die EBV-Erbinformation in den Tumorzellen gefunden werden. Ferner haben alle betroffenen kleinen Patienten ungewöhnlich hohe Antikörper-Titer im Blut.

● **Nasopharyngeales Karzinom in Südchina:** Es handelt sich um ein Plattenepithelkarzinom des Nasen-Rachen-Bereiches, bei dem in allen Biopsien das EBV-Genom in den Tumorzellen gefunden wird.

Humanes Herpesvirus Typ 6 (HHV-6)

Das Humane Herpesvirus Typ 6 wurde erstmals im Jahre 1986 beschrieben. Es gehört zu der Familie der Herpesviren (S. 71).
Die durch HHV-6 verursachte Erkrankung war den Kinderärzten schon länger bekannt: **Exanthema subitum** (**Dreitagefieber**).

> Das **Exanthema subitum** ist eine akut fieberhafte, exanthematische Erkrankung, die fast nur bei Kindern unter 3 Jahren auftritt.

Epidemiologie: Die Erkrankung kommt gehäuft als Kleinepidemie auf Säuglingsstationen vor.

Übertragung und Inkubationszeit: Vermutlich findet die Übertragung per Tröpfcheninfektion statt. Die Inkubationszeit ist noch nicht bekannt.

Krankheitsverlauf: Die Erkrankung beginnt mit hohem, 3 bis 4 Tage anhaltendem Fieber (39–40 °C) und katarrhalischen Erscheinungen, in deren Verlauf es vor allem bei Säuglingen überdurchschnittlich häufig zu Fieberkrämpfen kommt. Mit der plötzlichen Entfieberung tritt ein blassrotes Exanthem unter Aussparung des Gesichtes auf, das 1 bis 2 Tage erhalten bleibt. Gleichzeitig findet man Blutbildveränderungen mit Granulozytopenie.

Therapie: Die Therapie beschränkt sich auf fiebersenkende und krampflösende Medikamente (z. B. Diazepam rektal). Die Prognose ist gut. Die Fieberkrämpfe hinterlassen keine bleibenden Schäden.

Prophylaxe: Eine Impfung existiert nicht.

3.4.7 Humanes Immundefizienzvirus (HIV) und AIDS

Im Sommer 1981 berichteten amerikanische Haut- und Lungenärzte den »Centers for Disease Control« (CDC, US-amerikanisches Institut für Epidemiologie und Infektionskrankheiten) über eine Häufung von lebensbedrohlichen Lungenentzündungen und seltsamen Hauttumoren bei jungen Männern. Pneumonieerreger waren meist Keime der harmloseren Art, die bisher nur bei extrem abwehrgeschwächten Patienten Infekte hervorrufen konnten. Auffallend war die Angabe, dass die Betroffenen Männer waren, die sich mit wechselnden Partnern homo- oder bisexuell betätigten. Weder monogame Männer noch Frauen waren betroffen. Später erkrankten auch zahlreiche Bluterkranke (s. auch Tab. 3.4). Diese hatten Gerinnungsfaktorenpräparate erhalten, die aus Blutplasmen Tausender von Spendern konzentriert wurden. 1982 wurde der Begriff **AIDS** kreiert, bevor man 1983 in Paris (Montagnier) und in New York (Gallo) den Erreger isolieren konnte: das **HIV** (humanes Immundefizienzvirus).

Tab. 3.4 HIV-Infektionswege geschätzt; Deutschland 2006 (Quelle: Robert Koch-Institut, Berlin)

Männer, die Sex mit Männern haben	60 %
Heterosexuelle	16 %
intravenös Drogenabhängige	7 %
Menschen aus Risikoländern	14 %
vertikale Infektion	1 %

Erreger: Das humane Immundefizienzvirus gehört zu der Gruppe der **Retroviren**. Diese sind seit längerer Zeit bekannt und kommen weltweit vor. Retroviren werden bei einer Vielzahl von Säugetieren gefunden und erzeugen dort Krankheitsbilder, die entweder zu einem Immundefekt führen oder als Tumorerkrankung auftreten (vor allem Leukämie). In der Regel werden die Retroviren nicht von den Säugetieren auf den Menschen übertragen, beim HIV ist jedoch eine enge Verwandtschaft zu den Retroviren der Affen (**SIV**) festzustellen.

HIV verursacht beim Menschen **AIDS** (acquired immune deficiency syndrome), was soviel bedeutet wie erworbenes Immundefektsyndrom. Bisher konnte man zwei verschiedene **Formen** der **HI-Viren** identifizieren:

- HIV 1
- HIV 2

HIV 1 wird vornehmlich in Zentralafrika, den USA und in Europa gefunden, HIV 2 dagegen in Westafrika. Mittlerweile sind aber beide Typen und auch die isolierten Subtypen weltweit verbreitet.

Übertragung und Epidemiologie: Die drei bedeutendsten Übertragungswege einer HIV-Infektion sind:

- **Blut oder Blutprodukte:** Die Übertragung von HIV-positivem Blut geschieht vornehmlich im Rahmen des **Drogenkonsums** (Fixer) bei gemeinsamer Benutzung von Spritzen oder Kanülen. In den 1980er-Jahren bestand ein erhebliches Infektionsrisiko durch **Transfusionen** von Blut oder Blutprodukten. Nach Einführung des HIV-Testes für die Blutprodukte scheint dieses Risiko nur noch minimal zu sein. Trotzdem ist vor geplanten größeren operativen Eingriffen eine Eigenblutspende zu empfehlen.
- **Sexualkontakte:** Die sexuelle Übertragung des HIV wird bei ungeschütztem Geschlechtsverkehr mit einem Risiko von etwa 1:200 angegeben. Erhöhtes Risiko entsteht bei Anal-

verkehr (erhöhte Verletzungsgefahr, Fehlen einer physiologischen Abwehrbarriere) und für die Übertragung vom Mann auf die Frau beim heterosexuellen Verkehr.

- **Infektion des Ungeborenen durch HIV-positive Schwangere:** Die Infektion des Kindes durch die HIV-infizierte Mutter erfolgt vor oder während der Geburt. Das Risiko einer Infektion liegt hier zwischen 20 und 40 %.

 Eine **Übertragung** von HIV wird umso wahrscheinlicher, je größer die Viruskonzentration in Körperflüssigkeiten ist.

Hohe Viruskonzentrationen befinden sich in:

- Blut
- Sperma
- Vaginalflüssigkeit

Obwohl der Erreger auch in anderen Körpersekreten, z. B. im Speichel, in der Tränenflüssigkeit oder im Schweiß, gefunden wurde, scheint dort die Viruskonzentration so niedrig zu sein, dass eine Übertragung nicht möglich wird. Eine Infektion durch Insektenstiche wird ebenfalls diskutiert, bis heute gibt es jedoch keinen Fall einer nachgewiesenen Übertragung.

In Deutschland sterben jährlich etwa 750 Menschen an AIDS; 49.000 Menschen sind HIV-infiziert. Die Zahl der Neuinfektionen liegt bei 2.600 pro Jahr (Stand: 2006, Quelle: Robert Koch-Institut, Berlin).

Die Zahlen sind jedoch mit Vorsicht zu betrachten, da sie durch eine unbestimmbare Dunkelziffer sicher höher liegen. In Deutschland gibt es keine gesetzliche Meldepflicht für eine HIV-Infektion oder eine AIDS-Erkrankung. Es existiert lediglich ein AIDS-Fallregister im Bundesgesundheitsamt. Diesem soll durch eine anonyme Meldung (also ohne Namensnennung des Infizierten) eine erkannte HIV-Infektion bzw. AIDS-Erkrankung angezeigt werden.

Die Verfügbarkeit einer HIV-Therapie (s. S. 82 f.) führt in den Industrienationen zu einer zunehmenden Sorglosigkeit. Die Zunahme anderer sexuell übertragbarer Krankheiten (z. B. Syphilis) ist das Indiz für ein verändertes Risikoverhalten.

Krankheitsentstehung: Nach Infektion befällt HIV Zellen, die einen bestimmten Rezeptor an ihrer Oberfläche tragen. Dieser wird **T4-Rezeptor** (oder international CD4-Rezeptor) genannt.

Nach Bindung des Virus an den Rezeptor kann es in die menschliche Wirtszelle eindringen. Die viruseigene RNA wird mit Hilfe des Enzyms **reverse Transkriptase** (daher Retrovirus) in eine DNA umgeschrieben. Jetzt kann die Erbinformation des Virus in die menschlichen Chromosomen eingebaut werden. Der Virusvermehrung folgt die Freisetzung, die mit dem Untergang der befallenen Wirtszelle verbunden ist.

Zielzellen der HIV-Infektion sind, wie oben geschildert, solche mit T4-Rezeptoren an deren Oberfläche. Eine hohe Rezeptorendichte findet man bei den **T-Helferzellen** (eigentliche T4-Zellen). Diese werden als Schaltzentrale des Immunsystems betrachtet.

In geringerer Dichte werden T4-Rezeptoren auch auf **Makrophagen** (Fresszellen) gefunden, die in unterschiedlichsten Körpergeweben vorkommen. Die Blutmakrophagen (Monozyten) dienen dem HIV als »Trojanisches Pferd« zur Überwindung der Blut-Hirn-Schranke des ZNS. Der Befall der Alveolarmakrophagen begünstigt die Entstehung schwerer Lungenentzündungen. Sind Hautmakrophagen betroffen, können Hautkrankheiten entstehen.

Durch einen weiteren Befall immer neuer Zellen des Immunsystems mit anschließender Zerstörung schwindet allmählich die körpereigene Abwehr, an deren Ende die AIDS-Erkrankung steht.

Inkubationszeit/Krankheitsverlauf: Bei einem Teil der Infizierten tritt nach einer Inkubationszeit von 2 bis 6 Wochen die **akute HIV-Infek-**

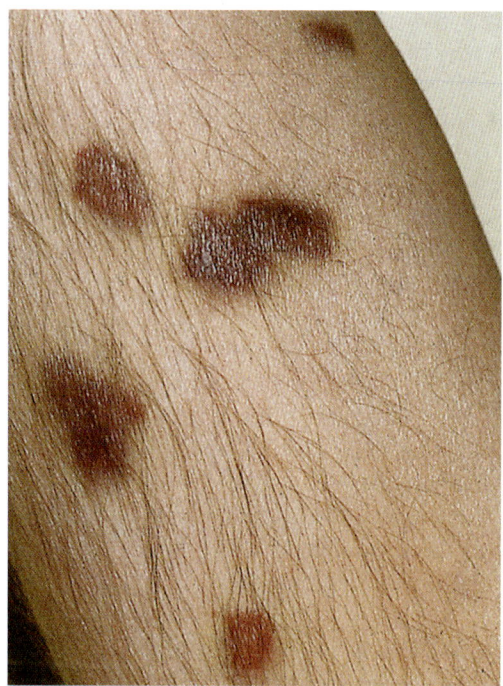

Abb. 3.11 Kaposi-Sarkom. Livide maligne (bösartige) Tumoren bei AIDS (aus: Tischendorf FW. Der diagnostische Blick. 6. Aufl. Stuttgart, New York: Schattauer 1998)

tion auf. Diese äußert sich wie ein grippaler Infekt mit uncharakteristischen Krankheitssymptomen (z. B. Fieber, Hautausschlag, Lymphknotenschwellungen, Leistungsabfall). Die Beschwerden sind selten dramatisch und werden häufig nicht beachtet, so dass ein Arztbesuch unterbleibt. Zu dieser Zeit beginnt die Antikörperbildung: Der Infizierte ist nun diagnostisch HIV-positiv.

Dem akuten Stadium folgt eine lange **Ruhephase** (Latenz). Diese Phase dauert mehrere Jahre (3–10 oder länger). Beschwerden bestehen während dieser Zeit nicht.

Bei weiterer Zerstörung des Immunsystems kann das eigentliche »AIDS-Vollbild« ausbrechen. Es kommt zur Ausbildung der AIDS charakterisierenden opportunistischen Infektionen und zur Entstehung bösartiger Geschwülste (Abb. 3.11).

Diagnostik: Prinzipiell sind zwei Wege zum Nachweis einer HIV-Infektion möglich:

- Virusnachweis
- Antikörpernachweis

Der derzeit am weitesten verbreitete **Antikörpernachweis** beruht auf der Bestimmung von Antikörpern (AK), die von HIV-Infizierten gegen das HIV gebildet werden.

> ⚠ Diese Antikörper (anti-HIV) sind allerdings erst nach einigen Wochen im Blut Infizierter nachweisbar, so dass mit dieser Methode eine **diagnostische Lücke** entsteht. So können frisch HIV-Infizierte andere Menschen anstecken, obwohl zu diesem Zeitpunkt noch keine Antikörper nachzuweisen sind.

Man vermutet, dass nach einer Infektion bei der Mehrzahl der Infizierten der Test binnen 6 Wochen positiv wird. Bei negativem Testergebnis wird letzte Sicherheit jedoch nur durch spätere Testungen gegeben (bis zu 6 Monaten). Es gibt zwei **anti-HIV-Testverfahren**:

- Der einfache Suchtest (= Screening-Test, **ELISA** = **e**nzyme **l**inked **i**mmuno **s**orbent **a**ssay): Ihm wird unterstellt, nie falsch negativ zu sein.
- Ist der ELISA positiv, wird zum Ausschluss von falsch positiven Testergebnissen anschließend ein Bestätigungstest (**Western-Blot**) durchgeführt. Dieser Test nimmt mehrere Tage in Anspruch, so dass vermeintlich Infizierte eine schwere, ungewisse Zeit durchstehen müssen.

> 💡 Wie aus dem oben beschriebenen Krankheitsverlauf ersichtlich wird, muss bei positivem Antikörpertest noch lange kein AIDS vorliegen. Daher erscheint der häufig benutzte Ausdruck »AIDS-Test« eher unglücklich.

Prognose der HIV-Infektion: Durch regelmäßige Blutuntersuchungen HIV-Infizierter können prognostische Aussagen über Stagnation oder Fortschreiten der Infektion gemacht werden. Die T4-Zellen (= CD4-Zellen, »Helferzellen«) und die T8-Zellen (= CD8-Zellen, »Killerzellen«) werden zahlenmäßig im Blut bestimmt und die Werte dividiert. Ist der **T4/T8 (CD4/CD8)-Quotient** > 1,0, so geht man von einem noch intakten Immunsystem aus. Ein Quotient < 0,5 signalisiert ein Fortschreiten der Immunschwäche. Auch die **absolute Zahl** der **T4 (CD4)-Zellen** ist von Interesse. Sinkt sie unter 300–400/Mikroliter Blut, besteht die Gefahr, an opportunistischen Infektionen zu erkranken.

Therapeutische Ansätze: Das erste antivirale Medikament war Zidovudin (auch **Azidothymidin** = **AZT**, Handelsname Retrovir®). **AZT hemmt** die **reverse Transkriptase** des HIV. Diese soll nach Infektion einer T4-(CD4)-Rezeptor-positiven Zelle die Umschreibung (Transkription) der HIV-RNA in eine DNA bewerkstelligen. Dies gelingt nur unter Mitwirkung des Thymidins, eines notwendigen Bausteins der DNA. Chemisch gesehen ähnelt Azidothymidin dem Thymidin, erfüllt aber nicht dessen Funktion. Wird AZT fälschlicherweise von HIV für seine DNA-Synthese verwendet, dann wird die reverse Transkriptase dadurch gehemmt. Es wird also keine komplette HIV-DNA hergestellt. Das HIV kann somit sein Erbgut (DNA) nicht mehr in das der befallenen Lymphozyten einbauen. Die HIV-Vermehrung stoppt.

Durch AZT wird somit das Fortschreiten der Erkrankung (zunächst) aufgehalten. Unter Behandlung erhöht sich die Zahl der T4-(CD4)-Zellen. Das Verhältnis der T4/T8-(CD4/CD8)-Lymphozyten verbessert sich. Das Immunsystem kann sich erholen und bleibt längere Zeit stabil. Dieser Effekt ist von den Behandelten deutlich zu spüren, denn Infektionen können so effektiver bekämpft werden, und die Lebensqualität wird verbessert. Leider ist der **Behandlungserfolg** nur von kurzer Dauer, da das HIV nach einiger Therapiezeit Resistenzen entwickelt. Studien belegen eine Lebensverlängerung von ca. 18 Monaten.

Inzwischen sind weitere AIDS-Medikamente in Deutschland zugelassen. Derzeit wird ein Patient mit einer Kombination aus drei oder vier antiviralen Medikamenten behandelt, um – ähnlich wie bei der Tuberkulose – einer Resistenzentwicklung vorzubeugen (nähere Einzelheiten s. unter www.rki.de oder www.dagnae.de).

Ergänzend muss die **Behandlung** und Prophylaxe der **opportunistischen Infektionskrankheiten** durchgeführt werden.

Prophylaxe: Da noch keine Impfung zugelassen ist, muss alles versucht werden, um eine **Neuinfektion** zu **vermeiden**. Bei Sexualkontakten bieten **Kondome** einen sicheren, wenn auch nicht 100 %igen Schutz, da sie platzen können. Blut und Blutprodukte müssen noch effektiver auf HIV-Viren untersucht werden. Vor planbaren Operationen kann eine **Eigenblutspende** das Risiko mindern.

Intravenösen Drogenabhängigen (Fixern) soll mit der Ersatzdroge **Methadon** geholfen werden. Der Morphinabkömmling Methadon wird in kontrollierten Programmen täglich kostenlos und unter strenger Aufsicht an eine Reihe von Fixern abgegeben. Die Droge wird in Tropfenform verabreicht, so dass Infektionen über die Nadel entfallen. Ziel ist es, die Heroinentzugssymptomatik zu verhindern, die Fixer von der Nadel weg zu bekommen sowie die Beschaffungsprostitution und -kriminalität zu unterbinden. Die Drogenabhängigen sollen im Idealfall unter psychosozialer Betreuung wieder ins »normale Leben« integriert werden. Methadon hat sich – auch wenn Erfolge zu berichten sind – noch nicht in allen Bundesländern durchgesetzt. Andere europäische Länder (Holland, Skandinavien) sind toleranter (s. auch Kap. 22 »Drogen«, S. 306 ff.).

> **!** Bis zur Entwicklung eines sicheren Impfstoffes bleibt die umfassende Aufklärung der Bevölkerung die allererste und wichtigste Prophylaxemaßnahme.

Gesetzliche Bestimmungen: Eine HIV-Infektion wird als **Berufskrankheit** Nr. 3101 anerkannt, wenn mit ausreichender Wahrscheinlichkeit festgestellt werden kann, dass die Ansteckung durch die berufliche Tätigkeit erfolgt ist (s. Merkblatt Nr. 612 der Berufsgenossenschaft für Gesundheitsdienst und Wohlfahrtspflege). Folgende Voraussetzungen müssen erfüllt sein:

- Der Versicherte muss zum Zeitpunkt der Verletzung HIV-negativ sein (Blutentnahme!).
- Der Versicherte muss während der Inkubationszeit Kontakt mit Blut oder Ausscheidungen HIV-positiver oder AIDS-Patienten gehabt haben.
- HIV-Antikörper werden nach Wochen oder Monaten beim Versicherten nachgewiesen.
- Eine außerberufliche Infektion darf nicht wahrscheinlich sein.

Es besteht keine gesetzliche Meldepflicht von HIV-Erkrankten oder AIDS-Patienten. Jedoch existiert eine anonyme Laborberichtspflicht für nachgewiesene HIV-Infektionen. Nachteil: Patienten, die sich mehrfach in verschiedenen Labors untersuchen lassen, werden mehrfach registriert. Dies führt zur Verzerrung des tatsächlichen Bildes. Erkannte Doppelmeldungen werden gestrichen.

HIV: Arbeitsmedizinische Aspekte im Krankenhaus

Beim medizinischen Personal sollte auf eine Reduzierung der Kontaktmöglichkeiten mit dem AIDS-Erreger geachtet werden, obwohl in vielen Untersuchungen keine erhöhte Gefahr durch nosokomiale HIV-Infektionen bewiesen wurde.

Übersicht AIDS

Erreger: HIV 1 und HIV 2, RNA-Viren mit Envelope

Epidemiologie: HIV 1 weltweit verbreitet, HIV 2 vorwiegend in Westafrika

Übertragung: Blut und Blutprodukte, Sexualkontakte, gemeinsam benutzte Kanülen bei Fixern

Inkubationszeit und Ansteckung: Inkubationszeit 2–6 Wochen (bis zum Nachweis von Antikörpern)

Krankheitsbild: HIV-Krankheit, Latenz, AIDS-Vollbild

Diagnostik: anti-HIV-1- und anti-HIV-2-Nachweis durch Labortest

Behandlung: spezifische antivirale Therapie. Behandlung und Prophylaxe der opportunistischen Infektionen

Prophylaxe: Vermeidung von Neuinfektionen, Benutzung von Kondomen

Gesetzliche Bestimmungen, Berufskrankheit: im Falle eines Erregernachweises Meldung direkt und nicht namentlich an das Robert Koch-Institut

---

In der Klinik ist die **Übertragung** – bis auf seltene Ausnahmen – nur durch eine **Nadelstichverletzung** des Personals und durch Verletzungen während eines **chirurgischen Eingriffs** möglich. Jeder Mitarbeiter weiß, dass solche Ereignisse auch bei größter Sorgfalt immer wieder vorkommen. Das Infektionsrisiko eines Kanülenstiches beim Versuch, die Nadel in die Schutzkappe zurückzustecken, wird nach Auswertung von Studien unter 1 % eingestuft. Es liegt damit weit unter dem Risiko einer Hepatitis B, sollte aber angesichts der fehlenden effektiven Therapiemöglichkeiten sehr ernst genommen werden. Da erwiesen ist, dass sich Anfänger häufiger verletzen als Routinierte, sollten Blutentnahmen beim HIV-Patienten von Erfahrenen durchgeführt werden.

Weiterhin sollten Schleimhäute sowie kranke und verletzte Hautpartien vor kontaminiertem Blut geschützt werden.

Schwangere dürfen nicht mit AIDS-Patienten arbeiten, da unter anderem eine Gefahr der Fruchtschädigung durch das Zytomegalievirus (CMV) besteht.

Zahlreiche Untersuchungen in den USA und Frankreich lassen den Schluss zu, dass für nicht-HIV-positive Patienten kein Infektionsri-

> Um sich wirklich bei der Arbeit gegen eine HIV-Infektion zu schützen, müssen diese Regelungen bei jedem Patienten befolgt werden und nicht nur bei HIV-Positiven. Denn es besteht die Möglichkeit, dass ein Patient HIV-positiv ist, der Sachverhalt aber nicht bekannt ist (z. B. Notaufnahmen) oder dass sich die betreffende Person in der diagnostischen Lücke befindet (s. oben).

siko besteht, wenn sie Kontakt mit **HIV-positivem Personal** haben. Es bestehen nach Ansicht der Behörden somit keine Einwände gegen die Fortsetzung der beruflichen Tätigkeit. Schwierig wird das Problem bei klinischer AIDS-Symptomatik des Personals. An entsprechenden Richtlinien wird derzeit gearbeitet.

HIV: Vorgehen nach Blutkontakt

- Nach einer Stich- oder Schnittverletzung oder bei Blutspritzern auf geschädigte Haut oder Schleimhaut sollte eine Blutung induziert werden. Die Wunde sollte tief für 2 bis 5 Minuten desinfiziert werden (muss weh tun!).

Tab. 3.5   Risikoabschätzung für eine medikamentöse Postexpositionsprophylaxe (PEP) bei beruflicher Exposition mit HIV (Quelle: Deutsche Arbeitsgemeinschaft niedergelassener Ärzte in der Versorgung HIV-Infizierter e.V., www.dagnae.de)

Art der Verletzung		Indexperson (Patient) positiv – medikamentöse Postexpositionsprophylaxe (PEP)
Stichverletzung	Hohlraumnadel, hautdurchdringend	empfohlen
	Nadel, intradermal	möglich
Schnittverletzung	hochvirämische Materialien (Blut, Körpermaterial mit Blut, Liquor, Punktat, Viruskultur)	empfohlen
	Sperma, Vaginalsekret, synoviale/pleurale/peritoneale/perikardiale/amniotische Flüssigkeit und Gewebe	möglich
	Urin, Erbrochenes, Speichel, Stuhl, Tränen, Schweiß, Sputum	abgeraten
Schleimhautkontakt inkl. Auge	hochvirämische Materialien (Blut, Körpermaterial mit Blut, Liquor, Punktat, Viruskultur)	möglich
	gering virämische Materialien	abgeraten

- Erstattung einer Unfallanzeige (D-Arzt-Bericht) und Information des Betriebsarztes muss folgen.
- HIV-Test beim Patienten (dieser muss einverstanden sein) und beim Mitarbeiter unmittelbar nach Verletzung zur Bestimmung des Antikörperstatus (wichtig für die Anerkennung einer möglichen Berufserkrankung). Falls dieser Test negativ ausfällt, sollten weitere Tests nach 3, 6 und 12 Wochen erfolgen.
- Falls der Patient HIV-positiv ist, wird eine sofortige Einleitung einer vorsorglichen antiviralen Therapie des Mitarbeiters diskutiert (**medikamentöse Postexpositionsprophylaxe, PEP**; s. Tab. 3.5). Ausführliche Informationen zur PEP sind über DAGNÄ e.V. (Deutsche Arbeitsgemeinschaft niedergelassener Ärzte in der Versorgung HIV-Infizierter e.V., www.dagnae.de) erhältlich.

3.4.8   Humanes Papillomavirus (HPV)

Die Papillomaviren sind Verursacher der Genitalwarzen (Condylomata acuminata, s. Abb. 3.12). Frauen, die unter dieser unangenehmen lokalen Entzündung leiden, können im Laufe ihres Lebens einen Gebärmutterhalskrebs (Zervixkarzinom) entwickeln.

Zur Eindämmung der bösartigen Krankheit wurde ein Impfstoff entwickelt, der seit 2007 von der STIKO allen Mädchen zwischen 12 und 17 Jahren empfohlen wird. Die Grundimmunisierung erfolgt in 3 Dosen und sollte vor dem ersten Geschlechtsverkehr abgeschlossen sein.

3.4.9   Influenzavirus

Influenzaviren sind weltweit verbreitet. Bisher wurden drei menschenpathogene **Untertypen** beschrieben:

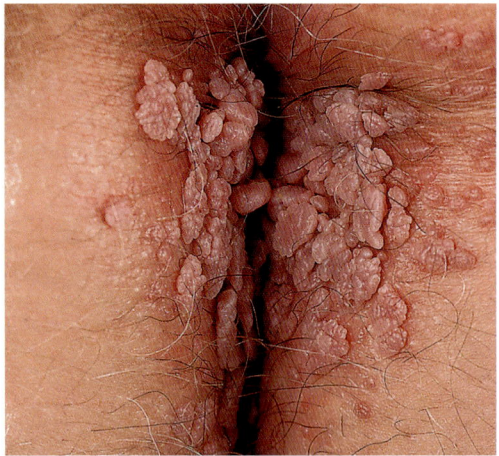

Abb. 3.12 Condylomata acuminata (aus: Bork K, Bräuninger W. Hautkrankheiten in der Praxis. Diagnostik und Therapie. 3. Aufl. Stuttgart, New York: Schattauer 2005)

- Influenzavirus Typ A
- Influenzavirus Typ B
- Influenzavirus Typ C

Alle Typen sind in der Lage, eine echte Virusgrippe zu verursachen, wobei Typ C in den letzten Jahren in Deutschland nicht mehr isoliert werden konnte und daher keine Bedeutung besitzt. **Unterscheiden** muss man die Virusgrippe von banalen »**grippalen Infekten**«, die durch andere Viren (u.a. Adenoviren, Rhinoviren) verursacht werden. Der Verlauf der echten Grippe ist schwerwiegender, Todesfälle bei Risikopatienten (s. unten) sind keine Seltenheit. In regelmäßigen Abständen, etwa alle 10 Jahre, ist mit einer größeren **Grippeepidemie** zu rechnen. Beispielhaft sei die große Epidemie des Winters 1989/90 genannt. Viele europäische Staaten berichteten von dramatischen Krankheitszahlen: In Italien erkrankten mehr als 6 Millionen Menschen. In England beklagte man ca. 29.000 Todesfälle durch Influenzaviren. Ungefähr alle 20 bis 30 Jahre breiten sich Pandemien über mehrere Kontinente aus (letztmals Ende der 1960er-Jahre).

Erklärbar wird diese Epidemieregelmäßigkeit durch die veränderliche Oberflächenstruktur der Viren. Zwei Antigene, **Neuraminidase (N)** und **Hämagglutinin (H)**, sind für das Eindringen der Viren in menschliche Wirtszellen und für eine Abwehrbarriere gegenüber schützenden Antikörpern verantwortlich.

Kommt es zu kleineren Mutationen im Virusgenom (**Antigendrift**), sind Epidemien vorprogrammiert. Infizieren zwei Viren eine Zelle gleichzeitig und tauschen ihr Erbmaterial untereinander aus (**Antigenshift**), so können größere Pandemien auftreten.

Bisher konnten drei H-Antigene und zwei N-Antigene der Influenzaviren Typ A isoliert werden. Die Influenzaviren Typ B verändern ihre Antigenstruktur nicht.

Übertragung und Krankheitsbild: Grippeviren werden durch Tröpfcheninfektion übertragen. Nach 1 bis 3 Tagen treten die typischen **Symptome** einer **Grippe** auf:
- hohes Fieber
- deutliches Krankheitsgefühl
- Kopf-, Glieder- und Muskelschmerzen
- eventuell Erbrechen und Durchfälle

Komplikationen sind Pneumonien durch die Influenzaviren selbst oder durch bakterielle Superinfektionen, Herzmuskelentzündungen und eine Meningoenzephalitis.

Diagnostik: Der Nachweis einer Infektion gelingt durch Virusidentifizierung in Rachenabstrichen und durch Antikörperbestimmungen.

Therapie: Ein älteres Medikament (Amantadin) unterdrückt die intrazelluläre Vermehrung von Influenza A. Die Neuraminidasehemmer Oseltamivir (Tamiflu®) und Zanamivir (Relenza®) blockieren die Aktivität der viralen Neuraminidase und damit die Freisetzung neugebildeter Viren. Die Medikamente vermindern den Schweregrad und die Dauer der Erkrankung.

Prophylaxe: Eine **aktive Schutzimpfung** in den späten Herbst- oder frühen Winterwochen ist vor allem **Risikogruppen** zu empfehlen:

- Erwachsene und Kinder, die wegen einer Grunderkrankung durch eine Influenza gefährdet sind (Herzleiden, chronische Atemwegs- und Nierenerkrankungen, Diabetes mellitus, angeborene oder erworbene Immundefekte)
- Personen über 60 Jahre
- Personen, die aus Berufsgründen ein Ansteckungsrisiko besitzen, z.B. in der Krankenversorgung Tätige, Personen mit regem Publikumsverkehr (Verkehrsbetriebe, öffentliche Verwaltung u.a.)

Die Impfung (Totimpfstoff, einmalige Gabe) wird nicht immer eine Erkrankung verhindern, kann jedoch vor Komplikationen schützen. Eine Schwangerschaft ist *keine* Kontraindikation.
Der **Impfstoff** wird jährlich neu erstellt und besteht aus drei **Komponenten:**

- zwei Influenza-A-Virustypen und
- einem Influenza-B-Virustyp.

Gehäuft isolierte Untertypen werden der WHO-Zentrale in Genf gemeldet. Die **Influenza-virusstämme** sind durch eine international vereinheitlichte **Nomenklatur** gekennzeichnet. In der nachstehenden Reihenfolge werden angegeben:

- Virustyp
- erster Isolierungsort
- eine laufende Nummer
- das Isolierungsjahr
- die H- und N-Antigene

Der von der WHO empfohlene Impfstoff für die Impfsaison 1999/2000 enthielt folgende Typen (Quelle: Epidemiologisches Bulletin 36/99, Robert Koch-Institut, Berlin):

- A/Sydney/5/97 (H3N2)
- A/Beijing/262/95 (H1N1)
- B/Beijing/184/93

Aviäre Influenza

Seit 2005 sorgt der Subtyp H5N1 für Ängste und Schlagzeilen. Er ist der Verursacher der »Vogelgrippe«. In seiner bestehenden Form ist dieses Virus jedoch nur für Vögel hochgefährlich; Menschen macht es nur in Ausnahmefällen krank. Eine Gefahr besteht allerdings darin, dass sich der Vogelgrippeerreger mit dem menschlichen Influenza-A-Virus vermischen und sich bei fehlender Immunität der Bevölkerung gegen dieses neu entstandene Virus weltweit rasch ausbreiten könnte.

Übersicht Influenza

Erreger: Influenzaviren Typ A, B, (C), RNA-Viren

Epidemiologie: weltweite Verbreitung; Antigendrift führt zu Epidemien; Antigenshift führt zu Pandemien

Übertragung: Tröpfcheninfektion

Inkubationszeit und Ansteckung: 1–3 Tage

Krankheitsbild: typische Grippesymptome, Krankheitsdauer ca. 1 Woche

Diagnostik: Virusanzucht aus Rachenabstrichen, AK-Bestimmungen

Behandlung: symptomatisch, Amantadin zur Minderung der Symptome (Influenza Typ A)

Prophylaxe: aktive Impfung für Risikogruppen

Gesetzliche Bestimmungen, Berufskrankheit: Meldepflicht bei Erregernachweis

3.4.10 Masernvirus

Masern sind eine hochinfektiöse, akut fieberhafte Erkrankung, die durch respiratorische Symptome, Konjunktivitis, ein Exanthem und Enanthem gekennzeichnet ist.

Masern sind weltweit verbreitet. Vor der Impfmöglichkeit hatten in Deutschland etwa 90 % aller Kinder bis zum 10. Lebensjahr die Erkrankung durchgemacht.
Die Impfung hatte zunächst einen großen Erfolg. Bis zum Jahr 2004 wurden in Deutschland nur vereinzelte Masernfälle beobachtet. In den letzten Jahren vermeldet das RKI wieder eine Erkrankungszunahme mit lokalen Epidemien. Grund ist die unzureichende Durchimpfungs-

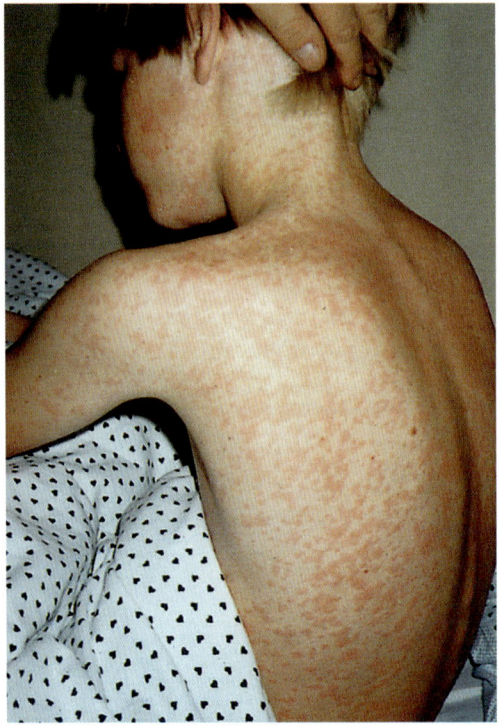

Abb. 3.13 Junge mit Masernexanthem (aus: Tischendorf FW. Der diagnostische Blick. 7. Aufl. Stuttgart, New York: Schattauer 2008)

rate der Bevölkerung. Da Säuglinge erst nach dem ersten Lebensjahr geimpft werden können, sind gerade die Kleinsten besonders gefährdet (Kinderkrippen!). Für nichtimmune Jugendliche und Erwachsene gilt im Prinzip das Gleiche. Sind es doch gerade sie, bei denen »Kinderkrankheiten« nicht selten einen schweren Verlauf nehmen.

Übertragung und Krankheitsbild: Die Übertragung erfolgt durch Tröpfcheninfektion.
Etwa 10 Tage nach Ansteckung treten uncharakteristische Erscheinungen wie Fieber, Lichtscheu, Nasenlaufen, Halsschmerzen und eventuell Husten auf. Schon in dieser Phase sind weißliche Bezirke im Bereich der Wangenschleimhaut gegenüber den unteren Backenzähnen als Enanthem zu erkennen: die **Koplik-Flecken**. Nach kurztägiger Entfieberung kommt es zu Ausbruch des typischen rötlich-hellbraunen **Masernexanthems** (Abb. 3.13). Beginnend im Gesicht und hinter den Ohren breitet es sich auf Körperstamm und Extremitäten aus. Später können die kleinen Flecken zu größeren konfluieren. Gleichzeitig steigt das Fieber, und die Lichtscheu nimmt zu. Nach etwa einer Woche beginnt das Exanthem abzublassen, die Patienten werden fieberfrei.
Typische **Komplikationen** sind Pneumonien und eine Otitis media – meist durch bakterielle Superinfektionen. Besonders gefürchtet sind die Masernenzephalitis und die Meningitis mit hoher Letalität.

Ansteckung: Die Ansteckungsfähigkeit beginnt vier Tage vor Exanthemausbruch und dauert während des gesamten Exanthemstadiums an.

Diagnostik: Die Diagnose wird durch die typischen Symptome oder durch Antikörperbestimmungen im Blut gestellt.

Therapie: Die Therapie kann nur rein symptomatisch erfolgen. Bei Auftreten einer bakteriel-

---

Übersicht Masern

Erreger: Masernvirus, ein RNA-Virus

Epidemiologie: weltweit verbreitet

Übertragung: Tröpfcheninfektion

Inkubationszeit und Ansteckung: ca. 10 Tage, Ansteckung 4 Tage vor Exanthemausbruch bis zum Verschwinden des Exanthems

Krankheitsbild: konfluierendes Exanthem, Lichtscheu, Fieber, Koplik-Flecken; Komplikationen: Pneumonie, Otitis media, Enzephalitis

Diagnostik: typische Symptome, Antikörpernachweis

Behandlung: symptomatische Therapie

Prophylaxe: vordringlich aktive Schutzimpfung ab dem 15. Lebensmonat; passive Impfung möglich

Gesetzliche Bestimmungen, Berufskrankheit: Meldepflicht schon bei Krankheitsverdacht, ferner bei Erkrankung und Tod

---

len Zweitinfektion (z. B. Pneumonie) wird eine antibiotische Behandlung erforderlich.

Prophylaxe: Die wirksamste Prophylaxe besteht in der **Masernlebendimpfung**, die nach Empfehlungen der STIKO nach dem 15. Lebensmonat beginnen sollte. Heute erfolgt die Masernimpfung in der Regel zusammen mit der Mumps- und Rötelnimpfung (s. unten und S. 94 f. sowie die Impfpläne in Kap. 8 »Infektionsschutz durch Impfungen«, S. 121 ff.).

Aufgrund des vermehrungsfähigen Masernlebendimpfstoffs dürfen Abwehrgeschwächte, Schwangere, akut fieberhaft Erkrankte und Personen mit einer Allergie gegen Hühnereiweiß nicht geimpft werden!

Nebenbei besteht die Möglichkeit einer **passiven Immunisierung** mit Masernimmunglobulin. Hiermit können gefährdete Personen geimpft werden. Außerdem kann die Immunglobulingabe ungeimpften Personen zur Milderung der Krankheitserscheinungen während der Inkubationszeit appliziert werden.

Gesetzliche Bestimmungen: Masern sind schon bei Krankheitsverdacht meldepflichtig.

3.4.11 Mumpsvirus

Mumps (Parotitis epidemica, Ziegenpeter) ist eine hochkontagiöse, mit Schwellung der Ohrspeicheldrüse einhergehende, fiebrige Viruserkrankung.

Übertragung und Krankheitsbild: Die Übertragung erfolgt durch Tröpfcheninfektion. Nach einer Inkubationszeit von 2 bis 3 Wochen kommt es in den meisten Fällen zu einer zunächst einseitigen **Parotisschwellung**. In der Regel schwillt nach wenigen Tagen auch die andere Seite an. Die Kinder klagen über starke Schmerzen beim Kauen und bei Kopfbewegungen. Häufig sind Halslymphknoten angeschwollen. Eine Schutzimpfung wurde vor allem aufgrund der **Komplikationen** eingeführt. In etwa der Hälfte der Erkrankungen kommt es zu einer Hodenentzündung (Orchitis), der eine Hodenatrophie und spätere Unfruchtbarkeit folgen kann. Ebenso häufig ist eine Pankreatitis mit typischen Laborwertveränderungen (erhöhte Amylase und Lipase im Blut). Seltener werden eine Mastitis und eine Meningitis beobachtet.

Ansteckung: Die Ansteckungsfähigkeit ist eine Woche vor und nach der Parotisschwellung am größten.

Therapie: Die therapeutischen Möglichkeiten sind – wie bei allen Viruserkrankungen – sehr begrenzt. Kühlungen der angeschwollenen Bereiche bringen jedoch Linderung. Bei Orchitis können Kortisongaben erfolgreich sein.

Prophylaxe: Es existiert ein Lebendimpfstoff zur **aktiven Immunisierung** ab dem 15. Lebensmonat (meist Kombinationsimpfung mit Masern und Röteln, s. auch Impfpläne in Kap. 8 »Infektionsschutz durch Impfungen«, S. 121 ff.).
Ein Immungobulin zur **passiven Impfung** ist zwar im Handel erhältlich, die Wirksamkeit zur Prophylaxe und zur Milderung der Krankheitssymptome ist jedoch umstritten.

Gesetzliche Bestimmungen: Das IfSG sieht eine allgemeine Meldepflicht nicht vor. Der Leiter einer Gemeinschaftseinrichtung muss das Gesundheitsamt über Mumpserkrankungen informieren (§ 34 Abs. 6 IfSG).

3.4.12 Norovirus

Noroviren sind weltweit verbreitet. Sie sind für einen Großteil der nicht-bakteriell bedingten Gastroenteritiden bei Kindern (30 %) und bei Erwachsenen (bis zu 50 %) verantwortlich. Gerade in Gemeinschaftseinrichtungen (Krankenhäuser und Altenheime!) sind sie häufig Verursacher von Epidemien.

Übertragung und Inkubationszeit: Die Viren werden über den Stuhl und das Erbrochene des Menschen übertragen. Die Übertragung er-

folgt direkt von Mensch zu Mensch fäkal-oral oder durch Tröpfchen, seltener durch kontaminierte Nahrungsmittel. Die Inkubationszeit beträgt 6–50 Stunden.

Krankheitsbild: Noroviren verursachen akut beginnende Gastroenteritiden, die durch schwallartiges Erbrechen und starke Durchfälle gekennzeichnet sind und zu einem erheblichen Flüssigkeitsverlust führen können (s. S. 41). In der Regel besteht ein ausgeprägtes Krankheitsgefühl mit Bauchschmerzen, Übelkeit, Kopf- und Muskelschmerzen sowie Mattigkeit.

Diagnostik: Nachweis von Viren oder deren Antigenen im Stuhl.

Therapie: Sie erfolgt rein symptomatisch durch Ausgleich des Wasser- und Elektrolytverlustes. Eine antivirale Therapie steht nicht zur Verfügung.

Prophylaxe und Meldepflicht: Eine Impfung gibt es nicht. Zur Verhinderung einer epidemieartigen Ausbreitung müssen eine Reihe von präventiven Maßnahmen getroffen werden (s. Teil II »Krankenhaushygiene«, S. 147 ff.). Der Nachweis von Noroviren im Stuhl ist durch das Labor meldepflichtig. Der Verdacht einer akuten infektiösen Gastroenteritis muss von den behandelnden Ärzten gemeldet werden.

3.4.13 Parvovirus

Parvovirus B 19 verursacht Ringelröteln, eine der 5 mit klassischem Exanthem einhergehenden Kinderkrankheiten (neben Masern, Scharlach, Windpocken und Röteln).

Übertragung und Krankheitsbild: Die Ansteckung erfolgt über Tröpfchen. Nach 2–5 Tagen kommt es zu grippeähnlichen Symptomen verbunden mit feuriger Verfärbung der Wangen. Einige Tage später erscheint an Armen und Beinen das charakteristische Exanthem in Rin-

gel- oder Girlandenform (Erythema infektio-sum). Im Verlauf kann es zu Gelenkentzündun-gen und Blutbildveränderungen kommen.
Während der Schwangerschaft kann der Erre-ger von der infizierten Mutter an den Fötus weitergegeben werden. Gefürchtet ist ein Spon-tanabort oder ein Hydrops.

Prophylaxe und Therapie: Es gibt weder eine Impfung noch eine spezifische Therapie. Schwangere sollen den Kontakt mit Erkrankten meiden.

3.4.14 Pockenvirus

Bis in die 1970er-Jahre gehörten die Pocken-viren zu den gefürchtetsten Infektionserregern. Durch breit angelegte Impfkampagnen konnte der letzte Pockenfall 1977 in Somalia gemeldet werden. Rudimente der Impfung tragen Per-sonen, die vor 1979 geboren wurden, noch als Narben im Oberarmbereich.

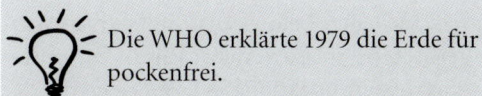 Die WHO erklärte 1979 die Erde für pockenfrei.

Seither existieren Pockenviren nur noch in Hochsicherheitslaboratorien zu Forschungs-zwecken in den USA, der ehemaligen Sowjet-union und Japan. In den Medien erscheinen al-lerdings immer wieder Meldungen, wonach an-dere Länder über dieses Virusmaterial – zum eventuellen Einsatz als biologische Waffe – ver-fügen sollen (Bioterrorismus). In Deutschland hat man vor dem Hintergrund des Golfkrieges (2003) für jeden Bürger eine Impfdosis gelagert.

3.4.15 Poliomyelitisvirus

Erreger: Der Erreger der Polioerkrankung (Kinderlähmung) ist ein RNA-Virus aus der Fa-milie der Enteroviren. Drei Virustypen (1−3) sind bekannt. Infektionen können zu Lähmun-gen unterschiedlichen Schweregrades führen.

Epidemiologie: War die Kinderlähmung in den 1950er-Jahren in Deutschland noch ein großes Problem, so traten seit Einführung der **Schluckimpfung** 1961 Polioerkrankungen nur noch sporadisch auf. Zu Epidemien kommt es vorwiegend in Ländern mit schlechten hygieni-schen Verhältnissen (Asien, Afrika). In Europa wurde lediglich eine kleinere Epidemie im Oktober 1992 in den Niederlanden beobachtet (80 Erkrankte, sämtlich Impfverweigerer einer religiösen Gemeinschaft).
Für das Poliovirus ist nur der Mensch als Wirt bekannt. Die WHO plant, die Erkrankung durch gezielte Impfkampagnen auszurotten.

Übertragung: Das Enterovirus wird haupt-sächlich durch fäkal-orale Schmierinfektion übertragen, auch wenn eine Tröpfcheninfektion theoretisch möglich erscheint. In Europa und Nordamerika tritt die Polioerkrankung vorwie-gend im Sommer und Herbst auf. Die Erkran-kung ist wenig kontagiös. Nur in höchstens 5 % verläuft sie manifest, das heißt, dass 95 % der Infektionen unbemerkt verlaufen. Jedoch führt auch die inapparente Infektion zu lebenslanger Immunität, allerdings nur gegen den Erreger-typ, der übertragen wurde.

Inkubationszeit und Krankheitsverlauf: Die Inkubationszeit beträgt 1 bis 2 Wochen, wobei sich die Viren zunächst im Rachenraum und im Darm vermehren. Erst später erfolgt der Über-tritt ins Blut und in die Nervenbahnen. Typi-scherweise ist der **Krankheitsverlauf** – wie bei vielen anderen Virusinfektionen – **zwei-gipfelig**: Nach einem unspezifischen grippe-ähnlichen Initialstadium (1−2 Tage) folgt eine mehrere Tage andauernde Ruhephase. Erst dann haben sich die Viren in ihrem **Zielorgan Vor-derhornzellen** des Rückenmarks oder des Hirnstamms eingenistet. Charakteristisch sind plötzliche, innerhalb von wenigen Stunden auf-tretende Lähmungserscheinungen (»Morgen-lähmung«, nachdem man am Abend zuvor noch gesund war). Betroffen sind häufig die

---

Übersicht Poliomyelitis – Kinderlähmung

Erreger: Polioviren 1, 2, 3; RNA-Viren ohne Envelope

Epidemiologie: weltweit verbreitet, vor allem in Entwicklungsländern

Übertragung: fäkal-orale Schmierinfektion bei schlechter Hygiene

Inkubationszeit und Ansteckung: 1–2 Wochen

Krankheitsbild: Muskellähmungen unterschiedlicher Lokalisation

Diagnostik: Erregernachweis oder Antikörperbestimmung

Behandlung: symptomatische Behandlung, Krankengymnastik

Prophylaxe: aktive Impfung mit Totimpfstoff nach Salk (IPV)

Gesetzliche Bestimmungen, Berufskrankheit: Meldepflicht schon bei Krankheitsverdacht!

---

unteren Extremitäten, das Zwerchfell, die Interkostalmuskulatur oder die Hirnnerven. Nur in seltenen Fällen kommt es zu Todesfällen durch komplette Lähmung der Atemmuskulatur.

Die Lähmungen können nach einer Weile spontan zurückgehen oder zu Dauerfolgen wie Atrophie, Kontrakturen oder Skelettdeformationen führen.

Diagnostik: Der Erreger kann in Stuhlproben, durch Rachenabstriche und im Blut nachgewiesen werden. Antikörperbestimmungen können eine Infektion bestätigen und den Krankheitsverlauf beschreiben.

Therapie: Eine kausale Therapie ist nicht möglich. Behandlungserfolge werden durch krankengymnastische Übungen erzielt.

Prophylaxe: Wegen der schlechten therapeutischen Möglichkeiten drängen Kinderärzte und Gesundheitsämter immer wieder zu Recht auf die Durchführung der **aktiven Immunisierung.** Seit 1990 hat es in Deutschland keine im Lande erworbene Polio mehr gegeben. Dies führt aber zu einer immer wieder beklagten Impfmüdigkeit, vor allem der Erwachsenen. Durch Zuwanderung oder Fernreisen besteht aber ein nicht zu unterschätzendes »**Importrisiko**« der Polioviren aus den Entwicklungsländern: Eingeschleppte Viren können sich bei nicht ausreichender Immunität in der hiesigen Bevölkerung epidemieartig ausbreiten.

Dabei ist alles so einfach:

In Deutschland stehen **zwei** prinzipiell unterschiedliche **aktive Impfstoffe** zur Verfügung:

● **Polioimpfung nach Salk** (IPV = inaktive Polio-Vakzine): Trivalenter (enthält die drei verschiedenen Polioviren) Impfstoff mit **abgetöteten** (inaktivierten) **Viren** zur intramuskulären Injektion. Seit 1998 die **von der STIKO empfohlene Impfung** für die Bundesrepublik.

Vorteil:

Durch abgetötete Erreger kann es nicht zu einer Impfpoliomyelitis kommen. HIV-Infizierte können geimpft werden.

Nachteil:

Die i.m.-Impfung führt nur zur Bildung von Blutantikörpern (IgG, humorale Immunität). Nach Infektion mit dem Poliovirus besteht kein Schutz in der Darmschleimhaut, und es kann zur Virämie kommen. Daher **schlechterer Impfschutz** als bei der Impfung nach Sabin. Auffrischimpfungen werden alle 5 Jahre notwendig.

● **Polioimpfung nach Sabin** (OPV = orale Polio-Vakzine): Trivalenter Impfstoff mit **lebenden**, vermehrungsfähigen, aber **abgeschwächten Viren** zur oralen Applikation

(»Schluckimpfung ist süß, Kinderlähmung ist grausam«). Hierdurch wird die natürliche Infektion simuliert.

Vorteil:

Durch die orale Aufnahme lebender Viren erfolgt deren Vermehrung im Darm und dadurch eine Immunisierung durch IgA-Antikörper bereits in der Darmschleimhaut und gleichzeitig durch IgG-Antikörper im Blut. Diese Impfung bietet also einen **zweifachen Schutz**.

Nachteil:

Eine **Rückmutation** der abgeschwächten Viren zu dem pathogenen Krankheitserreger ist möglich. Daher wird die Impfung mit OPV **von der STIKO nicht mehr empfohlen!**

Gesetzliche Bestimmungen: Eine Meldepflicht besteht wegen eines möglichen Epidemieausbruchs schon bei Krankheitsverdacht. Eine Isolierung für mindestens eine Woche wird erforderlich. Die Impfung möglicher Kontaktpersonen wird angeraten.

3.4.16 Respiratory Syncytial Virus (RSV)

Das **RSV** ist ein pneumotropes Virus und Verursacher akuter Atemwegsinfektionen des frühen Kindesalters.

Das Virus breitet sich so effektiv aus, dass fast alle Menschen in den ersten Lebensjahren eine Infektion durchmachen. Oft dramatisch verlaufende Infektionen (Bronchitis, Pneumonie) betreffen vor allem Säuglinge mit Grunderkrankungen und unreif Geborene. Ältere Kinder und Erwachsene erkranken, wenn überhaupt, nur leicht.

Es wird diskutiert, dass Personen, die im frühen Kindesalter eine schwerere RSV-Infektion durchgemacht haben, im späteren Lebensalter gehäuft obstruktive Atemwegserkrankungen erleiden.

Übertragung und Krankheitsbild: Die Übertragung erfolgt durch Tröpfcheninfektion oder kontaminierte Gegenstände. Letzterer Übertragungsweg spielt bei nosokomialen Infektionen in Kinderkliniken eine große Rolle. Nach einer Inkubationszeit von 4 bis 7 Tagen beginnt die Erkrankung mit Husten und Schnupfen. Später werden tiefere Atemwege betroffen: Tracheobronchitis, Bronchiolitis, Pneumonie. Die Erkrankung dauert je nach Schwere des Krankheitsbildes 1 bis 3 Wochen.

Diagnostik: Häufig kann die Diagnose nicht durch Antikörperbestimmungen gestellt werden, da junge Säuglinge noch nicht zur adäquaten Antikörperbildung in der Lage sind. Der direkte Virusnachweis gelingt mit Sekreten aus Nasen- und Rachenabstrichen durch den ELISA (s. Abschnitt »Diagnostik der Viruserkrankungen«, S. 99).

Therapie: Eine gezielte Therapie ist wie bei vielen anderen Virusinfektionen nicht möglich. Bei schweren Verläufen ist eine Sauerstofftherapie angezeigt. Bakterielle Superinfektionen können eine Antibiotikatherapie notwendig machen.

Prophylaxe: Eine Immunprophylaxe im Sinne einer Impfung ist nicht möglich. Eine umfangreiche persönliche Hygiene (Händewaschen, Nasen-Mund-Schutz) wird besonders auf Säuglingsstationen erforderlich.

Gesetzliche Bestimmungen: Eine Meldepflicht besteht nicht.

3.4.17 Rhinovirus

Erreger: Rhinoviren (RNA-Virus) sind die wichtigsten Erreger des **gewöhnlichen Schnupfens**. Da vermutet wird, dass jeder Mensch ca. 2 bis 5 Rhinovirus-Infektionen im Jahr durchmacht, besitzen diese Viren eine besondere **sozialökonomische Bedeutung**.

Übertragung und Krankheitsbild: Eine Übertragung erfolgt durch Tröpfcheninfektion (Husten, Niesen) oder durch direkten Kontakt (Küssen, Händeschütteln usw.). Nach Vermehrung im Nasenschleimhautbereich kommt es binnen 24 Stunden zu den bekannten Symptomen eines Schnupfens: Husten, Niesen, Nasenlaufen, Hals- und Muskelschmerzen, Unwohlsein, eventuell Fieber.

Diagnostik: Eine Labordiagnostik (Antikörpernachweis) wird nur in ganz seltenen Fällen durchgeführt und dann vor allem, um gefährlichere Erkrankungen auszuschließen.

Therapie: Eine kausale Therapie existiert nicht, auch wenn den Bürgern dies durch die breit angelegte Werbung suggeriert werden soll. Manchen Erkrankten hilft jedoch ein schleimhautabschwellendes Nasenspray.

Prophylaxe: Eine Impfung ist nicht möglich.

Gesetzliche Bestimmungen: Eine Meldepflicht besteht natürlich nicht.

3.4.18 Rötelnvirus

Die **Röteln** (Rubella) sind eine meist harmlos verlaufende, akut fieberhafte Erkrankung, die durch ein feinfleckiges Exanthem und durch eine regionale Lymphknotenschwellung gekennzeichnet ist.

Übertragung: Die Übertragung erfolgt über Tröpfcheninfektion oder die Plazenta (Rötelnembryopathie, s. unten).

Inkubationszeit und Krankheitsbild: Die Inkubationszeit beträgt 2 bis 3 Wochen; etwa die Hälfte der Infektionen verläuft unbemerkt. Im Krankheitsfall kommt es neben milden grippeähnlichen Symptomen zur Ausbildung eines feinfleckigen, nicht konfluierenden Exanthems.

Es beginnt hinter den Ohren und breitet sich rasch auf Gesicht, Hals, Rumpf und Extremitäten aus. Die Hauterscheinungen sind hellrot und etwas größer als beim Scharlach. Typisch ist eine schmerzhafte Vergrößerung der Hals- und Nackenlymphknoten. Komplikationen sind sehr selten.

Diagnostik: Die Labordiagnose der Röteln erfolgt durch Nachweis spezifischer Antikörper.

Therapie: Eine Therapie ist nicht möglich und in der Regel auch nicht nötig.

Rötelnembryopathie

Wird eine **nichtimmune Schwangere** durch das Rötelnvirus infiziert, so kann das Virus über die Plazenta auf die Frucht übergehen. **Missbildungen** sind vor allem im ersten Schwangerschaftsdrittel während der Organentwicklung (Embryonalphase) zu erwarten. Bei schweren Schädigungen kann es zum Abort kommen. Wird das Kind ausgetragen, werden unter anderem folgende Veränderungen gefunden:
- Herzfehler
- Augendefekte (Katarakt, Retinopathie, Glaukom)
- Schwerhörigkeit bis zur Taubheit durch Innenohrschädigung
- Schädigungen des ZNS (Enzephalitis, geistige Retardierung)

Im weiteren Leben kann noch eine Reihe anderer Defekte erkennbar werden.

> Wegen dieser Gefahr von Missbildungen ist die **Rötelnimpfung** für alle Kleinkinder (aktive Impfung ab dem 15. Lebensmonat als Kombinationsimpfung mit Masern und Mumps) **unverzichtbar**!

Zudem ist jedem Mädchen während oder nach der Pubertät – spätestens wenn ein Kinder-

---

> **Übersicht Röteln**
>
> **Erreger:** Rötelnvirus, RNA-Virus
>
> **Epidemiologie:** weltweit
>
> **Übertragung:** vor allem Tröpfcheninfektion und über die Plazenta!
>
> **Inkubationszeit und Ansteckung:** 2–3 Wochen
>
> **Krankheitsbild:** exanthematische Erkrankung, regionale Lymphknotenschwellung, Rötelnembryopathie!
>
> **Diagnostik:** Antikörpernachweis
>
> **Behandlung:** symptomatisch
>
> **Prophylaxe:** aktive Schutzimpfung ab dem 15. Lebensmonat, Immunglobulingabe von nichtimmunen Schwangeren bei Rötelnkontakt möglich
>
> **Gesetzliche Bestimmungen, Berufskrankheit:** Nur die Rötelnembryopathie ist meldepflichtig.

wunsch besteht – eine Antikörperbestimmung dringend anzuraten, um festzustellen, ob ein ausreichender Schutz gegen eine Rötelninfektion besteht. Leider geschieht dies nur allzu selten.

> Stellt erst der Gynäkologe in einer Frühschwangerschaft eine frische Rötelninfektion der nichtimmunen werdenden Mutter fest, so besteht die Indikation zum Schwangerschaftsabbruch!

Feststellung der Rötelnimmunität

Angaben über angeblich in der Kindheit durchgemachte Röteln sind unzuverlässig. Auch ist die Rötelnimpfung nicht immer eine Garantie für einen sicheren Schutz, da es eine kleine Zahl von Non-Respondern gibt. Die Feststellung der Rötelnimmunität erfolgt demnach ausschließlich durch den **Nachweis rötelnspezifischer Antikörper.** Neben anderen Verfahren wird hierzu häufig der Hämagglutinationshemmtest (HHT) eingesetzt:

- Ein Antikörpertiter > 1 : 16 gilt als beweisend für eine sichere Immunität.
- Ein Titer von 1 : 8 ist kontrollbedürftig.
- Wird ein Titer < 1 : 8 bestimmt, so existiert mit großer Wahrscheinlichkeit kein ausreichender Schutz.

3.4.19 Rotavirus

Rotaviren sind doppelsträngige RNA-Viren ohne Hüllmembran (»nackte Viren«). Sie werden weltweit auf Säuglings- und Kleinkinderstationen nachgewiesen und verursachen dort, vereinzelt oder epidemisch, **Durchfallerkrankungen.** Bevorzugte Erkrankungszeit sind die Wintermonate.

Auch außerhalb von Einrichtungen lässt sich ein Kontakt mit Rotaviren nicht vermeiden. Die Erreger sind weit verbreitet und hochkontagiös, so dass sich nahezu jedes Kind in den ersten 3 Lebensjahren infiziert.

> 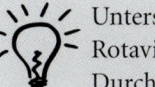 Untersuchungen haben belegt, dass Rotaviren für zwei Drittel aller Durchfallerkrankungen bei Kindern unter 4 Jahren verantwortlich sind.

Übertragung: Die Übertragung erfolgt fäkal-oral durch eine Schmutz- und Schmierinfektion. Ansteckungsquelle sind akut erkrankte oder symptomfrei infizierte Kinder.

Inkubationszeit und Krankheitsbild: Die Inkubationszeit beträgt 2 bis 4 Tage. Anschließend kommt es zu einer plötzlich einsetzenden Gastroenteritis mit Erbrechen, Fieber sowie wässerig-schleimigen Durchfällen.

> **!** Es besteht die **Gefahr einer Exsik-kose,** so dass die Wasser- und Mineralverluste ausgeglichen werden müssen (s. Abschnitt »Durchfallerkrankungen«, S. 40 ff.)!

Die Krankheitsdauer beträgt 4 bis 5 Tage, der Verlauf ist meist gutartig.

Diagnostik: Der Nachweis einer Rotavirusinfektion gelingt durch Antigenbestimmungen aus Stuhlproben und durch Nachweis von Antikörpern im Serum.

Prophylaxe: Inzwischen existiert eine Impfung mit abgeschwächten, lebenden Viren. Der Impfstoff wird 2- bis 3-mal oral appliziert, am besten in den ersten 6 Lebensmonaten im Rahmen der U-Vorsorgeuntersuchungen.
Des Weiteren steht die Vermeidung der nosokomialen Infektion im Vordergrund. Die Händedesinfektion auf Kinderkrankenstationen sollte sehr ernst genommen werden, um die Viren nicht von einem kranken auf ein noch nicht infiziertes Kind zu übertragen. Nach durchgemachter Erkrankung besteht kein vollständiger Schutz. Ursache ist eine nachlassende Immunität der Dünndarmschleimhaut.

Gesetzliche Bestimmungen: Der Erregernachweis ist meldepflichtig.

3.4.20 Tollwutvirus

✎ Die **Tollwut** (Rhabies, Lyssa) ist eine akute Erkrankung des Zentralnervensystems, die durch das Tollwutvirus verursacht wird. Sie verläuft praktisch immer tödlich.

Epidemiologie: Tollwutviren sind weltweit verbreitet. Nur wenige Inselstaaten bzw. Kontinente sind auch heute noch **tollwutfrei:** Großbri-

tannien, Irland, Norwegen, Schweden, Finnland, Island und Malta in Europa, sowie Japan, Australien, Neuseeland, einige Pazifik- und Karibikinseln.
Tollwutverdächtige Tiere zeigen:

- artfremdes Verhalten (bei Wildtieren verliert ein Reh beispielsweise die Scheu vor dem Menschen)
- vermehrten Speichelfluss
- veränderte Essgewohnheiten (bei Haustieren zu beobachten)
- Unruhe und Krämpfe
- unsicheren Stand und Gang
- vermehrte Angriffslust

Übertragung: Fast alle warmblütigen Tiere können an der Tollwut erkranken. Daher kommen sie auch als potenzielle Überträger in Betracht. In Europa wird die Tollwut hauptsächlich über Füchse und Rehwild übertragen. Unter den Haustieren besitzen Hunde und Katzen größere Bedeutung. In Amerika sind vor allem Stinktiere und Fledermäuse als Vektoren zu diskutieren.

Inkubationszeit/Krankheitsverlauf: Da das Virus mit dem **Speichel** infizierter Tiere ausgeschieden wird, erfolgt die **Infektion durch** Kontakt mit dieser Körperflüssigkeit. Die intakte Haut stellt eine gute Barriere dar, daher erfolgt eine Übertragung entweder durch einen Biss, seltener durch Belecken verletzter Hautpartien oder durch Aerosole. Nach einem Biss vermehren sich die Viren in Muskelzellen. Von dort aus wandern die Viren entlang der Nervenbahnen zum **Zielorgan, d. h. zum zentralen Nervensystem**. Da diese Strecke einige Zeit benötigt (3 mm/Stunde), ist auch die **Inkubationszeit** nicht einheitlich (20 Tage bis mehrere Monate):

 Je näher die Bisswunde am ZNS liegt, desto früher ist mit dem Krankheitsausbruch zu rechnen.

Die Erkrankung beginnt mit Missempfindungen im Bereich der Eintrittspforte. Später wird sie durch neurologische Symptome wie generalisierte Krämpfe und Muskelspasmen im Kehlkopfbereich charakterisiert. Der Patient ist erregt und kann nicht mehr schlucken (»**wilde Wut**«). Der virushaltige Speichel läuft aus dem Mund. Anblick von Wasser kann einen Schlundkrampf auslösen (**Hydrophobie**). Wenn ein Patient diese Phase überlebt, stirbt er im paralytischen Stadium (»**stille Wut**«) durch Atemlähmung.

Therapie: Ein Behandlung ist nicht möglich.

Diagnostik: Während der Inkubationszeit gibt es keine Diagnosemöglichkeit. Bei Krankheitsausbruch kommt sie für den betroffenen Patienten zu spät (Antikörpernachweis). Das Virus kann bei tollwutverdächtigen Tieren und Menschen im Speichel gefunden werden. Nach dem Tod gelingt der Beweis am besten durch Untersuchungen des Hirngewebes.

Prophylaxe: Die Verhinderung einer Tollwutinfektion unterteilt sich in drei Komponenten:
- **Vektorprophylaxe:**
  Hierunter versteht man die Verhinderung der Tollwutverbreitung in noch nicht durchseuchten Gebieten (oben angesprochene Inselregionen). Einige Länder verbieten z. B. das Mitführen von Hunden auf Urlaubsreisen. Andere verlangen den Nachweis einer Tollwutschutzimpfung der Haustiere. In Südamerika, wo häufig tollwutinfizierte Fledermäuse als Überträger fungieren, werden ganze Rinderherden geimpft. In Europa werden zur Zeit Impfköder für Wildtiere ausgelegt, um das Erregerreservoir zu reduzieren.
- **Allgemeine Maßnahmen, lokale Wundbehandlung:**
  Die wirksamste Schutzmaßnahme ist die Beseitigung des Tollwutvirus von der Infektionsstelle. Daher soll eine Bisswunde, ob tollwutverdächtig oder nicht, in jedem Fall

mit Wasser und Seife ausgewaschen und gespült werden. Anschließend wird die Wunde mit Alkohol- oder Iodlösung desinfiziert. Die Wundrandexzision muss großzügig sein, eine Wundnaht muss unterbleiben. Es soll an dieser Stelle auch an eine Tetanusprophylaxe erinnert werden.
- **Impfprophylaxe:**
  Es bestehen zwei Möglichkeiten:
  - **Präexpositionelle Prophylaxe (vor einem Biss):**
    Die aktive Impfung wird in erster Linie gefährdeten Personen wie Waldarbeitern, Jägern, Tierärzten, Tierpflegern sowie Entwicklungshelfern empfohlen. Sie erfolgt durch dreimalige intramuskuläre Verabreichung des Impfstoffs. Eine Auffrischimpfung ist nach 3 bis 5 Jahren vorgesehen.
  - **Postexpositionelle Prophylaxe (nach einem Biss):**
    Besteht kein Impfschutz, so kann nach einem Bissereignis durch ein tollwutverdächtiges Tier der Ausbruch einer Erkrankung verhindert werden. Eine Impfung wird ferner bei Kontakt mit der Impfflüssigkeit eines beschädigten Impfstoffköders mit nicht intakter Haut oder Schleimhaut empfohlen. Es muss in diesem Fall eine Simultanimpfung durchgeführt werden (WHO-Empfehlung): aktiv 6-mal an den Tagen 0, 3, 7, 14, 30 und 90 sowie passiv mit Tollwuthyperimmunglobulin. Dabei wird die Hälfte intramuskulär und der Rest im Gebiet der Bisswunde appliziert (s. auch unter www.rki.de).

> In jedem Fall soll bei Kontakt mit einem tollwutverdächtigen Tier oder bei jeglicher Bissverletzung in einem Drittweltland ein Arztbesuch erfolgen!

Gesetzliche Bestimmungen: Nach § 6 IfSG besteht eine namentliche Meldepflicht für die Verletzung eines Menschen durch ein tollwutkrankes, -verdächtiges oder ansteckungsverdächtiges Tier. Ferner ist der Nachweis eines Virus durch ein Labor meldepflichtig.

3.4.21 Slow-Virus-Erkrankungen: Creutzfeldt-Jakob-Syndrom, Scrapie, BSE

Sie sind durch folgende Kriterien **charakterisiert**:
- jahrelange Inkubationszeit
- langsam progredienter Verlauf, der mit dem Tod endet
- Begrenzung der Infektion auf ein Organsystem

Erkrankungen konnten bisher bei Tieren und Menschen gefunden werden. Beispiele sind:
- die **Creutzfeldt-Jakob-Erkrankung** (**CJE**) beim Menschen
- die **Scrapie** (**Traberkrankheit**) bei Schafen
- die **BSE** (**bovine spongiöse Enzephalopathie**) bei Rindern

Bei ihnen geht man davon aus, dass ein **Prion** (= infektiöses Eiweißpartikel) zur Infektion führt.

Slow-Virus-Infektionen sind die Ursache chronischer Krankheitsprozesse, die vorwiegend das ZNS betreffen und tödlich verlaufen.

Nachgewiesen wurde eine Infektion von Mensch zu Mensch durch Hornhaut- oder Duratransplantate bei der **CJE**.
Als Hauptinfektionsquelle der **BSE** kommt die Verfütterung von Fleisch- und Knochenmehlen, die von Scrapie-Schafen stammen, an Rinder in Betracht. Nach Meinung von Human- und Veterinärmedizinern kann eine Infektionsgefahr für den Menschen durch Verzehr BSE-verseuchten Rinderfleisches nicht ausgeschlossen werden.

Nähere Zusammenhänge sind zur Zeit Gegenstand der Forschung. Ob »langsame Viren« auch an anderen, schleichend und progredient verlaufenden, therapeutisch nicht beeinflussbaren Erkrankungen (Alzheimer-Krankheit, Multiple Sklerose, AIDS-Enzephalopathie u. a.) beteiligt sind, wird derzeit diskutiert.

3.4.22 Tumorviren

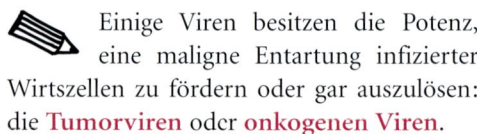 Einige Viren besitzen die Potenz, eine maligne Entartung infizierter Wirtszellen zu fördern oder gar auszulösen: die Tumorviren oder onkogenen Viren.

Krebsauslösende Vertreter finden sich in allen Gruppen pathogener **Viren mit doppelsträngiger DNA** (Adenoviren, Hepatitis-B-Viren, Herpesviren und Papillomaviren). Unter den RNA-Viren haben die **Retroviren** (siehe AIDS) und das Hepatitis-C-Virus onkogene Eigenschaften.
Menschliche **Adenoviren** verursachen maligne Lymphome und Lymphosarkome bei Nagetieren.
Schon lange ist bekannt, dass eine chronische **Hepatitis B** zum primären Leberkrebs führen kann. In Teilen von Asien und Afrika ist das Leberzellkarzinom die häufigste aller bösartigen Erkrankungen überhaupt.
Das Nasopharynxkarzinom in China und das Burkitt-Lymphom in Schwarzafrika wird eng mit dem **Epstein-Barr-Virus** (aus der Familie der Herpesviren) in Zusammenhang gebracht.
Beim Gebärmutterhalskrebs können in über 90 % Bestandteile des **humanen Papillomavirus** (**HPV**) (s. auch Abschnitt »Humanes Papillomavirus (HPV)«, S. 85) gefunden werden, so dass zumindest eine Mitursache zur Krebsentstehung erwogen werden muss.
Auch können Hautwarzen, die durch menschliche Papillomaviren verursacht werden, zu Plattenepithelkarzinomen entarten.

Seit den 1980er-Jahren werden **Retroviren** als Verursacher von T-Zell-Leukämien gesehen. Auch im Rahmen einer HIV-Erkrankung sieht man immer wieder die Ausbildung bösartiger Tumoren (z. B. Kaposi-Sarkome), obwohl nicht gesichert ist, ob die Viren selbst tumorauslösend sind oder durch die hervorgerufene Abwehrschwäche die Krebsentstehung begünstigt wird. Inwiefern noch weitere Viren an der Krebsentstehung des Menschen beteiligt sind, werden zukünftige Forschungen zeigen.

Tab. 3.6   Auswahl gebräuchlicher serologischer Tests

- Komplementbindungsreaktion (KBR)
- Neutralisationstest
- Hämagglutinationshemmtest (HHT)
- Immunfluoreszenztest
- Radioimmunoassay (RIA)
- Enzyme-linked immunosorbent assay (ELISA)
- Western-Blot
- Polymerase chain reaction = Polymerasekettenreaktion (PCR)

3.5   Diagnostik der Viruserkrankungen

Wenn eindeutige klinische Hinweise auf eine Virusinfektion (z. B. Masernexanthem) fehlen, kann sie nur durch ein labordiagnostisches Verfahren nachgewiesen werden. Dafür stehen folgende Untersuchungsmethoden zur Verfügung: Mittels **Elektronenmikroskopie** können einige Viren bereits aufgrund ihrer charakteristischen Morphologie erkannt werden. Dies geschieht entweder mit oder ohne fluoreszierenden Farbstoff (**Fluoreszenztest**).
Bei geringer Virusmenge werden die Erreger auf **Zellkulturen** oder in **Bruteiern** angezüchtet.

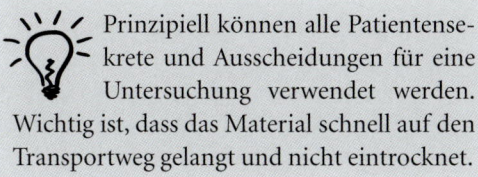 Prinzipiell können alle Patientensekrete und Ausscheidungen für eine Untersuchung verwendet werden. Wichtig ist, dass das Material schnell auf den Transportweg gelangt und nicht eintrocknet.

Einen sehr großen Stellenwert zum Nachweis einer Virusinfektion besitzen **serologische Verfahren** (Tab. 3.6). Hier werden virusspezifische Antikörper aus Serumproben eines Patienten bestimmt. Das Ergebnis wird als Titer angegeben.

Eine Infektion liegt vor, wenn in einer zweiten Blutprobe nach Ablauf von ca. 2 Wochen ein Antikörpertiteranstieg nachgewiesen wird.

Drei **Antikörper-** bzw. **Immunglobulinklassen** werden unterschieden:
- Frühe Antikörper gehören der **IgM-Klasse** an. Sie sind nach Ablauf der akuten Infektion in der Regel nicht mehr nachweisbar.
- **IgG-Antikörper** treten kurze Zeit später auf. Je nach Nachweismethode und Viruserkrankung können sie monatelang – oft lebenslang – im Serum bestimmt werden. Das Auftreten von IgG-Antikörpern weist somit auf eine nicht ganz frische Infektion hin. Diese Antikörper sind im Falle einer späteren Infektion ein Grundstein der Immunität.
- **IgA-Antikörper** werden von Schleimhäuten des Darms oder des Respirationstraktes gebildet. Ihnen verdanken wir einen spezifischen **lokalen** Schutz vor einer Infektion.

3.6   Therapeutische Möglichkeiten bei Viruserkrankungen

Waren früher Viruserkrankungen nicht therapierbar, so konnten in den vergangenen Jahren Chemotherapeutika (Virustatika) entwickelt werden, die zumindest bei einigen Viruserkrankungen Erfolg versprechende Therapieansätze zeigen.

> **Virustatika** sollen bei der Virusvermehrung nur viruseigene Prozesse hemmen ohne die körpereigenen Zellen zu schädigen.

Folgende **Wirkprinzipien** der **Virustatika** sind *theoretisch* denkbar (in Anlehnung an Abb. 3.2, S. 60):

- Verhinderung der Virusandockung an eine Wirtszelle
- Verhinderung der Viruspenetration
- Hemmung von viruseigenen Enzymen
- Verhinderung des Einbaus viruseigener Nukleinsäure in das Genom der Wirtszelle
- Verhinderung der Virusvermehrung
- Verhinderung des Viruszusammenbaus aus gebildeten Einzelbestandteilen
- Verhinderung der Virusfreisetzung

Ein Erreichen dieser theoretischen Traumziele liegt noch in weiter Ferne. Unter anderem besitzen folgende Medikamente klinische Bedeutung:

- **Aciclovir** (z. B. Zovirax®) hemmt den Einbau der viralen Nukleinsäure in das Genom der befallenen Zelle. Es ist ein gut wirksames Virustatikum für schwere Herpes-simplex- und Varicella-Zoster-Infektionen.
- **Ganciclovir** (z. B. Cytoven®) hemmt die Nukleinsäuresynthese von Zytomegalieviren in der infizierten Zelle.
- **Azidothymidin** (u. a. Retrovir®) hemmt die reverse Transkriptase und verhindert dadurch die Umwandlung viraler RNA in eine DNA. Es wird zur Therapie einer HIV-Infektion verwendet (s. S. 82 f.).
- **Amantadin** verhindert das Eindringen von Viren in eine Wirtszelle und wirkt bei rechtzeitiger Gabe prophylaktisch gegen eine Influenza-A-Virus-Infektion.
- **Interferone** schützen gegen zahlreiche Virusarten, indem sie die Abwehrleistung der Zellen verbessern. Interferone werden auch von infizierten Körperzellen selbst gebildet und in die Umgebung abgegeben. Man nimmt an, dass Nachbarzellen vor einer Viruspenetration geschützt werden.
- **Immunglobuline** (Antikörper) werden aus dem Blut von Spendern isoliert, die eine hohe Zahl von spezifischen Antikörpern besitzen. Sie können zur Prophylaxe und Therapie von Virusinfektionen eingesetzt werden.

Weitere Medikamente sind in den letzten Jahren zugelassen worden oder befinden sich in vielversprechenden Testphasen. Trotzdem sei auch hier an die unverzichtbaren Schutzimpfungen gegen Viruserkrankungen erinnert.

4 Pilze

Rainer Klischies

Pilze bilden als Fungi – neben Pflanzen und Tieren – ein weiteres, eigenständiges Reich der Lebewesen. Sie werden durch einen ungewöhnlichen Formenreichtum charakterisiert. Daher muss auf eine detaillierte Darstellung der Arten verzichtet werden.

Die Vermehrung erfolgt entweder geschlechtlich oder häufiger ungeschlechtlich. Als Nahrung sind Pilze auf organische Substanzen angewiesen. Da sie nicht, wie die Pflanzen, Photosynthese betreiben können, fristen sie ihr Dasein als Saprophyten oder Parasiten. Nur eine sehr geringe Zahl der etwa 100.000 bekannten Arten sind menschenpathogen. Pilzerkrankungen (Mykosen) gewinnen jedoch an Bedeutung, da opportunistische Infektionen abwehrgeschwächter Menschen immer häufiger werden.

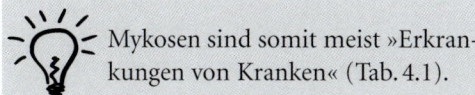 Mykosen sind somit meist »Erkrankungen von Kranken« (Tab. 4.1).

Tab. 4.1 Begünstigende Faktoren für eine Pilzerkrankung

- Lebensalter (alte Menschen und Säuglinge)
- Stoffwechselerkrankungen (z. B. Diabetes)
- Verbrennungen
- Abwehrschwäche (z. B. AIDS)
- bösartige Neubildungen
  (z. B. Lymphome, Leukämien, Krebs)
- immunsuppressive Therapie
  (z. B. Cortison, Zytostatika)

War im Falle einer Erkrankung der Pilz schon in der Körperflora vorhanden, spricht man von einer **endogenen Mykose**, wird ein Pilz eingeatmet oder verschluckt, von einer **exogenen Mykose**.

Pilze haben in der Medizin Bedeutung als:
- Erreger von Mykosen
- Giftstoffproduzenten (z. B. Aflatoxine durch Aspergillus)
- Ursache allergischer Reaktionen
- Produzent von Antibiotika (z. B. Penicillin)

4.1 Einteilung und Übersicht humanmedizinisch bedeutsamer Pilze

Die Einteilung der humanmedizinisch wichtigen Pilze erfolgt in folgende **Gruppen**:
- Sprosspilze (Hefen), z. B. Candida, Cryptococcus
- Schimmelpilze, z. B. Aspergillus
- Hautpilze (Dermatophyten), z. B. Trichophyton, Microsporum

Diese Einteilung besitzt vor allem Bedeutung für die antimykotische Therapie (s. unten). Im klinischen Alltag wird die Ausbreitung einer Pilzerkrankung wichtig. **Oberflächenmykosen** der Haut bekommt hauptsächlich der Hautarzt oder

der Hausarzt zu sehen. Dagegen stellen **systemische Mykosen** (**Organmykosen**) ein häufig spät erkanntes und schweres internistisches oder intensivmedizinisches Krankheitsbild dar.

4.1.1 Sprosspilze

Sprosspilze (Hefen) vermehren sich durch **Sprossung**: Aus einer Mutterzelle wächst die Tochterzelle heraus.

Candida

Candida ist ein physiologischer Pilz des Respirations- und Genitaltrakts sowie der Haut und kann bei lokaler oder genereller Immunschwäche zu Krankheitserscheinungen führen.
Der Hauptvertreter dieser Gruppe ist **Candida albicans**. Er ist Verursacher der **Candidiasis** oder des **Soors**.

Die **Candidiasis** ist eine oberflächliche Pilzerkrankung der Haut und Schleimhäute mit möglicher Streuung in alle Organe bei schlechter Abwehrlage.

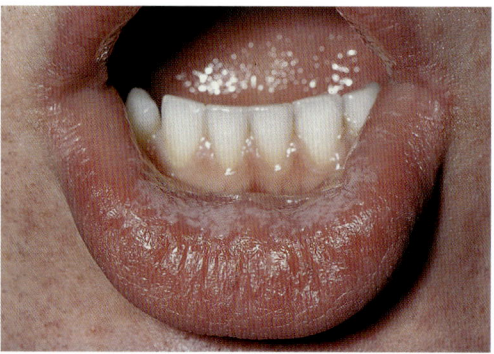

Abb. 4.1 Candidiasis, Mundsoor. Abstreifbare, weißliche Beläge im Bereich der Unterlippe (aus: Bork K, Bräuninger W. Hautkrankheiten in der Praxis. Diagnostik und Therapie. 3. Aufl. Stuttgart, New York: Schattauer 2005)

Krankheitsbilder: Der **Mundsoor** (Abb. 4.1) besteht aus weißlichen, abstreifbaren Belägen, die hauptsächlich an Zunge, Wangenschleimhaut und Rachen zu finden sind. Häufig betroffen sind Neugeborene, die durch einen nicht sanierten Geburtskanal infiziert wurden, oder abwehrgeschwächte bzw. mit Antibiotika und Kortison behandelte erwachsene Patienten. Mundsoor wird auch nach nicht richtig angewendeten Kortisonsprays beobachtet.
Die **Windeldermatitis** geht fast immer mit einer Candidabesiedlung einher. Begünstigt wird diese Candidiasis durch die modernen, fast luftundurchlässigen Windeln, die den Pilzen ein ideales Klima zur Vermehrung bieten.
Weitere Formen des Soorbefalls werden beim **Analekzem**, der **Genitalcandidiasis** oder der candidabedingten **Nagelmykose** gesehen.
Eine **Aussaat** von **Pilzzellen in innere Organe** erfolgt praktisch nur bei Immunschwäche (s. auch Tab. 4.1). Prinzipiell kann jedes Organ betroffen sein, bevorzugt sind jedoch die Lungen, die Nieren, das Hirn und das Herz. Es handelt sich jeweils um sehr schwere, fiebrige Krankheitsbilder, wobei an eine Pilzinfektion als Ursache meist erst gedacht wird, wenn eine längere Antibiotikatherapie keinen Erfolg zeigt.

Diagnostik: Die Soorbesiedlung im Haut- oder Schleimhautbereich ist durch das charakteristische Erscheinungsbild leicht zu diagnostizieren. Bei Verdacht auf eine Organcandidiasis besteht je nach klinischen Erscheinungen die Möglichkeit einer Blutkultur, einer Liquorpunktion oder der Antikörperbestimmung (IgM als Marker einer frischen Infektion) im Blut.

Therapie: Zur antimykotischen Behandlung steht eine Reihe von Präparaten zur Verfügung. Je nach Lokalisation und Schweregrad einer Candidiasis können Salben, Lösungen, Tabletten oder Infusionen verordnet werden (Tab. 4.2).

Prophylaxe: Eine prophylaktische Impfung existiert bei keiner Pilzerkrankung.

Tab. 4.2   Medikamentenauswahl für die antimykotische Behandlung

Salben	Ciclopiroxolamin (Batrafen®)
	Clotrimazol (z. B. Canesten®)
	Nystatin (z. B. Moronal®)
Salben	Amphotericin B (z. B. Ampho-Moronal®)
	Fluconazol (Diflucan®)
	Flucytosin (Ancotil®)
	Nystatin (Moronal®)
Infusionen	Amphotericin B
	Fluconazol (Diflucan®)
	Flucytosin (Ancotil®)

Cryptococcus

Durch den Hefepilz **Cryptococcus neoformans** wird die **Kryptokokkose** verursacht, eine Pilzerkrankung, die beim gesunden Menschen sehr selten vorkommt. Bei Patienten mit reduziertem Allgemeinzustand kann sich ein tödliches Krankheitsbild entwickeln.

Epidemiologie: Der Pilz kommt weltweit vor. Sehr häufig wird er in Taubenkot gefunden, daher sind Taubenzüchter besonders gefährdet.

Krankheitsbilder: Bei der **Lungenkryptokokkose** erfolgt die Infektion wie bei anderen tiefen (systemischen) Mykosen durch Inhalation. Die Erkrankung kann spontan ausheilen oder sich zu einer schweren Pneumonie entwickeln. Die **ZNS-Kryptokokkose** wird durch eine hämatogene Aussaat eines nicht erfassten Lungenherds hervorgerufen. Klinisch stehen die Zeichen eines Meningismus im Vordergrund. Es folgen Ausfälle der Hirnnerven. Die Prognose ist sehr schlecht: Der ZNS-Befall endet meistens letal.

Diagnostik: Die Diagnose kann durch Erregernachweis im Bronchialsekret oder im Liquor gesichert werden.

Therapie: Systemische Gabe von Antimykotika.

4.1.2   Schimmelpilze

Schimmelpilze besiedeln im Allgemeinen abgestorbene pflanzliche und tierische Stoffe. Nur wenige Arten besitzen eine medizinische Bedeutung. Stellvertretend soll hier Aspergillus besprochen werden.

Aspergillus

Epidemiologie: Aspergilluspilze sind in der Umwelt weit verbreitet und kommen unter anderem auch auf Pflanzen und in der Erde von Topfblumen, aber auch in Tapeten und Mauerwerk vor. Auf diese Weise kommen immer wieder **Aspergillosen** im Krankenhaus zustande. Vor allem **Aspergillus fumigatus** kann bei abwehrgeschwächten Menschen schwere Organmykosen hervorrufen.

Krankheitsbild: Der häufigste **Manifestationsort** ist der **Respirationstrakt**. Patienten mit chronischen Bronchitiden, Tuberkulosekranke oder solche nach immunsuppressiver Therapie erkranken bevorzugt. In der Lunge kann sich eine tumorähnliche Struktur (**Aspergillom**) ausbilden, die mit einem Karzinom verwechselt werden kann. Aber auch Pneumonien kommen vor.
Einige Aspergillusarten sind in der Lage, ein Mykotoxin, das **Aflatoxin**, zu produzieren. Dieses Gift besitzt eine **leberschädigende** Wirkung und kann bei chronischer Zufuhr **krebsauslösend** sein. Das Aflatoxin wird auf Nüssen und verschiedenen Getreidearten gefunden.

Diagnostik: Bronchialspülungen oder Biopsien aus betroffenen Gebieten können die Diagnose sichern. Hilfreich können Antikörperbestimmungen im Blut sein; sie sind bei immunsupprimierten Patienten aber unzuverlässig.

Therapie: Amphotericin B kann inhaliert oder in Kombination mit Flucytosin systemisch verabreicht werden.

Gesetzliche Bestimmungen: Durch Einatmen von Aspergillussporen können Überempfindlichkeitsreaktionen des Lungenparenchyms und der Alveolen ausgelöst werden. Diese durch Aspergillus induzierte, **exogene allergische Alveolitis** ist bei Arbeitern in Papierfabriken oder Sägewerken als Berufserkrankung anerkannt.

4.1.3   Dermatophyten

Dermatophyten sind in der Lage, die Hornsubstanz aufzulösen. Dadurch sind sie eine der häufigsten Ursache von Infektionskrankheiten der Haut.

Krankheitsentstehung: Begünstigende Faktoren einer Dermatophytenmykose sind äußere Umstände, insbesondere übermäßiges Schwitzen, basischer pH-Wert, Hautfalten und mangelndes Trocknen der Füße, z. B. in Schwimmbad oder Sauna. Auch wird in der Ära der »halbhohen Turnschuhe«, die beim Tragen über viele Stunden des Tages ein ideales Klima für Hautpilze schaffen, gerade bei jungen Menschen nicht selten eine Fußpilzerkrankung gesehen.

Für praktische Belange ist es am einfachsten, die **Erkrankungen** durch Dermatophyten nach der betroffenen Körperregion **einzuteilen**, zumal die Erregerart fast immer dieselbe ist, **Trichophyton** (oder auch Microsporum). Die Erkrankung wird dann als Tinea bezeichnet:

- Tinea capitis: Pilzerkrankung der behaarten Kopfhaut
- Tinea corporis: Hautpilzerkrankung (Abb. 4.2)
- Tinea pedum: Fußpilzerkrankung
- Tinea unguium (Onchomykose): Nagelpilzerkrankung

Therapie: Diese Pilzerkrankungen werden am besten durch den Hautarzt behandelt. Therapeutisch werden antimykotische Substanzen eingesetzt.

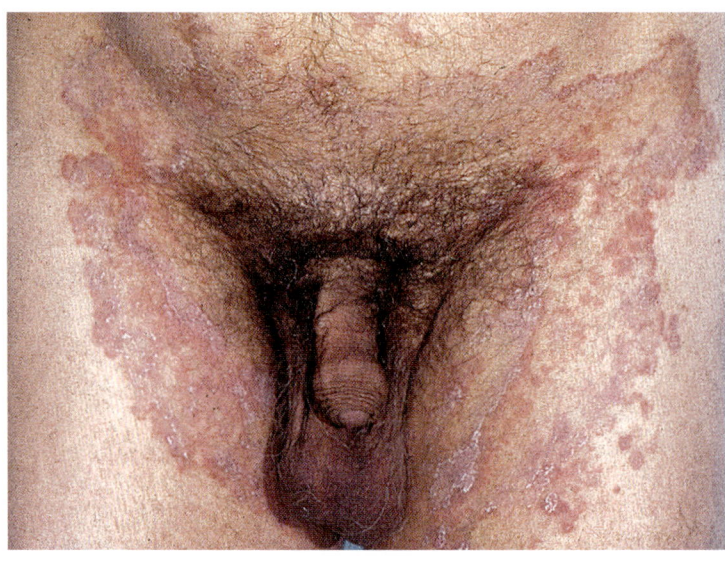

Abb. 4.2 Tinea corporis. Scharf begrenztes Erythem im Genitalbereich (aus: Tischendorf FW. Der diagnostische Blick. 7. Aufl. Stuttgart, New York: Schattauer 2008)

5 Parasiten

Rainer Klischies

Parasiten sind tierische Schmarotzer, die auf Kosten eines anderen Lebewesens existieren. Die durch Parasiten verursachten Erkrankungen nennt man **Parasitosen**.

In den Formenkreis der Parasiten gehören:
- Protozoen (einzellige Tiere)
- Helminthen (Würmer)
- Arthropoden (Gliederfüßler)

Auch wenn man in mitteleuropäischen Krankenhäusern selten Kontakt mit betroffenen Patienten hat, ist die Erwähnung der Parasitosen aus mehreren Gründen nicht zu umgehen:
- Die weltweit sehr häufigen Infektionskrankheiten, wie Malaria und die Bilharziose, werden durch Parasiten verursacht.
- Es sind keine Impfmöglichkeiten vorhanden. Eine spezifische Behandlung bereitet auch heute noch vielfach Schwierigkeiten.
- Durch den Ferntourismus werden immer wieder parasitenbedingte Infektionskrankheiten nach Mitteleuropa eingeschleppt, so dass mit

einer Zunahme dieser Erkrankungen bei uns gerechnet werden muss.

Parasitenerkrankungen weisen eine Reihe von **Besonderheiten** auf, die sie vor allem von bakteriellen Infektionen abgrenzen:
- Geographische, sozioökonomische und hygienische Faktoren spielen bei den Parasitosen eine besondere Rolle. Sie kommen häufig in unterentwickelten Ländern sowie in tropischen und subtropischen Regionen vor.
- Parasiten machen im Menschen häufig einen komplizierten Entwicklungszyklus durch (z. B. Malaria, S. 107 ff.), in den auch andere Lebewesen eingeschaltet sein können. Ist dies der Fall, spricht man von einem **Wirtswechsel**. In den **Endwirten** kommen die geschlechtsreifen Parasiten vor, in den **Zwischenwirten** dagegen die nicht sexuellen Formen (bei Protozoen) oder die Larvenstadien (bei Würmern). **Hauptwirte** sind die bevorzugten Endwirte der Parasiten, während **Nebenwirte** nur ausnahmsweise befallen werden. Wird der Mensch von einem Parasiten heimgesucht, der normalerweise nur eine bestimmte Tier-

art befällt, ist der Mensch ein **Fehlwirt**. In diesem Fall kann der Parasit den Menschen nicht verlassen oder geschlechtsreif werden.

- Parasiten können zu schweren Fremdkörperreaktionen sowie zum Verschluss von Hohlorganen führen.
- Parasiten weisen eine geringere toxische Potenz als Bakterien auf.
- Im Blutbild kann man bei Parasitosen häufig eine Eosinophilie nachweisen.

5.1   Protozoen

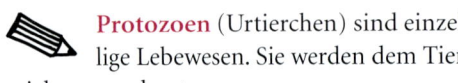 **Protozoen** (Urtierchen) sind einzellige Lebewesen. Sie werden dem Tierreich zugerechnet.

Die Protozoen **vermehren** sich im Allgemeinen durch Zweiteilung. Einige Vertreter sind jedoch zur geschlechtlichen Fortpflanzung in der Lage (Plasmodien, Toxoplasmen).

Nur wenige Arten sind für den Menschen pathogen. Eine Übersicht der humanmedizinisch wichtigen Protozoen findet sich in Tabelle 5.1. Diese Übersicht stellt lediglich eine kleine Auswahl des Protozoenreiches dar. Alle genannten Infektionskrankheiten erschöpfend zu erörtern, würde den Rahmen dieses Lehrbuches sprengen.

5.1.1   Entamoeba histolytica

Epidemiologie: Ein Amöbenbefall kommt bevorzugt in warmen Regionen vor. Man schätzt die Anzahl befallener Menschen auf 400 bis 500 Millionen.

Übertragung: Die Infektion erfolgt durch Aufnahme von **Erregerzysten** über verunreinigte Nahrungsmittel oder Trinkwasser. Im Darmkanal wandelt sich die Zystenform in Tochteramöben (sog. **Minutaform**) um. Diese können sich vermehren und **Magnaformen** bilden, welche in das Dickdarmgewebe eindringen können. Die bei einer Darmentleerung frei werdenden Zysten stellen die Quelle einer weiteren Amöbeninfektion dar. Infektiosität kann noch nach vielen Monaten bestehen.

Krankheitsbild: Nach einer Infektion kann es zu starken Leibschmerzen und blutig-schleimigen Durchfällen kommen: die **Amöbenruhr**. Komplikationen sind Fisteln, Stenosen, Verwachsungen der Darmschlingen sowie Abszesse der Leber und anderer Organe.

Diagnostik: Die Diagnose kann durch Erregernachweis im Stuhl und durch Antikörpernachweis im Blutserum gesichert werden. Größere Abszesse können computertomographisch dargestellt werden.

Tab. 5.1   Übersicht über humanmedizinisch wichtige Protozoen

Erreger	Übertragung	Erkrankung beim Menschen
Entamoeba histolytica	oral	Amöbiase (Darm, Leber)
Giardia lamblia	oral	Dünndarminfekt
Leishmania	Mücken	Leishmaniase, verschiedene Formen
Plasmodien	Anophelesmücke	Malaria
Pneumocystis carinii	aerogen	Pneumonie
Toxoplasma gondii	oral, Plazenta	Toxoplasmose
Trichomonas vaginalis Trypanosomen	direkter Kontakt • Raubwanzenkot • Tse-Tse-Fliege	Genitalinfektion • Chagas-Krankheit (Südamerika) • Schlafkrankheit (Afrika)

Therapie: Eine Therapie muss bei akuter Diarrhö sowie bei chronischer, asymptomatischer Ausscheidung von Zysten erfolgen. Bewährt haben sich mehrere Medikamente, unter anderem Metronidazol (z. B. Clont®).

5.1.2 Plasmodien und Malaria

Die durch Plasmodien verursachte **Malaria** ist weltweit verbreitet, besonders in tropischen und subtropischen Gebieten. Man schätzt die Anzahl der Malariakranken auf jährlich 200 bis 500 Millionen Menschen. Die meisten Erkrankungen in endemischen Gebieten verlaufen harmloser, möglicherweise als Folge einer relativen Immunität der Einheimischen. Todesfälle (über 1 Mio./Jahr) kommen besonders bei der Malaria tropica vor. Fälle **touristisch importierter Malaria** spielen in Europa und den USA eine immer größere Rolle, da die Diagnose erst spät gestellt wird und die Erkrankungshäufigkeit durch den wachsenden Ferntourismus zunimmt.

> ! Von den 3 Millionen Bundesbürgern, die jährlich in Malariagebiete reisen, bringen etwa 1.000 die Erkrankung mit nach Hause. Für ca. 20 von ihnen endet sie tödlich.

Tab. 5.2 Die Erreger der verschiedenen Malariaformen

Erreger	Malariaform
Plasmodium vivax	Malaria tertiana – Dreitagefieber
Plasmodium ovale	Malaria tertiana – Dreitagefieber
Plasmodium malariae	Malaria quartana – Viertagefieber
Plasmodium falciparum	Malaria tropica – Wechselfieber

Übertragung: Malaria (»mala aria« = schlechte Luft) kann durch vier unterschiedliche Plasmodiumarten hervorgerufen werden (Tab. 5.2). Die Übertragung erfolgt über die weibliche **Anophelesmücke.** Wird ein gesunder Mensch von einer infizierten Mücke gestochen, gelangen Plasmodium-**Sporozoiten** von deren Speicheldrüse in das Blut des Menschen. Zunächst werden Leberzellen befallen. Dort erfolgt die Umwandlung zu **Merozoiten**, die ihrerseits Erythrozyten befallen können und in diesen die charakteristische Ringform (**Trophozoiten**,

Übersicht Malaria

Erreger: Plasmodium vivax, P. ovale, P. malariae, P. falciparum

Epidemiologie: Verbreitung in tropischen und subtropischen Regionen

Übertragung: Stich der Anopheles-Mücke

Inkubationszeit und Ansteckung: bei P. falciparum ca. 2 Wochen, bei den übrigen Formen einige Monate

Krankheitsbild: Fieber, Anämie, Ikterus, Hepatosplenomegalie, neurologische Symptomatik

Diagnostik: mikroskopischer Erregernachweis im Blutausstrich

Behandlung: Empfehlung entfällt (s. »Therapie«)

Prophylaxe: Verhinderung eines Mückenstichs, Chemoprophylaxe

Gesetzliche Bestimmungen, Berufskrankheit: nicht namentliche Meldung bei Erregernachweis an das Robert Koch-Institut

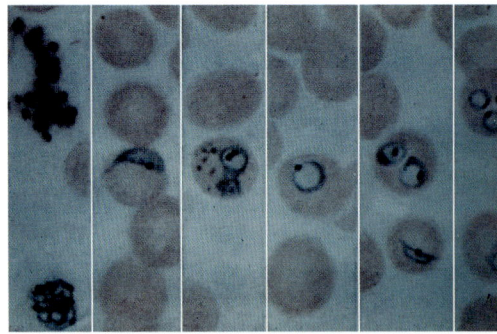

Abb. 5.1 Malaria tropica. Intraerythrozytäre Ring-formen (ungeschlechtlich). Pappenheim-Färbung (aus: Bruhn HD, Fölsch UR, Schäfer H. LaborMedizin. 2. Auflage. Stuttgart, New York: Schattauer 2008)

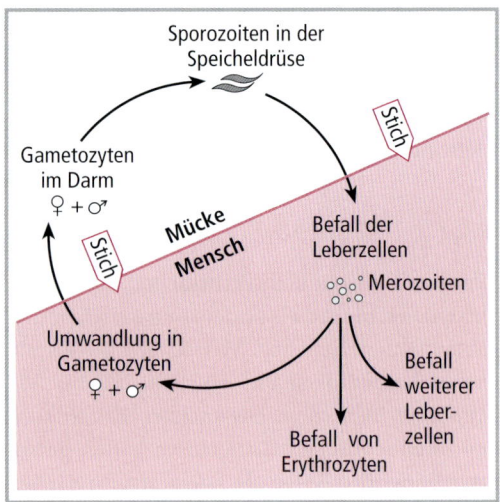

Abb. 5.2 Entwicklungszyklus des Malariaerregers Plasmodium (vereinfacht)

Abb. 5.1) ausbilden können. Merozoiten können auch eine Entwicklung zu männlichen und weiblichen Geschlechtszellen durchmachen, die **Gametozyten**. Wenn nun der infizierte Mensch erneut, durch eine andere Mücke, gestochen wird, kann diese beim Saugakt die Gameto-zyten aufnehmen. Im Mückendarm entwickeln sich schließlich die Sporozoiten, die in die Spei-cheldrüse gelangen. Der Erregerentwicklungs-zyklus ist damit geschlossen (Abb. 5.2).

Krankheitsbild: Bis zum Auftreten der Plas-modien im Blut vergeht etwa eine Woche. Die klassischen Malariasymptome sind:
- Schüttelfrost
- kurz anhaltendes Fieber bis 41 °C
- Kopf- und Gliederschmerzen
- Hepatosplenomegalie mit Ikterus
- Anämie

Je nach Erreger erfolgen die **Fieberschübe** alle 48 (Malaria tertiana) bzw. 72 Stunden (Malaria quartana). Die Fieberschübe sind Folge der in-traerythrozytären Vermehrung und ein Sym-ptom für den zeitgleichen Untergang vieler roter Blutkörperchen. Bei Malaria tropica können die Fieberattacken täglich auftreten. Der Krank-heitsverlauf ist hier fulminanter, und Todesfälle

sind nicht selten. Unmittelbare **Todesursachen** sind Pneumonie, Schock oder Hirnschädigun-gen.

Diagnostik: Der wichtigste Schritt der Mala-riadiagnostik ist, an die Möglichkeit einer Malaria zu denken. Darüber hinaus ist es für die Behandlung und die Prognose wichtig, die Plasmodienart zu differenzieren. Der mikro-skopische Nachweis von Malariaparasiten im Blut sollte durch erfahrene Untersucher erfol-gen. Dafür stehen spezialisierte Tropeninstitute zur Verfügung. Blutproben für die Untersu-chung sollten mehrmals während eines Fieber-schubs abgenommen werden. Seit kurzem ste-hen Schnelltests zur Verfügung, die parasiten-spezifische Antigene nachweisen können.

Therapie: Die Wahl eines Malariamedikamen-tes richtet sich nach dem Erregertyp und einem vermuteten bzw. bekannten Resistenzspektrum. Gerade Plasmodium falciparum zeigt ausge-sprochene **Resistenzentwicklungen** gegen ver-schiedene Malariamedikamente, so dass eine heute aktuelle Therapie morgen schon wieder veraltet sein kann. Daher wird in diesem Rahmen auf eine Therapieempfehlung verzichtet. Der Patient muss sich in eine Tropenklinik begeben.

Prophylaxe: Die **allgemeine Prophylaxe** zur Verhinderung eines Mückenstiches wird in Kapitel 7 »Abstecher in die Reisemedizin« (S. 120) behandelt.

Die **medikamentöse Prophylaxe** ist bei Reisen in Malariagebiete grundsätzlich empfehlenswert, wird aber immer differenzierter und erfordert eine optimale individuelle Beratung der Tropenreisenden. Die Resistenzentwicklung der Plasmodien gegenüber den Malariamitteln ist in den einzelnen Malariagebieten durchaus unterschiedlich. Daher kann hier keine allgemein gültige Empfehlung gegeben werden.

5.1.3   Pneumocystis carinii

Pneumocystis carinii ist ein ubiquitär verbreiteter Parasit und bei gesunden, immunkompetenten Menschen ein harmloser Bewohner der Atemwege. Bei immungeschwächten Patienten (unreif Geborene, AIDS) ist Pneumocystis als **Verursacher opportunistischer Infektionen** bekannt. Untersuchungen in den USA konnten zeigen, dass 60 bis 90 % der AIDS-Patienten eine **Pneumozystose** durchmachen.

Übertragung, Inkubationszeit und Krankheitsbild: Nach Tröpfcheninfektion und einer Inkubationszeit von 10 bis 30 Tagen entwickelt sich das Bild einer schweren interstitiellen Pneumonie, der **Pneumocystis-carinii-Pneumonie** (**PcP**). Charakteristische Symptome sind zunehmende Luftnot, Fieber und unproduktiver Husten.

Diagnostik: Eine Diagnose wird am besten durch die mikroskopische Untersuchung von Bronchialsekret gestellt (Brochiallavage). Sputumuntersuchungen sind meist wertlos.

Therapie: Die Pneumozystose ist antibiotisch behandelbar. Begleitend hat sich die therapeutische und, vor allem bei AIDS-Patienten, prophylaktische Inhalation mit Pentamidin bewährt.

5.1.4   Toxoplasma gondii

Der Einzeller Toxoplasma gondii ist weltweit verbreitet und der Erreger der **Toxoplasmose**. Serologische Untersuchungen weisen auf einen hohen Durchseuchungsgrad der Bevölkerung hin. Antikörper findet man in einigen Gegenden bei nahezu 70 % der untersuchten Personen. Ernsthafte Erkrankungen werden aber selten beobachtet.

Übertragung und Inkubationszeit: Die Übertragung auf den Menschen kann oral (Katzenkot, rohes Fleisch von Schaf, Schwein und Rind), diaplazentar oder selten durch Bluttransfusionen erfolgen. Die Inkubationszeit beträgt 2 bis 3 Wochen.

Krankheitsbild: Bei der **Toxoplasmose des Erwachsenen** kann man in den meisten Fällen nur durch Antikörperuntersuchungen eine stattgefundene Infektion nachweisen. Erkrankt der (immungeschwächte) Mensch doch, werden meist unspezifische Allgemeinsymptome beschrieben: Abgeschlagenheit, Fieber und Kopfschmerzen, evtl. Lymphknotenvergrößerung. Ferner kann es zu einer Chorioretinitis mit Sehschwäche sowie zu einer Hirnbeteiligung kommen. Der Erreger bleibt zeitlebens im Körper. Bei AIDS-Patienten werden häufig Reaktivierungen der Toxoplasmoseherde beobachtet.

In westlichen Ländern rechnet man mit einem Fall **konnataler Toxoplasmose** auf 1.000 Lebendgeburten. Sie entwickelt sich, wenn die Mutter während der Schwangerschaft (ca. 4.– 6. Monat) eine Erstinfektion durchmacht. Die Folgen können Abort, Totgeburt oder postnatale Spätmanifestationen sein. Zu letzteren zählen die Chorioretinitis und Hirnschädigungen.

Diagnostik: Die frische Infektion wird durch Antikörpertiteranstieg (IgM, zwei Blutuntersuchungen erforderlich) bewiesen. Die Chorioretinitis wird durch den Augenarzt diagnostiziert. Mittels Liquorpunktion kann eine ZNS-Beteiligung bestätigt werden.

Therapie: Eine chemotherapeutische Behandlung ist nur bei schweren Toxoplasmoseverläufen indiziert.

Prophylaxe: Da die Infektion des Erwachsenen in der Regel durch orale Aufnahme des Erregers erfolgt, sollten sich nicht immunkompetente schwangere Frauen und Immungeschwächte von Katzen fern halten. Ebenso sollten sie rohes oder nicht genügend erhitztes Fleisch vom Speiseplan streichen. Eine Impfung ist nicht möglich.

5.1.5 Trichomonas vaginalis

Trichomonas ist ein einzelliger, durch fünf Geißeln gut beweglicher Parasit und Erreger einer häufigeren Geschlechtskrankheit, der **Trichomoniasis**.

Übertragung: Die Übertragung erfolgt durch direkten Kontakt oder in Schwimmbädern.

Inkubationszeit und Krankheitsbild: Nach einer etwa viertägigen Inkubationszeit klagen die Frauen über Juckreiz am äußeren Genital und gelb-grünlichen, übel riechenden Ausfluss (**Trichomonadenkolpitis**). Bei beiden Geschlechtern ist eine begleitende Entzündung der Harnwege möglich.

Diagnostik: Die Diagnose wird durch mikroskopischen Nachweis des Erregers im Abstrichpräparat gestellt.

Therapie: Therapeutisch wird häufig Metronidazol (z.B. Clont®) eingesetzt. Um Reinfektionen zu vermeiden, muss in jedem Fall der Partner mitbehandelt werden.

5.2 Helminthen – Würmer

Parasitierende Würmer sind vielzellige Lebewesen, die sekundär in ihren Wirtsorganismus eingewandert sind.

Erwachsene Würmer sind in der Regel Anaerobier. Sie sind daher meist im Darm zu finden. **Wurmeier** oder **Larven** sind häufig auf Sauerstoff angewiesen und somit gezwungen, aerobes Milieu aufzusuchen.

Diese Tatsache macht deutlich, dass zur Wurmentwicklung ein Organ- bzw. Wirtswechsel notwendig ist, wobei im **Endwirt** der erwachsene Wurm und im **Zwischenwirt** die Larven anzutreffen sind.

Daraus resultiert, dass es im befallenen Organismus keine Vermehrung der Wurmparasiten gibt. Die Zahl der einmalig aufgenommenen Parasiten bleibt unverändert – im Gegensatz zu den Protozoen – und bestimmt, ob es zu Krankheitserscheinungen kommt oder nicht. So gibt es Wurminfektionen, die wegen geringer Parasitenzahl keine Beschwerden machen. Klinisch relevante Erkrankungen entstehen durch eine massive, einmalige Infektion oder durch wiederholte Infektionen mit wenigen Würmern. Es existieren unzählige Wurmparasitenarten – die meisten davon kommen in tropischen und subtropischen Regionen vor. Daher beschränkt sich dieses Kapitel auf die wesentlichsten Helminthosen (Tab. 5.3).

5.2.1 Nematoden – Fadenwürmer

Ascaris lumbricoides

Epidemiologie: Der Befall mit **Spulwürmern** (Ascaris lumbricoides) ist weltweit sehr verbreitet. Man schätzt, dass etwa ein Drittel der Bevölkerung Wurmträger ist.

Tab. 5.3   Übersicht wichtiger Wurmparasiten

Parasit	Übertragung
Nematoden (Fadenwürmer)	
• Ascaris (Spulwurm)	Schmutz- und Schmierinfektion, orale Aufnahme der Larven und Eier
• Ancylostoma (Hakenwurm)	aktives Eindringen der Würmer in den Wirt
• Enterobius (Madenwurm)	Schmutz- und Schmierinfektion, orale Aufnahme der Larven und Eier
• Filarien	Übertragung durch Insekten
• Necator (Hakenwurm)	aktives Eindringen der Würmer in den Wirt
• Trichinella	Infektion durch Verzehr des Zwischenwirtes
Trematoden (Saugwürmer)	
• Fasciola (großer Leberegel)	Schmutz- und Schmierinfektion, orale Aufnahme der Larven und Eier
• Schistosomen	aktives Eindringen der Würmer in den Wirt
Cestoden (Bandwürmer)	Infektion durch Verzehr des Zwischenwirtes
• Diphyllobotrium (Fischbandwurm)	
• Echinococcus (Hunde-/Fuchsbandwurm)	
• Taenia (Schweine-/Rinderbandwurm)	

Übertragung: Die erwachsenen Spulwürmer sind bis zu 40 cm lang und leben im Darmlumen. Das Weibchen gibt seine Eier über den Stuhl des Menschen an die Umwelt ab. Die ausgereiften Wurmeier (inzwischen Larven) gelangen über verunreinigte Nahrung oder Schmutz- und Schmierinfektion (z. B. Spielplätze) wieder in den Darm, durchbohren die Darmschleimhaut und besiedeln die Lunge. In den oberen Atemwegen angekommen, werden sie verschluckt und entwickeln sich zu geschlechtsreifen Würmern. Diese Phase dauert etwa zwei Monate.

Krankheitsbild: Während der Larvenwanderung können Fieber, Eosinophilie und pulmonale Symptome wie Husten und Luftnot auftreten. Massiver Darmbefall führt zu Durchfall, Koliken und Erbrechen. Komplikationen können durch Verschluss von Hohlorganen (Darm, Gallen- und Pankreaswege) auftreten.

Diagnostik: Der Nachweis von Ascariseiern oder -würmern im Stuhl sichert die Diagnose.

Therapie: Therapeutisch werden Mebendazol (Vermox®) oder Pyrantel (Helmex®) eingesetzt.

Ancylostoma und Necator

Epidemiologie: Beide **Hakenwürmer** sind weit verbreitet. Man schätzt, dass etwa ein Viertel der Weltbevölkerung Wurmträger ist.

Übertragung: Beide Geschlechter werden etwa 10 mm groß und sind als erwachsene Würmer im Dünndarm zu finden, wo sie bis zu 10 Jahre verbleiben können. Die Hakenwürmer beißen sich zum Blutsaugen in der Darmschleimhaut fest. Die Eier werden mit dem Stuhl ausgeschieden. Nach Reifung penetrieren die Larven aktiv die Haut (meistens Fußhaut). Über Venen, Herz, Lunge und Rachen werden die Larven schließlich wieder verschluckt.

Krankheitsbild: Die Eindringstelle zeigt ein juckendes Erythem. Nur ein schwerer Befall führt zu schwereren Symptomen wie z. B. Anämie und Herzschwäche.

Diagnostik: Die Diagnose wird durch Wurmnachweis im Stuhl gestellt.

Therapie: Therapeutisch wird Pyrantel (Helmex®) empfohlen.

Enterobius vermicularis

Epidemiologie: Der Befall mit **Madenwürmern** (**Oxyuriasis**) ist in gemäßigten Zonen mit Abstand die häufigste Wurmerkrankung bei Kindern.

Übertragung: Die nur 10 mm großen Weibchen leben im Zäkum und aufsteigenden Kolon und wandern nachts zur Afterregion, wo die Eier abgelegt werden. Die Eier sind schon wenige Stunden später infektiös, so dass es leicht und häufig durch Schmutz- und Schmierinfektion (Kratzen, Wäsche) zur erneuten Selbstinfektion kommt. Denkbar ist auch eine aktive Larvenwanderung in den Enddarm (Retroinfektion).

Krankheitsbild: Beherrschend ist der ausgeprägte Juckreiz in der Analregion. Die Genitalregion kann beteiligt sein.

Diagnostik: Wurmeier lassen sich gut auf einem durchsichtigen Klebestreifen nachweisen, den man morgens auf den After und seine Umgebung aufklebt, gleich wieder abnimmt und mikroskopisch untersucht.

Therapie: Zahlreiche Wurmmittel sind hilfreich (z. B. Pyrantel). Wäschewechsel, Handpflege und Behandlung der Familienmitglieder sind zur Vermeidung einer Reinfektion erforderlich.

Filarien

Filarien sind Wurmparasiten, die von Blut saugenden Insekten übertragen werden und vorwiegend in tropischen Regionen vorkommen. Durch Befall des lymphatischen Gefäßsystems kann dieses verstopfen und zu massiven Beinödemen führen (**Elephantiasis**). Andere Filarien können eine Erblindung bewirken (**Flussblindheit, Onchozerkose**).

Trichinella spiralis

Übertragung: Zur **Trichinose** kommt es nach Verzehr von ungenügend erhitztem Schweinefleisch. Im Darm bohren sich die Würmer durch die Wand und gelangen über den Blutstrom praktisch in alle Organe unter Bevorzugung der Muskulatur. Hier bleiben sie jahrelang lebensfähig.

Krankheitsbild: Symptome eines Befalls mit Trichinen sind Muskelschwellungen, Schmerzen und Eosinophilie.

Diagnostik: Die Diagnose kann durch Muskelbiopsie oder Antikörpernachweis gestellt werden.

Therapie: Therapeutisch kommt Mebendazol (Vermox®) zum Einsatz.

Gesetzliche Bestimmungen: Seit der gesetzlich vorgeschriebenen Fleischbeschau in Deutschland sind Infektionen mit Trichinen sehr selten geworden.

5.2.2 Trematoden – Saugwürmer

Fasciola hepatica

Epidemiologie: Leberegel kommen weltweit vor und sind Parasiten bei pflanzenfressenden Tieren (Endwirt). Der Mensch wird nur in Ausnahmefällen befallen (Nebenwirt).
Leberegel werden noch immer zu medizinischen Zwecken gezüchtet und z. B. in der Urologie zur Behandlung von Nebenhodenentzündungen eingesetzt.

Übertragung: Fasciola (großer Leberegel) wird bis zu 4 cm groß und lebt in den Gallengängen seines Hauptwirts. Über Galle und Stuhl werden Wurmeier ausgeschieden. Erster Zwischenwirt ist eine Wasserschnecke. Im zweiten Larvenstadium wird der sich an Wasserkresse heftende Wurm (jetzt Zerkarie) durch Verzehr der Wasserkresse wieder vom Hauptwirt aufgenommen.

Krankheitsbild: Beim Menschen können erhebliche Leberschäden bis zur Zirrhose auftreten.

Diagnostik: Die Diagnose wird durch Eiernachweis im Stuhl oder im Duodenalsaft gestellt.

Therapie: Therapeutisch wird Bithionol (Bitin®) eingesetzt.

Schistosomen

Epidemiologie: Die in Afrika, Asien und Südamerika weit verbreitete **Bilharziose** wird durch Schistosomen (Pärchenegel) verursacht. Man schätzt, dass etwa 300 Millionen Menschen infiziert und doppelt so viele gefährdet sind. Die Bilharziose gehört somit zu den wichtigsten Infektionskrankheiten überhaupt.

Übertragung: Die Eier der erwachsenen Würmer werden mit dem Stuhl ausgeschieden. Aus den Eiern schlüpfen **Merazidien**, die in Schnecken als Zwischenwirt zu infektionstüchtigen **Zerkarien** heranreifen. Bei Kontakt mit kontaminierten Gewässern dringen die Zerkarien in die Haut ein und entwickeln sich in den Mesenterial- und Pfortadervenen zu geschlechtsreifen Schistosomen.

Krankheitsbild: Der Eintrittsort durch die Haut ist durch eine **Zerkariendermatitis** gekennzeichnet. Je nach Zielorgan unterscheidet man die Darmbilharziose von der Blasenbilharziose:
- Die **Darmbilharziose** kann zu schleimig-blutigen Durchfällen führen. In schweren Fällen kann es zur Hepatosplenomegalie kommen.
- Klinische Zeichen der **Blasenbilharziose** sind Harndrang, Harnbrennen und Hämaturie. Ein erhöhtes Harnblasenkrebsrisiko ist bei Bilharziose statistisch gesichert.

Diagnostik: Die Diagnose wird durch Einachweis im Stuhl oder Urin gesichert.

Therapie: Zur Behandlung steht unter anderem Praziquantel zur Verfügung.

5.2.3 Cestoden – Bandwürmer

Erreger: Die geschlechtsreifen Bandwürmer sind einheitlich gebaut. Sie bestehen aus einem **Kopf**, der der Verankerung in der Darmschleimhaut dient. Die Verankerung wird durch Hilfsmittel wie Saugnäpfe, Sauggruben oder Widerhaken erreicht. Unterhalb des Kopfes folgt der **Bandwurmkörper**, der in unterschiedlich viele Unterglieder aufgeteilt ist (Proglottiden).
Da Bandwürmer Zwitter sind, enthalten die einzelnen Glieder sowohl den männlichen als auch den weiblichen Geschlechtsapparat. Nach der Befruchtung reifen die Eier (s. auch Abb. 5.3) im Uterus; die eigefüllten Proglottiden werden mit dem Stuhl ausgeschieden.

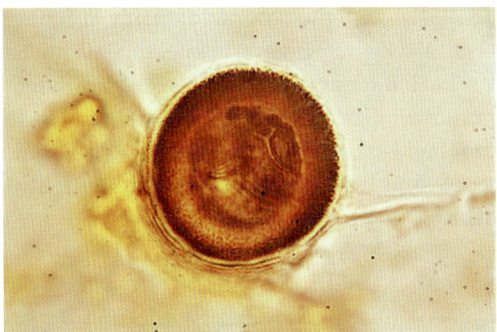

Abb. 5.3 Ei von Taenia spec. (mit freundlicher Genehmigung von Prof. Bruhn, Universitätsklinikum Kiel)

Diagnostik: Den Bandwurmbefall des Menschen kann man durch mikroskopischen Nachweis von Eiern oder Proglottiden im Stuhl sichern.

Diphyllobothrium latum (Fischbandwurm)

Epidemiologie: Der bis zu 2 m lange Fischbandwurm kommt weltweit vor.

Übertragung: Nach Genuss von rohem Fisch kann es zur Infektion kommen. Die Entwicklung führt über mehrere Zwischenwirte.

Krankheitsbild: Die Fischbandwürmer brauchen für ihren Stoffwechsel erhebliche Mengen an Vitamin B_{12}. Deshalb kann sich beim Menschen eine perniziöse Anämie ausbilden.

Therapie: Therapeutisch wird eine einmalige Gabe von Niclosamid (Yomesan®) und eventuell die Substitution von Vitamin B_{12} empfohlen.

Taenia saginata (Rinderbandwurm)

Der Rinderbandwurm wird ca. 10 m lang. Zur Infektion kommt es durch ungenügend erhitztes Rindfleisch.

Übertragung: Die Eier werden vom Zwischenwirt Rind aufgenommen. Sie setzen eine Larve frei, die aktiv die Darmwand durchwandert und auf hämatogenem Wege in die Muskulatur gelangt. Hier wandelt sie sich in eine 10 mm große **Finne** um. Nach Verzehr von rohem, finnenhaltigem Fleisch reift der Parasit im Menschendarm aus und bleibt jahrzehntelang lebens- und vermehrungsfähig.

Krankheitsbild: Der Bandwurmbefall erzeugt in der Regel keine fassbaren Beschwerden.

Therapie: Die Behandlung erfolgt mit Yomesan®.

Taenia solium (Schweinebandwurm)

Wesentlich seltener als Rinderwurmbefall ist der Befall mit Schweinebandwürmern (Abb. 5.3).

Übertragung und Krankheitsbild: Die Entwicklung gleicht der des Rinderbandwurms. Die **Zystizerkose** wird durch Ablagerung von Schweinebandwurmfinnen in verschiedenen Organen (Muskulatur, Hirn, Leber) hervorgerufen. Die Herde können verkalken und bei Beschwerden eine operative Entfernung notwendig machen.

Therapie: Therapieerfolge wurden mit Niclosamid (Yomesan®) und Praziquantel erzielt.

Echinokokken

Zwei Formen der Echinokokkose werden unterschieden:
- großzystische Echinokokkose
- kleinzystische, multilokuläre Echinokokkose

Großzystische Echinokokkose (Hundebandwurm)

Erreger: Der **Hundebandwurm** (Echinococcus granulosus oder cysticus) lebt im Dünndarm von Hunden (Endwirt). Dieser Parasit ist nur wenige Millimeter groß und besitzt 3 bis 4 Proglottiden.

Übertragung: Die Wurmeier gelangen über den Stuhl ins Freie. Von hier werden sie über die Nahrung vom Zwischenwirt (Schafe, Rinder, Pferde) aufgenommen. Menschen infizieren sich durch orale Aufnahme von Eiern mit Tierkot (Streicheln von Hunden). Larven durchbohren die Darmschleimhaut und befallen über den Blutkreislauf die Leber und die Lunge, wo sie sich zur **Finne** entwickeln.

Krankheitsbild: Im befallenen Organ kann sich eine mehrere Zentimeter große **zystische Struktur** entwickeln, die nicht selten mit einem Tumorleiden verwechselt wird. Die Zyste kann platzen und zur Aussaat der Finnen führen. Bei Beschwerden sollte die Echinokokkuszyste im Ganzen entfernt werden.

Diagnostik: Die Diagnose kann durch Antikörperbestimmungen im Blut und durch bildgebende Verfahren (Sonographie, Computertomographie) gesichert werden.

 Eine diagnostische Punktion von Echinokokkuszysten muss unterbleiben!

Kleinzystische, multilokuläre Echinokokkose (Fuchsbandwurm)

Epidemiologie: Der Erreger dieser Form der Echinokokkose ist der Echinococcus alveolaris oder multilocularis. Der **Fuchsbandwurm** ist seltener als der Hundebandwurm, in Europa aber endemisch.

Krankheitsbild: Nach Befall des Menschen lassen sich multiple kleine Absiedelungen in der Leber, seltener auch in der Lunge nachweisen. Da um einen Herd keine feste Wand gebildet wird, kommt es zu einem infiltrativen Wachstum wie bei einem metastatischen Tumorleiden. Eine operative Entfernung ist in diesem Fall nicht möglich. Die Letalität dieser Erkrankung ist außerordentlich hoch.

Therapie: Therapieversuche können mit Mebendazol und Albendazol unternommen werden.

5.3 Arthropoden

Bekannte Arthropoden wie Kopflaus, Filzlaus und Krätzmilbe werden in Kapitel 16 »Schädlingsbekämpfung« (S. 212 ff.) besprochen.

6 Wie wehren wir uns?

Rainer Klischies

Lebende Organismen sind ständigen Angriffen von Erregern ausgesetzt. Überleben können nur die Organismen, die ein funktionsfähiges Abwehrsystem besitzen. Höhere Lebewesen wie der Mensch verfügen über mehrere **Möglichkeiten der Verteidigung**. Zu ihnen zählen zum Beispiel:

- physiologische Barrieren
- lokale oder generalisierte, unspezifische Entzündungsreaktionen
- die Phagozytose
- die Gruppe der als »immunologisch« bezeichneten Vorgänge

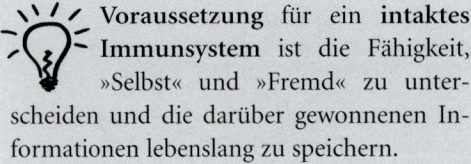 Voraussetzung für ein **intaktes Immunsystem** ist die Fähigkeit, »Selbst« und »Fremd« zu unterscheiden und die darüber gewonnenen Informationen lebenslang zu speichern.

Im Folgenden soll ein kurz gefasster Überblick die wesentlichen Standpfeiler unseres Immunsystems darstellen. Zur weiteren Information stehen entsprechende Lehrbücher zur Verfügung.

6.1 Physiologische Barrieren

Das Eindringen von potenziell pathogenen Mikroorganismen wird durch eine Reihe physiologischer Barrieren erschwert:

- **Intakte Haut** ist für die meisten Erreger nicht durchdringbar. Zusätzlich sind vorhandene Fettsäuren für viele Mikroorganismen toxisch.
- **pH-Wert-Veränderungen** im Magen und in der Vagina führen zur Zerstörung der meisten Keime.
- **Schleimhäute** werden ständig gereinigt, z. B. durch Flimmerhärchen in der Trachea oder durch Spülungen des Harntraktes durch Urin.
- **Physiologische Keime** besiedeln bestimmte Organe (Verdauungstrakt, Vagina) und verdrängen pathogene Erreger (s. auch Kap. 2, Abschnitt »Physiologische Flora«, S. 10 f.).

6.2 Lokale, unspezifische Entzündungsreaktion

Kurz nach dem Eindringen von Erregern entsteht ein **örtlich begrenzter Gewebsschaden**. In unmittelbarer Nachbarschaft erweitern sich Arteriolen und Kapillaren, so dass sich die Durchblutung erhöht. Es entsteht eine Rötung (**rubor**; s. auch Abb. 1.1, S. 3). Die vermehrte Durchblutung und eine Steigerung von Stoffwechselvorgängen wird als Wärme empfunden (**calor**). Im weiteren Verlauf kann durch Verengung kleiner Venen der Blutabfluss verhindert werden. Die Folge ist ein Flüssigkeitsaustritt und damit verbunden ein Ödem (Schwellung oder **tumor**). Die erhöhte Gewebsspannung führt zum Entzündungsschmerz (**dolor**).

Schwellung und Schmerz behindern die Gewebsfunktion (**functio laesa**).

6.3   Generalisierte, unspezifische Entzündungsreaktion

Fieber führt zu einer Beschleunigung aller Stoffwechselvorgänge. Eine **Tachykardie** bedingt eine Steigerung der Durchblutung des gesamten Organismus. Dadurch werden vermehrt Blutzellen und Antikörper an den Entzündungsherd transportiert. Über Eiweißstoffe wird die Granulozytenneubildung im Knochenmark gefördert. Es kommt zur **Leukozytose.** Auch jugendliche Leukozyten werden vermehrt aus dem Knochenmark ausgeschüttet. Eine Linksverschiebung ist die Folge. Die verstärkte Neigung der Erythrozyten zur Verklumpung und eine Veränderung der Bluteiweiße führen zu einer **beschleunigten Blutkörperchen-Senkungsgeschwindigkeit.**

6.4   Phagozytose

Die **Phagozytose**, das »Verschlingen« von eingedrungenen Infektionserregern, ist ein Bestandteil der **unspezifischen, zellulären Abwehr.**
Phagozyten (Blutmonozyten, Gewebsmakrophagen, neutrophile Granulozyten) enthalten hochaktive Enzyme, mit deren Hilfe die Abtötung von Erregern sowie deren Verdauung ermöglicht wird.
Phagozyten können außerdem Erregerbestandteile (Antigene) an ihre Oberfläche binden und diese anderen Abwehrzellen präsentieren:

- **T-Helfer-Zellen** können die Antigene erkennen und über Botenstoffe (Interleukine) die Antikörperproduktion in B-Lymhozyten bzw. Plasmazellen stimulieren (s. unten).
- **Natürliche T-Killer-Zellen** werden angelockt und können einen befallenen Phagozyten lysieren.

6.5   Spezifische (humorale) Infektionsabwehr

Die humorale Immunabwehr wird durch spezifisch gebildete **Antikörper** gesichert. Spezifisch bedeutet dies, dass für ein Antigen (auf Virus- oder Bakterienoberflächen kann es viele geben) genau passende Antikörper gebildet werden. Die Massenproduktion der Antikörper (Immunglobuline) ist Aufgabe der **Plasmazellen**, die ihrerseits von den **B-Lymphozyten** abstammen.

Kurze Zeit nach einer Infektion werden zunächst Immunglobuline der Klasse **IgM** gebildet. Diese frühen Antikörper werden nach einer Woche von den dauerhaften **IgG**-Antikörpern abgelöst. **IgA**-Antikörper werden vornehmlich von Plasmazellen im Schleimhautbereich (Atemwege, Darm) gebildet.

Wenn die Infektion abgewehrt ist, verbleibt ein Teil der B-Lymphozyten als so genannte **Gedächtniszellen**, die bei erneutem Kontakt mit dem spezifischen Antigen möglicherweise lebenslang zur schnellen Antikörperproduktion bereitstehen.

Die gleiche Aufgabe kommt der **aktiven Impfung** zu. Ihr Ziel ist die Bildung der Gedächtniszellen, die bei Kontakt mit dem »wirklichen« Antigen sofort passende Antikörper in großer Zahl ausspucken.

7 Abstecher in die Reisemedizin

Rainer Klischies

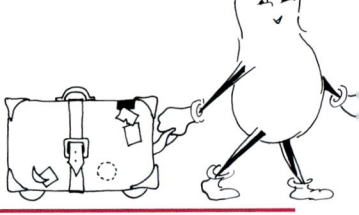

»Unsere Welt ist kleiner geworden.«

Dieser Satz ist natürlich nicht wörtlich zu nehmen. Gemeint ist vielmehr, dass die modernen Verkehrsmittel immer mehr Menschen die Möglichkeit zu Fernreisen bieten. Etwa 5 % der Bundesbürger fliegen im Jahr in die Tropen – das sind ungefähr 4 Millionen Menschen.
Aber: andere Länder, andere Sitten, andere Infektionskrankheiten; etwa vier Fünftel der Urlauber berichten im Anschluss an einen Tropenaufenthalt über Gesundheitsstörungen.
Daher wird die Verhütung und Behandlung von Infektionskrankheiten der fernen Länder zu einem wichtigen Problem der Reisemedizin.

 Ziel der Touristikmedizin ist es, die Gesundheit der Reisenden zu bewahren.

Jeder Reisende sollte bei der **Reiseplanung** an mögliche Infektionskrankheiten denken und sich entsprechend informieren. Zur ersten Kontaktaufnahme ist der Hausarzt gerne bereit. Detaillierte **Informationen** sind zu erfahren bei:
- dem Grünen Kreuz
- der Deutschen Tropenmedizinischen Gesellschaft
- dem Zentrum für Reisemedizin in Düsseldorf
- den öffentlichen Impfeinrichtungen
- dem Robert Koch-Institut (www.rki.de)

Im Folgenden soll ein kurzer **Überblick** über wichtige **Infektionskrankheiten** gegeben werden, die bei Fernreisen eine Rolle spielen können. Die einzelnen Krankheitsbilder und nähere Informationen sind den jeweiligen Kapiteln zu entnehmen.

7.1 Reisediarrhö

An der Spitze der touristischen Infektionen steht die Reisediarrhö. Die Erkrankungsrate bei einem 14-tägigen Urlaub beträgt in den Tropen etwa 20 bis 50 %. Besonders betroffen sind Kleinkinder, bei denen das Leiden nicht nur häufiger ist, sondern auch schwerer und länger verläuft.

Übertragung und Erreger: Die Reisediarrhö ist meistens durch fäkal kontaminierte Speisen und Getränke verursacht. Bakterielle Erreger herrschen vor, besonders enterotoxische E.-coli-Stämme (enterohämorrhagische Escherichia coli, EHEC), die rund 40 % der Durchfallerkrankungen auslösen (»**Montezumas Rache**«). Salmonellen, Shigellen, Campylobacter und andere Bakterien, wie auch Lamblien und Amöben sind erheblich seltener verantwortlich. Viren spielen wohl nur bei Kindern eine Rolle.

Krankheitsbild: Die Reisediarrhö tritt gewöhnlich in den ersten Tagen des Auslandsaufenthaltes auf und dauert im Schnitt etwa 4 Tage. In der Regel ist sie ein harmloses Krankheitsbild mit 5 bis 6 Stühlen/Tag. Bauchkrämpfe und Erbrechen werden häufig beobachtet und beeinträchtigen die Patienten sehr – die schönsten Tage des Jahres sind vermiest.

Prophylaxe: Die Möglichkeit der Prophylaxe ist zwar gegeben, wird aber nur sehr selten konsequent genutzt. Wer möchte schon im teuer bezahlten Urlaub auf kalte Buffets und mit Eiswürfeln gekühlte Drinks verzichten. Nur wenige Reisende halten sich an die folgende Regel:

 »Boil it, cook it, peel it or forget it.« (Siede es, koche es, schäle es oder vergiss es.)

Eine **Impfung** gibt es nicht. Auch Impfstoffe gegen Typhus oder Cholera schützen nicht vor Reisediarrhö, sondern verbreiten beim Laien höchstens die Illusion eines Schutzes.

Therapie: Eine wirksame Therapie besteht in der Einnahme von darmmotilitätshemmenden Medikamenten wie Loperamid (z. B. Immodium®). Antibiotika können in schwereren Fällen die Therapie ergänzen und den Krankheitsverlauf abkürzen. Empfohlen werden Cotrimoxazol, Gyrasehemmer oder Tetracyclinpräparate.

Der **exakte Wasser- und Elektrolytersatz** ist besonders bei Kleinkindern und Alten unverzichtbar. Bei sonst gesunden Erwachsenen reichen häufig zuckerhaltige Getränke und Salzgebäck aus.

Die WHO (Weltgesundheitsorganisation) hat folgende **Therapieempfehlungen** zur **oralen Substitution** bei schweren Durchfallerkrankungen veröffentlicht:
- 3,5 g NaCl (1 gestrichener Teelöffel Kochsalz)
- 2,5 g Natriumbicarbonat (1 gestrichener Teelöffel Backsoda)
- 1,5 g Kaliumchlorid (1 Tasse Orangensaft oder 2 Bananen)
- 20 g Glukose oder 40 g Saccharose (4–6 Teelöffel Zucker) gelöst in 1 l einwandfreiem Wasser

Diese Substitutionslösung wird altersabhängig in nachfolgend angegebener **Dosierung** eingesetzt:
- Kinder unter 2 Jahren: 50–100 ml nach jedem Durchfall
- Kinder zwischen dem 2. und 10. Lebensjahr: 100–200 ml nach jedem Durchfall
- ältere Kinder und Erwachsene: ca. 300 ml nach jedem Durchfall

(modifiziert nach Angaben der WHO)

7.2   Tetanus, Poliomyelitis und Diphtherie

Vor Reiseantritt sollte der Impfschutz gegen Tetanus (S. 25 ff.), Poliomyelitis (S. 91 ff.) und Diphtherie (S. 34 f.) überprüft und gegebenenfalls eine Auffrischimpfung durchgeführt werden. Diese Infektionskrankheiten kommen weltweit vor und stellen für Kinder und Erwachsene ein ernsthaftes Gesundheitsrisiko dar.

7.3   Hepatitis

Zu den weltweit häufigsten Infektionskrankheiten gehören die Virushepatitiden (S. 64 ff.). Gegen die Hepatitis A und Hepatitis B gibt es die Möglichkeit einer aktiven Immunisierung. Zur kurzfristigen Hepatitis-A-Prophylaxe steht auch ein passiver Impfschutz mit Immunglobulinen zur Verfügung.

7.4   Gelbfieber

Gelbfieber (S. 64) ist in Afrika und Südamerika endemisch. Eine Impfung soll 10 Tage vor Reisebeginn durch eine amtliche Gelbfieberimpfstelle erfolgen und in den Internationalen Impfausweis eingetragen werden. Nur in einigen Ländern wird die Impfung vor Einreise verlangt.

7.5   Cholera und Typhus

Eine immunisierende Prophylaxe wird gegen Cholera (S. 44 ff.) und Typhus (S. 43 f.) nicht zwingend notwendig, wenn man die Hygienevorschriften beachtet. So soll in den Tropen nur abgekochtes Wasser getrunken, auf rohe Speisen verzichtet, nur selbst geschältes Obst verzehrt und möglichst auch Eiswürfel gemieden werden.

7.6   Bilharziose

Vor dem Baden in stehenden oder langsam fließenden Süßwässern wird wegen der Bilharziosegefahr gewarnt (S. 113).

7.7   Sexuell übertragbare Krankheiten

Der **Sextourismus** ist immer noch Realität! Trotz AIDS-Aufklärung gehen etwa 4 % der Besucher Ostafrikas ungeschützte sexuelle Kontakte mit Einheimischen ein. In Nordthailand sind 30 bis 40 % der Prostituierten HIV-positiv. Daher wird weiterhin mit touristisch importierten **HIV-Infektionen** gerechnet.
Die übrigen sexuell übertragbaren Erkrankungen (**Gonorrhö, Lues** u. a.) sind zwar auch existent, werden aber durch die gute Behandelbarkeit in den Hintergrund gedrängt. Die Bedeutung der Kondombenutzung als prophylaktische Maßnahme sei auch hier erwähnt.

7.8   Malaria

Die weltweit häufigste Infektionskrankheit überhaupt ist die Malaria (s. auch Kap. 5 »Parasiten«, S. 107 ff.). Die wichtigste Vorbeugemaßnahme ist die **Verhütung** eines **Moskitostiches**, da keine 100%ig wirksame medikamentöse Prophylaxe möglich ist. Die **WHO** gibt folgende **Empfehlungen**:

● Da Moskitos vor allem nachtaktiv sind, wird in den Tropen von der Dämmerung bis in das Morgengrauen der Aufenthalt in geschlossenen Räumen empfohlen. Bei Aufenthalt im Freien nach Sonnenuntergang langärmelige Kleidung und lange Hosen tragen; dunkle Farben vermeiden, da sie Moskitos anziehen und die Mücken schlechter gesehen werden.
● Unbedeckte Hautstellen sollen mit einem insektenabwehrenden Mittel (Repellent) eingerieben werden.
● Nachts Türen und Fenster dicht verschließen und – wenn nötig – unter einem Moskitonetz schlafen.
● Abends in Schlafräumen ein Insektenvertilgungsmittel versprühen, elektrische Insektizidverdampfer benutzen oder Mückenvertreibungskerzen abbrennen.

Für die **medikamentöse Malariaprophylaxe** ist die genaue Kenntnis der gegenwärtigen Resistenzlage im Reisegebiet notwendig, welche sich binnen weniger Monate ändern kann. Trotz richtiger Vorbeugung bleibt die Möglichkeit einer Malariainfektion bestehen, so dass bei unklarem Fieber während des Aufenthaltes oder nach Rückkehr immer an Malaria gedacht werden muss.

8 Infektionsschutz durch Impfungen

Rainer Klischies

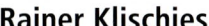

Vor 150 Jahren starb jedes zweite Kind an einer Infektionskrankheit, noch bevor es seinen zehnten Geburtstag erreichte – ein heute unvorstellbarer Gedanke. Dank der Entwicklung und Anwendung von Impfstoffen haben heute die meisten »Kinderkrankheiten« – jedenfalls in Industriestaaten – ihren Schrecken verloren. Das Resultat dieser Impferfolge ist jedoch leider eine wachsende **Impfmüdigkeit** der Bevölkerung. Durch die Sorglosigkeit vieler Erwachsener konnte in den letzten Jahren immer wieder über epidemieartige Ausbrüche von »vergessenen« Infektionskrankheiten berichtet werden.
Aber:

- Die gefährlichen Infektionskrankheiten sind nicht eliminiert, sondern nur durch Hygienemaßnahmen und Schutzimpfungen zurückgedrängt.
- Die Anzahl der durch Impfung geschützten Personen nimmt kontinuierlich ab, weil Grundimmunisierungen und Auffrischimpfungen aus Unwissenheit und Sorglosigkeit unterbleiben.
- Wer meint, dass Kinderkrankheiten für Erwachsene harmlos und unbedenklich sind, irrt. Das Gegenteil ist häufig der Fall. So verlaufen »Kinderkrankheiten« im Erwachsenenalter meist schwerer und mit einer höheren Komplikationsrate.
- Die Infektionsgefahr über den »Import« von Erregern wächst durch steigende Auslandskontakte der Bevölkerung.

Während Kinder und Jugendliche gegen die häufigsten Erreger noch die Standardimpfungen erhalten, wie sie der Impfkalender (s. Tab. 8.2, S. 124 f.) empfiehlt, tut sich spätestens mit Erreichen des 15. Lebensjahres eine **Impflücke** auf. Wenn diese nicht in weiteren Lebensabschnitten durch Auffrischimpfungen geschlossen wird, kann sie sich zu einer dauerhaften Schwachstelle entwickeln.

 Eine vollständige Durchimpfung der Bevölkerung kann viele Menschenleben retten. Sie ist ein großes Ziel der Präventivmedizin.

Die meisten Impfungen und Impfbegriffe wurden in den vorangegangenen Kapiteln bereits angesprochen. Hier soll eine Übersicht dem besseren Verständnis dienen.

8.1   Vakzination

Eine Schutzimpfung wird auch als **Vakzination** bezeichnet. Sie bietet Schutz vor einer Infektionskrankheit. Im Kindesalter wird in der Regel eine **Grundimmunisierung** gegen viele Erkrankungen durchgeführt. Später wird – bei nachlassendem Impfschutz – eine **Auffrischimpfung** (*Booster*) notwendig.

Tab. 8.1 Tetanus-Immunprophylaxe im Verletzungsfall (nach: Epidemiologisches Bulletin 30/2007; www.rki.de)

Vorgeschichte der Tetanus-Immunisierung (Anzahl der Impfungen)	Saubere, geringfügige Wunden		Alle anderen Wunden[1]	
	Td[2]	TIG[3]	Td[2]	TIG[3]
unbekannt	ja	nein	ja	ja
0 bis 1	ja	nein	ja	ja
2	ja	nein	ja	nein[4]
3 oder mehr	nein[5]	nein	nein[6]	nein

1 Tiefe und/oder verschmutzte (mit Staub, Erde, Speichel, Stuhl kontaminierte) Wunden, Verletzungen mit Gewebszertrümmerung und reduzierter Sauerstoffversorgung oder Eindringen von Fremdkörpern (z. B. Quetsch-, Riss-, Biss-, Stich-, Schusswunden)
schwere Verbrennungen und Erfrierungen
Gewebsnekrosen
septische Aborte

2 Kinder unter 6 Jahren T (ggf. Impfstatus prüfen und nach STIKO-Empfehlungen ergänzen bzw. vervollständigen), ältere Personen Td (d. h. Tetanus-Diphtherie-Impfstoff mit verringertem Diphtherietoxoid-Gehalt). Jede Auffrischimpfung mit Td sollte Anlass sein, eine mögliche Indikation einer Pertussis-Impfung zu überprüfen und ggf. einen Kombinationsimpfstoff (Tdap) einzusetzen.

3 TIG = Tetanus-Immunglobulin, im Allgemeinen werden 250 IE verabreicht, die Dosis kann auf 500 IE erhöht werden; TIG wird simultan mit Td/DT-Impfstoff angewendet.

4 Ja, wenn die Verletzung länger als 24 Stunden zurückliegt.

5 Ja (*1 Dosis*), wenn seit der letzten Impfung mehr als 10 Jahre vergangen sind.

6 Ja (*1 Dosis*), wenn seit der letzten Impfung mehr als 5 Jahre vergangen sind.

8.2 Aktive Impfung

Nach einer **aktiven Impfung** erfolgt die aktive Auseinandersetzung des Immunsystems mit dem Impfstoff. Das Resultat ist eine spezifische **Antikörperbildung** gegen den jeweiligen Erreger oder gegen Erregerbestandteile. Dies braucht Zeit, daher ist eine Immunität erst nach einigen Wochen zu erwarten. Die aktiven Impfstoffe unterscheiden sich nach ihrer Zusammensetzung. So gibt es **Impfstoffe** mit abgeschwächten **lebenden** (z. B. Polioimpfung nach Sabin, S. 92 f.) und solche mit **abgetöteten** Erregern (z. B. Polioimpfung nach Salk, S. 92). Andere Immunisierungen werden nur mit Erregerteilen (z. B. HBs-AG bei der Hepatitis B, S. 68 f.) durchgeführt. Bei einer **Toxoidimpfung** werden abgeschwächte Erregergifte appliziert, die zwar nicht vor einer Infektion und Vermehrung des Eindringlings schützen, aber die Giftwirkung aufheben (z. B. Tetanus- oder Diphtherieimpfung, S. 26 f. und S. 35).

8.3 Passive Impfung

Eine **passive Immunisierung** wird immer dann notwendig, wenn Eile geboten ist oder kein aktiver Impfstoff zur Verfügung steht. Dies ist häufig der Fall, wenn eine Infektion schon stattgefunden hat und eine aktive Impfung zu spät kommen würde, um den Krankheitsausbruch zu verhindern (z. B. FSME, Botulismus, Tollwut, S. 62 ff., S. 27 und S. 97). Der Impfstoff besteht aus **Immunglobulinen** und enthält keine Erreger. Daher kommt es nicht zu einer Auseinandersetzung mit dem Immunsystem (es verhält sich passiv) und somit auch nicht zu einer eigenen Antikörperbildung im Körper des Geimpften. Ein Schutz besteht sofort nach der Impfung, hält aber nur wenige Wochen bis Monate an. Bei einigen Infektionskrankheiten wird der Impfstoff auch **Antitoxin** genannt (z. B. Tetanus, Diphtherie).

8.4 Simultanimpfung

Unter einer **Simultanimpfung** versteht man eine gleichzeitige passive und aktive Immunisierung mit dem Ziel eines sofort einsetzenden und zugleich lang anhaltenden Impfschutzes. Die bekannteste Simultanimpfung ist die Tetanussimultanimpfung (S. 26 f.) im Falle der Verletzung eines Nichtimmunen (Tab. 8.1). Weitere Beispiele sind Tollwut (S. 97) oder Hepatitis B (S. 68 f.).

8.5 Indikations- und Routineimpfung

Indikationsimpfungen sind nur für bestimmte Bevölkerungskreise notwendig, beispielsweise für Menschen, die während ihrer Berufsausübung bestimmten Infektionsgefahren ausgesetzt sind (z. B. Hepatitis B im Krankenhaus oder Tollwut bei Waldarbeitern), oder für Fernreisende (Gelbfieber, Cholera, Typhus, Hepatitis A u. a.).

Dagegen werden **Routineimpfungen** allen Menschen empfohlen, sofern aus gesundheitlichen Gründen, wegen einer Schwangerschaft oder Allergien gegen den jeweiligen Impfstoff oder seine Zusätze keine Einwände bestehen.

8.6 Impfpläne

Die folgenden Impfpläne und die Anmerkungen zu den einzelnen Impfungen entsprechen den Empfehlungen der ständigen Impfkommission (STIKO) des Robert Koch-Institutes (RKI) (Stand: Juli 2007; modifiziert nach RKI, Epidemiologisches Bulletin 30/2007; www.rki.de).

8.6.1 Impfkalender für Säuglinge, Kinder, Jugendliche und Erwachsene

Der Impfkalender für Säuglinge, Kinder, Jugendliche und Erwachsene (Tab. 8.2) umfasst Impfungen zum Schutz vor Diphtherie (D/d), Pertussis (aP/ap), Tetanus (T), Haemophilus influenzae Typ b (Hib), Hepatitis B (HB), humanen Papillomaviren (HPV), Poliomyelitis (IPV), Pneumokokken, Meningokokken, Masern, Mumps, Röteln sowie gegen Varizellen und für Senioren gegen Influenza und Pneumokokken.

Die Standardimpfungen des Impfkalenders (S, SM, A) sind von hohem Wert für den Gesundheitsschutz des Einzelnen und der Allgemeinheit und deshalb für alle Angehörigen der jeweils genannten Alters- oder Bevölkerungsgruppen empfohlen. In Tabelle 8.1 sind den empfohlenen Impfungen die Impftermine zugeordnet. Abweichungen vom empfohlenen Impfalter sind möglich und unter Umständen notwendig. Die angegebenen Impftermine berücksichtigen die für den Aufbau eines Impfschutzes notwendigen Zeitabstände zwischen den Impfungen. Die Früherkennungsuntersuchungen für Säuglinge und Kinder, die Schuleingangsuntersuchung, Schuluntersuchungen, die Jugendgesundheitsuntersuchungen sowie die Untersuchungen nach dem Jugendarbeitsschutzgesetz sollen für die Impfprophylaxe genutzt werden.

Die im Impfkalender empfohlenen Standardimpfungen sollen auch alle Personen mit chro-

Tab. 8.2 Impfkalender (Standardimpfungen) für Säuglinge, Kinder, Jugendliche und Erwachsene. Empfohlenes Impfalter und Mindestabstände zwischen den Impfungen (nach: Epidemiologisches Bulletin 30/2007; www.rki.de)

Impfstoff/ Antigenkombinationen	Alter in vollendeten Monaten						Alter in vollendeten Jahren				
	Geburt	2	3	4	11–14	15–23 (siehe a)	5–6 (siehe a)	9–11 (siehe a)	12–17 (siehe a)	ab 18	> 60
T*		1.	2.	3.	4.		A		A	A******	
D/d* siehe b)		1.	2.	3.	4.		A		A	A******	
aP/ap*		1.	2.	3.	4.		A		A		
Hib*		1.	2. siehe c)	3.	4.						
IPV*		1.	2. siehe c)	3.	4.				A		
HB*	siehe d)	1.	2. siehe c)	3.	4.				G		
Pneumokokken**		1.	2.	3.	4.						S
Meningokokken					1. e) ab 12 Monate						
MMR***					1.	2.					
Varizellen					1.	f)					
Influenza****											S
HPV*****									SM		

Um die Zahl der Injektionen möglichst gering zu halten, sollten vorzugsweise Kombinationsimpfstoffe verwendet werden. Impfstoffe mit unterschiedlichen Antigenkombinationen von D/d, T, aP/ap, HB, Hib, IPV sind verfügbar. Bei Verwendung von Kombinationsimpfstoffen sind die Angaben des Herstellers zu den Impfabständen zu beachten.

A   Auffrischimpfung: Diese sollte möglichst nicht früher als 5 Jahre nach der vorhergehenden letzten Dosis erfolgen.

G   Grundimmunisierung aller noch nicht geimpften Jugendlichen bzw. Komplettierung eines unvollständigen Impfschutzes.

S   Standardimpfungen mit allgemeiner Anwendung = Regelimpfungen

SM Standardimpfung für Mädchen

a) Zu diesen Zeitpunkten soll der Impfstatus unbedingt überprüft und gegebenenfalls vervollständigt werden.

b) Ab einem Alter von 5 bzw. 6 Jahren wird zur Auffrischungsimpfung ein Impfstoff mit reduziertem Diphtherietoxoid-Gehalt (d) verwendet.

c) Antigenkombinationen, die eine Pertussiskomponente (aP) enthalten, werden nach dem für DTaP angegebenen Schema benutzt.

d) Siehe Anmerkungen »Postexpositionelle Hepatitis-B-Immunprophylaxe bei Neugeborenen«

e) Zur Möglichkeit der Koadministration von Impfstoffen sind die Fachinformationen zu beachten.

f) Bei Anwendung des Kombinationsimpfstoffes MMRV sind die Angaben des Herstellers zu beachten. Entsprechend den Fachinformationen ist die Gabe einer 2. Dosis gegen Varizellen erforderlich. Zwischen beiden Dosen sollten 4–6 Wochen liegen.

Fortsetzung zu Tab. 8.2

*   Abstände zwischen den Impfungen mindestens 4 Wochen; Abstand zwischen vorletzter und letzter Impfung mindestens 6 Monate.

**   Generelle Impfung gegen Pneumokokken für Säuglinge und Kleinkinder bis zum vollendeten 2. Lebensjahr mit einem Pneumokokken-Konjugatimpfstoff; Standardimpfung für Personen > 60 Jahre mit Polysaccharid-Impfstoff und Wiederimpfung im Abstand von 6 Jahren

***   Mindestabstand zwischen den Impfungen 4 Wochen

****   Jährlich mit dem von der WHO empfohlenen aktuellen Impfstoff

*****   Grundimmunisierung mit 3 Dosen für alle Mädchen im Alter von 12–17 Jahren

******   Jeweils 10 Jahre nach der letzten vorangegangenen Dosis

nischen Krankheiten erhalten, sofern keine spezifischen Kontraindikationen vorliegen.

Ein vollständiger Impfschutz ist nur dann gewährleistet, wenn die vom Hersteller angegebene Zahl von Einzeldosen verabreicht wurde (Packungsbeilage/Fachinformationen beachten).

Die Erfahrung zeigt, dass Impfungen, die später als empfohlen begonnen oder für längere Zeit unterbrochen wurden, häufig nicht zeitgerecht fortgesetzt werden. Bis zur Feststellung und Schließung von Impflücken, z.B. bei der Schuleingangsuntersuchung, verfügen unzureichend geimpfte Kinder nur über einen mangelhaften Impfschutz. Wegen der besonderen Gefährdung in der frühen Kindheit muss es daher das Ziel sein, unter Beachtung der Mindestabstände zwischen den Impfungen möglichst frühzeitig die empfohlenen Impfungen durchzuführen und spätestens bis zum Alter von 14 Monaten die Grundimmunisierungen zu vollenden. Noch vor dem Eintritt in eine Gemeinschaftseinrichtung, spätestens aber vor dem Schuleintritt, ist für einen vollständigen Impfschutz Sorge zu tragen. Spätestens bis zum vollendeten 18. Lebensjahr (d.h. bis zum Tag vor dem 18. Geburtstag) sind bei Jugendlichen versäumte Impfungen nachzuholen.

Unabhängig von den in Tabelle 8.1 genannten Terminen sollten, wann immer eine Arztkonsultation erfolgt, die Impfdokumentation überprüft und fehlende Impfungen nachgeholt werden.

8.6.2 Anmerkungen zu den im Impfkalender aufgeführten Impfungen

- **Diphtherie:** Ab einem Alter von 5 bzw. 6 Jahren (je nach Angaben des Herstellers) wird bei Auffrischimpfungen und zur Grundimmunisierung ein Impfstoff mit reduziertem Diphtherietoxoid-Gehalt (d) verwendet, in der Regel kombiniert mit Tetanustoxoid oder weiteren Antigenen.

- **Haemophilus influenzae Typ b (Hib):** Nach dem 12. bzw. 15. Lebensmonat (Packungsbeilage beachten) ist eine einmalige Hib-Impfung ausreichend. Ab einem Alter von 5 Jahren ist eine Hib-Impfung nur in Ausnahmefällen indiziert (z.B. funktionelle oder anatomische Asplenie).
  Für die einzelnen Impfungen der Grundimmunisierung sollte – wenn möglich – ein Impfstoff mit gleichem Trägerprotein verwendet werden. Wenn jedoch nicht bekannt ist, mit welchem Impfstoff zuvor geimpft worden ist, weil der Handelsname nicht – wie erforderlich – dokumentiert wurde, dann muss die Grundimmunisierung nicht erneut begonnen werden, sondern kann mit jedem Hib-Impfstoff fortgesetzt werden.

- **Hepatitis B (HB):** Serologische Vor- bzw. Nachtestungen zur Kontrolle des Impferfolgs sind bei der Regelimpfung im Kindes- und Jugendalter nicht erforderlich.

Eine Wiederimpfung 10 Jahre nach Impfung im Säuglings- und Kleinkindalter ist derzeit für Kinder und Jugendliche nicht generell empfohlen.

Postexpositionelle Hepatitis-B-Prophylaxe bei Neugeborenen von HBsAg-positiven Müttern bzw. von Müttern mit unbekanntem HBsAg-Status: Entsprechend den Mutterschafts-Richtlinien ist bei allen Schwangeren nach der 32. Schwangerschaftswoche, möglichst nahe am Geburtstermin, das Serum auf HBsAg zu untersuchen. Ist das Ergebnis positiv, dann ist bei dem Neugeborenen unmittelbar post partum, d.h. innerhalb von 12 Stunden, mit der Immunisierung gegen Hepatitis B zu beginnen. Dabei werden simultan die erste Dosis HB-Impfstoff und HB-Immunglobulin verabreicht. Die begonnene HB-Grundimmunisierung wird einen Monat nach der 1. Impfung durch eine 2. und sechs Monate nach der 1. Impfung durch eine 3. Impfung vervollständigt.

Bei Neugeborenen inklusive Frühgeborenen von Müttern, deren HBsAg-Status nicht bekannt ist und bei denen noch vor bzw. sofort nach der Geburt die serologische Kontrolle nicht möglich ist, wird unabhängig vom Geburtsgewicht ebenfalls unmittelbar post partum die Grundimmunisierung mit HB-Impfstoff begonnen. Bei nachträglicher Feststellung einer HBsAg-Positivität der Mutter kann beim Neugeborenen innerhalb von 7 Tagen postnatal die passive Immunisierung nachgeholt werden.

Nach Abschluss der Grundimmunisierung von Neugeborenen ist eine serologische Kontrolle erforderlich (s. auch Epidemiologisches Bulletin 10/2000 und 8/2001).

- **Humane Papillomaviren (HPV):** Die STIKO empfiehlt zur Reduktion der Krankheitslast durch den Gebärmutterhalskrebs die Einführung einer generellen Impfung gegen humane Papillomaviren (Typen HPV 16, 18) für alle Mädchen im Alter von 12 bis 17 Jahren. Die Impfung mit 3 Dosen sollte vor dem ers-

ten Geschlechtsverkehr abgeschlossen sein. Die genaue Dauer der Immunität nach Verabreichung aller Impfstoffdosen ist derzeit noch nicht bekannt.

Die Frage der Notwendigkeit einer Wiederimpfung kann derzeit noch nicht beantwortet werden. Über die epidemiologische Wirksamkeit der Immunisierung von Jungen und Männern zur Verhinderung der Infektion bei Frauen liegen keine ausreichenden Daten vor. Frauen, die innerhalb des von der STIKO empfohlenen Zeitraumes (Alter 12–17 Jahre) keine Impfung gegen HPV erhalten haben, können ebenfalls von einer Impfung gegen HPV profitieren.

Geimpfte Personen sind darauf hinzuweisen, dass die Impfung mit einem Impfstoff gegen humane Papillomaviren gegen die Typen 16 und 18 nicht gegen Infektionen mit anderen Typen schützt und dass deshalb die Früherkennungsmaßnahmen zum Gebärmutterhalskrebs unverändert in Anspruch genommen werden müssen.

- **Masern, Mumps, Röteln (MMR):** Die Impfung gegen Masern, Mumps und Röteln sollte mit einem Kombinationsimpfstoff (MMR-Impfstoff) durchgeführt werden, in der Regel im Alter von 11 bis 14 Monaten. Bis zum Ende des 2. Lebensjahres soll auch die 2. MMR-Impfung erfolgt sein, um den frühestmöglichen Impfschutz zu erreichen. Steht bei einem Kind die Aufnahme in eine Kindereinrichtung an, kann die MMR-Impfung auch vor dem 12. Lebensmonat, jedoch nicht vor dem 9. Lebensmonat erfolgen. Sofern die Erstimpfung vor dem 12. Lebensmonat erfolgte, muss die 2. MMR-Impfung bereits zu Beginn des 2. Lebensjahres erfolgen, da persistierende maternale Antikörper im 1. Lebensjahr die Impfviren neutralisieren können.

Die Eliminierung der Masern ist ein erklärtes Ziel der deutschen Gesundheitspolitik. Masern können eliminiert werden, wenn die Durchimpfungsrate gegen Masern bei Kindern mehr als 95 % erreicht. Diesem Ziel sind bisher die Länder nahe gekommen, die eine zweimalige Impfung im Kindesalter empfehlen und dabei hohe Durchimpfungsraten realisieren, wie die skandinavischen Länder, Großbritannien, die Niederlande und die USA. Die STIKO empfiehlt eine 2. MMR-Impfung seit 1991. Mit der 2. MMR-Impfung sollen Immunitätslücken geschlossen werden. Die 2. MMR-Impfung kann bereits 4 Wochen nach der 1. MMR-Impfung erfolgen. Bei Mädchen wird mit der zweimaligen MMR-Impfung auch der unverzichtbare Schutz vor einer Rötelnembryopathie weitgehend gesichert. Auch bei anamnestisch angegebener Masern-, Mumps- oder Rötelnerkrankung sollte die 2. MMR-Impfung durchgeführt werden. Anamnestische Angaben über eine Masern- oder Rötelnerkrankung sind ohne mikrobiologisch-serologische Dokumentation der Erkrankungen unzuverlässig und nicht verwertbar. Es gibt in der Fachliteratur keine Hinweise auf vermehrte Nebenwirkungen nach mehrmaligen Masern-, Mumps- oder Rötelnimpfungen. Eine Altersbegrenzung für die MMR-Impfung besteht nicht. Sie kann in jedem Alter erfolgen. Empfohlen wird die MMR-Impfung auch für alle ungeimpften bzw. empfänglichen Personen im Gesundheitsdienst und bei der Betreuung von Immundefizienten sowie in Gemeinschaftseinrichtungen und in Kinderheimen (s. Tab. 8.3). Eine zusätzliche monovalente Rötelnimpfung für Mädchen ist nicht erforderlich, wenn bereits zwei Impfungen mit MMR-Impfstoff dokumentiert sind. Wenn nur eine MMR-Impfung vorausgegangen ist, dann ist die 2. MMR-Impfung möglichst frühzeitig bei allen Kindern und Jugendlichen nachzuholen; bei der Jugendgesundheitsuntersuchung ist sicherzustellen, dass alle Jugendlichen zwei MMR-Impfungen erhalten haben.

- **Meningokokken:** Die STIKO empfiehlt die Impfung gegen Meningokokken der Serogruppe C für alle Kinder im 2. Lebensjahr. Sie erfolgt mit einer Impfdosis. Impfziel ist es, die Erkrankungsrate, die schweren Komplikationen, eine Behinderung und den Tod zu reduzieren.

- **Pertussis:** In Anbetracht der Pertussis-Situation in Deutschland und der Schwere des klinischen Verlaufs einer Pertussis im Säuglingsalter ist es dringend geboten, die Grundimmunisierung der Säuglinge und Kleinkinder zum frühestmöglichen Zeitpunkt, d.h. unmittelbar nach Vollendung des 2. Lebensmonats, zu beginnen und zeitgerecht fortzuführen.
Empfohlen werden je eine Impfung mit einem Impfstoff, der Pertussis-Antigene (aP) enthält, im Alter von 2, 3 und 4 Monaten, und eine weitere Impfung im Alter zwischen 11 und 14 Monaten. Auffrischimpfungen sollen mit 5–6 Jahren und 9–17 Jahren durchgeführt werden und bestehende Impflücken besonders bei Jugendlichen geschlossen werden.

- **Pneumokokken:** Primäres Impfziel ist es, die Komplikationsrate, Behinderung und Tod zu reduzieren. Generell wird die Impfung für alle Kinder in den ersten 2 Lebensjahren empfohlen.

- **Poliomyelitis:** Der Polio-Lebendimpfstoff, orale Polio-Vakzine (OPV), wird wegen des – wenn auch sehr geringen – Risikos einer Vakzine-assoziierten paralytischen Poliomyelitis (VAPP) nicht mehr empfohlen. Zum Schutz vor der Poliomyelitis wird ein zu injizierender Impfstoff, inaktivierte Polio-Vakzine (IPV), mit gleicher Wirksamkeit empfohlen. Im Alter von 9 bis 17 Jahren wird für Jugendliche eine Auffrischimpfung mit einem Impfstoff, der IPV enthält, empfohlen. Eine mit OPV begonnene Grundimmunisierung wird mit IPV komplettiert.

- **Varizellen:** Die Impfung gegen Varizellen wird in der Regel im Alter von 11–14 Monaten durchgeführt, entweder simultan mit der 1. MMR-Impfung oder frühestens 4 Wochen nach dieser. Eine 2. Impfdosis ist erforderlich. Zwischen beiden sollten 4–6 Wochen liegen.

8.6.3   Indikations- und Auffrischimpfungen

Der Impfschutz gegen bestimmte Infektionskrankheiten (Tab. 8.3) sollte in späteren Lebensjahren aufgefrischt oder bislang versäumte
Impfungen nachgeholt werden. Andere Impfungen können bei besonderen epidemiologischen Situationen oder Gefährdungen für Kinder, Jugendliche und Erwachsenen indiziert
sein (Indikationsimpfungen). Reiseimpfungen
gehören zu den Indikationsimpfungen.

S   Standardimpfungen mit allgemeiner Anwendung = Regelimpfungen (s. auch Tab. 8.2)
SM   Standardimpfungen für **Mädchen**

A   Auffrischimpfungen
I   Indikationsimpfungen für Risikogruppen
bei **individuell** (nicht beruflich) erhöhtem Ex-
positions-, Erkrankungs- oder Komplikationsrisiko sowie auch zum Schutz Dritter
B   Impfungen aufgrund eines erhöhten **beruflichen** Risikos, z. B. nach Gefährdungsbeurteilung entsprechend der Biostoffverordnung und
dem G 42 und aus hygienischer Indikation
R   Impfungen aufgrund von **Reisen**
P   **Postexpositionelle** Prophylaxe/Riegelungs-
impfungen bzw. andere Maßnahmen der spezifischen Prophylaxe (Immunglobulingabe oder
Chemoprophylaxe) bei Kontaktpersonen in Familie und Gemeinschaft

Tab. 8.3   Indikations- und Auffrischimpfungen sowie andere Maßnahmen der spezifischen Prophylaxe

Impfung gegen	Kate- gorie	Indikation bzw. Reiseziel	Anwendungshinweise (Packungsbeilage/ Fachinformationen beachten)
Cholera	R	auf Verlangen des Ziel- oder Transit- landes; nur im Ausnahmefall; eine WHO-Empfehlung besteht nicht	nach Angaben des Herstellers
Diphtherie	S/A	alle Personen bei fehlender oder unvoll- ständiger Grundimmunisierung, wenn die letzte Impfung der Grundimmunisie- rung oder die letzte Auffrischimpfung länger als 10 Jahre zurückliegt	Die Impfung gegen Diphtherie sollte in der Regel in Kombina- tion mit der gegen Tetanus (Td) durchgeführt werden. Es sollte auch der Pertussis-Impf- schutz überprüft werden. Bei bestehender Diphtherie-Impf- indikation und ausreichendem Teta- nus-Impfschutz sollte monovalent gegen Diphtherie geimpft werden. Nichtgeimpfte oder Personen mit fehlendem Impfnachweis sollten 2 Impfungen im Abstand von 4– 8 Wochen und eine 3. Impfung 6–12 Monate nach der 2. Imp- fung erhalten. Eine Reise in ein Infektionsge- biet sollte frühestens nach der 2. Impfung angetreten werden.

Impfung gegen	Kategorie	Indikation bzw. Reiseziel	Anwendungshinweise (Packungsbeilage/ Fachinformationen beachten)
Diphtherie	P	bei Epidemien oder regional erhöhter Morbidität	entsprechend den Empfehlungen der Gesundheitsbehörden
	P	für enge (face to face) Kontaktpersonen zu Erkrankten, Auffrischimpfung 5 Jahre nach der letzten Impfung	Chemoprophylaxe unabhängig vom Impfstatus präventive antibiotische Therapie, z. B. mit Erythromycin (s. »Ratgeber Diphtherie«, www.rki.de)
FSME (Frühsommer-meningo-enzephalitis)	I	Personen, die in FSME-Risikogebieten Zecken exponiert sind oder	Grundimmunisierung und Auffrischimpfungen mit einem für Erwachsene bzw. Kinder zugelassenen Impfstoff nach Angaben des Herstellers
	B	Personen, die durch FSME beruflich gefährdet sind (exponiertes Laborpersonal sowie in Risikogebieten z. B. Forstarbeiter und Exponierte in der Landwirtschaft)	
		Risikogebiete in Deutschland sind zur Zeit insbesondere: Baden-Württemberg, Bayern, Hessen, Rheinland-Pfalz, Thüringen	entsprechend den Empfehlungen der Gesundheitsbehörden; Hinweise zu FSME-Risikogebieten – veröffentlicht im Epidemiologischen Bulletin des RKI, Ausgabe 15/2007 – sind zu beachten
	R	Zeckenexposition in FSME-Risikogebieten außerhalb Deutschlands	
Gelbfieber	R/B	entsprechend den Impfanforderungen der Ziel- oder Transitländer sowie vor Aufenthalt in bekannten Endemiegebieten im tropischen Afrika und in Südamerika; die Hinweise der WHO zu Gelbfieber-Infektionsgebieten sind zu beachten	einmalige Impfung in den von den Gesundheitsbehörden zugelassenen Gelbfieber-Impfstellen; Auffrischimpfungen in 10-jährigen Intervallen
Haemophilus influenzae Typ b (Hib)	I	Personen mit anatomischer oder funktioneller Asplenie	
	P	Nach engem Kontakt zu einem Patienten mit invasiver Haemophilus-influenzae-b-Infektion wird eine Rifampicin-Prophylaxe empfohlen:	Dosierung: ● **ab 1 Monat:** 20 mg/kg/Tag (maximal 600 mg) in 1 ED für 4 Tage

Fortsetzung auf S. 130–139

Impfung gegen	Kategorie	Indikation bzw. Reiseziel	Anwendungshinweise (Packungsbeilage/ Fachinformationen beachten)
Haemophilus influenzae Typ b (Hib)		• für alle Haushaltsmitglieder (außer für Schwangere), unabhängig vom Alter, wenn sich dort ein ungeimpftes oder unzureichend geimpftes Kind im Alter bis zu 4 Jahren oder aber eine Person mit einem relevanten Immundefekt befindet, • für ungeimpfte exponierte Kinder bis 4 Jahre in Gemeinschaftseinrichtungen Falls eine Prophylaxe indiziert ist, sollte sie zum frühestmöglichen Zeitpunkt, spätestens 7 Tage nach Beginn der Erkrankung des Indexfalls, begonnen werden.	• **Erwachsene:** 600 mg p.o. in 1 ED für 4 Tage Da bei Schwangeren die Gabe von Rifampicin und Gyrasehemmern kontraindiziert ist, kommt bei ihnen zur Prophylaxe ggf. Ceftriaxon in Frage.
Hepatitis A (HA)	I	1. Personen mit einem Sexualverhalten mit hoher Infektionsgefährdung 2. Personen mit substitutionspflichtiger Hämophilie oder Krankheiten der Leber 3. Personen in psychiatrischen Einrichtungen oder vergleichbaren Fürsorgeeinrichtungen für Zerebralgeschädigte oder Verhaltensgestörte	Grundimmunisierung und Auffrischimpfung nach Angaben des Herstellers Eine Vortestung auf HA-Antikörper ist bei vor 1950 Geborenen sinnvoll sowie bei Personen, die in der Anamnese eine mögliche HA aufweisen bzw. längere Zeit in Endemiegebieten gelebt haben.
	B	4. Gesundheitsdienst (inkl. Küche, Labor, Technik, Reinigungs- und Rettungsdienst, psychiatrische Einrichtungen, Fürsorgeeinrichtungen, Behindertenwerkstätten, Asylheime) durch Kontakt mit möglicherweise infiziertem Stuhl Gefährdete inkl. Azubis und Studenten 5. Kanalisations- und Klärwerksarbeit mit Abwasserkontakt	
	R/B	6. Tätigkeit (inkl. Küche und Reinigung) in Kindertagesstätten und Kinderheimen	

Impfung gegen	Kate-gorie	Indikation bzw. Reiseziel	Anwendungshinweise (Packungsbeilage/ Fachinformationen beachten)
Hepatitis A (HA)	P	Kontaktpersonen zu an Hepatitis A Erkrankten (Riegelungsimpfung: vor allem in Gemeinschaftseinrichtungen und Schulen; s. auch »Ratgeber Hepatitis A« unter www.rki.de)	Bei einer aktuellen Exposition von Personen, für die eine Hepatitis A ein besonderes Risiko darstellt, kann zeitgleich mit der ersten Impfung ein Immunglobulin-Präparat gegeben werden.
	R	Reisende in Regionen mit hoher Hepatitis-A-Prävalenz	
Hepatitis B (HB)	I	1. Patienten mit chronischer Nierenkrankheit (Dialyse)/Leberkrankheit/ Krankheit mit Leberbeteiligung/häufiger Übertragung von Blut(bestandteilen, z. B. Hämophilie), vor ausgedehntem chirurgischem Eingriff (z. B. unter Verwendung der Herz-Lungen-Maschine), HIV-Positive	Hepatitis-B-Impfung nach serologischer Vortestung (Indikationen 1–4, 6, 7, anti-HBc-Test negativ); Impferfolgskontrolle erforderlich (Indikationen 1, 2, 7, 8: anti-HBs-Test 4–6 Wochen nach 3. Dosis) bzw. sinnvoll bei über 40-Jährigen/anderen Personen mit schlechter Ansprechrate (z. B. Immundefizienz)
		2. Kontakt mit HBsAg-Träger in Familie/ Wohngemeinschaft	
		3. Sexualkontakt zu HBsAg-Träger bzw. Sexualverhalten mit hoher Infektionsgefährdung	bei Anti-HBs-Werten < 100 IE/l sofort Wiederimpfung mit erneuter Kontrolle; bei erneutem Nichtansprechen Wiederimpfungen mit in der Regel max. 3 Dosen wiederholen
		4. Drogenabhängigkeit, längerer Gefängnisaufenthalt	
		5. durch Kontakt mit HBsAg-Trägern in einer Gemeinschaft (Kindergärten, Kinderheime, Pflegestätten, Schulklassen, Spielgemeinschaften) gefährdete Personen	bei erfolgreicher Impfung (anti-HBs > 100 IE/l) Auffrischung nach 10 Jahren (1 Dosis)
		6. Patienten in psychiatrischen Einrichtungen oder Bewohner vergleichbarer Fürsorgeeinrichtungen für Zerebralgeschädigte oder Verhaltensgestörte sowie Personen in Behindertenwerkstätten	bei in der Kindheit Geimpften mit neu aufgetretenem HB-Risiko (z. B. Indikation 1–8) eine Dosis HB-Impfstoff mit anschließender serologischer Kontrolle (anti-HBs- und anti-HBc-Bestimmung) 4–8 Wochen nach Wiederimpfung für die Indikation 1, 2, 7, 8
	B	7. Gesundheitsdienst (inkl. Labor, technischer Reinigungs-/Rettungsdienst) sowie Personal psychiatrischer Einrichtungen/Fürsorgeeinrichtungen/ Behindertenwerkstätten, Asylbewerberheime durch Kontakt mit infiziertem Blut oder infizierten Körperflüssigkeiten Gefährdete, Auszubildende und Studenten	

Impfung gegen	Kategorie	Indikation bzw. Reiseziel	Anwendungshinweise (Packungsbeilage/ Fachinformationen beachten)
Hepatitis B (HB)		8. möglicher Kontakt mit infiziertem Blut oder infizierten Körperflüssigkeiten (Gefährdungsbeurteilung durchführen), z. B. Müllentsorger, industrieller Umgang mit Blut(produkten), ehrenamtliche Ersthelfer, Polizisten, Sozialarbeiter, (Gefängnis-)Personal mit Kontakt zu Drogenabhängigen	
	R/B	Reisende in Regionen mit hoher Hepatitis-B-Prävalenz bei Langzeitaufenthalt mit engem Kontakt zu Einheimischen	
	P	Verletzungen mit möglicherweise HBV-haltigen Gegenständen, z. B. Nadelstich	s. »Immunprophylaxe bei Exposition«, Epidemiologisches Bulletin 30/2007, S. 284
		Neugeborene HBsAg-positiver Mütter oder von Müttern mit unbekanntem HBsAg-Status (unabhängig vom Geburtsgewicht)	s. Anmerkungen zum Impfkalender S. 125 ff.
Humane Papillomaviren (HPV)			Frauen, die zum von der STIKO empfohlenen Zeitpunkt (12–17 Jahre) keine Impfung gegen HPV erhalten haben, können ebenfalls von einer Impfung gegen HPV profitieren. Es liegt in der Verantwortung des Arztes, nach individueller Prüfung von Nutzen und Risiko der Impfung seine Patientinnen auf der Basis der Impfstoffzulassung darauf hinzuweisen.
Influenza	S	Personen über 60 Jahre	jährliche Impfung im Herbst mit einem Impfstoff mit aktueller von der WHO empfohlener Antigenkombination
	I	Kinder, Jugendliche und Erwachsene mit erhöhter gesundheitlicher Gefährdung infolge eines Grundleidens – wie z. B. chronische Lungen-, Herz-Kreislauf-, Leber- und Nierenkrankheiten, Diabetes und andere Stoffwechselkrankheiten, Immundefizienz, HIV-Infektion – sowie Bewohner von Alters- oder Pflegeheimen	

Impfung gegen	Kategorie	Indikation bzw. Reiseziel	Anwendungshinweise (Packungsbeilage/ Fachinformationen beachten)
Influenza	B/I	Personen mit erhöhter Gefährdung, z. B. medizinisches Personal, Personen in Einrichtungen mit umfangreichem Publikumsverkehr sowie Personen, die als mögliche Infektionsquelle für von ihnen betreute ungeimpfte Risikopersonen fungieren können	
	I	wenn Epidemien auftreten oder aufgrund epidemiologischer Beobachtungen befürchtet werden	entsprechend den Empfehlungen der Gesundheitsbehörden
Masern	B	ungeimpfte bzw. empfängliche Personen bei der Betreuung von Immundefizienten sowie in Gemeinschaftseinrichtungen für das Vorschulalter und in Kinderheimen	einmalige Impfung, vorzugsweise mit MMR-Impfstoff
	P	ungeimpfte oder einmal geimpfte Personen im Gesundheitsdienst oder Personen mit unklarem Immunstatus mit Kontakt zu Masernkranken möglichst innerhalb von 3 Tagen nach der Exposition	Impfung vorzugsweise mit MMR-Impfstoff Eine Immunglobulingabe ist zu erwägen für gefährdete Personen mit hohem Komplikationsrisiko und für Schwangere.
Meningokokken-Infektionen (Gruppen A, C, W135, Y)	I	gesundheitlich Gefährdete: Personen mit angeborenen oder erworbenen Immundefekten mit T- und/oder B-zellulärer Restfunktion, insbesondere Komplement-/Properdindefekte, Hypogammaglobulinämie; Asplenie	bei Kindern unter 2 Jahren konjugierter MenC-Impfstoff (dabei Empfehlungen des Herstellers zum Impfschema beachten), nach dem vollendeten 2. Lebensjahr im Abstand von 6–12 Monaten durch 4-valenten Polysaccharid-Impfstoff (PS-Impfstoff) ergänzen; bei Personen nach dem vollendeten 2. Lebensjahr eine Impfung mit konjugiertem MenC-Impfstoff, gefolgt von einer Impfung mit 4-valentem PS-Impfstoff im Abstand von 6 Monaten
	B	gefährdetes Laborpersonal (bei Arbeiten mit dem Risiko eines N.-meningitidis-Aerosols!)	Impfung mit konjugiertem MenC-Impfstoff, gefolgt von einer Impfung mit 4-valentem PS-Impfstoff im Abstand von 6 Monaten; bei bereits mit PS-Impfstoff geimpften Personen ist auch Nachimpfung mit dem Konjugat-Impfstoff nach 6 Monaten sinnvoll

Impfung gegen	Kategorie	Indikation bzw. Reiseziel	Anwendungshinweise (Packungsbeilage/ Fachinformationen beachten)
Meningokokken-Infektionen (Gruppen A, C, W135, Y)	R	Reisende in epidemische/hyperendemische Länder, besonders bei engem Kontakt zur einheimischen Bevölkerung; Entwicklungshelfer; dies gilt auch für Aufenthalte in Regionen mit Krankheitsausbrüchen und Impfempfehlung für die einheimische Bevölkerung (WHO- und Länderhinweise beachten)	
	R	vor Pilgerreise (Hadj)	Impfung mit 4-valentem PS-Impfstoff (Einreisebestimmungen beachten)
	R	Schüler/Studenten vor Langzeitaufenthalten in Ländern mit empfohlener allgemeiner Impfung für Jugendliche oder selektiver Impfung für Schüler/ Studenten	entsprechend den Empfehlungen der Zielländer bei fortbestehendem Infektionsrisiko Wiederimpfung für alle oben angegebenen Indikationen nach Angaben des Herstellers, für PS-Impfstoff im Allgemeinen nach 3 Jahren
	I/P	bei Ausbrüchen oder regionalen Häufungen auf Empfehlung der Gesundheitsbehörde	
	P	Für enge Kontaktpersonen zu einem Fall einer invasiven Meningokokken-Infektion wird eine Rifampicin-Prophylaxe empfohlen (außer für Schwangere; s. dort). Hierzu zählen: • alle Haushaltskontaktmitglieder • Personen mit Kontakt zu oropharyngealen Sekreten eines Patienten • Kontaktpersonen in Kindereinrichtungen mit Kindern unter 6 Jahren (bei guter Gruppentrennung nur die betroffene Gruppe) • enge Kontaktpersonen in Gemeinschaftseinrichtungen mit haushaltsähnlichem Charakter (Internate, Wohnheime sowie Kasernen)	Dosierung: Einzelheiten siehe unter www.rki.de > Infektionskrankheiten von A–Z > Meningitis

Impfung gegen	Kategorie	Indikation bzw. Reiseziel	Anwendungshinweise (Packungsbeilage/ Fachinformationen beachten)
Mumps	B	ungeimpfte bzw. empfängliche Personen in Einrichtungen der Pädiatrie, in Gemeinschaftseinrichtungen für das Vorschulalter und in Kinderheimen	einmalige Impfung, vorzugsweise mit MMR-Impfstoff
	P	ungeimpfte oder einmal geimpfte Kinder und Jugendliche sowie andere gefährdete Personen in Gemeinschaftseinrichtungen mit Kontakt zu Mumpskranken; möglichst innerhalb von 3 Tagen nach Exposition	vorzugsweise mit MMR-Impfstoff
Pertussis	I	Sofern kein adäquater Immunschutz vorliegt, sollen • Frauen mit Kinderwunsch präkonzeptionell; • enge Haushaltskontaktpersonen (Eltern, Geschwister) und Betreuer (z. B. Tagesmütter, Babysitter, ggf. Großeltern) möglichst 4 Wochen vor Geburt des Kindes eine Dosis Pertussis-Impfstoff erhalten. Erfolgte die Impfung nicht vor der Konzeption, sollte die Mutter bevorzugt in den ersten Tagen nach der Geburt des Kindes geimpft werden.	Definition des adäquaten Immunschutzes: Impfung oder mikrobiologisch bestätigte Erkrankung innerhalb der vergangenen 10 Jahre einmalige Impfung mit Kombinationsimpfschutz (Tdap, TdapIPV) möglichst nicht früher als 5 Jahre nach der vorhergehenden Dosis der anderen im Impfstoff enthaltenen Antigene (Td)
	B	Personal in Einrichtungen der Pädiatrie, der Schwangerenbetreuung und der Geburtshilfe sowie in Gemeinschaftseinrichtungen für das Vorschulalter und in Kinderheimen sollte über einen adäquaten Immunschutz (s.o) gegen Pertussis verfügen.	
	P	In einer Familie bzw. Wohngemeinschaft oder einer Gemeinschaftseinrichtung für das Vorschulalter ist für Personen mit engen Kontakten ohne Impfschutz eine Chemoprophylaxe mit einem Makrolid empfehlenswert (s. auch »Ratgeber Pertussis«, www.rki.de > Infektionskrankheiten von A–Z > Pertussis).	

Impfung gegen	Kate- gorie	Indikation bzw. Reiseziel	Anwendungshinweise (Packungsbeilage/ Fachinformationen beachten)
Pneumo- kokken- Krank- heiten	S	Personen über 60 Jahre	eine Impfung mit Polysaccharid- Impfstoff; Wiederholungsimp- fung im Abstand von 6 Jahren
	I	Kinder (ab vollendetem 2. Lebensmonat), Jugendliche und Erwach- sene mit erhöhter gesundheitlicher Ge- fährdung infolge einer Grundkrankheit: **1. angeborene oder erworbene Immundefekte mit T- und/oder B-zellulärer Restfunktion**, wie z. B.: • Hypogammaglobulinämie, Komple- ment- und Properdindefekte • bei funktioneller oder anatomischer Asplenie • bei Sichelzellenanämie • bei Krankheiten der blutbildenden Organe • bei neoplastischen Krankheiten • bei HIV-Infektion • nach Knochenmarktransplantation **2. chronische Krankheiten**, wie z. B.: • Herz-Kreislauf-Krankheiten • Krankheiten der Atmungsorgane • Diabetes mellitus oder andere Stoff- wechselkrankheiten • Niereninsuffizienz/nephrotisches Syndrom • Liquorfistel • vor Organtransplantation und vor Be- ginn einer immunsuppressiven Therapie	Gefährdete Kleinkinder (vom vollendeten 2. Lebensjahr bis zum vollendeten 5. Lebensjahr) erhalten eine Impfung mit einem **Pneumokokken-Konjugat- impfstoff.** Personen mit fortbestehender gesundheitlicher Gefährdung können ab dem 2. Lebensjahr **Polysaccharid**-Impfstoff erhal- ten. Bei den – wie empfohlen – zuvor mit Konjugatimpfstoff ge- impften Kindern (s. o.) beträgt der Mindestabstand zur nach- folgenden Impfung mit Poly- saccharid-Impfstoff 2 Monate. Bei weiterbestehender Indikation Wiederholungsimpfungen mit Polysaccharid-Impfstoff im Ab- stand von 6 (Erwachsene) bzw. mindestens 3 Jahren (Kinder unter 10 Jahre).
Polio- myelitis	S	alle Personen mit fehlender oder unvoll- ständiger Grundimmunisierung	Erwachsene mit = 4 dokumen- tierten OPV- bzw. IPV-Impfungen im Kindes- und Jugendalter bzw. nach einer Grundimmunisierung im Erwachsenenalter gelten als vollständig immunisiert. Ungeimpfte Personen erhalten IPV entsprechend den Angaben des Herstellers. Ausstehende Impfungen der Grundimmunisie- rung werden mit IPV nachgeholt. Eine routinemäßige Auffrischimp- fung wird nach dem vollendeten 18. Lebensjahr nicht empfohlen.

Impfung gegen	Kate-gorie	Indikation bzw. Reiseziel	Anwendungshinweise (Packungsbeilage/ Fachinformationen beachten)
Polio-myelitis	I	Für folgende Personengruppen ist eine Auffrischimpfung indiziert: • Reisende in Regionen mit Infektions-risiko (die aktuelle epidemische Situa-tion ist zu beachten, insbesondere die Meldungen der WHO) • Aussiedler, Flüchtlinge und Asyl-bewerber, die in Gemeinschafts-unterkünften leben, bei der Einreise aus Gebieten mit Polio-Risiko	Impfung mit IPV, wenn die Imp-fungen der Grundimmunisierung nicht vollständig dokumentiert sind oder die letzte Impfung der Grundimmunisierung bzw. die letzte Auffrischimpfung länger als 10 Jahre zurückliegen Personen ohne Nachweis einer Grundimmunisierung sollten vor Reisebeginn wenigstens 2 Dosen IPV erhalten.
	B	• Personal der oben genannten Einrich-tungen • medizinisches Personal, das engen Kontakt zu Erkrankten haben kann • Personal in Laboratorien mit Polio-myelitis-Risiko	
	P	Bei einer Poliomyelitis-Erkrankung soll-ten alle Kontaktpersonen unabhängig vom Impfstatus ohne Zeitverzug eine Impfung mit IPV erhalten. Ein Sekundärfall ist Anlass für Riege-lungsimpfungen.	sofortige umfassende Ermittlung und Festlegung von Maßnahmen durch die Gesundheitsbehörde Riegelungsimpfung mit OPV und Festlegung weiterer Maßnahmen durch Anordnung der Gesund-heitsbehörden
Röteln	I	seronegative Frauen mit Kinderwunsch	einmalige Impfung – vorzugs-weise mit MMR-Impfstoff – bei Frauen mit nachfolgender Kon-trolle des Röteln-Impferfolgs
	B	ungeimpfte bzw. empfängliche Personen in Einrichtungen der Pädiatrie, der Geburtshilfe und der Schwangeren-betreuung sowie in Gemeinschafts-einrichtungen für das Vorschulalter und in Kinderheimen	
	P	ungeimpfte oder einmal geimpfte Kinder mit Kontakt zu Rötelnkranken; möglichst innerhalb von 3 Tagen nach Exposition	vorzugsweise mit MMR-Impf-stoff

Impfung gegen	Kategorie	Indikation bzw. Reiseziel	Anwendungshinweise (Packungsbeilage/ Fachinformationen beachten)
Tetanus	S/A	alle Personen mit fehlender oder unvollständiger Grundimmunisierung, wenn die letzte Impfung der Grundimmunisierung oder die letzte Auffrischimpfung länger als 10 Jahre zurückliegt eine begonnene Grundimmunisierung wird vervollständigt, Auffrischimpfung in 10-jährigem Intervall	Die Impfung gegen Tetanus sollte in der Regel in Kombination mit der gegen Diphtherie (Td) durchgeführt werden, falls nicht bereits ein aktueller Impfschutz gegen Diphtherie besteht. Es sollte dann auch der Pertussis-Impfschutz überprüft werden.
Tollwut	B	• Tierärzte, Jäger, Forstpersonal u. a. Personen bei Umgang mit Tieren in Gebieten mit Wildtiertollwut sowie ähnliche Risikogruppen (z. B. Personen mit beruflichem oder sonstigem engen Kontakt zu Fledermäusen)	Dosierungsschema nach Angaben des Herstellers Personen mit weiterbestehendem Expositionsrisiko sollten regelmäßig eine Auffrischimpfung entsprechend den Angaben des Herstellers erhalten.
		• Personal in Laboratorien mit Tollwutrisiko	Mit Tollwutvirus arbeitendes Laborpersonal sollte halbjährlich auf neutralisierende Antikörper untersucht werden. Eine Auffrischimpfung ist bei < 0,5 IE/ml Serum indiziert.
	R	Reisende in Regionen mit hoher Tollwutgefährdung (z. B. durch streunende Hunde)	
Tuberkulose		die Impfung mit dem derzeit verfügbaren BCG-Impfstoff wird nicht empfohlen	
Typhus	R	bei Reisen in Endemiegebiete	nach Angaben des Herstellers
Varizellen	S	ungeimpfte 9- bis 17-jährige Jugendliche ohne Varizellen-Anamnese	nach Angaben des Herstellers 1 Dosis bei Kindern vor dem vollendeten 13. Lebensjahr; 2 Dosen im Abstand von mindestens 6 Wochen bei Kindern ab 13 Jahren, Jugendlichen und Erwachsenen
	I	1. seronegative Frauen mit Kinderwunsch 2. seronegative Patienten vor geplanter immunsuppressiver Therapie oder Organtransplantation 3. seronegative Patienten unter immunsuppressiver Therapie (siehe www.rki.de)	Anmerkung: Impfung nicht unter intensiver immunsuppressiver Therapie durchführen

Impfung gegen	Kate-gorie	Indikation bzw. Reiseziel	Anwendungshinweise (Packungsbeilage/ Fachinformationen beachten)
Varizellen		4. empfängliche Patienten mit schwerer Neurodermitis 5. empfängliche Personen mit engem Kontakt zu den unter Punkt 3 bis 6 Genannten	»empfängliche Personen« be-deutet: anamnestisch keine Windpocken, keine Impfung und bei serologischer Testung kein Nachweis spezifischer Antikörper
	B	seronegatives Personal im Gesund-heitsdienst, insbesondere der Bereiche Pädiatrie, Onkologie, Gynäkologie/ Geburtshilfe, Intensivmedizin und im Bereich der Betreuung von Immundefi-zienten sowie bei Neueinstellungen in Gemeinschaftseinrichtungen für das Vorschulalter	
	P	**Empfehlungen zur postexpositio-nellen Varizellen-Prophylaxe durch Inkubationsimpfung:** Bei ungeimpften Personen mit negativer Varizellen-Anamnese und Kontakt zu Risikopersonen ist eine postexpositio-nelle Impfung innerhalb von 5 Tagen nach Exposition* oder innerhalb von 3 Tagen nach Beginn des Exanthems beim Indexfall zu erwägen. Dies ist je-doch keine ausreichende Begründung für den Verzicht auf die Absonderung gegenüber Risikopersonen. * Exposition heißt: ● 1 Stunde oder länger mit infektiöser Person in einem Raum ● face-to-face-Kontakt ● Haushaltskontakt	Durch passive Immunisierung mit Varizella-Zoster-Immunglo-bulin (VZIG): Die postexpositio-nelle Gabe von VZIG wird emp-fohlen innerhalb von 96 Stunden nach Exposition*, sie kann den Ausbruch einer Erkrankung ver-hindern oder deutlich abschwä-chen. Sie wird empfohlen für Personen mit erhöhtem Risiko für Vari-zellen-Komplikationen, dazu zählen: ● ungeimpfte Schwangere ohne Varizellen-Anamnese ● immundefiziente Patienten mit unbekannter oder fehlender Varizellen-Immunität ● Neugeborene, deren Mutter 5 Tage vor bis 2 Tage nach der Entbindung an Varizellen er-krankte Für Applikation und Dosierung von VZIG sind die Hersteller-angaben zu beachten!

9 Meldepflicht übertragbarer Infektionskrankheiten nach dem Infektionsschutzgesetz

Rainer Klischies

Am 1. Januar 2001 hat das Infektionsschutzgesetz das Bundesseuchengesetz abgelöst. Im Gegensatz zum Bundesseuchengesetz wird im Infektionsschutzgesetz (IfSG) zwischen der Meldung von Krankheitsbildern und dem Nachweis von Erregern unterschieden. Die Liste der zu meldenden Erkrankungen ist dadurch kleiner geworden. Man erhofft sich hierdurch eine Verbesserung der Meldemoral.

Eine Reihe von Krankheiten wurde aus der Meldepflicht genommen: Zytomegalie, Gasbrand, Keuchhusten und Pocken sowie aus dem Geschlechtskrankheitengesetz Haemophilus ducreyi und Neisseria gonorrhoeae. Hinzugekommen ist die Meldepflicht für Verdacht und Erkrankung an Masern sowie für Verdacht auf das Vorliegen einer über das übliche Ausmaß einer Impfreaktion hinausgehenden gesundheitlichen Schädigung. Für Laboratorien gibt es eine Liste von meldepflichtigen Erregernachweisen, die zum Teil vorher nicht meldepflichtig waren wie Adenoviren im Konjunktivalabstrich, Legionellen, Masernviren und Echinokokken.

Nachweise von einigen Krankheitserregern, z. B. dem Malariaerreger Plasmodium, HIV und Toxoplasma gondii, müssen zukünftig direkt und nicht namentlich an das Robert Koch-Institut gemeldet werden und nicht mehr, wie bisher nach dem Bundesseuchengesetz, an das Gesundheitsamt. Mit diesem neuen Meldeverfahren erhofft man sich, bessere Daten über solche Infektionen zu erhalten, bei denen kein direktes Tätigwerden des Gesundheitsamtes notwendig ist.

Das Infektionsschutzgesetz (IfSG) ist in 16 Abschnitte und 77 Paragraphen unterteilt, von denen einige zitiert werden sollen. Der vollständige Gesetzestext findet sich im Internet, z. B. auf der Homepage des Robert Koch-Instituts (www.rki.de).

1. Abschnitt
Allgemeine Vorschriften

§ 1
Zweck des Gesetzes

(1) Zweck des Gesetzes ist es, übertragbaren Krankheiten beim Menschen vorzubeugen, Infektionen frühzeitig zu erkennen und ihre Weiterverbreitung zu verhindern.

(2) Die hierfür notwendige Mitwirkung und Zusammenarbeit von Behörden des Bundes, der Länder und der Kommunen, Ärzten, Tierärzten, Krankenhäusern, wissenschaftlichen Einrichtungen sowie sonstigen Beteiligten soll entsprechend dem jeweiligen Stand der medizinischen und epidemiologischen Wissenschaft und Technik gestaltet und unterstützt werden. Die Eigenverantwortung der Träger und Leiter von Gemeinschaftseinrichtungen, Lebensmittelbetrieben, Gesundheitseinrichtungen sowie des Einzelnen bei der Prävention übertragbarer Krankheiten soll verdeutlicht und gefördert werden.

§ 2
Begriffsbestimmungen

Im Sinne dieses Gesetzes ist
1. Krankheitserreger
   ein vermehrungsfähiges Agens (Virus, Bakterium, Pilz, Parasit) oder ein sonstiges biolo-

gisches transmissibles Agens, das bei Menschen eine Infektion oder übertragbare Krankheit verursachen kann,

2. Infektion
die Aufnahme eines Krankheitserregers und seine nachfolgende Entwicklung oder Vermehrung im menschlichen Organismus,

3. übertragbare Krankheit
eine durch Krankheitserreger oder deren toxische Produkte, die unmittelbar oder mittelbar auf den Menschen übertragen werden, verursachte Krankheit,

4. Kranker
eine Person, die an einer übertragbaren Krankheit erkrankt ist,

5. Krankheitsverdächtiger
eine Person, bei der Symptome bestehen, welche das Vorliegen einer bestimmten übertragbaren Krankheit vermuten lassen,

6. Ausscheider
eine Person, die Krankheitserreger ausscheidet und dadurch eine Ansteckungsquelle für die Allgemeinheit sein kann, ohne krank oder krankheitsverdächtig zu sein,

7. Ansteckungsverdächtiger
eine Person, von der anzunehmen ist, dass sie Krankheitserreger aufgenommen hat, ohne krank, krankheitsverdächtig oder Ausscheider zu sein,

8. nosokomiale Infektion
eine Infektion mit lokalen oder systemischen Infektionszeichen als Reaktion auf das Vorhandensein von Erregern oder ihrer Toxine, die im zeitlichen Zusammenhang mit einer stationären oder einer ambulanten medizinischen Maßnahme steht, soweit die Infektion nicht bereits vorher bestand,

9. Schutzimpfung
die Gabe eines Impfstoffes mit dem Ziel, vor einer übertragbaren Krankheit zu schützen,

10. andere Maßnahme der spezifischen Prophylaxe
die Gabe von Antikörpern (passive Immunprophylaxe) oder die Gabe von Medikamenten (Chemoprophylaxe) zum Schutz vor

Weiterverbreitung bestimmter übertragbarer Krankheiten,

11. Impfschaden
die gesundheitliche und wirtschaftliche Folge einer über das übliche Ausmaß einer Impfreaktion hinausgehenden gesundheitlichen Schädigung durch die Schutzimpfung; ein Impfschaden liegt auch vor, wenn mit vermehrungsfähigen Erregern geimpft wurde und eine andere als die geimpfte Person geschädigt wurde,

12. Gesundheitsschädling
ein Tier, durch das Krankheitserreger auf Menschen übertragen werden können,

13. Sentinel-Erhebung
eine epidemiologische Methode zur stichprobenartigen Erfassung der Verbreitung bestimmter übertragbarer Krankheiten und der Immunität gegen bestimmte übertragbare Krankheiten in ausgewählten Bevölkerungsgruppen,

14. Gesundheitsamt
die nach Landesrecht für die Durchführung dieses Gesetzes bestimmte und mit einem Amtsarzt besetzte Behörde.

3. Abschnitt
Meldewesen

§ 6
Meldepflichtige Krankheiten

(1) Namentlich ist zu melden:
1. der Krankheitsverdacht, die Erkrankung sowie der Tod an
   a) Botulismus
   b) Cholera
   c) Diphtherie
   d) humaner spongiformer Enzephalopathie, außer familiär-hereditärer Formen
   e) akuter Virushepatitis
   f) enteropathischem hämolytisch-urämischem Syndrom (HUS)

g) virusbedingtem hämorrhagischem Fieber

h) Masern

i) Meningokokken-Meningitis oder -Sepsis

j) Milzbrand

k) Poliomyelitis (als Verdacht gilt jede akute schlaffe Lähmung, außer wenn traumatisch bedingt)

l) Pest

m) Tollwut

n) Typhus abdominalis/Paratyphus

sowie die Erkrankung und der Tod an einer behandlungsbedürftigen Tuberkulose, auch wenn ein bakteriologischer Nachweis nicht vorliegt,

2. der Verdacht auf und die Erkrankung an einer mikrobiell bedingten Lebensmittelvergiftung oder an einer akuten infektiösen Gastroenteritis, wenn

   a) eine Person betroffen ist, die eine Tätigkeit im Sinne des § 42 Abs. 1 ausübt,

   b) zwei oder mehr gleichartige Erkrankungen auftreten, bei denen ein epidemischer Zusammenhang wahrscheinlich ist oder vermutet wird,

3. der Verdacht einer über das übliche Ausmaß einer Impfreaktion hinausgehenden gesundheitlichen Schädigung,

4. die Verletzung eines Menschen durch ein tollwutkrankes, -verdächtiges oder ansteckungsverdächtiges Tier sowie die Berührung eines solchen Tieres oder Tierkörpers,

5. soweit nicht nach den Nummern 1 bis 4 meldepflichtig, das Auftreten

   a) einer bedrohlichen Krankheit oder

   b) von zwei oder mehr gleichartigen Erkrankungen, bei denen ein epidemischer Zusammenhang wahrscheinlich ist oder vermutet wird,

wenn dies auf eine schwerwiegende Gefahr für die Allgemeinheit hinweist und Krankheitserreger als Ursache in Betracht kommen, die nicht in § 7 genannt sind.

Die Meldung nach Satz 1 hat gemäß § 8 Abs. 1 Nr. 1, 3 bis 8, § 9 Abs. 1, 2, 3 Satz 1 oder 3 oder Abs. 4 zu erfolgen.

(2) Dem Gesundheitsamt ist über die Meldung nach Absatz 1 Nr. 1 hinaus mitzuteilen, wenn Personen, die an einer behandlungsbedürftigen Lungentuberkulose leiden, eine Behandlung verweigern oder abbrechen. Die Meldung nach Satz 1 hat gemäß § 8 Abs. 1 Nr. 1, § 9 Abs. 1 und 3 Satz 1 oder 3 zu erfolgen.

(3) Dem Gesundheitsamt ist unverzüglich das gehäufte Auftreten nosokomialer Infektionen, bei denen ein epidemischer Zusammenhang wahrscheinlich ist oder vermutet wird, als Ausbruch nicht namentlich zu melden. Die Meldung nach Satz 1 hat gemäß § 8 Abs. 1 Nr. 1, 3 und 5, § 10 Abs. 1 Satz 3, Abs. 3 und 4 Satz 3 zu erfolgen.

§ 7
Meldepflichtige Nachweise
von Krankheitserregern

(1) Namentlich ist bei folgenden Krankheitserregern, soweit nicht anders bestimmt, der direkte oder indirekte Nachweis zu melden, soweit die Nachweise auf eine akute Infektion hinweisen:

1. Adenoviren; Meldepflicht nur für den direkten Nachweis im Konjunktivalabstrich

2. Bacillus anthracis

3. Borrelia recurrentis

4. Brucella sp.

5. Campylobacter sp., darmpathogen

6. Chlamydia psittaci

7. Clostridium botulinum oder Toxinnachweis

8. Corynebacterium diphtheriae, Toxin bildend

9. Coxiella burnetii

10. Cryptosporidium parvum

11. Ebolavirus

12. a) Escherichia coli, enterohämorrhagische Stämme (EHEC)

    b) Escherichia coli, sonstige darmpathogene Stämme

13. Francisella tularensis

14. FSME-Virus

15. Gelbfiebervirus

16. Giardia lamblia

17. Haemophilus influenzae; Meldepflicht nur für den direkten Nachweis aus Liquor oder Blut
18. Hantaviren
19. Hepatitis-A-Virus
20. Hepatitis-B-Virus
21. Hepatitis-C-Virus; Meldepflicht für alle Nachweise, soweit nicht bekannt ist, dass eine chronische Infektion vorliegt
22. Hepatitis-D-Virus
23. Hepatitis-E-Virus
24. Influenzaviren; Meldepflicht nur für den direkten Nachweis
25. Lassavirus
26. Legionella sp.
27. Leptospira interrogans
28. Listeria monocytogenes; Meldepflicht nur für den direkten Nachweis aus Blut, Liquor oder anderen normalerweise sterilen Substraten sowie aus Abstrichen von Neugeborenen
29. Marburgvirus
30. Masernvirus
31. Mycobacterium leprae
32. Mycobacterium tuberculosis/africanum, Mycobacterium bovis; Meldepflicht für den direkten Erregernachweis sowie nachfolgend für das Ergebnis der Resistenzbestimmung; vorab auch für den Nachweis säurefester Stäbchen im Sputum
33. Neisseria meningitidis; Meldepflicht nur für den direkten Nachweis aus Liquor, Blut, hämorrhagischen Hautinfiltraten oder anderen normalerweise sterilen Substraten
34. Norovirus
35. Poliovirus
36. Rabiesvirus
37. Rickettsia prowazekii
38. Rotavirus
39. Salmonella Paratyphi; Meldepflicht für alle direkten Nachweise
40. Salmonella Typhi; Meldepflicht für alle direkten Nachweise
41. Salmonella, sonstige
42. Shigella sp.
43. Trichinella spiralis
44. Vibrio cholerae O 1 und O 139
45. Yersinia enterocolitica, darmpathogen
46. Yersinia pestis
47. andere Erreger hämorrhagischer Fieber.

Die Meldung nach Satz 1 hat gemäß § 8 Abs. 1 Nr. 2, 3, 4 und Abs. 4, § 9 Abs. 1, 2, 3 Satz 1 oder 3 zu erfolgen.

(2) Namentlich sind in dieser Vorschrift nicht genannte Krankheitserreger zu melden, soweit deren örtliche und zeitliche Häufung auf eine schwer wiegende Gefahr für die Allgemeinheit hinweist. Die Meldung nach Satz 1 hat gemäß § 8 Abs. 1 Nr. 2, 3 und Abs. 4, § 9 Abs. 2, 3 Satz 1 oder 3 zu erfolgen.

(3) Nicht namentlich ist bei folgenden Krankheitserregern der direkte oder indirekte Nachweis zu melden:
1. Treponema pallidum
2. HIV
3. Echinococcus sp.
4. Plasmodium sp.
5. Rubellavirus; Meldepflicht nur bei konnatalen Infektionen
6. Toxoplasma gondii; Meldepflicht nur bei konnatalen Infektionen.

Die Meldung nach Satz 1 hat gemäß § 8 Abs. 1 Nr. 2, 3 und Abs. 4, § 10 Abs. 1 Satz 1, Abs. 3, 4 Satz 1 zu erfolgen.

§ 8
Zur Meldung verpflichtete Personen

(1) Zur Meldung oder Mitteilung sind verpflichtet:
1. im Falle des § 6 der feststellende Arzt; in Krankenhäusern oder anderen Einrichtungen der stationären Pflege ist für die Einhaltung der Meldepflicht neben dem feststellenden Arzt auch der leitende Arzt, in Krankenhäusern mit mehreren selbstständigen Abteilungen der leitende Abteilungsarzt, in Einrichtungen ohne leitenden Arzt der behandelnde Arzt verantwortlich,

Patient: Geschlecht: ☐ weibl.   ☐ männl.

Meldeformular NRW - Vertraulich -

Meldepflichtige Krankheit gemäß §§ 6, 8, 9 IfSG

geb. am:

☐ **Verdacht**

Telefon¹⁾:

☐ **Klinische Diagnose**

☐ **Tod:**

Todesdatum: ....

¹⁾ Telefonnummer bitte eintragen

Nur bei impfpräventablen Krankheiten:

Gegen diese Krankheit:

☐ geimpft zuletzt: ☐ nicht geimpft

Datum: ....

Wievielte Impfdosis? ....

Art der Impfung (z.B. MMR, DTaP): ....

☐ Botulismus

☐ Cholera

☐ Creutzfeldt-Jakob-Krankheit (CJK) / vCJK
(außer familiär-hereditären Formen)

☐ Diphtherie

☐ Hämorrhagisches Fieber, virusbedingt

☐ Hepatitis, akute virale; Typ ²⁾: ....
  ☐ Ikterus
  ☐ Oberbauchbeschwerden
  ☐ Lebertransaminasen, erhöhte
  ☐ Fieber

☐ HUS (hämolytisch-urämisches Syndrom, enteropathisch)
  ☐ Durchfall
  ☐ Bauchschmerzen
  ☐ Erbrechen
  ☐ Nierenfunktionsstörung
  ☐ Thrombozytopenie
  ☐ Anämie, hämolytische

☐ Masern
  ☐ Respiratorische Symptomatik
  ☐ Katarrh (wässriger Schnupfen)
  ☐ Konjunktivitis
  ☐ Kopliksche Flecken
  ☐ Fieber
  ☐ Exanthem

☐ Meningokokken-Meningitis/-Sepsis
  ☐ Fieber
  ☐ Haut-/Schleimhautveränderungen/-läsionen
  ☐ Hirndruckzeichen
  ☐ Meningeale Zeichen
  ☐ Kreislaufversagen, rasch einsetzend

☐ Milzbrand

☐ Paratyphus

☐ Poliomyelitis
Als Verdacht gilt jede akute schlaffe Lähmung, außer wenn traumatisch bedingt

☐ Pest

☐ Tollwut

☐ Tollwutexposition, mögliche (§ 6 Abs. 1 Nr. 4 IfSG)

☐ Typhus abdominalis

☐ Tuberkulose
  ☐ Erkrankung/Tod an einer behandlungsbedürftigen Tuberkulose, auch bei fehlendem bakteriologischem Nachweis
  ☐ Therapieabbruch/-verweigerung

☐ Mikrobiell bedingte Lebensmittelvergiftung oder akute infektiöse Gastroenteritis
  ☐ a) bei Personen, die eine Tätigkeit im Sinne des § 42 Abs.1 IfSG im Lebensmittelbereich ausüben
  ☐ b) bei 2 oder mehr Erkrankungen mit wahrscheinlichem oder vermutetem epidemiologischem Zusammenhang

Erreger ²⁾: ....

☐ Gesundheitliche Schädigung nach Impfung
(Zusätzliche Informationen werden über gesonderten Meldebogen erhoben, der beim Gesundheitsamt zu beziehen ist)

☐ Bedrohliche andere Krankheit

....

☐ Häufung anderer Erkrankungen
(2 oder mehr Fälle mit wahrscheinlichem oder vermutetem epidemiologischem Zusammenhang) mit Gefährdung für die Allgemeinheit

Art der Erkrankung / Erreger ²⁾:

....

²⁾ falls bekannt

☐ Aviäre Influenza (Meldepflicht nach AIMPV v. 11.05.2007)

Prinzipiell meldepflichtig ist die aviäre Influenza jeglichen Subtyps. Gegenwärtig besteht eine Falldefinition nur für A/H5N1

☐ Fieber > 38,0°C, oder Schüttelfrost
☐ Akuter Beginn
☐ Husten
☐ Atemnot

Aufenthalt innerhalb 7 Tagen vor Erkrankungsbeginn
☐ Aufenthalt in einem Gebiet mit laborbestätigter hochpathogener aviärer Influenza (HPAI) A/H5N1 beim Tier (in Deutschland: 10km-Beobachtungsgebiet: s. www.fli.bund.de; im Ausland: s. www.oie.int)

Kontaktanamnese
☐ Direkter Kontakt mit erkranktem/verstorbenem Vogel/Geflügel oder anderem Tier mit möglicher HPAI oder dessen Ausscheidungen (gemäß Falldefinition FLI (www.fli.bund.de))
☐ Aufenthalt auf einem Grundstück, auf dem innerhalb der vorausgegangenen 6 Wochen infiziertes oder infektionsverdächtiges Geflügel gehalten wurde
☐ Verzehr von rohem oder nicht vollständig erhitzten Geflügelprodukten aus einem HPAI-Gebiet
☐ Direkter Kontakt mit menschlichem wahrscheinlichem Fall
☐ Direkter Kontakt mit menschlichem bestätigtem Fall
☐ Arbeit in einem Labor, in dem Proben auf Influenza A/H5 getestet wurden

---

Epidemiologische Situation

☐ Patient/in ist im medizinischen Bereich tätig

☐ Patient/in ist im Lebensmittelbereich tätig   nur bei akuter Gastroenteritis, akuter viraler Hepatitis, Typhus, Paratyphus, Cholera (§ 42 Abs. 1 IfSG)

☐ Patient/in ist in Gemeinschaftseinrichtung **tätig**   z.B. Schule, Kinderkrippe, Heim, sonst. Massenunterkünfte (§§ 34 und 36 Abs. 1 IfSG)

☐ Patient/in wird **betreut** in Gemeinschaftseinrichtung für Kinder oder Jugendliche   z.B. Schule, Kinderkrippe (§ 33 IfSG)

☐ Patient/in ist in Krankenhaus / stationärer Pflegeeinrichtung   seit: ....

Name/Ort der Einrichtung: ....

☐ Patient/in war im Ausland von: .... bis: .... Land/Länder: ....

☐ Teil einer Erkrankungshäufung   (2 oder mehr Erkrankungen, bei denen ein epidemiologischer Zusammenhang vermutet wird): Erregername, Ausbruchsort, vermutete Exposition, etc.:

....

☐ Es wurde ein Labor / eine Untersuchungsstelle mit der Erregerdiagnostik beauftragt ³⁾

Name des Labors: ....   Probenentnahme am: ....

▶ **unverzüglich zu melden an:**

Adresse des zuständigen Gesundheitsamtes:

Erkrankungsdatum⁴⁾:

....

Diagnosedatum⁴⁾:

....

Datum der Meldung:

....

Meldende Person (Ärztin/Arzt, Praxis, Krankenhaus):

³⁾ Die Laborausschlusskennziffer 32006 umfasst Erkrankungen oder den Verdacht auf Erkrankungen, bei denen eine gesetzliche Meldepflicht besteht (§§ 6 und 7 IfSG).
⁴⁾ wenn genaues Datum nicht bekannt ist, bitte den wahrscheinlichen Zeitraum angeben.

Für Nadeldrucker bitte den Vordruck 12.a.1/E. (Verordnung häuslicher Krankenpflege) der KBV, für Laserdrucker nur Adressfeld verwenden

Version 2007-07-16

Abb. 9.1   Muster eines Meldeformulars für meldepflichtige Krankheiten gemäß §§ 6, 8, 9 IfSG (Quelle: www.rki.de)

2. im Falle des § 7 die Leiter von Medizinaluntersuchungsämtern und sonstigen privaten oder öffentlichen Untersuchungsstellen einschließlich der Krankenhauslaboratorien,

3. im Falle der §§ 6 und 7 die Leiter von Einrichtungen der pathologisch-anatomischen Diagnostik, wenn ein Befund erhoben wird, der sicher oder mit hoher Wahrscheinlichkeit auf das Vorliegen einer meldepflichtigen Erkrankung oder Infektion durch einen meldepflichtigen Krankheitserreger schließen lässt,

4. im Falle des § 6 Abs. 1 Nr. 4 und im Falle des § 7 Abs. 1 Nr. 36 bei Tieren, mit denen Menschen Kontakt gehabt haben, auch der Tierarzt,

5. im Falle des § 6 Abs. 1 Nr. 1, 2 und 5 und Abs. 3 Angehörige eines anderen Heil- oder Pflegeberufs, der für die Berufsausübung oder die Führung der Berufsbezeichnung eine staatlich geregelte Ausbildung oder Anerkennung erfordert,

6. im Falle des § 6 Abs. 1 Nr. 1, 2 und 5 der verantwortliche Luftfahrzeugführer oder der Kapitän eines Seeschiffes,

7. im Falle des § 6 Abs. 1 Nr. 1, 2 und 5 die Leiter von Pflegeeinrichtungen, Justizvollzugsanstalten, Heimen, Lagern oder ähnlichen Einrichtungen,

8. im Falle des § 6 Abs. 1 der Heilpraktiker.

(2) Die Meldepflicht besteht nicht für Personen des Not- und Rettungsdienstes, wenn der Patient unverzüglich in eine ärztlich geleitete Einrichtung gebracht wurde. Die Meldepflicht besteht für die in Absatz 1 Nr. 5 bis 7 bezeichneten Personen nur, wenn ein Arzt nicht hinzugezogen wurde.

(3) Die Meldepflicht besteht nicht, wenn dem Meldepflichtigen ein Nachweis vorliegt, dass die Meldung bereits erfolgte und andere als die bereits gemeldeten Angaben nicht erhoben wurden. Satz 1 gilt auch für Erkrankungen, bei denen der Verdacht bereits gemeldet wurde.

(4) Absatz 1 Nr. 2 gilt entsprechend für Personen, die die Untersuchung zum Nachweis von Krankheitserregern außerhalb des Geltungsbereichs dieses Gesetzes durchführen lassen.

(5) Der Meldepflichtige hat dem Gesundheitsamt unverzüglich mitzuteilen, wenn sich eine Verdachtsmeldung nicht bestätigt hat.

Teil II
Krankenhaushygiene

Vera Singbeil-Grischkat

10 Geschichte der Krankenhaushygiene

Vera Singbeil-Grischkat

10.1 Geschichtlicher Rückblick

Die Erhaltung der Gesundheit und die Bekämpfung von Krankheiten und Seuchen ist eines der ältesten Anliegen der Menschheit.

Bereits die Medizin der alten Kulturen (Ägypten, Babylonien, Mexiko, Peru) beschreibt die Tugend der Reinlichkeit, und schon um 2100 vor Chr. leisteten die **Griechen** Erstaunliches auf dem Gebiet der Hygiene und Volksgesundheitspflege. So gab es in großen Siedlungsgebieten für die Bevölkerung eine Wasserversorgung, Kanalisation und Badeeinrichtungen. Man wusste um die Ansteckungsmöglichkeit durch Personen, die z.B. an Pocken oder Masern erkrankt waren, und versuchte durch Absonderung der Erkrankten eine Weiterverbreitung der Krankheiten zu verhindern.

Auch im Zwölftafelgesetz der **Römer** fanden sich um 450 vor Chr. hygienische Vorschriften, z.B. für die Anlage einer Wasserleitung und eines Abwassersystems, für die Bestattung von Leichen und die Überwachung des Lebensmittelverkaufs. Um die Zeitenwende kam es zur Einrichtung von so genannten Valetudinarien (Valetudinarium = Gesundheitshaus), um die Gesundheit der Sklaven auf den großen Landgütern zu erhalten bzw. wiederherzustellen. Aus den Valetudinarien entwickelten sich die römischen Militärlazarette, die an allen Legionärsstandorten des Römerreichs zu finden waren.

Mit Beginn des **Mittelalters** entstanden unter dem Einfluss des Christentums ab ca. 390 nach Chr. erste Einrichtungen, die sich der Armen- und Krankenpflege widmeten. Leprakranke wurden in so genannten Leprosorien, isoliert von der Außenwelt angesiedelt.

In Unkenntnis über die wahren Ursachen von Seuchen, insbesondere der Pest, Eiterungen und Blutvergiftungen, machte man dämonische Mächte dafür verantwortlich. Darin ist auch ein Grund für die Hexenverbrennungen zu sehen. Die Sichtweise, Krankheit als Strafe für Sünde zu sehen, fand Unterstützung im christlichen Glauben. Martin Luther schrieb: »Über das ist kein Zweifel, dass Pestilenz und Fieber und andere schwere Krankheiten nichts anderes sind als des Teufels Werke.«

Bis zum 19. Jahrhundert war die »**Miasmenlehre**« für die Ansteckung und Verbreitung von Infektionen die theoretische Grundlage. Miasma ist ein historischer Begriff zur Bezeichnung belebter und unbelebter Krankheitsstoffe. Man ging davon aus, dass Ausdünstungen und schlechte Luft eine Krankheit weiterverbreiten (Malaria = schlechte Luft). So behandelte man Seuchen unter anderem mit Essenzen und Duftstoffen, wie z.B. Zwiebeln, Riechäpfel, Kampfer,

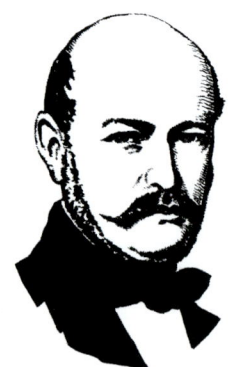

Abb. 10.1   Ignaz Philipp Semmelweis*

Weihrauch und Essig. Ärzte, die Pestkranke behandelten, versuchten sich durch Schnabelmasken, in die essiggetränkte Schwämme eingelegt wurden (s. z. B. Abb. 2.16, S. 47), vor einer Infektion zu schützen, leider vergeblich. Erst die Mitte des **19. Jahrhunderts** gewonnene Erkenntnis, dass Infektionskrankheiten durch Mikroorganismen verursacht werden, machte nachfolgend die Entwicklung von Verhütungs- und Vorbeugungsmaßnahmen möglich. Einige Beispiele:

- **1879:** Max Neisser entdeckt die Gonokokken.
- **1882:** Robert Koch entdeckt den Tuberkuloseerreger.
- **1884:** Robert Koch entdeckt den Choleraerreger.
- **1890:** Emil von Behring entdeckt ein Heilserum gegen Diphtherie.
- **1913:** Emil von Behring führt die aktive Schutzimpfung gegen Diphtherie ein.

Die öffentliche Gesundheitspflege und damit die Hygiene der Allgemeinheit wurden wesentlich beeinflusst durch Johann Peter Frank und Max von Pettenkofer (s. Kap. 19 Abschnitt »Das Zeitalter der Aufklärung«, S. 282, und Abschnitt »Das 19. Jahrhundert«, S. 282 f.).

10.2   Meilensteine der Krankenhaushygiene in den letzten 200 Jahren

Für die Entwicklung der Krankenhaushygiene bedeutsam waren die nachfolgend dargestellten Entdeckungen und Erkenntnisse:

10.2.1   Ignaz Philipp Semmelweis (1818–1865)

Er gilt als der »Retter der Mütter«. Als Arzt und Geburtshelfer führt er erste Desinfektionsmaßnahmen im klinischen Bereich ein. Als er 1846 die Stelle eines Assistenzarztes an der ersten Gebärklinik in Wien antritt, ist die Sterblichkeitsrate an Kindbettfieber auf dem Höhepunkt angelangt. Semmelweis erkennt den Mechanismus der Kontaktinfektion: Ärzte und Medizinstudenten arbeiten sowohl im Kreißsaal als auch auf der Wochenstation und im Sektionsraum, ohne zwischenzeitlich eine Händereinigung vorzunehmen. Zersetzte organische Stoffe infizierter Leichen werden durch die Hände der Ärzte in die Geburtswege von Gebärenden und Wöchnerinnen eingebracht. Semmelweis unterbricht die Infektionskette, indem er die Waschung der Hände mit Chlorkalkwasser beim Eintritt in das Kreißzimmer, später vor jeder Untersuchung gebärender Frauen veranlasst. Durch diese Maßnahme wird die Müttersterblichkeit drastisch reduziert. Semmelweis findet keine Akzeptanz unter den ärztlichen Kollegen, verliert seine Stellung und verstirbt 47-jährig an einer Sepsis in einem Wiener Irrenhaus. Posthum findet seine Arbeit jedoch Anerkennung durch Joseph Lister, der die Einführung des Prinzips der Asepsis auf ihn zurückführt.

---

* Abb. 10.1 bis 10.5 mit freundlicher Genehmigung der Fa. Bode Chemie GmbH, Hamburg

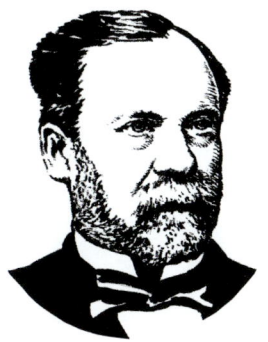

Abb. 10.2 Louis Pasteur*

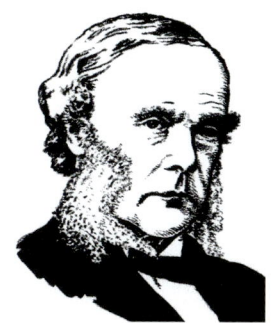

Abb. 10.3 Joseph Lister*

Asepsis ist die Gesamtheit aller Maßnahmen zur Erzielung von Keimfreiheit. Das Eindringen oder Verschleppen von Erregern in den Organismus, z. B. bei Operationen, wird durch den Zustand der Keimfreiheit aller Gegenstände, wie Instrumente, Verbandstoffe, die mit einer Wunde in Berührung kommen, verhindert.

10.2.2 Louis Pasteur (1822–1895)

Der französische Chemiker und Biologe führt Untersuchungen über die Gärung und Fäulnis durch. Er erbringt den Nachweis, dass Kleinstlebewesen an Zersetzungs- und Krankheitsprozessen beteiligt sind, und schafft damit die Grundlage der heutigen Bakteriologie. Er entwickelt eine Methode zum Abtöten von Mikroorganismen durch Hitze, das **Pasteurisieren**, und ist damit Wegbereiter für spätere Sterilisationsverfahren. Neben dem Nachweis von Krankheitserregern gelingt ihm die Entwicklung von Impfstoffen gegen Milzbrand und Tollwut. Seine Erkenntnisse bilden die Grundlage für Asepsis und Antisepsis in der Chirurgie.

Antisepsis/Antiseptik umfasst antimikrobielle Maßnahmen auf der Körperoberfläche von Patienten (Haut, Schleimhaut, Wunden, chirurgisch eröffnete Bereiche) mit dem Ziel, einer Kolonisation mit Keimen und einer Infektion vorzubeugen oder eine bereits bestehende Infektion zu therapieren (s. auch Kap. 14 Abschnitt »Antiseptik der Haut und Schleimhaut«, S. 192). Antisepsis beinhaltet zudem alle Maßnahmen zur Bekämpfung von Mikroorganismen z. B. durch Desinfektion und Sterilisation.

10.2.3 Sir Joseph Lister (1827–1912)

Der englische Chirurg und Professor für Chirurgie an der Universität in Glasgow widmet sich dem Problem des Wundfiebers, an dem Patienten nach einer Operation häufig erkranken und dessen Verlauf meist tödlich ist. Gestützt auf die Erkenntnisse Pasteurs vertritt er die These, dass Bakterien aus der Luft in die Wunde eindringen und die tödliche Sepsis (Fäulnis, Blutvergiftung) bewirken. Er nutzt die Arbeiten des Pariser Apothekers François Jules Lemaire über die Wirkungsweise der **Karbolsäure** (5%ige Phenollösung), einer bereits 1860 empfohlenen »Desinfizienz« im Kampf gegen die Wundinfektion. Beim klassischen Verfahren nach Lister werden während einer Operation Instrumente, Chirurg und Wunde mit Karbolsäure besprengt (s. dazu auch Abb. 10.4). Die Ergebnisse sind erstaunlich, die Zahl der Wundinfektionen rückläufig. Damit beendet Lister erfolgreich die Ära des »lobenswerten« Eiters, der bislang die Wundheilung charakterisierte, und wird zum Begründer der **Antisepsis**. Aus Listers Methode entwickelt sich später die Technik der Asepsis, die zunächst die Desinfektion der Instrumente mit Dampf, die Desinfektion der Hände des Operateurs und des Operationsgebietes beinhaltet. Waren chirurgische Abteilungen in den zurückliegenden Jahrzehnten Orte des »Hospitalbrandes«, so wuchs jetzt die Hoffnung, diese nach einem operativen Eingriff wieder lebendig zu verlassen.

10.2.4 Robert Koch (1843–1910)

Der deutsche Bakteriologe gilt als Hauptbegründer der modernen Bakteriologie. Ihm gelingt die Züchtung und Färbung von Bakterien. 1882 entdeckt er den Tuberkuloseerreger und erbringt den Nachweis, dass Lungenschwindsucht keine Ernährungsstörung, sondern eine Infektionskrankheit ist. Koch gelingt der Ausbau der bakteriologischen Arbeitsmethoden und

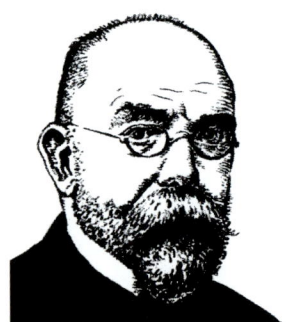

Abb. 10.5 Robert Koch*

der Desinfektionsmethoden. Er führt die Desinfektion mit Wasserdampf ein, die auch Sporen vernichtet.

10.2.5 Lysol

1889 erfolgt durch die von den Kaufleuten Schulke und Mayr gegründete Spezialfirma für Desinfektionsmittel die Herstellung des ersten Markendesinfektionsmittels »**Lysol**«. Seine Bewährungsprobe besteht dieses Mittel drei Jahre später bei der Bekämpfung der Choleraepidemie in Hamburg.

10.2.6 Sir Alexander Fleming (1881–1955)

Der britische Bakteriologe entdeckt 1929 **Penicillin** in Schimmelpilzkulturen und weist seine antibiotische Wirkung nach. Penicillin wird 1939 als erstes Antibiotikum in die Heilkunde eingeführt.

10.2.7 Gerhard Domagk (1895–1964)

Der deutsche Professor der Pathologie und Bakteriologie gilt als Begründer der Chemotherapie, ihm gelingt die Einführung der **Sulfonamide** als chemische Heilmittel.
Antibiotika und Sulfonamide ermöglichen erstmalig eine kausale (ursächlich zusammenhän-

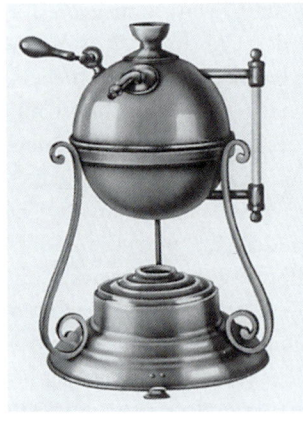

Abb. 10.4 Karbolzerstäuber*

gende) Therapie bei bakteriellen Infektionen. Der unkritische und übermäßige Gebrauch von Antibiotika führte und führt jedoch noch heute zu einer ausgeprägten Resistenzentwicklung bei bestimmten Krankheitserregern (s. auch Kap. 2 Abschnitt »Antimikrobielle Therapie – Antibiotika«, S. 57 f.).

10.3 Wandel des Erregerspektrums

Auch die Erreger, die Krankenhausinfektionen verursachen, haben sich gewandelt. In den Krankenhäusern vor 100 Jahren waren die Streptokokken die Problemkeime, wogegen in den 1950er-Jahren die Staphylokokken als die Hauptverursacher von Krankenhausinfektionen galten. Gramnegative Bakterien wie Pseudomonaden, Klebsiellen, Serratia, bestimmte Candida-Arten und MRSA sind die heutigen Übeltäter. Unter dem Begriff **MRSA** werden methicillin-resistente Staphylococcus-aureus-Stämme verstanden, die gegen fast alle gebräuchlichen Antibiotika resistent sind (s. auch S. 13 und S. 226 ff.). Durch das Auftreten weiterer multiresistenter Erreger (MRE) verschärft sich die Problematik der nosokomialen Infektionen. Neben den Vancomycin-resistenten Enterokokken (VRE) gewinnen ESBL (Extented spectrum Beta-Laktamase)-bildende gramnegative Erreger an Bedeutung. Dazu gehören z.B. Stämme von E. coli, Klebsiella und Enterobacter; sie bilden Enzyme, die Beta-Laktamasen, mit erweitertem Spektrum. Diese können fast alle Beta-Laktam-Antibiotika zerstören. Daraus ergibt sich das Phänomen der Multiresistenz gramnegativer Bakterien. Die aktuelle Situation gibt Anlass zur Sorge. Auf die Frage »Was hilft, wenn keine Antibiotika mehr helfen?«, antwortet Prof. Dr. W. Koller: »Hygienisches Verhalten!«

In den folgenden Kapiteln soll hygienisches Verhalten mit der Zielsetzung, nosokomiale Infektionen zu verhüten, differenziert und praxisrelevant betrachtet werden.

11 Nosokomiale Infektion und Infektionskette

Vera Singbeil-Grischkat

Hygiene ist die Wissenschaft von der Erhaltung der Gesundheit sowie der Verhütung von Krankheit und ist mit der Prävention (= Vorbeugung) eng verknüpft. Der Begriff Hygiene leitet sich von »Hygieia«, der griechischen Göttin der Gesundheit, ab. Ziel der Hygiene »ist die Gewährleistung einer lebenserhaltenden und lebensfördernden Umwelt und Gesellschaft sowie die Förderung gesundheitsgerechter individueller Verhaltensweisen«.
(Prof. Dr. M. Exner: Entwicklung, Aufgaben und Perspektiven der Umwelthygiene. Hyg Med 2000; 25, Suppl. 3)

Krankenhaushygiene beschäftigt sich mit der Verhütung und Bekämpfung krankenhauserworbener Infektionen, sie erfasst und analysiert des Weiteren die im Krankenhaus auftretenden Ursachen für eine mögliche Gesundheitsschädigung von Patienten und Personal. Sie kann damit der primären Prävention (= Krankheitsvorbeugung) zugeordnet werden.

11.1 Nosokomiale Infektion

Das Wort »nosokomion« entstammt der griechischen Sprache und bedeutet »Krankenhaus«. »Infektion« (lat. inficere = »hineintun«, sich mit einer Krankheit anstecken) beinhaltet das Eindringen von kleinsten Krankheitserregern in den menschlichen Organismus, ihre Haftfähigkeit, ihre Vermehrung und Ausbreitung. Demnach ist eine nosokomiale Infektion eine Infektion, die der Mensch im Krankenhaus erwirbt.

Synonym verwendet werden die Bezeichnungen krankenhauserworbene Infektion, Krankenhausinfektion, Hospitalinfektion und infektiöser Hospitalismus.
Der Begriff »Hospitalismus« wiederum beschreibt unerwünschte Veränderungen an Individuen und Individuengruppen durch das Krankenhausmilieu und lässt sich in physischen, psychischen und infektiösen Hospitalismus einteilen.
Nach dem Infektionsschutzgesetz ist eine nosokomiale Infektion »eine Infektion mit lokalen oder systemischen Infektionszeichen als Reaktion auf das Vorhandensein von Erregern oder ihrer Toxine, die im zeitlichen Zusammenhang mit einer stationären oder einer ambulanten

medizinischen Maßnahme steht, soweit die Infektion nicht bereits vorher bestand.«

Infektionen, die während des Krankenhausaufenthaltes erworben und erst nach Entlassung evident (lat.: offenbar) werden, gelten ebenfalls als nosokomiale Infektionen.

Anhand klinischer Beurteilung, labormedizinischer Ergebnisse und weiterer diagnostischer Untersuchungen, wie z. B. Endoskopie, Röntgen, Punktionen, kann die Entscheidung über das Vorhandensein einer Infektion erfolgen.

Krankenhausinfektionen können somit als **Komplikationen** betrachtet werden, die zusätzlich zum eigentlichen Krankheitsgeschehen den Gesundheitszustand des Patienten beeinträchtigen oder möglicherweise bleibende Schäden oder den Tod verursachen.

Hochrechnungen gehen von 500.000 bis 800.000 Fällen nosokomialer Infektionen pro Jahr in Deutschland aus. Basierend auf Daten des deutschen Krankenhaus-Infektions-Surveillance-Systems (KISS, s. auch unten) und des Statistischen Bundesamtes treten alleine auf den Intensivstationen jährlich mehr als 60.000 Krankenhausinfektionen auf. Tabelle 11.1 gibt einen Überblick über die häufigsten nosokomialen Infektionen.

Sichere Daten zu den durch nosokomiale Infektionen verursachten Kosten liegen für Deutschland nicht vor, Schätzwerte gehen von über einer Milliarde Euro aus. Diese Mehrkosten ergeben sich aus einem höheren Diagnostik- und Therapieaufwand, verlängertem stationären Aufenthalt, durch verlängerte Arbeitsunfähigkeit sowie erforderliche Rehabilitationsmaßnahmen und Rentenzahlungen. So verlängern sich die Krankenhausaufenthalte in Deutschland aufgrund nosokomialer Infektionen z. B. bei der Pneumonie um mindestens 4,7 Tage, bei der primären Sepsis um mindestens 5,2 Tage und bei der postoperativen Wundinfektion um mindestens 5,7 Tage. Nosokomiale Infektionen erhalten damit eine erhebliche gesundheitspolitische und wirtschaftliche Bedeutung. Betont werden müssen auch die individuel-

Tab. 11.1   Überblick über die häufigsten nosokomialen Infektionen

	Häufigkeit
Harnwegsinfektionen	42,1 %
Infektionen der unteren Atemwege	20,6 %
Postoperative Wundinfektionen	15,8 %
Sepsis	8,3 %
Andere	13,2 %

len und sozialen Folgen für den betroffenen Patienten.

Im Rahmen der vom Bundesministerium für Gesundheit veranlassten **NIDEP-1**-Studie (NIDEP = Nosokomiale Infektionen in Deutschland – Erfassung und Prävention) wurden 1994 in 72 zufällig ausgewählten Krankenhäusern 15.000 Patienten untersucht. Bei 3,46 % der Teilnehmer wurde eine nosokomiale Infektion festgestellt, bei intensivpflichtigen Patienten ergaben sich bis zu 9 % nosokomiale Infektionen.

Von 1995–1998 hat das Bundesgesundheitsministerium eine weitere Studie, und zwar zur Prävention nosokomialer Infektionen in der Intensivmedizin und operativen Medizin, gefördert (**NIDEP-2**-Studie). Dazu wurden 11.000 Patienten im Hinblick auf die Entwicklung einer Krankenhausinfektion beobachtet. Im Rahmen der Studie wurde eine Inzidenzrate von 6,9 % ermittelt. Auch konnte aufgezeigt werden, dass durch geeignete Maßnahmen des Qualitätsmanagements nosokomiale Infektionen um ein Viertel reduziert werden können.

Seit 1997 gibt es in Deutschland »KISS«, das Krankenhaus-Infektions-Surveillance-System (Surveillance = engl.: Überwachung, Beaufsichtigung), welches durch das Nationale Referenzzentrum für Krankenhaushygiene (NRZ) und das Robert Koch-Institut betreut wird. Bundesweit werden mit Hilfe von freiwillig teilnehmenden Krankenhäusern kontinuierlich Refe-

Tab. 11.2   Die häufigsten Ursachen für Krankenhausinfektionen

Personal	• Vernachlässigung geltender Hygieneregeln • mangelnde Ausbildung und Kenntnis des ärztlichen und pflegerischen Personals
Patienten	• erhöhtes Durchschnittsalter der Patienten • erhöhter Anteil an Schwerstkranken • therapeutisch bedingte Abwehrschwäche, z. B. durch immunsuppressive oder zytostatische Therapie • Intensivpflegemaßnahmen bei herabgesetzter Abwehrlage
Medizin/Medizintechnik	• kompliziertere und aufwendigere Operationen • technisch komplizierte, schwer desinfizierbare medizinische Geräte • mangelhafte Ver- und Entsorgungsmaßnahmen • durch unkritische Antibiotikatherapie bedingte Resistenzentwicklung der Erreger
Krankheitserreger	• Zunahme virulenter Erreger im Krankenhaus • Zunahme multiresistenter Keime • Verbreitung von Erregern mit hoher Ansteckungsfähigkeit, z. B. Rotaviren und Noroviren
Umwelt	• Krankenhausumgebung fördert die Ausbreitung von nosokomialen Infektionserregern z. B. durch Nähe zu anderen Patienten, Kontamination von Geräten, nicht desinfizierte Hände des medizinischen Personals

renzdaten zur Häufigkeit nosokomialer Infektionen erfasst. Der Aufbau der Referenzdatenbank durch das Nationale Referenzzentrum bezieht sich auf verschiedene Module: Modul OP-KISS für Operationen, Modul ITS-KISS für Intensivstationen, Modul NEO-KISS für neonatologische Intensivstationen, Modul ONKO-Kiss für Patienten mit Blutstammzelltransplantationen, AMBU-KISS für ambulantes Operieren und DEVICE-KISS für Normalpflegestationen. Device bedeutet Medizinprodukt, Hilfsmittel. Die invasive Device-Anwendung, z. B. in Form von Venen- oder Blasenkathetern, ist ein wesentlicher Risikofaktor für nosokomiale Infektionen. Mit dem Modul MRSA-KISS werden die MRSA-Fälle eines Krankenhauses erfasst. In der Gesundheitsberichterstattung des Bundes, Heft 8/2002 heißt es: »Das Ziel der Surveillance bei der Prävention von nosokomialen Infektionen ist die Erfassung von Infektionsdaten, die für die Ent-

scheidungen auf dem Gebiet der Infektionsprävention wichtig sind, um dadurch die Häufigkeit der Krankenhausinfektionen zu reduzieren und die Effektivität der Maßnahmen nachzuweisen.« Für die verschiedenen nosokomialen Infektionen bestehen international verbreitete Definitionen, die durch das Center for Disease Control and Prevention (**CDC**, s. auch Kap. 12 Abschnitt »Regelwerke«, S. 163 ff.) in den USA festgelegt und kontinuierlich weiterentwickelt werden. Das Robert Koch-Institut hat Falldefinitionen für nosokomiale Infektionen festgelegt, die sich stark an die der CDC anlehnen.

Einen Überblick über die häufigsten nosokomialen Infektionen und ihre Ursachen geben die Tabellen 11.1 und 11.2.

In der Pädiatrie ist die häufigste nosokomiale Infektion die Infektion der unteren Atemwege, gefolgt von Gastroenteritiden, Harnwegs- und Wundinfektionen.

Die Konsequenzen, die sich für den Patienten, das Pflege- und ärztliche Personal, die Krankenhäuser und die Allgemeinheit aus nosokomialen Infektionen ergeben, machen deutlich, dass deren Vermeidung ein vorrangiges Ziel sein muss. So beinhaltet eine wirksame Prävention von Krankenhausinfektionen u. a. die Beschäftigung von qualifiziertem Hygienepersonal, die Surveillance von Krankenhausinfektionen und die Entwicklung und Umsetzung von Standards und Leitlinien zur Infektionskontrolle. Als Beispiele hierfür dienen die Händedesinfektion, die Isolierung von Patienten mit übertragbaren Krankheiten, die Kontrolle der Antibiotikaanwendung und Maßnahmen der Reinigung, Desinfektion und Sterilisation.

11.2   Infektionskette

Für die **Entwicklung einer Infektion** sind drei Faktoren bedeutend:
- die Infektionsquelle
- der Übertragungsweg und die Eintrittspforte
- der Empfänger

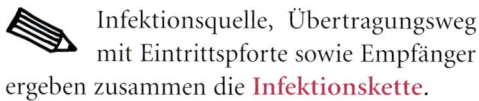
Infektionsquelle, Übertragungsweg mit Eintrittspforte sowie Empfänger ergeben zusammen die Infektionskette.

11.2.1   Infektionsquellen

Die Infektionsquelle stellt den Ursprung der Infektion dar. Sie ist der Ort, an welchem die Erreger leben, sich vermehren und von wo sie sich ausbreiten.

Potenzielle Infektionsquelle im Krankenhaus ist vor allem der Mensch selbst, sowohl als Patient als auch als Mitarbeiter. Aber auch Gegenstände, Substanzen oder Umgebungen sind mögliche Infektionsquellen, wenn sie für den Infektionserreger günstige Lebensbedingungen bieten. Dazu gehören Wärme (30–40 °C), Feuchtigkeit, Nährstoffe und gleichbleibende Bedingungen. Damit bietet der menschliche Körper beste Voraussetzungen für die Ansiedlung und Vermehrung von Infektionserregern.

Betrachten wir **Haut** und **Schleimhaut** des Menschen unter dem Aspekt der Keimbesiedelung einmal etwas genauer: Die Haut und Schleimhaut des Menschen ist mit einer Vielzahl von **Mikroorganismen** besiedelt, die mit ihm in einer Symbiose (Zusammenleben zweier Lebewesen zum gegenseitigen Nutzen) leben und ihm im Allgemeinen nicht schaden. In Tabelle 11.3 wird am Beispiel der Haut (Hände) der Unterschied zwischen **residenter** (= Standort-) und **transienter** Flora (= Kontakt- oder Anflugflora) dargestellt.

Ergänzt werden muss die **temporär residente Flora.** Hierzu gehören Keime, die grundsätzlich der transienten Flora zugeordnet werden, die aber zeitweilig auf der Haut nachweisbar sein können und sich dort vermehren, **ohne** jedoch **klinische Erscheinungen** hervorzurufen.

Der Nachweis von Staphylococcus aureus auf der Haut **ohne** Vorliegen einer Infektion kann als Beispiel für diese Kategorie genannt werden.

Das Vorhandensein potenzieller Krankheitserreger, wie von Proteus und Candida, an einer oder mehreren Körperstellen, ohne systemische Entzündungszeichen und ohne klinische Symptomatik wird als Kolonisation bezeichnet.

Neben der Haut verfügen auch **andere Körperregionen**, wie der Nasen-Rachen-Raum, das Genitale und der Darm, über eine gleichbleibende Besiedelung (**residente Flora**) mit

Tab. 11.3 Residente und transiente Hautflora im Vergleich

Residente Hautflora	Transiente Hautflora
• umfasst Bakterien, die auf der Haut »residieren« (Standortflora)	• umfasst Keime, die von außen auf die Haut gelangen (Kontakt- oder Anflugflora)
• sind hauteigene Bakterien, die ständig auf der Haut leben	• Bakterien siedeln sich vorübergehend als »Gäste« an und stammen aus der Umgebung
Bakterien vermehren sich in der obersten Hautschicht:	
• wirken in der Regel nicht pathogen, bei geschwächten Patienten kann jedoch ein Teil der residenten Flora pathogen wirken	• beinhalten durchaus potenzielle Krankheitserreger
• koagulasenegative Staphylokokken, Mikrokokken, bestimmte Korynebakterien und in tieferen Hautschichten Propionibakterien	• große Variabilität, u. a. Pseudomonaden, Proteus, Enterobakterien, aerobe Sporenbildner, Pilze, Viren
• werden durch das natürliche Abschuppen der oberen Hornhautpartikel freigesetzt, sind durch Waschen kaum zu entfernen	• sind durch Waschen zu entfernen
• durch Desinfektion zu reduzieren	• durch Desinfektion wird Abtötung erreicht

Mikroorganismen (s. auch Abschnitt »Physiologische Flora«, S. 10 f.).
Gegenstände, **Materialien** und **Umgebungen** können zur Infektionsquelle werden, wenn sie mit menschlichen Ausscheidungen, wie z. B. Urin oder Stuhl, kontaminiert sind. Substanzen, wie Infusions- und Injektionslösungen, Inhalate, Nahrungsmittel und Medikamente, stellen eine Infektionsquelle durch fehlerhafte Handhabung, Zubereitung und Überlagerung dar.

11.2.2 Übertragungswege

Entstammen die krankheitserregenden Mikroorganismen der körpereigenen Flora, spricht man von einer **endogenen Infektion**.
Eine **exogene Infektion** liegt vor, wenn die Ursachen in der belebten oder unbelebten Umgebung des Patienten zu suchen sind.

Zur **belebten Umgebung** zählen alle Personen, die Kontakt zum Patienten haben. An erster Stelle sind hier Pflegepersonal und ärztliches Personal zu nennen. Fast ausschließlich erfolgt die Übertragung von Mikroorganismen über die **Hände**.
Beispiele für die **unbelebte Umgebung** des Patienten sind Verbandmaterialien, Katheter, Sonden, Drainagen, medizintechnische Geräte, Inventar und die Luft.

Übertragung endogener Infektionen

Endogene Infektionen können in primäre und sekundäre Infektionen unterschieden werden. Eine **primär endogene** Infektion liegt dann vor, wenn die Erreger zur normalen Flora der Menschen gehören. Werden die Erreger erst im Laufe des Krankenhausaufenthaltes Teil der patienteneigenen Flora und entwickelt sich später daraus eine endogene Infektion, so handelt es sich um eine **sekundär endogene** Infektion.

Die Übertragung endogener Infektionen ist durch eine Störung der physiologischen Flora und durch die Verschleppung körpereigener Keime in Bereiche, die normalerweise nicht mikrobiell besiedelt sind, möglich.

Eine **Störung der physiologischen Flora** ist möglich:
- bei einer schweren Abwehrschwäche
- nach Therapie mit Immunsuppressiva
- bei Fehlernährung (Eiweiß- und Vitaminmangel)
- bei Stoffwechselerkrankungen, z. B. Diabetes mellitus

Eine **Verschleppung körpereigener Keime** ist möglich:
- im Rahmen der Körperwaschung, wenn Darmkeime zur Harnröhrenöffnung oder in eine Wunde verschleppt werden
- bei invasiven Maßnahmen, wie dem Legen eines Venenzuganges (Verschleppung der Hautflora in das Gefäßsystem)
- bei einer endotrachealen Intubation (Verschleppung der Nasen-Rachen-Flora in tiefere Atemwegsabschnitte)

Übertragung exogener Infektionen

Bei einer **exogenen Infektion** erfolgt die Aufnahme der Erreger aus der Umgebung.
Infektionserreger können auf verschiedenen Wegen exogen übertragen werden:
- durch Kontakt
- aerogen
- durch Inkorporation (Aufnahme in den Körper)

Kontaktinfektion

Eine Übertragung durch Kontakt ist dann gegeben, wenn man mit einem **Keimreservoir** in Berührung kommt und diese Keime aufnimmt. Hierbei sind der direkte und indirekte Kontakt zu unterscheiden:

- **Direkter Kontakt:** Übertragung erfolgt durch Körperkontakt, vorwiegend über die Hände des Personals. Der Austausch von Keimen von Patient zu Patient, von Personal zu Patient und umgekehrt wird als **Kreuzinfektion** bezeichnet.
- **Indirekter Kontakt:** Übertragung erfolgt durch kontaminierte Gegenstände, Luft oder Wasser, die mit dem Patienten an infektionsgefährdeten Körperstellen, wie Wunden oder Schleimhäuten, in Berührung kommen.
- Bei einer Übertragung von Mensch zu Mensch spricht man von einer **homologen**, bei einer Übertragung durch die unbelebte Umgebung oder tierische Lebewesen von einer **heterologen** Übertragung.

Kontamination ist das Vorhandensein von Mikroorganismen auf einer belebten oder unbelebten Oberfläche.

Aerogene Infektion

Eine **aerogene Infektion** erfolgt über die Luft, Staubpartikel oder feinste Tröpfchen.

Hier sind besonders Klimaanlagen, Beatmungsgeräte und Inhalatoren als Keimreservoire zu nennen. Des Weiteren können Keime über das Ausatmen, Niesen und Husten abgegeben werden; man spricht dann von einer **Tröpfcheninfektion.**

Übertragung durch Inkorporation

Die Übertragung durch **Inkorporation** ist durch eine Aufnahme kontaminierter Substanzen oder Gegenstände in den Körper gekennzeichnet. Die Aufnahme kann beispielsweise über die Nahrung, über Injektions- und Infusionslösungen oder operativ über Implantate erfolgen.

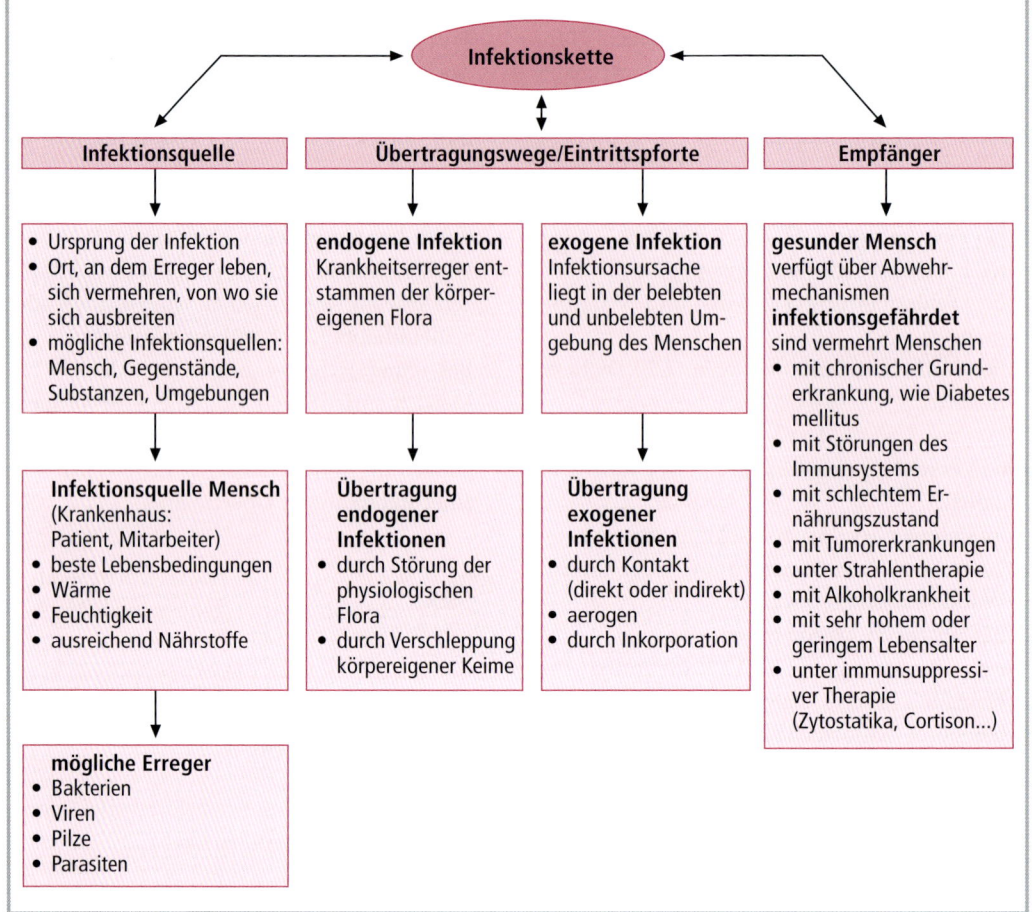

Abb. 11.1   Infektionskette

Andere Übertragungswege

Weitere Begriffe im Zusammenhang mit dem Übertragungsweg sind:

- **alimentäre Infektion:** durch Lebensmittel oder Wasser übertragen
- **hämatogene Infektion:** Infektion erfolgt über den Blutweg
- **perkutane Infektion:** Übertragung durch Nadelstichverletzung oder auch Insekten
- **iatrogene Infektion:** Infektion im Zusammenhang mit der ärztlichen Behandlung, durch direkte Übertragung bei diagnostischen oder therapeutischen Eingriffen entstanden

11.2.3   Eintrittspforten

Neben den **natürlichen Zugängen** wie Mund, Nase, Harnröhre und Vagina finden sich beim Patienten im Krankenhaus, durch invasive Maßnahmen bedingt, **künstliche Zugänge** zum Körperinneren.

Diese kurz- oder längerfristig geschaffenen künstlichen Zugänge, z. B. durch Injektion, Venenkatheter, Sondierung, Drainage, Katheterisierung oder Operation, stellen damit zusätzliche Eintrittspforten dar. Insbesondere dauerhafte Überbrückungen, wie der Blasenverweilkatheter und der zentrale Venenkatheter, bieten das Problem einer möglichen zusätzlichen Infektionsübertragung und steigern damit das Infektionsrisiko. So erstaunt es nicht, dass Venenkatheter nachweislich die häufigste Sepsisursache darstellen (s. Kap. 18 Abschnitt »Prävention primärer Bakteriämien«, S. 262 ff.).

11.2.4   Empfänger

Der gesunde Mensch verfügt über verschiedene Abwehrmechanismen gegen Infektionserreger (s. Kap. 6 »Wie wehren wir uns?«, S. 116 f.).
Eine Infektion tritt nur dann auf, wenn Mikroorganismen in der Lage sind, diese Abwehrmechanismen zu umgehen oder zu inaktivieren. Mikroorganismen, die das bei einem gesunden Menschen bewirken können, werden als **pathogene Mikroorganismen** bezeichnet.
Sind die Abwehrkräfte des menschlichen Organismus geschwächt, so können selbst Keime, die zur physiologischen Flora gehören, zu einer Infektion führen. Diese Mikroorganismen bezeichnet man als **Opportunisten** oder **fakultativ pathogen**.

11.3   Welche Menschen sind vermehrt infektionsgefährdet?

Als besonders infektionsgefährdet gelten Patienten:
- mit chronischer Grunderkrankung wie Diabetes mellitus
- mit Störungen des Immunsystems
- mit schlechtem Ernährungszustand
- mit Neoplasmen, Karzinomen
- unter Strahlentherapie
- mit Alkoholkrankheit
- mit hohem oder geringem Lebensalter
- unter immunsuppressiver Therapie (Kortison, Zystostatika)
- mit Traumen, z. B. Verbrennungen
- bei denen komplizierte invasive Maßnahmen erforderlich sind
- mit lang dauernden Operationen

Das Wissen um die einzelnen Faktoren der Infektionskette (zusammengefasst s. Abb. 11.1) ist für das in Pflege, Behandlung und Diagnostik tätige Personal unerlässlich, um das individuelle Infektionsrisiko eines Patienten einschätzen und in der Folge durch wirksames und kompetentes hygienisches Handeln ausschließen bzw. vermindern zu können.

12 Organisation der Krankenhaushygiene

Vera Singbeil-Grischkat

12.1 Gesetze und Regelwerke

Die Grundlagen für die Umsetzung der Krankenhaushygiene finden sich in einer Vielzahl von Gesetzen, Richtlinien und Verordnungen.

12.1.1 Gesetze

- **Infektionsschutzgesetz (IfSG) (Gesetz zur Verhütung und Bekämpfung von Infektionskrankheiten beim Menschen):**
Ziel und Zweck des Infektionsschutzgesetzes ist es,
  - übertragbaren Krankheiten beim Menschen vorzubeugen,
  - frühzeitig bekannte und neue Infektionen zu erkennen,
  - deren Weiterverbreitung zu verhindern
  - und somit einen verbesserten Schutz der Bevölkerung vor Infektionskrankheiten zu gewährleisten.

So regelt das IfSG u. a. die Meldepflicht bei übertragbaren Krankheiten und legt Maßnahmen zur Früherkennung, Verhütung und Behandlung fest (s. S. 140).
Die Prävention und Kontrolle nosokomialer Infektionen sind in mehreren Vorschriften geregelt. Das Infektionsschutzgesetz weist dem Robert Koch-Institut die Aufgaben eines epidemiologischen Zentrums für Infektionskrankheiten auf Bundesebene zu.

- **Sozialgesetzbuch (SGB):**
Für das Gesundheitswesen ist insbesondere das Fünfte Buch des SGB bedeutsam. So wird in § 70 Absatz 2 (SGB V) gefordert, »dass die Krankenhäuser und ihre Leistungserbringer auf eine humane Krankenhausbehandlung der Versicherten hinzuwirken haben«. Humane Krankenhausbehandlung beinhaltet unter anderem den wirksamen Schutz des Versicherten vor nosokomialen Infektionen.

- **Krankenhausgesetze der Länder:**
Sie enthalten Vorschriften, die das Krankenhaus verpflichten, die erforderlichen Maßnahmen zur Verhütung, Erkennung und Bekämpfung von Krankenhausinfektionen durchzuführen.

- **Medizinproduktegesetz (MPG):**
Es regelt insbesondere die Voraussetzungen für das Inverkehrbringen und die Inbetriebnahme von Medizinprodukten. Die Medizinproduktebetreiberverordnung (MPBetreibV) ist gültig für das Errichten, Betreiben, Anwenden und Instandhalten von Medizinprodukten nach § 3 des Medizinproduktegesetzes. Allgemein anerkannte Regeln der Technik, Arbeitsschutz- und Unfallverhütungsvorschriften finden Berücksichtigung.

Medizinprodukte dürfen nur von Personen betrieben werden, die eine entsprechende Kenntnis, Ausbildung und Erfahrung aufweisen. So ist eine Einweisung des Anwenders durch den Hersteller oder durch eine von ihm autorisierte Person die Voraussetzung für das Betreiben oder Anwenden eines Medizinproduktes. Der Anwender haftet beim Einsatz von Medizinprodukten.

Zu den Medizinprodukten zählen z. B. Verbandstoffe, Infusionsgeräte, Patientenliftersysteme, Katheter, Herzschrittmacher, Sehhilfen, ärztliche Instrumente und Labordiagnostika. Eine einwandfreie Leistung der Medizinprodukte und die Sicherheit von Patienten und Anwendern ist zu gewährleisten.

- **Arbeitsschutzgesetz:**

  Das Arbeitsschutzgesetz hat zum Ziel, Sicherheit und Gesundheitsschutz der Beschäftigten bei der Arbeit durch Maßnahmen des Arbeitsschutzes zu sichern und zu verbessern. So hat der Arbeitgeber die Aufgabe, die für den Beschäftigten mit der Arbeit verbundene Gefährdung durch eine sog. Gefährdungsanalyse zu ermitteln und erforderliche Maßnahmen zum Arbeitsschutz aufzuzeigen.

- **Ergänzende Gesetze mit Hygienerelevanz:**
  - Abfallgesetz
  - Lebensmittel- und Bedarfsgegenständegesetz

12.1.2   Regelwerke

- Die **Richtlinie für Krankenhaushygiene und Infektionsprävention** vom Robert Koch-Institut – dem Bundesinstitut für Infektionskrankheiten und nicht übertragbare Krankheiten – enthält **Leitlinien** und **Empfehlungen** zu hygienischen Anforderungen an die einzelnen Krankenhausbereiche und vermittelt den aktuellen Kenntnisstand der Krankenhaushygiene. Es stellt eine umfassende und detaillierte Arbeitsgrundlage für die praktische Umsetzung der Krankenhaushygiene dar. Bei dieser Richtlinie handelt es sich zwar nicht

um eine Rechtsverordnung, gegebenenfalls kann sie aber den Gerichten die Feststellung erleichtern, was in der Krankenhaushygiene getan bzw. unterlassen werden muss. Ziel dieser Richtlinie ist es, die Rate der nosokomialen Infektionen zu senken. Sie wirkt wesentlich an der Qualitätssicherung und -entwicklung mit. Die Empfehlungen der Kommission sind wissenschaftlich begründet und kategorisiert. Die Kategorisierung erfolgte in Anlehnung an die Vorschläge der CDC (Center for Disease Control and Prevention, s. u.) und gemäß den Festlegungen der Kommission für Krankenhaushygiene und Infektionsprävention.

In den Richtlinien Krankenhaushygiene (Dezember 2003) sind folgende Kategorien aufgeführt:

- »**Kategorie I: Nachdrückliche Empfehlung**
- **1 A:** Die Empfehlungen basieren auf gut konzipierten experimentellen oder epidemiologischen Studien.
- **1 B:** Die Empfehlungen werden von Experten und aufgrund eines Konsensusbeschlusses der Kommission für Krankenhaushygiene und Infektionsprävention am Robert Koch-Institut als effektiv angesehen und basieren auf gut begründeten Hinweisen für deren Wirksamkeit. Eine Einteilung der entsprechenden Empfehlung in die Kategorie 1 B kann auch dann erfolgen, wenn wissenschaftliche Studien möglicherweise hierzu noch nicht durchgeführt wurden.
- **Kategorie II: Eingeschränkte Empfehlung**
  Die Empfehlungen basieren teils auf hinweisenden klinischen oder epidemiologischen Studien, teils auf nachvollziehbaren theoretischen Begründungen oder Studien, die in einigen, aber nicht allen Krankenhäusern/Situationen umgesetzt werden sollten.
- **Kategorie III: Keine Empfehlung/ungelöste Frage**
  Maßnahmen, über deren Wirksamkeit nur unzureichende Hinweise vorliegen oder bislang kein Konsens besteht.

– **Kategorie IV: Rechtliche Vorgaben**
Anforderungen, Maßnahmen und Verfahrensweisen in Krankenhäusern und anderen medizinischen Einrichtungen, die aufgrund gesetzlicher Bestimmungen, durch autonomes Recht oder Verwaltungsvorschriften zu beachten sind.«
(In Abschnitt 18.4.4 werden diese Kategorien den Hygienemaßnahmen bei der »Prävention primärer Bakterienämie« auszugsweise zugeordnet; s. Tab. 18.4, S. 264 f.)

● **Listen über geprüfte Desinfektionsmittel und -verfahren** vom **Robert Koch-Institut** (RKI), der **Deutschen Gesellschaft für Hygiene und Mikrobiologie** (DGHM) und dem **Verbund für angewandte Hygiene** (VAH) bilden die Grundlage für die Auswahl der Mittel und Verfahren. Während die Liste der DGHM/VAH auf die **Prophylaxe** ausgerichtet ist, bezieht sich die RKI-Liste auf den Seuchenfall.

● Die **Berufsgenossenschaft für Gesundheitsdienst und Wohlfahrtspflege (BGW)** ist der zuständige Träger der gesetzlichen Unfallversicherung für die im Gesundheitsdienst tätigen Personen. Mit der Zielsetzung, Arbeitsunfälle, Berufskrankheiten und arbeitsbedingte Gesundheitsgefahren zu verhüten, werden von den Trägern der gesetzlichen Unfallversicherung Berufsgenossenschaftliche Vorschriften und Regeln (BGV/BGR) veröffentlicht. Berufsgenossenschaftliche Regeln sollen dem Unternehmer Hilfestellung bei der Umsetzung seiner Pflichten, die sich aus staatlichen Arbeitsschutzvorschriften und Unfallverhütungsvorschriften ergeben, leisten.

● Die **Krankenhausbauverordnung** (einzelne Bundesländer) beinhaltet verbindliche Rechtsvorschriften für die Anlage, den Bau und die Einrichtung der Krankenhäuser.

● Basierend auf dem Krankenhausgesetz Nordrhein-Westfalen legt die **Krankenhaushygieneverordnung** des Landes NRW die Hygieneorganisation, wie z. B. die Bildung einer Hygienekommission und die Aufgabenzuordnung, im Krankenhaus fest.

● **Gefahrstoffverordnung** (GefStoffV) ist die Verordnung zum Schutz vor gefährlichen Stoffen. Sie hat unter anderem den Zweck, den Menschen beim Umgang mit Gefahrstoffen vor arbeitsbedingten und sonstigen Gesundheitsgefahren und die Umwelt vor Schädigungen zu schützen.

● **Normungswerke,** wie die Nationalen Normen des Deutschen Institutes für Normung (DIN), die Europäische Norm (EN), die europäischen harmonisierten Normen des CEN (Comitée Européen de Normalisation) und die internationalen Normen der ISO (International Organization for Standardization), sind bedeutungsvoll bei der Festlegung des allgemein anerkannten Standes der medizintechnischen Erkenntnisse.

● Die **Empfehlungen** des **Center for Disease Control and Prevention Atlanta USA** (CDC) finden derzeit auch für Deutschland Berücksichtigung. Das CDC bietet ein System der Gesundheitsüberwachung, unterhält nationale Gesundheitsstatistiken und unterstützt die Forschung zur Vorbeugung von Krankheiten und Seuchen.

● Veröffentlichungen im **Bundesgesundheitsblatt** beinhalten aktuelle **Stellungnahmen** zu speziellen Themen der Krankenhaushygiene.

● Neben den vorgenannten Richtlinien und Vorschriften muss auf die **Rechtsprechung** aufmerksam gemacht werden. Dieser liegen, gestützt auf Sachverständigengutachten, Grundsätze zu den **Sorgfaltsanforderungen** im Hygienebereich zugrunde. Sie vermitteln aus rechtlicher Sicht den »allgemein anerkannten Stand der medizinischen Erkenntnisse« im Rahmen der Krankenhaushygiene. **Beispiel:** Um einen anerkannten Verstoß gegen die Sorgfaltspflicht handelt es sich, wenn es zu einer Keimübertragung und anschließenden Infektion kommt, weil vor einer Injektion keine Hände- und Hautantiseptik erfolgte oder weil unsterile Infusionsflüssigkeit verabreicht wurde (z. B. wenn die Lösung nicht entsprechend den Hygieneanforderungen unmittelbar vor der Applikation, sondern länger als eine Stunde davor zubereitet wurde).

> ⚠ **Leitsatz bezüglich Hygienesicherheit, Urteil Bundesgerichtshof, 8. 10. 1991:** »Die Klinik hat für die Folgen einer Infektion aus einem beherrschbaren Bereich sowohl vertraglich als auch deliktisch einzustehen, sofern sie sich nicht dahingehend zu entlasten vermag, dass alle organisatorischen und technischen Vorkehrungen gegen vermeidbare Keimübertragungen getroffen waren …«

Der Arzt, das nachgeordnete nichtärztliche Personal und der Krankenhausträger können haftungsrechtlich in Anspruch genommen werden. Ebenso ist ein persönlicher strafrechtlicher Vorwurf wegen eines **hygienerelevanten Fehlverhaltens** möglich. Um dem **vorzubeugen**, empfiehlt sich:

- die Aufstellung klarer Dienstanweisungen und Zuständigkeiten
- die konsequente Einhaltung von Hygieneregeln, die Bestandteil der gesundheitsfachberuflichen und ärztlichen Aus- und Fortbildung sind
- die Einhaltung von Desinfektions- und Hygieneplänen
- die Berücksichtigung und Integration der neuesten wissenschaftlichen Erkenntnisse
- die Beachtung der Anweisungen des verantwortlichen Arztes bzw. der verantwortlichen Hygienefachkraft

12.2 Personelle Organisation

Krankenhaushygiene kann nur effektiv sein, wenn sie personell richtig organisiert ist. Nachfolgend wird die personelle Organisationsstruktur unter Berücksichtigung der Zuständigkeiten und Aufgaben dargestellt.

12.2.1 Hygienekommission

Die Hygienekommission setzt sich zusammen aus:

- ärztlichem Leiter, der gleichzeitig der Vorsitzende der Kommission ist. Er ist für die Hygiene im Gesamtbereich des Krankenhauses verantwortlich.
- Verwaltungsleiter, der im Einvernehmen mit dem ärztlichen Direktor die personellen und finanziellen Voraussetzungen schaffen muss
- Krankenhaushygieniker
- Pflegedienstleitung, der die Überwachung der Durchführung der Maßnahmen obliegt
- Hygienebeauftragtem
- Hygienefachkraft
- technischem Betriebsleiter
- Krankenhausbetriebsingenieur
- Apotheker, Betriebsarzt, Desinfektor
- weiteren Personen

Aufgaben: Die Hygienekommission hat folgende Aufgaben:

- Erfassen und Bewerten nosokomialer Infektionen, Führen von Infektionsstatistiken (Surveillance)
- Festlegung von Verhütungs- und Bekämpfungsmaßnahmen
- Organisation
- Aus- und Fortbildung des Personals in der Hygiene
- Mitwirkung bei der Planung der baulichen Einrichtung
- Kontrolle der Ver- und Entsorgungsbereiche

12.2.2 Krankenhaushygieniker

Der Krankenhaushygieniker ist ein Facharzt der Hygiene und Umweltmedizin oder der medizinischen Mikrobiologie und Infektionsepidemiologie und hat grundsätzlich eine beratende Funktion. Für Akutkrankenhäuser über 450 Betten empfiehlt sich die Einstellung eines Krankenhaushygienikers. Die fachliche Beratung kann ersatzweise über staatliche Hygieneinstitute sichergestellt werden.

Aufgaben: Der Krankenhaushygieniker hat folgende Aufgaben:
- Beratung und Fortbildung der Mitarbeiter in Fragen der Krankenhaushygiene
- Erarbeitung und Überwachung von Hygieneplänen
- Feststellung und Analyse der Gesundheitsschädigungen von Patienten und Personal
- Erfassung und Auswertung von Infektionsstatistiken
- Zusammenarbeit mit der Aufsichtsbehörde, z. B. dem Gesundheitsamt

12.2.3 Hygienebeauftragter

Dabei handelt es sich um einen erfahrenen Arzt, der – seiner Tätigkeit entsprechend – über Kenntnisse der Hygiene und Mikrobiologie verfügt. Er ist für jedes Krankenhaus zu bestimmen, in größeren Kliniken sollten mehrere Hygienebeauftragte ernannt werden. Sein **Aufgabengebiet** umfasst die Erfassung und Klärung von aufgetretenen Krankenhausinfektionen in dem ihm zugewiesenen Krankenhausbereich. Er führt seine Aufgaben im Einvernehmen mit dem Krankenhaushygieniker und den Hygienefachkräften durch.

12.2.4 Hygienefachkraft

Hygienefachkräfte sind examinierte Gesundheits- und Krankenpfleger/innen mit mindestens dreijähriger Berufserfahrung und abgeschlossener Weiterbildung zur Hygienefachkraft.

Aufgaben: Hygienefachkräfte haben folgende Aufgaben:
- Mitwirkung bei der Analyse von Krankenhausinfektionen durch Dokumentation und Auswertung der Krankenhausinfektionen
- Führen von entsprechenden Infektionsstatistiken und Mitwirkung bei Umgebungsuntersuchungen
- regelmäßige Begehung aller Krankenhausbereiche

- Evaluation von Pflegetechniken und Arbeitsabläufen, z. B. Verbandwechsel, Katheterismus
- Erstellen und Überwachen von Hygieneplänen
- Mitwirkung bei der Auswahl hygienerelevanter Produkte und Verfahren
- Beratung bei der Betriebs- und Bauplanung
- Beratung und Überwachung bei Desinfektions- und Sterilisationsverfahren
- Schulung und praktische Anleitung der Mitarbeiter
- Überwachung der Krankenhaushygiene in Zusammenarbeit mit dem Krankenhaushygieniker, dem Hygienebeauftragten und der Hygienekommission. Die Hygienefachkraft ist dem ärztlichen Leiter des Krankenhauses bzw. dem Krankenhaushygieniker unterstellt.

Die Gesamtbettenzahl, die zum Aufgabenbereich einer Hygienefachkraft gehört, wird abhängig vom Infektionsrisiko der jeweiligen Fachdisziplinen beurteilt. Die Empfehlungen reichen von 300 bis 1.000 Patienten pro Hygienefachkraft.

 Die Hygienefachkraft nimmt eine zentrale Rolle in der Organisationsstruktur ein. Sie ist **Ansprechpartner für die Pflegepersonen** in allen hygienerelevanten Fragen.

12.2.5 Krankenhausbetriebsingenieur

Vielfach stehen hygienische Probleme im Zusammenhang mit technischen Anlagen, daher ist ein Krankenhausbetriebsingenieur oder ein Hygiene- oder Umwelttechnikingenieur mit einer Weiterbildung in Krankenhaushygiene als Ansprechpartner bei auftretenden technischen Fragen notwendig. Kleinere Kliniken können diese Aufgabe an einen Beauftragten des technischen Betriebs delegieren.

12.3   Hygieneplan

Der **Hygieneplan** beinhaltet alle Maßnahmen zur Erkennung, Verhütung und Bekämpfung von Krankenhausinfektionen, die für ein Krankenhaus bzw. die einzelne Abteilung vom Krankenhaushygieniker oder der Hygienefachkraft erarbeitet und von der Hygienekommission beschlossen worden sind.

Der Hygieneplan hat zum Ziel, die Qualität der Hygiene zu fördern und zu sichern. Deshalb muss dieser in allen Pflege- und Funktionsbereichen ausliegen. Alle Mitarbeiter sind bezüglich der durchzuführenden Maßnahmen in Kenntnis zu setzen und verpflichtet, sachgemäß zu handeln. Im Hygieneplan ist festgelegt, welche Maßnahmen zur Desinfektion, Reinigung und Sterilisation sowie zur Ver- und Entsorgung (z. B. Versorgung mit Speisen, Medizinprodukten, Sterilgut und Entsorgung von Abfällen, Schmutzwäsche) durchzuführen und welche Personen für die Durchführung und Überwachung verantwortlich sind. Der Hygieneplan hat die Bedeutung einer Dienstanweisung.
Desinfektionspläne und Pflegestandards, z. B. zum septischen/aseptischen Verbandwechsel oder zum Einlegen eines Blasenverweilkatheters, ergänzen den Hygieneplan.
Die Festlegung der innerbetrieblichen Verfahrensweisen zur Infektionshygiene in Hygieneplänen wird für Krankenhäuser, Vorsorge- und Rehabilitationseinrichtungen, Einrichtungen für ambulantes Operieren, Dialyseeinrichtungen u. a. im § 36 des Infektionsschutzgesetzes gefordert.

12.4   Qualitätssicherung

Nach dem Sozialgesetzbuch haben »Krankenhäuser und ihre Leistungserbringer auf eine humane Krankenhausbehandlung hinzuwirken«.

Mit dem **Ziel**, für den Patienten und den Kostenträger eine bedarfsgerechte, zweckmäßige, wirtschaftliche und sichere **Leistungserbringung** zu erreichen, schreibt das Sozialgesetzbuch Maßnahmen zur Qualitätssicherung und Qualitätsüberprüfung vor:

»Die Krankenhäuser sind verpflichtet, sich an Maßnahmen der Qualitätssicherung zu beteiligen« (§ 137 SGB V).

Qualität kann definiert werden als »die Gesamtheit von Eigenschaften und Merkmalen eines Produktes oder einer Dienstleistung, die sich auf deren Eignung zur Erfüllung festgelegter oder vorausgesetzter Erfordernisse beziehen« (nach Deutsche Industrienorm DIN 55350 Teil 11).

Qualitätssicherung erstreckt sich grundsätzlich auf **drei Qualitätsebenen:**
- Strukturqualität
- Prozessqualität
- Ergebnisqualität

Aus krankenhaushygienischer Sicht beinhaltet:
- **Strukturqualität** unter anderem die Qualifizierung und die Ausbildung des Personals, z. B. in Infektionsprävention und Hygiene, die Ausstattung der Arbeitsstätte in personeller, apparativer, baulich-räumlicher und finanzieller Hinsicht, Kommissionen z. B. für Hygiene, Arzneimittel, Abfall, Arbeitssicherheit.
- **Prozessqualität** die fachgerechte Durchführung von diagnostischen, therapeutischen, pflegerischen und technischen Maßnahmen. Dabei bilden Pflege-, Hygiene- und Behandlungsstandards die Grundlage.
- **Ergebnisqualität** die Beurteilung des Behandlungsergebnisses. Es wird nun erfasst, ob die Ziele der ärztlichen und pflegerischen Behandlung erreicht wurden, z. B. Vermeidung

von Wund- oder Harnwegsinfektion. Dazu ist erforderlich, die nosokomialen Infektionen zu erfassen.

Daraus lassen sich mögliche Mängel in Diagnostik, Behandlung und Pflege erkennen und Maßnahmen zu ihrer Beseitigung ableiten.

Für die Krankenhaushygiene erfolgen Qualitätsprüfungen unter anderem durch die **Begehungen** des **Gesundheitsamtes** und durch **regelmäßige Überprüfung** und **mikrobiologische Untersuchung** von z. B. Desinfektionsautomaten und Sterilisatoren durch das Hygienefachpersonal. Prüfintervalle und -methoden sind durch Verordnungen und Normen festgelegt.

 Durch die Festlegung der Qualitätsanforderungen sowie deren konsequente Umsetzung und Kontrolle ist eine wirksame Verhütung von Krankenhausinfektionen möglich.

Pflegequalität muss also immer eine Integration von sachkundig ausgeführten Hygienemaßnahmen bei der praktischen Arbeit am Patienten umfassen.

Die Verhütung nosokomialer Infektionen kann allerdings nur durch gemeinsames zielgerichtetes Handeln aller an Pflege, Diagnostik und Therapie beteiligter Personen erreicht werden.

13 Individualhygiene

Vera Singbeil-Grischkat

Das Sauberkeitsverhalten eines Menschen ist das Ergebnis von Lernprozessen. Die persönliche Hygiene des Krankenhauspersonals bedarf unter dem Aspekt der Verhütung von nosokomialen Infektionen einer besonderen Bewertung. Körperpflege und Bekleidung sind die Aspekte der Individualhygiene, die im Kontext Krankenhaushygiene nachfolgend dargestellt werden.

13.1 Körperpflege

Selbstverständlich sein sollte eine tägliche, gründliche **Körperreinigung**, wobei das Duschbad dem Vollbad – aus hygienischer Sicht und aus Gründen des Wasserverbrauches – vorzuziehen ist. Das häufige (besser tägliche) Waschen der **Haare** ist zu empfehlen, da Haare durch anhaftende Keime ein mögliches Infektionsrisiko für den Patienten darstellen können. Langes Haar ist während der Dienstzeit zusammenzubinden, da bei pflegerischen und ärztlichen Tätigkeiten der Kontakt mit Haaren zu vermeiden ist. So ist in Risikobereichen, wie Operationssälen, Intensivstationen, Zentralsterilisation und Küche, sowie bei bestimmten pflegerischen Arbeiten, z. B. großflächiger Ver-

bandwechsel, das Tragen von Einmalkopfhauben vorgeschrieben. Das gesamte Kopfhaar muss hierbei bedeckt sein.

Fingernägel bedürfen einer besonderen Beachtung. Sie sind kurz zu halten, da es zu einer Ansammlung von Schmutzpartikeln und Mikroorganismen unter den Nägeln kommen kann. Im Weiteren besteht eine Verletzungsgefahr für den Patienten, ebenso ist ein »Durchspießen« von Schutzhandschuhen möglich. Bei der Nagelpflege sollten Mikroläsionen vermieden werden, sie stellen eine Eintrittspforte für Erreger dar. Fingernägel dürfen nicht mit Nagellack lackiert sein, da brüchiger Nagellack eine Keimnische darstellt und eventuelle Verunreinigungen unter dem lackierten Nagel optisch nicht wahrnehmbar sind. Gleiches gilt für künstliche Fingernägel. Da die Haut der **Hände** stark beansprucht wird, sollte eine gezielte Handpflege die Haut intakt und gepflegt erhalten.

13.2 Berufskleidung

Viele Tätigkeiten im Gesundheitsdienst gehen mit Risiken und Gefährdungen einher, die das Tragen von Berufskleidung und persönlicher Schutzausrüstung notwendig machen.

Berufskleidung in Form von Kitteln oder besser Hosenanzügen dient dem vorbeugenden Gesundheitsschutz, der Hygiene und dazu, Berufsangehörige als solche kenntlich zu machen.

Persönliche Schutzausrüstung (PSA) oder **Schutzkleidung** soll den Kontakt mit möglicherweise infektiösen Körperflüssigkeiten oder Ausscheidungen und in der Folge die Weiterverbreitung und Übertragung der Krankheitserreger auf andere Personen verhindern. Somit gehört das Tragen der persönlichen Schutzausrüstung zu den so genannten »Barriere- und Distanzierungsmaßnahmen«: Die PSA schafft eine mechanische Barriere zwischen dem Träger und seiner Umgebung und dient damit dem Infektionsschutz des Personals und der Patienten.

Distanzierung umfasst Maßnahmen, durch die eine gezielte Trennung infizierter Personen, kontaminierter Bereiche bzw. Gegenstände von nicht infizierten oder kontaminierten erreicht und eine Erregerübertragung verhindert werden kann.

Für die Bereitstellung der Berufs- und Schutzkleidung in ausreichendem Umfang und für ihre Desinfektion und Reinigung hat der Krankenhausträger zu sorgen (Bundesgesundheitsblatt 28/1985).

Berufskleidung (bzw. Arbeitskleidung, Bereichskleidung):

- sollte zweckmäßig geschnitten sein und damit die erforderliche Bewegungsfreiheit, z. B. im Sinne der rückenschonenden Arbeitsweise, ermöglichen; Hosenanzüge bzw. Hosen mit elastischem Bündchen in Kombination mit Kasacks ermöglichen die erforderliche Bewegungsfreiheit und rückenentlastende Haltungen, z. B. Grätsch- oder Schrittstellung
- muss desinfizierbar bzw. kochbar sein
- sollte vom Gewebe her atmungsaktiv, feuchtigkeitsaufsaugend und unanfällig gegen statische Aufladung sein
- sollte glattflächig sein, ohne Schnörkel und Rüschen

- sollte kurzärmelig sein, denn lange Ärmel stellen eine Kontaminationsgefahr dar, da sie z. B. über verschmutzte Stellen streifen; der unbekleidete Unterarm hingegen lässt sich entsprechend waschen und desinfizieren
- sollte in ausreichender Zahl zur Verfügung stehen, so dass ein bedarfsgerechter Wechsel sichergestellt ist
- sollte möglichst aus einem Mischgewebe bestehen (65 % Polyester/35 % Baumwolle)
- darf erst im Krankenhaus angelegt werden und muss nach Dienstende sachgerecht entsorgt werden

Mitarbeiter der OPs und Intensivstationen tragen als Berufsbekleidung üblicherweise eine **Bereichskleidung**, die nur in diesen Abteilungen und nicht im übrigen Krankenhausbereich getragen werden soll. Diese Kleidung ist häufig grün oder blau, so dass die Krankenhausbereiche farblich sichtbar voneinander getrennt sind. Die Bereichskleidung sollte täglich bzw. vorzeitig bei Verschmutzung gewechselt werden.

Als zunehmend problematisch erweist sich das Tragen von Privatkleidung in der Psychiatrie, in Alten- und Pflegeheimen, Sozialstationen und Hospizen. Hier dominieren unterschiedliche »hausinterne« Regelungen, die den Erkenntnissen der Infektionsprävention nicht in vollem Umfang Rechnung tragen. Oft liegt die Zuständigkeit für Erwerb, Reinigung und Instandhaltung der Arbeitskleidung bei der Pflegeperson. Das Epidemiologische Bulletin Nr. 1/2007 des RKI verweist auf eine Übersicht im Konsensuspapier der Sektion »Hygiene in der ambulanten und stationären Kranken- und Altenpflege/ Rehabilitation« der Deutschen Gesellschaft für Krankenhaushygiene (DGKH) über Kleidung und Schutzausrüstung für Pflegeberufe aus hygienischer Sicht.

13.3   Schuhwerk

Viele Arbeitsunfälle stehen im ursächlichen Zusammenhang mit ungeeignetem Schuhwerk. Das Schuhwerk soll dem Fuß sicheren Halt geben (geschlossen, Fersenkappe) und bequem sein. Der Absatz sollte flach bis mittelhoch und breit aufsetzend sein. Absätze, die höher als 2 cm sind, beeinträchtigen bereits die Standfestigkeit und haben Auswirkung auf die Körperhaltung. Eine Verlagerung des Gewichtes auf den Vorfuß ergibt eine veränderte Beckenstellung und im Weiteren eine Belastung der Wirbelsäule. Das richtige Schuhwerk verhindert somit u. a. schmerzhafte Rückenleiden.

Die Berufsgenossenschaft für Gesundheitsdienst und Wohlfahrtspflege nennt die wichtigsten Kriterien (Dresscode Sicherheit M658/BGW):

- »Prüfen Sie, ob die Schuhe auf nassen Böden rutschfest sind.
- Der Schuh sollte vorn geschlossen sein und eine ebenfalls geschlossene, feste Fersenkappe haben. Derartige Schuhe garantieren Standsicherheit und erlauben auch schnelle Drehbewegungen.
- Die Fersenkappe schützt Ferse, Sehnen, Bänder sowie Gelenke und gibt dem Fuß seitlichen Halt. Eine Polsterung hilft, Verletzungen der Achillessehne zu vermeiden.
- Eine regulierbare Spannweite stellt sicher, dass der Schuh fest am Fuß sitzt. Ein ›Schwimmen‹ des Fußes wird verhindert.
- Ein anatomisch geformtes Fußbett stützt den Fuß und entlastet das Fußgewölbe. Stöße werden aufgefangen. Eine dämpfende Sohle fördert diesen Effekt.
- Wasserabweisendes, strapazierfähiges Material ist zu empfehlen. Darüber hinaus sollte es atmungsaktiv sein. Socken aus funktionellem Gewebe (z. B. Mikrofaser) wirken dabei unterstützend.«

13.4   Schmuck

Die »Technische Regel für biologische Arbeitsstoffe« (BGR/TRBA 250) im Gesundheitswesen und der Wohlfahrtspflege vom Juli 2006 hält fest: »Bei Tätigkeiten, die eine hygienische Händedesinfektion erfordern, dürfen an Händen und Unterarmen keine Schmuckstücke, Uhren und Eheringe getragen werden. Derartige Gegenstände können die Wirksamkeit der Händedesinfektion vermindern« (s. auch Bundesgesundheitsblatt – Gesundheitsforschung – Gesundheitsschutz 3/2000, »Händehygiene«).

Schmuckstücke an Händen und Unterarmen, aber durchaus auch Halsketten und Ohrringe, stellen zudem eine potenzielle Verletzungsgefahr für den Patienten oder den Träger dar. Das Recht auf freie Entfaltung kann also durch Arbeitsschutzregelungen eingeschränkt werden.

> **!** Wenn Krankenpflegepersonal gegen Unfallverhütungsvorschriften verstößt und dadurch sich selbst oder Patienten gefährdet, verstößt es gleichzeitig gegen seine arbeitsvertragliche Verpflichtung zur sorgfältigen Arbeit. Das kann eine Abmahnung, bei Wiederholung eine Kündigung zur Folge haben.

13.5   Persönliche Schutzausrüstung oder Schutzkleidung

Das Tragen der **persönlichen Schutzausrüstung (PSA)** dient der Infektionsprävention und dem Arbeitsschutz (s. auch S. 170). Anforderungen an die PSA und Hinweise für ihre Anwendung finden sich in der Richtlinie für Krankenhaushygiene und Infektionsprävention und in der Technischen Regel für biologische Arbeitsstoffe (BGR/TRBA 250). Durch den richtigen und konsequenten Einsatz von PSA wird eine Unterbrechung der Infektionskette, eine Reduzierung der Ansteckungsgefahr und damit letztendlich die Gesunderhaltung von Mitarbeitern und Patienten erreicht.

Persönliche Schutzausrüstung (s. auch BGW-Dresscode Sicherheit M 658):

- Das Tragen von **dünnwandigen, flüssigkeitsdichten, allergenarmen Schutzhandschuhen oder Einmalhandschuhen** (Kategorie 1 B, s. Kap. 12 Abschnitt »Regelwerke«, S. 163) ist erforderlich, wenn die Hände mit Blut, Ausscheidungen, Eiter oder hautschädigenden Stoffen in Berührung kommen können. In der Praxis bedeutet das, dass z. B. bei der Pflege inkontinenter Patienten, beim Waschen von MRSA-Patienten, bei der Entsorgung von Sekreten und Exkreten und beim Entfernen von Drainagen und Verbänden das Tragen von Schutzhandschuhen erforderlich ist. Die Handschuhe sind nach Gebrauch sofort sachgerecht zu entsorgen. Die Dichtigkeit von Einmalhandschuhen kann nicht immer zu 100 % gewährleistet sein, daher ist nach Ablegen dieser eine hygienische Händedesinfektion erforderlich. Zum Anziehen der Handschuhe müssen die Hände trocken sein, da ein feuchtes Milieu Hautirritationen begünstigt.
  Sterile Handschuhe werden bei allen Tätigkeiten getragen, die eine aseptische Arbeitsweise voraussetzen, z. B. beim Verbandwechsel, Legen eines Blasenverweilkatheters, endotrachealen Absaugen.
  Für OP-Handschuhe gelten besondere Anforderungen (s. Kap. 18 »Epidemiologie und Prävention der häufigsten nosokomialen Infektionen«, S. 255).
- **Feste, flüssigkeitsdichte, allergenarme Handschuhe** (Haushaltshandschuhe) mit langer Stulpe sind zum Desinfizieren und Reinigen benutzter Instrumente, Geräte oder von Flächen zu tragen. Die lange Stulpe verhindert bei Reinigungs- und Desinfektionsmaßnahmen ein Hineinlaufen der Desinfektionsmittellösung in den Handschuh. Dadurch wird der Forderung entsprochen, dass

der Kontakt der Haut mit Desinfektionsmitteln, die nicht für die Desinfektion bzw. Antiseptik der Haut oder Schleimhaut bestimmt sind, grundsätzlich zu vermeiden ist. Latexhandschuhe sind für Reinigungsarbeiten ungeeignet.

 Die Handschuhe müssen entsprechend dem Nutzungszweck nach Größe, Material, Dicke und Reißfestigkeit ausgewählt werden.

- Das Tragen von **flüssigkeitsdichten Schürzen** oder Überwürfen ist erforderlich, wenn damit zu rechnen ist, dass die Berufskleidung durchnässt wird, und bei Arbeiten, bei denen eine starke Verschmutzung zu erwarten ist.
- In besonderen Bereichen, wie Infektionsstationen, kann zum Infektionsschutz das Tragen **langärmeliger Schutzkleidung** (Schutzkittel) erforderlich sein. Schutzkleidung schützt allerdings nur, wenn sie geschlossen getragen wird.
- In bestimmten Bereichen, wie der Operationsabteilung, Einheiten für Verbrennungskranke und Knochenmarktransplantationseinheiten, sind **desinfizierbare Schuhe** zu tragen. Diese Schuhe oder Überziehschuhe sind von allen dort Tätigen, Besuchern und externen Mitarbeitern zu tragen.
- Der **Mund-Nasen-Schutz** (Gesichtsmaske) muss über Mund und Nase getragen werden und darf nicht vorübergehend heruntergezogen werden. Er muss nach Durchfeuchtung und nach jeder länger dauernden Operation gewechselt und sofort entsorgt werden. Der Mund-Nasen-Schutz z. B. im OP dient primär dem Patientenschutz und soll die Verbreitung von Tröpfchen aus dem Nasen-Rachen-Raum des Trägers verhindern. Zum Schutz des Beschäftigten vor einer Tröpfcheninfektion ist der übliche Mund-Nasen-Schutz nicht ausreichend. Hier müssen partikelfiltrierende Halbmasken getragen werden. Je nach Schutzwirkung vor Partikelgrößen

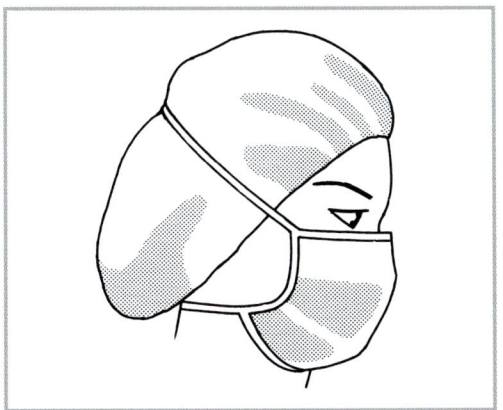

Abb. 13.1   Haubenschutz

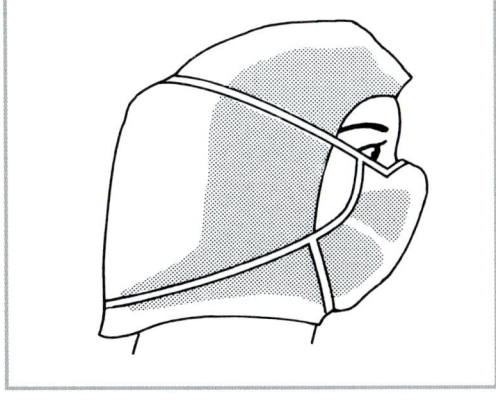

Abb. 13.2   Helmschutz

werden diese in FFP (Filtering Face Piece) 1–3 eingeteilt. Danach ist z. B. bei der Betreuung eines an Lungentuberkulose Erkrankten das Tragen einer partikelfiltrierenden Halbmaske der Schutzstufe FFP 2 notwendig.

- Ein **Haarschutz** ist erforderlich in Operationsabteilungen und Einheiten für Verbrennungskranke und Knochenmarktransplantationen. Haare sind im Allgemeinen mit Keimen der Haut und der Umgebung kontaminiert, wobei die Haut der Stirn besonders hohe Keimzahlen aufweist. Der Haarschutz muss Kopf- und Barthaar vollständig bedecken. Hierzu stehen ein Haubenschutz (Abb. 13.1) oder ein Helmschutz (Abb. 13.2) zur Verfügung.
- Das Tragen eines **Atemschutzes** und einer **Schutzbrille** oder eines **Gesichtsschildes** ist immer dann erforderlich, wenn mit Aerosolbildung oder dem Verspritzen von Körperflüssigkeiten zu rechnen ist. Ziel ist, den Kontakt mit potenziell infektiösen Körperflüssigkeiten und in der Folge eine mögliche Infektion zu verhindern. Bei gefäß- oder herzchirurgischen Eingriffen oder in der Zahnmedizin ist z. B. das Tragen von Schutzbrillen notwendig.

Es ist Aufgabe des Arbeitgebers nach einer **Gefährdungsanalyse** die Erfordernisse und den Umfang der persönlichen Schutzausrüstung und der Schutzmaßnahmen festzulegen. Die Beschäftigten müssen entsprechend unterwiesen werden.

Nach Ablegen und Entsorgung der Schutzkleidung, wie Handschuhe, Mund- und Nasenschutz, Überziehschuhen, Schutzkittel und -schürze, ist grundsätzlich eine hygienische Händedesinfektion durchzuführen.

13.5.1   Allergie durch Latexhandschuhe

Allergien gegen Naturlatex nehmen bei Beschäftigten in der Kranken- und Altenpflege dramatisch zu. Die Berufsgenossenschaft für Gesundheitsdienst und Wohlfahrtspflege geht davon aus, dass bereits jeder 10. Beschäftigte gegen Latexproteine sensibilisiert ist. **Hauptverursacher** sind gepuderte Latexhandschuhe. Die sich im Latex befindlichen, meist wasserlöslichen Restproteine (Naturkautschuk enthält über 250 Proteine) haften dem Handschuhpuder an und können damit intensiv auf die Haut einwirken. Auch beim An- und Ausziehen der Handschuhe werden diese im Arbeitsbereich verteilt und eingeatmet. Die Latexallergie ist meist eine Allergie vom Soforttyp; die **allergischen Reaktionen** reichen vom Hautekzem über Fließschnupfen und Bindehautentzündung bis zum Asthma und im schlimmsten Fall zum anaphylaktischen Schock. Bei bestehender Latexallergie ist der einzig **wirksame Schutz** die Vermeidung von Haut- und Schleimhautkontakt mit Latexproteinen. Dem Betroffenen müssen latexfreie Handschuhe zur Verfügung gestellt werden, und seine Kollegen müssen puderfreie Latexhandschuhe tragen, um die Aufnahme der Latexproteine durch die Luft zu vermeiden. Diese Maßnahmen verhindern eine Verschlimmerung der Allergie und eine mögliche Berufsunfähigkeit des Erkrankten.

Einer Latexallergie kann man vorbeugen:

- durch Beschränkung des Gebrauchs von Latexhandschuhen zum gezielten Infektionsschutz oder durch die alternative Benutzung von Kunststoffhandschuhen bei nicht infektionsgefährdenden Tätigkeiten (die BGW-Produktlisten helfen bei der Auswahl)
- durch Gebrauch ungepuderter, latexproteinarmer Handschuhe (beinhalten weniger als 30 Mikrogramm Latexprotein pro Gramm Handschuh)
- durch konsequente Hautpflege, dazu zählt gutes Abtrocknen der Hände nach der Waschung und regelmäßiges Eincremen.

Es soll an dieser Stelle der Hinweis nicht fehlen, dass fast 40.000 latexhaltige Produkte, so die »Latexallergie-Informationsvereinigung«, auf dem Markt sind. So findet sich Naturlatex z. B. in Pflastern, Kondomen, im Klebefilm von Briefmarken und Briefkuverts, in Kaugummis, Kleidung mit Stretcheffekt und Babyschnullern. Dies ist problematisch für den Betroffenen, weil derzeit keine Verpflichtung des Herstellers besteht, Naturlatex zu deklarieren. Erwähnenswert ist in diesem Zusammenhang die Kreuzallergie – Menschen, die auf Früchte, wie Bananen, Kiwis, Walnüsse, Aprikosen oder Pfirsiche, mit Hautrötungen oder Quaddeln reagieren, können ebenfalls gegen Latex allergisch sein.

13.6 Händehygiene: Desinfizieren – Waschen – Pflegen

Die Hände des Menschen befinden sich ständig in Kontakt mit der Umgebung, sie nehmen Keime auf und geben sie weiter, entweder direkt durch Kontakt von Haut zu Haut (Abb. 13.3) oder indirekt über Kontakt zu Flächen und Gegenständen (s. S. 159). Damit gilt die Hand als der Hauptrisikofaktor für die Übertragung nosokomialer Infektionen.

Schätzungen gehen davon aus, dass 90 % aller nosokomialen Infektionen über die Hände der Pflegepersonen, Ärzte und weiterer Therapeuten übertragen werden. Eine sachgerecht praktizierte Händehygiene kann das Risiko signifikant reduzieren.

13.6.1 Hygienische Händedesinfektion

Die Händedesinfektion stellt die effektivste Maßnahme zur Verhütung nosokomialer Infektionen dar. Sie dient sowohl dem Schutz des Patienten als auch dem Schutz der Pflegeperson (s. Abschnitt »Infektionsquellen«, S. 157 f.).

 Das **Ziel** der **hygienischen Händedesinfektion** (Kategorie 1 A, s. Kap. 12 Abschnitt »Regelwerke«, S. 163) ist die Ausschaltung der Hände als Infektionsquelle und -überträger durch gezielte Abtötung der transienten Hautflora (Kontaminationsflora) und durch Keimzahlverminderung der residenten Flora.

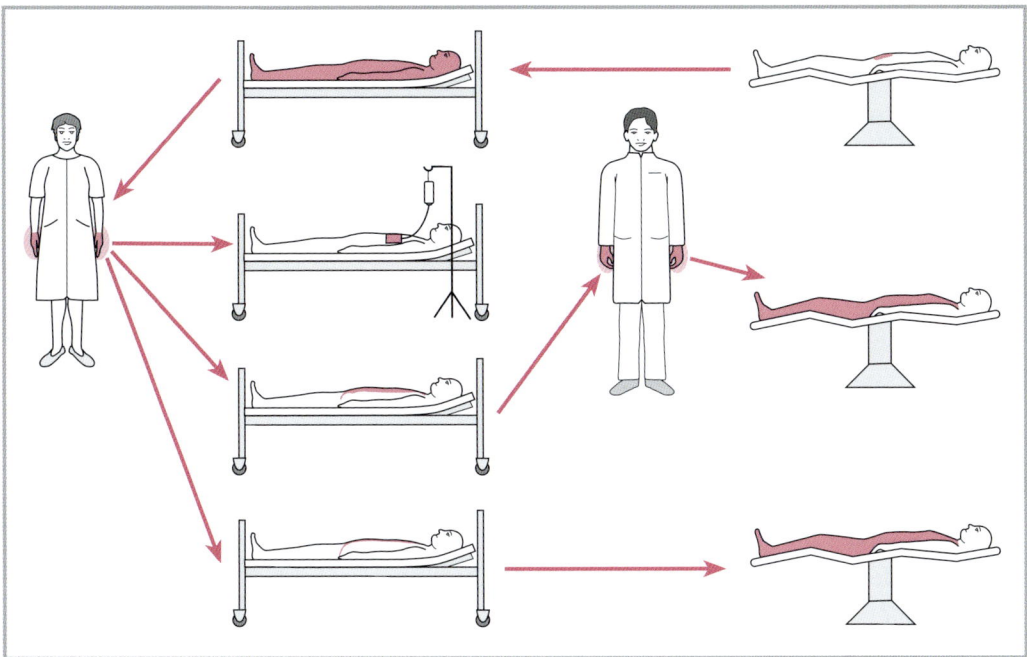

Abb. 13.3   Wege nosokomialer Infektionen in der Chirurgie (nach: Karavias T, Mischo-Kelling M. Chirurgie und Pflege. 2. Auflage. Stuttgart, New York: Schattauer 2001)

Indikation: Eine hygienische Händedesinfektion erfolgt z. B. in folgenden Situationen:
- vor und nach jeglichem Kontakt mit Wunden
- vor Tätigkeiten mit Infektionsgefahr, wie Aufziehen von Medikamenten, Bereitstellung von Infusionen, Herstellung von Mischinfusionen
- vor invasiven Eingriffen, z. B. dem Legen eines Venenzugangs, eines Blasenverweilkatheters, Injektionen, Punktionen (auch wenn dabei sterile oder unsterile Handschuhe getragen werden)
- nach Kontakt mit infektiösem Material, wie Körperflüssigkeiten, Sekreten, Ausscheidungen, infizierten Körperregionen und anderen potenziell infizierten Materialien oder Gegenständen (z. B. Steckbecken, Urindrainagesysteme, Absauggeräte, Arbeitsflächen, Schmutzwäsche)
- nach dem Ablegen der persönlichen Schutzausrüstung

- vor und nach Manipulationen und Pflegemaßnahmen z. B. an Drainagen, Kathetern, Beatmungsgeräten
- vor Kontakt mit infektionsgefährdeten Patienten (z. B. Schwerkranke, Intensivpatienten, Leukämieerkrankte)
- nach Kontakt mit Patienten, von denen eine Infektion ausgehen kann oder die mit Erregern von besonderer krankenhaushygienischer Bedeutung besiedelt sind, z. B. MRSA

Wirkstoffe zur Händedesinfektion: Alkohole (Ethanol, n-Propanol, Isopropanol) sind die Hauptwirkstoffe in Händedesinfektionsmitteln zum Einreiben. Präparate mit hoher Alkoholkonzentration bieten ein breites Wirkungsspektrum und eine schnelle Wirkung. Sie zeichnen sich im Weiteren durch eine gute Hautverträglichkeit und Langzeitwirkung aus.
Es sollten nur alkoholische Einreibepräparate

mit **rückfettenden** und **pflegenden Komponenten** eingesetzt werden, da Zubereitungen auf reiner Alkoholbasis ohne Hautschutzanteile zu einer Hautschädigung führen.

Desinfizierende Wirkstoffe, wie Phenolderivate, Aldehyde, Chlorhexidin, quartäre Ammoniumverbindungen (QAV) und PVP-Iod, sind bei der Händedesinfektion von geringer Bedeutung (s. Auflistung desinfizierender Wirkstoffe, S. 190 f.). Zur Erweiterung des Wirkungsspektrums kann jedoch dem alkoholischen Einreibepräparat ein weiterer Wirkstoff (z. B. quartäre Ammoniumverbindungen) zugesetzt werden.

Durchführung: Das Händedesinfektionsmittel (alkoholisches Einreibepräparat) wird aus dem Spender (Ellenbogenbedienung) in die trockene hohle Hand gegeben (ca. 3 ml = 2 bis 3 Hübe). Die Hände über die erforderliche Einwirkzeit (mindestens 30 Sekunden) mit dem Händedesinfektionsmittel benetzen und bis zu den Handgelenken einreiben, wobei Daumen, Fingerkuppen, Nagelfalze und Fingerzwischenräume besonders zu berücksichtigen sind. Es ist darauf zu achten, dass die Hände über die gesamte Einreibezeit feucht bleiben, gegebenenfalls ist eine erneute Entnahme aus dem Spender erforderlich. Die schrittweise Vorgehensweise bei der Händedesinfektion veranschaulicht Abbildung 13.5.

Erfolgt die Händedesinfektion nach der beschriebenen Standard-Einreibe-Methode, können Benetzungslücken ausgeschlossen werden. Welche Bereiche der Hände nicht ausreichend bei der Händedesinfektion benetzt werden, zeigt Abbildung 13.4. Häufig werden der Daumen und die Fingerkuppen ausgespart.

Um Mitarbeitern die Effektivität ihrer durchgeführten Händedesinfektion zu veranschaulichen, kann man zur hygienischen Händedesinfektion eine alkoholische Lösung, die einen Fluoreszenzindikator enthält, benutzen. Nach dem Einreiben bis zur Trocknung werden die Hände unter UV-Licht (in einem dunklen Raum) auf Benetzungslücken untersucht.

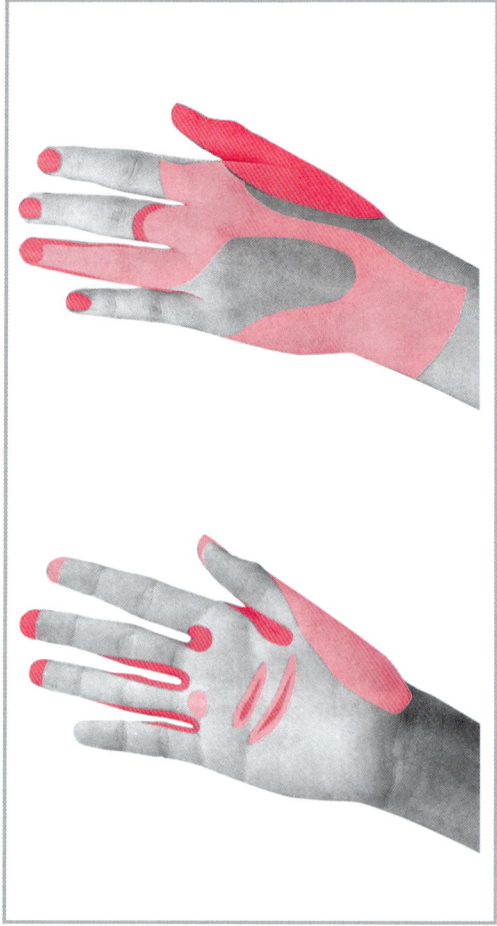

Abb. 13.4 Benetzungslücken bei der hygienischen Händedesinfektion (mit freundlicher Genehmigung der Fa. Bode Chemie GmbH, Hamburg). Hellrot dargestellt sind die teilweise nicht erfassten Bereiche, dunkelrot die häufig nicht erfassten Zonen.

> **!** Wichtig ist, das Händedesinfektionsmittel nicht auf nasse oder feuchte Hände zu geben, da dies durch den Verdünnungseffekt eine unzureichende Desinfektion bedingt, außerdem kann es verstärkt zu Hautreizungen kommen. Schmuck an den Fingern und Unterarmen beeinträchtigt die Wirksamkeit der Händedesinfektion (s. S. 171).

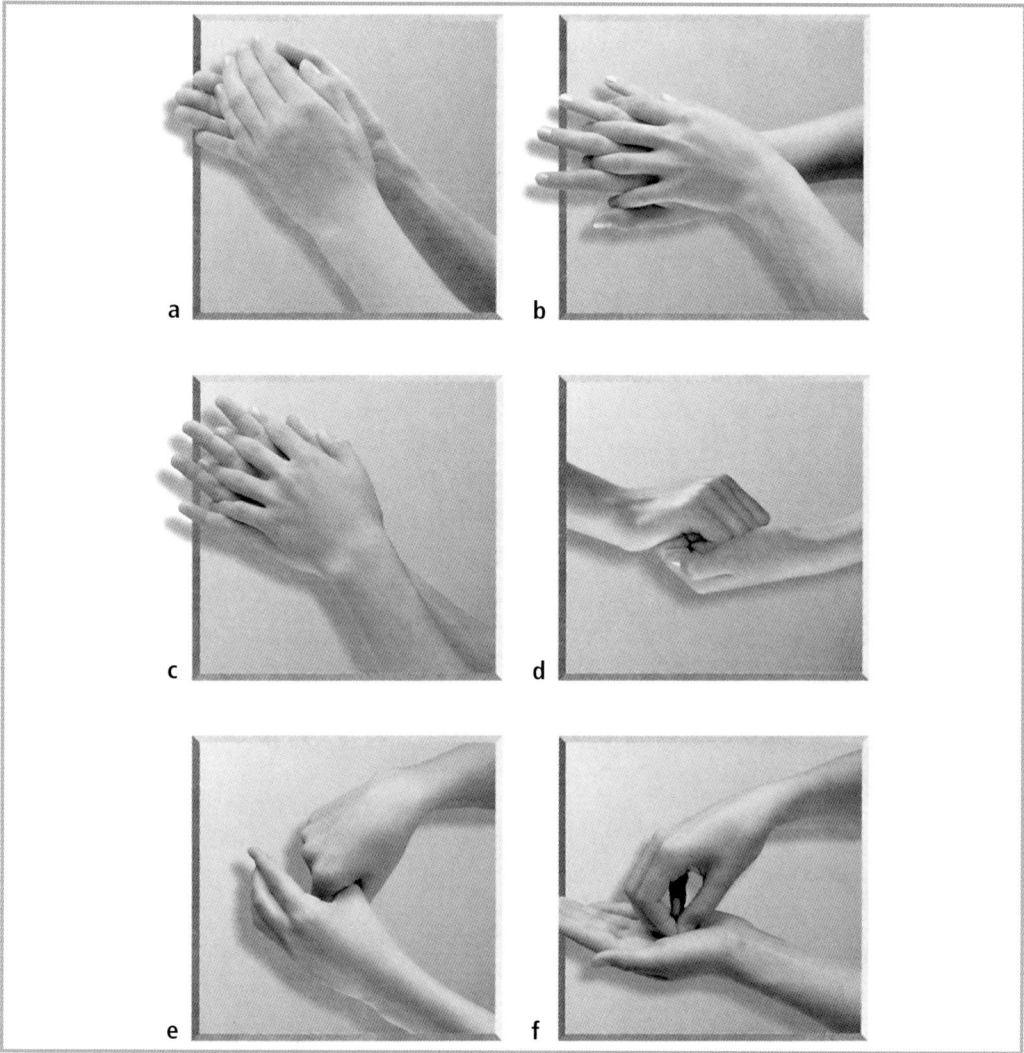

Abb. 13.5 Standardeinreibemethode für die hygienische Händedesinfektion gemäß CENpr.EN 1500 (mit freundlicher Genehmigung der Fa. Bode Chemie GmbH, Hamburg). Das Desinfektionsmittel wird in die hohlen trockenen Hände gegeben. Nach dem nachfolgend beschriebenen Verfahren (a–f) wird das Produkt 30 Sekunden in die Hände bis zu den Handgelenken kräftig eingerieben. Die Bewegungen jedes Schrittes sollen 5-mal durchgeführt werden. Nach Beendigung des 6. Schrittes werden einzelne Schritte bis zur angegebenen Einreibedauer wiederholt. Im Bedarfsfall erneut Händedesinfektionsmittel entnehmen. Es ist darauf zu achten, dass die Hände die gesamte Einreibezeit feucht bleiben.

(a) 1. Schritt: Handfläche auf Handfläche
(b) 2. Schritt: rechte Handfläche über linkem Handrücken und linke Handfläche über rechtem Handrücken
(c) 3. Schritt: Handfläche auf Handfläche mit verschränkten, gespreizten Fingern
(d) 4. Schritt: Außenseite der Finger auf gegenüberliegende Handflächen mit verschränkten Fingern
(e) 5. Schritt: kreisendes Reiben des Daumens in der geschlossenen linken Handfläche und umgekehrt
(f) 6. Schritt: kreisendes Reiben hin und her mit geschlossenen Fingerkuppen der rechten Hand in der linken Handfläche und umgekehrt

Sind die **Hände** stark verschmutzt, z.B. mit Blut, sollten sie vorsichtig abgespült und dann gewaschen werden. Dabei ist darauf zu achten, dass Kleidung und Umgebung nicht bespritzt werden. Bei möglicher Kontamination ist eine Wischdesinfektion des Kontaminationsbereiches und ein Wechsel der Berufskleidung erforderlich. Im Anschluss sind die Hände zu desinfizieren. Bei einer punktuellen Verunreinigung kann diese mit einem mit Händedesinfektionsmittel getränkten Papierhandtuch oder Zellstoff entfernt werden, danach müssen die Hände desinfiziert werden (Bundesgesundheitsblatt – Gesundheitsforschung – Gesundheitsschutz 3/2000).

Durch das Tragen von Einmalhandschuhen lässt sich eine direkte Kontamination vermeiden, deshalb sollte das medizinisch-pflegerische Personal bei möglichem Kontakt mit infizierten Materialien oder Ausscheidungen Schutzhandschuhe tragen und nach dem Grundsatz handeln: **»Vermeidung von Kontamination steht vor Desinfektion!«**

Bei der Betreuung von Patienten, die an Tuberkulose, Hepatitis B oder AIDS leiden, kann es notwendig sein, größere Mengen des Desinfektionsmittels zu verwenden und die Einwirkzeit zu verlängern, gegebenenfalls muss ein besonderes Einreibepräparat gewählt werden, das die Abtötung der jeweiligen Keime sicher gewährleistet.

Mit einer wissenschaftlichen Arbeit von G. Herdemann, Dr. F.-A. Pitten und Prof. Dr. A. Kramer zum Thema »Umgang mit medizinischen Schutzhandschuhen im Gesundheitswesen« konnte experimentell und klinisch bewiesen werden, dass bei der Desinfektion angelegter Schutzhandschuhe die gleiche Effektivität wie bei der Desinfektion der bloßen Hand erreicht wird. Daraus ergibt sich die praxisrelevante Schlussfolgerung, dass in Situationen, in denen üblicherweise nach kurzem Tragen der Hand-

schuhe ein Wechsel erforderlich wäre, diese nach entsprechender Desinfektion weiter getragen werden können. So könnte diese Möglichkeit z.B. bei hintereinander erfolgenden Blutabnahmen bei mehreren Patienten oder bei Laborarbeiten genutzt werden. Die Desinfizierbarkeit des Handschuhmaterials muss jedoch gegeben sein, es darf keine Perforation oder Kontamination mit Sekreten oder Blut, mit Viren oder multiresistenten Erregern erfolgt sein. Eine hygienische Händedesinfektion behandschuhter Hände wird nicht allgemein empfohlen (Kategorie III, s. Kap. 12 Abschnitt »Regelwerke«, S. 163).

Auch über 150 Jahre nach Semmelweis – fehlerhafte und unterlassene Händedesinfektion?

Die Händedesinfektion ist eine Standardmaßnahme zur Infektionsprophylaxe, wird jedoch häufig vernachlässigt und nicht sorgfältig ausgeführt.

1996 hat eine Studie des Europäischen interdisziplinären Komitees für Infektionsprophylaxe (EURIDIKI) in einer standardisierten Fragebogenerhebung bei ärztlichen und pflegerischen Mitarbeitern auf Intensiv- und operativen Stationen folgende Faktoren für eine **unbefriedigende Compliance** (Bereitschaft zur Mitwirkung) der Händedesinfektion ermittelt:

- Vergesslichkeit, Bequemlichkeit
- mangelndes Problembewusstsein
- schlechte Vorbilder
- keine Kontrollen
- mangelnde Disziplin
- Probleme mit der Hautverträglichkeit
- unklare Hygienevorschriften
- fehlende Infektionsstatistiken
- Ausstattungsmängel
- Wissensdefizite

Schulungen, Weiterbildung und ständiges Bewusstmachen der Notwendigkeit einer regelrechten Händehygiene sollen helfen, die mangelhafte Compliance zu verbessern. Hygieneverhalten wird optimiert, wenn etwa das Händedesinfektionsmittel dann zur Verfügung steht, wenn es erforderlich ist, z. B. in einem Wandspender im Krankenzimmer, am Pflege- oder Verbandwagen, oder wenn das verwendete alkoholische Händedesinfektionsmittel über eine gute Hautverträglichkeit verfügt.

Ärztliches und pflegerisches Personal hat die moralische und rechtliche Verpflichtung, neben der Heilung akuter Erkrankungen den Schutz der Patienten vor zusätzlichen Gesundheitsschäden zu gewährleisten.

Hygienische Händedesinfektion gilt als die wirksamste Maßnahme zur Vorbeugung nosokomialer Infektionen und ist damit ein wesentlicher Bestandteil des sog. »Multibarrieresystems«. Darunter versteht man die Gesamtheit aller Maßnahmen, durch die eine Unterbrechung von Infektionswegen erreicht werden kann. Neben der Händedesinfektion zählen Isolierung, Aufbereitung von Medizinprodukten, Flächendesinfektion und die persönliche Schutzausrüstung zu den Schwerpunkten des Multibarrieresystems.

13.6.2 Händewaschen

Das **Händewaschen** als hygienische Maßnahme dient der Entfernung von Umweltschmutz und Schweiß.

Es hat eine geringe keimreduzierende Wirkung, da die Keime nicht abgetötet, sondern nur abgespült werden. Klinisch-bakteriologische Untersuchungen bestätigen eine Verminderung der auf den Händen befindlichen Keimflora um ca. 2–3 Zehnerpotenzen, das bedeutet eine Reduzierung von 1 Million auf 10.000 bis 1.000 Keime. Die Dauer des Waschvorgangs, das benutzte Reinigungsmittel und die Art des Händetrocknens beeinflussen die Menge der entfernten Mikroorganismen.

Bei einer hygienischen Händedesinfektion mit einem alkoholischen Einreibepräparat wird dagegen eine Keimreduktion um den Faktor 10^5 erzielt, das heißt, von 1 Million Keimen verbleiben 10 auf der Haut (Tab. 13.1 und Abb. 13.6).

Zur Waschung der Haut stehen flüssige Seifen auf natürlicher Seifenbasis und so genannte Syndets zur Verfügung, die auf den pH-Wert der Haut abgestimmt sind und damit den Säu-

Tab. 13.1 Vergleichende Bewertung von Händewaschen und Händedesinfektion mit alkoholischen Einreibepräparaten (nach: Heeg P. Händehygiene – Waschen, Dekontaminieren, Desinfizieren, Pflegen. Krankenhaushygiene und Infektionsverhinderung 1991; 13: 164–171)

	Waschung	Desinfektion
Keimzahlreduktion in Zehnerpotenzen	ca. 3	4–5
Keimabtötung	nein	ja
Kontamination des Waschplatzes	möglich	nein
Waschplatz	erforderlich	nicht erforderlich
Handtücher	erforderlich	nicht erforderlich
Hautverträglichkeit	schlecht	mittel bis gut
Reinigung	ja	nein
Hygienische Sicherheit	gering	hoch

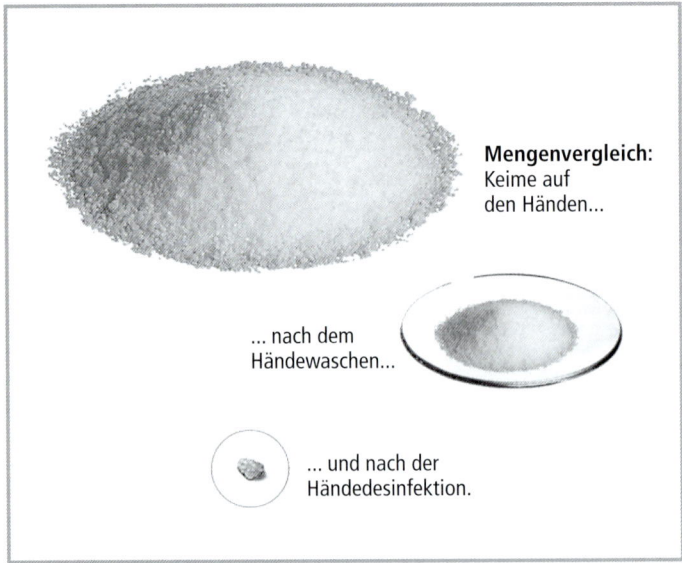

Mengenvergleich:
Keime auf
den Händen...

... nach dem
Händewaschen...

... und nach der
Händedesinfektion.

Abb. 13.6 Mengenvergleich: Keime auf den Händen, nach dem Händewaschen und nach der Händedesinfektion (mit freundlicher Genehmigung der Fa. Bode Chemie GmbH, Hamburg)

reschutzmantel der Haut erhalten. Sie sind den natürlichen Seifen vorzuziehen.

Häufiges Händewaschen führt zu Hautproblemen, da es eine Entfettung der Haut bewirkt, die Barrierefunktion der Hornschicht beeinträchtigt und damit möglicherweise einer Ekzembildung Vorschub leistet. Größter Risikofaktor für Hautschäden im Gesundheitsdienst ist die Feuchtarbeit durch den Kontakt mit Wasser und das Tragen von Schutzhandschuhen über einen längeren Zeitraum.

Indikation: Die Hände sollten in folgenden Fällen gewaschen werden:
- bei sichtbarer Verschmutzung ohne gleichzeitige Infektionsgefahr
- nach Toilettenbenutzung
- vor dem Essen bzw. dem Austeilen des Essens

> Die Entscheidung zwischen **Händewaschen** und **Händedesinfektion** ist z. B. vor der Essenszubereitung und -verteilung, nach der Toilettenbenutzung oder nach dem Naseputzen **risikoabhängig** zu treffen.

Durchführung: Folgende Punkte sind zu beachten:
- zur Reinigung eine milde Flüssigseife benutzen
- die Händewaschung nur mit lauwarmem Wasser durchführen, denn je höher die Temperatur, desto intensiver ist die Entfettung und das Aufquellen der Haut
- nicht länger als 1 Minute waschen
- Bürsten sollten nach Möglichkeit nicht verwendet werden, um Mikroläsionen der Haut zu vermeiden
- gründliches Abspülen der Waschlotion von den Händen (eine anschließend durchgeführte Händedesinfektion könnte durch Seifenreste in der Wirkung eingeschränkt sein)

Anforderungen an einen Händewaschplatz sind:
- gute Erreichbarkeit
- Handwaschbecken ohne Überlauf
- fließendes warmes und kaltes Wasser (Mischbatterie zweckmäßig); der Wasserstrahl darf nicht direkt in den Siphon gerichtet sein, um ein Verspritzen von keimhaltigem Wasser zu vermeiden

- Direktspender mit Waschlotion, Händedesinfektionsmittel und geeignetem Hautpflegemittel möglichst in Einmalflaschen, da das
Nachfüllen mit Kontaminationsrisiken verbunden ist. Entleerte Flaschen von Händedesinfektionsmittel dürfen nur unter aseptischen Bedingungen in der Krankenhausapo-
theke nachgefüllt werden.
- Spender für Einmalhandtücher
- Sammelbehälter für gebrauchte Handtücher

Wasserhähne an Waschbecken, die bevorzugt
von medizinischem Personal benutzt werden,
sollten über eine Fuß- oder Ellenbogenbedienung verfügen.
Die Verwendung von Stückseifen und Textil-
handtüchern, die von allen Mitarbeitern benutzt werden, widerspricht allen Erkenntnissen
einer durchdachten und modernen Krankenhaushygiene.

13.6.3 Pflege der Hände

Die regelmäßige Anwendung von Produkten
zum Hautschutz und zur Hautpflege ist für die
Erhaltung einer intakten Haut unerlässlich
und beugt Hautschäden wirksam vor (Kategorie 1 B, s. Kap. 12 Abschnitt »Regelwerke«, S. 163).
Rissige und schuppige Haut bietet Mikroorganismen gute Haft- und Einnistmöglichkeiten
und erschwert die Wirkung des Desinfektionsmittels, da die in den Nischen sitzenden Keime
nur schwer erreichbar sind. Bei einer geschädig-
ten Haut kann eine Desinfektion nicht erreicht
werden. Zudem wird die Bereitschaft des Betroffenen zur Durchführung der Händedesinfektion abnehmen, da Händedesinfektion mit
»Brennen« und Schmerz einhergeht (Abb. 13.7).
Die Auswahl der Hautpflegemittel orientiert
sich am individuellen Hautzustand der Pflegeperson. Die Pflege der Hände sollte dann erfolgen, wenn ausreichend Zeit zum Einwirken des
Mittels gegeben ist, z. B. in der Pause oder nach
Arbeitsende. Hautveränderungen, wie juckende

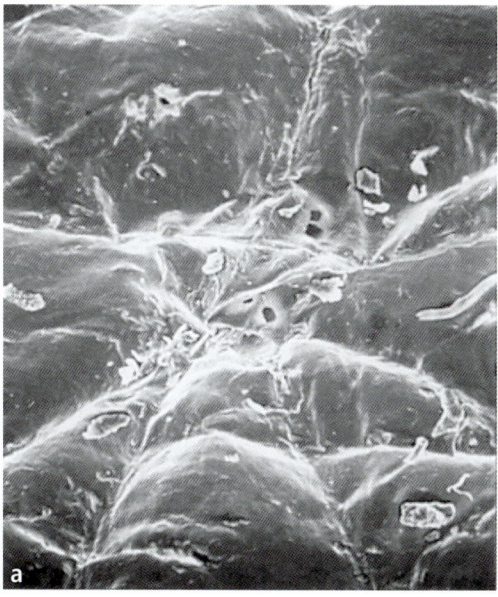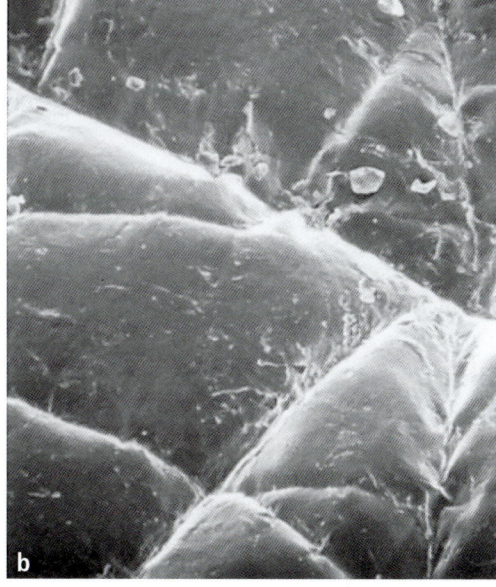

Abb. 13.7 REM-Aufnahme **(a)** rissiger und **(b)** glatter Haut (mit freundlicher Genehmigung der Fa. Bode Chemie GmbH, Hamburg)

Ekzeme, können Hinweis auf eine allergische Reaktion sein. Hier ist unverzüglich durch den Dermatologen eine entsprechende Diagnostik und Behandlung einzuleiten.

Der Arbeitgeber muss den Mitarbeitern für den Hautschutz und die Hautpflege an Händen und Unterarmen entsprechende Produkte zur Verfügung stellen.

Durchführung: Das Hautpflegemittel sollte einem Spender entnommen und in die Haut eingerieben werden. Die Entnahme aus Dosen und Salbentöpfen ist wegen der hohen Kontaminationsgefahr abzulehnen.

Empfehlungen für Ihre Hautgesundheit:

- Beschränken Sie das Händewaschen auf ein Minimum. Waschen Sie Ihre Hände nur kurz und mit lauwarmem Wasser – ausgiebige Waschungen und heißes Wasser lassen die Haut aufquellen, entfetten sie und machen sie anfälliger.
- Verwenden Sie keine Seifen, diese beeinträchtigen den natürlichen Säureschutzmantel der Haut.
- Spülen Sie die Waschlotion gründlich ab. Neben der Hautbelastung besteht nachfolgend eine beeinträchtigte Wirksamkeit bei der Händedesinfektion.
- Vermeiden Sie direkten Kontakt zu Reinigungsmitteln und Schadstoffen.
- Vermeiden Sie, so möglich, lange Tragezeiten bei Handschuhen und ziehen Sie Handschuhe nicht mit feuchten Händen an. Der Handschweiß kann nicht trocknen, die Hornschicht quillt auf und die Empfindlichkeit Ihrer Haut für Schäden ist erhöht. Bei Bedarf können Baumwollhandschuhe untergezogen werden.
- Reflektieren Sie die Häufigkeit der Händewaschung und der hygienischen Händedesinfektion; Händewaschungen ohne Erfordernis belasten nur Ihre Haut.
- Cremen Sie sich mehrmals täglich die Hände mit entsprechenden Pflegeprodukten ein.

13.6.4 Chirurgische Händedesinfektion

Die chirurgische Händedesinfektion dient dem Schutz des Patienten **bei operativen Eingriffen** und beinhaltet die weitgehende **Reduzierung** der **residenten Flora** und eine **Abtötung** der **transienten Flora**.

 Das Ziel der chirurgischen Händedesinfektion ist eine höchstmögliche Reduktion der in den Hautschichten von Hand und Unterarmen angesiedelten Keime. Damit soll verhindert werden, dass während der Operation Infektionserreger von den Händen des Operationsteams in die Wunde gelangen und in der Folge eine postoperative Wundinfektion bewirken.

Indikation: Sie wird vor allen operativen Eingriffen durchgeführt. Alle Mitglieder des Operationsteams mit direktem Kontakt zum Operationsfeld und zu sterilem Instrumentarium oder sterilem Material müssen die chirurgische Händedesinfektion zu Beginn der Tätigkeit ausführen.

Durchführung: Die Chirurgische Händedesinfektion bestand bislang aus der Wasch-/Reinigungsphase und der Desinfektionsphase: In der Empfehlung der Kommission für Krankenhaushygiene und Infektionsprävention beim RKI, »Prävention postoperativer Infektionen im Operationsgebiet« (Bundesgesundheitsblatt – Gesundheitsforschung – Gesundheitsschutz 3/2007), wird festgestellt: »Die Aktivität der alkoholischen Händedesinfektion wird durch die unmittelbar vorausgehende Seifenwaschung tendenziell reduziert. **Aus diesen Gründen wird die Waschphase bei optisch sauberen Händen als Bestandteil der chirurgischen Händedesinfektion nicht mehr generell als erforderlich angesehen.«**

Das bedeutet in der Umsetzung: Eine präoperative Händewaschung muss zu Dienstbeginn, spätestens vor Anlegen der OP-Bereichskleidung, erfolgen. Da alkoholische Händedesinfektionsmittel nicht sporozid wirken, können auf den Händen befindliche Sporen manuell durch das Händewaschen entfernt werden.

Das **Waschen** der Hände erfolgt dabei für eine Dauer von 10–15 Sekunden. Bei verschmutzten Nagelfalzen kann eine weiche Bürste zur Nagelreinigung benutzt werden. Um eine Rekontamination der Hände durch ablaufendes Waschwasser zu vermeiden, erfolgt die Waschung mit nach oben gerichteten Fingerspitzen und tief liegenden Ellenbogen. Das Abtrocknen erfolgt mit keimarmen Einmalhandtüchern.

Besonderheiten der Chirurgischen Händedesinfektion:

- Sie erfolgt über die Dauer von 1,5–5 Minuten (in Abhängigkeit vom Präparat).
- Das Händedesinfektionsmittel muss in die Unterarme und Hände eingerieben werden. Während der vorgeschriebenen Einwirkzeit müssen die Hände und Unterarme vollständig mit Desinfektionsmittel benetzt sein.

- Das Einreiben der Fingerkuppen, Nagelfalze und Fingerzwischenräume muss mit besonderer Sorgfalt durchgeführt werden (Desinfektion und Einreibetechnik gemäß EN 12791).
- Hände und Unterarme dürfen danach nicht mehr abgetrocknet werden.
- Vor dem Anziehen der sterilen Handschuhe müssen die Hände vollständig trocken sein, da sich dadurch die Perforationsgefahr und die Gefahr der Hautirritation deutlich verringert.
- Nach der chirurgischen Händedesinfektion legt das Operationsteam im Operationsraum einen sterilen Operationskittel und anschließend sterile Handschuhe an.

 Zu beachtende Voraussetzungen für die chirurgische Händedesinfektion sind kurz und rund geschnittene Fingernägel. Künstliche Fingernägel sind nicht erlaubt. Die Hände dürfen keine Nagelbettverletzungen oder entzündlichen Prozesse aufweisen. An Händen und Unterarmen dürfen keine Schmuckstücke, einschließlich Uhren und Eheringe getragen werden.

14 Desinfektion

Vera Singbeil-Grischkat

14.1 Definition: Reinigung – Desinfektion – Sterilisation

Mikroorganismen können durch Reinigung, Desinfektion und Sterilisation reduziert, beseitigt, abgetötet oder irreversibel inaktiviert werden.

✎ **Reinigung** dient der Schmutzlösung und -beseitigung. Mit der Verwendung von Wasser und reinigungsverstärkenden Zusätzen zur Beseitigung von Schmutz werden zwar auch daran gebundene Keime entfernt, es kann aber keine Keimabtötung durch Reinigung erreicht werden.

Unter **Desinfektion** versteht man eine Maßnahme, die einen Gegenstand in einen Zustand versetzt, in dem er nicht mehr infizieren kann, das heißt eine Maßnahme zur Abtötung, Hemmung oder Entfernung pathogener Mikroorganismen. Mit der Desinfektion soll eine gezielte Keimreduktion und eine Unterbrechung der Infektionskette erreicht werden.

Unter **Sterilisation** (s. Kap. 15 »Sterilisation«, S. 203 ff.) hingegen versteht man das Abtöten bzw. die irreversible Inaktivierung aller vermehrungsfähigen Mikroorganismen. Ziel der Sterilisation ist die absolute Keimfreiheit.

Tab. 14.1   Bedeutung von Reinigung, Desinfektion und Sterilisation (aus: Bergen P. Basiswissen Krankenhaushygiene. Hagen: Brigitte Kunz Verlag 1998)

	Reinigung	Desinfektion	Sterilisation
Definition	Beseitigung von Schmutz	Versetzen eines Gegenstands in einen Zustand, in dem er nicht mehr infizieren kann	Herbeiführung von Keimfreiheit
Indikation	Wenn evtl. vorhandene Keime apathogen bzw. physiologisch sind oder wenn eine Verschleppung bzw. Übertragung unwahrscheinlich oder bedeutungslos ist, aber Schmutz und Rückstände vorhanden sind.	Wenn Reinigung nicht ausreicht und Sterilisation nicht möglich oder nötig ist, aber (fakultativ) pathogene Keime vorhanden sind und eine Übertragungswahrscheinlichkeit besteht.	Wenn geringste Keimmengen oder besonders widerstandsfähige Erreger zur Infektion führen können.
Beispiele	Fußboden, Sanitärbereich, Körper	Pflegeartikel, kontaminierte Körperregionen, Wäsche	Instrumente für invasive Verwendung

Die Bedeutung der Begriffe Reinigung, Desinfektion und Sterilisation veranschaulicht Tabelle 14.1.

Im Krankenhaus unterscheiden wir:

- **Laufende Desinfektion:** Sie umfasst alle Desinfektionsmaßnahmen, die während eines Klinikaufenthaltes eines Patienten durchgeführt werden. Damit wird die Verbreitung von Krankheitserregern während der Pflege und Behandlung eingeschränkt. Die laufende Desinfektion wird auch als »Desinfektion am Krankenbett« oder »prophylaktische Desinfektion« bezeichnet und erstreckt sich auf alle Objekte, die kontaminiert wurden oder kontaminiert sein könnten, und auf alle infektiösen Ausscheidungen des Patienten.
- **Desinfizierende Abschlussreinigung:** Sie umfasst alle Desinfektionsmaßnahmen, die bei Entlassung, Verlegung oder Tod eines Patienten **ohne meldepflichtige**, übertragbare Krankheit erforderlich sind.
- **Schlussdesinfektion:** Sie umfasst alle Desinfektionsmaßnahmen, die bei Entlassung, Verlegung oder Tod eines Patienten **mit meldepflichtiger**, übertragbarer Krankheit erforderlich sind. Durch die Desinfektion soll erreicht werden, dass eine Infektionsgefährdung für den nachfolgenden Patienten ausgeschlossen ist. Nach dem Infektionsschutzgesetz kann zusätzlich eine Raumdesinfektion notwendig sein.

14.1.1   Wirkungsbereiche von Desinfektionsmitteln und -verfahren

In der Liste der vom Robert Koch-Institut geprüften und anerkannten Desinfektionsmittel und -verfahren (1997) werden die Wirkungsbereiche und Desinfektionsmittel sowie -verfahren erfasst.

Das mikrobiologische Wirkungsspektrum eines Desinfektionsmittels oder -verfahrens ist einem **Wirkungsbereich** zugeordnet, der durch Buchstaben gekennzeichnet ist:

- **Wirkungsbereich A:** zur Abtötung von vegetativen bakteriellen Keimen einschließlich Mykobakterien sowie Pilzen einschließlich Pilzsporen geeignet

- **Wirkungsbereich B:** zur Inaktivierung von Viren geeignet
- **Wirkungsbereich C:** zur Abtötung von Sporen des Milzbranderregers geeignet
- **Wirkungsbereich D:** zur Abtötung von Sporen der Erreger von Gasödem und Wundstarrkrampf geeignet (zur Abtötung dieser hitzeresistenten Sporen müssen **Sterilisationsverfahren** angewendet werden, z. B. gespannter Wasserdampf von 120 °C bei einer Einwirkzeit von 20 Minuten)

Diese Wirkungsbereiche sind Grundlage für die Auswahl des Desinfektionsmittels/-verfahrens.

 Desinfektion ist möglich durch Anwendung physikalischer, chemischer oder durch Kombination dieser beiden Verfahren.

14.2 Physikalische Verfahren

Physikalische Verfahren nutzen zur Desinfektion thermische Methoden, UV-Strahlung oder Mikrowellen.

14.2.1 Thermische Desinfektion

 Bei der **thermischen Desinfektion** werden die Erreger durch Einwirkung von Hitze unschädlich gemacht.

Thermische Desinfektionsverfahren erfassen in Abhängigkeit vom gewählten Verfahren die **Wirkungsbereiche A, B, C.** Wirkungsbereich D wird nur durch eine Sterilisation erreicht.

Je höher die **Temperatur** und je länger die **Einwirkzeit**, desto größer ist die Wirksamkeit des Verfahrens. Die Einwirkzeit ist die Zeit, die vom Erreichen der Solltemperatur im Kern des Gutes bis zum Abschalten des Heizaggregates bzw. der Dampfzufuhr benötigt wird.

Erhitzen in Wasser (Auskochen)

Die zu desinfizierenden Objekte werden in lauwarmes Wasser, dem Waschhilfsstoffe (z. B. Soda) zugefügt sind, eingelegt. Es folgt die Erhitzung bis zum Siedepunkt und Erhaltung der Siedetemperatur über einen Zeitraum von 3–15 Minuten. Diese Methode erfasst die **Wirkungsbereiche A und B** bei 3-minütiger **und** C bei 15-minütiger Einwirkzeit. Sie ist z. B. anwendbar zur Desinfektion von hitzebeständigen Instrumenten, Essgeschirr, Milchflaschen und Saugern sowie Wäsche.

Spülen mit heißem Wasser

Die zu desinfizierenden Objekte werden in speziellen Apparaten allseits mit zunächst lauwarmem Wasser gespült. Während des Spülens erfolgt eine Erhitzung auf die Desinfektionstemperatur von 85–95°C bei einer Einwirkzeit von 7–20 Minuten. Durch den Zusatz von Reinigungsmittel kann die Reinigungswirkung erhöht werden. Diese Methode erfasst die **Wirkungsbereiche A und B.** Sie wird zur Desinfektion von Instrumenten und Utensilien in Desinfektionsreinigungsmaschinen sowie von Wäsche in Desinfektionswaschmaschinen eingesetzt.

Behandeln mit Wasserdampf (Dampfdesinfektionsverfahren)

Hierbei werden die zu desinfizierenden Objekte in speziellen Apparaten der Einwirkung von Wasserdampf ausgesetzt. Zur Dampfdesinfektion stehen verschiedene Verfahren zur **Verfügung**:

- Beim **Dampfströmungsverfahren** erfolgt die Desinfektion mit gesättigtem Wasserdampf. Dabei wird die Luft aus der Desinfektionskammer und dem Desinfektionsgut durch den Wasserdampf verdrängt.
- Das **Vakuumverfahren** ist gekennzeichnet durch Entfernung der Luft aus der Desinfektionskammer und dem Desinfektionsgut. Die Desinfektion erfolgt mit gesättigtem Wasserdampf, der mehrmals abwechselnd einströmt und evakuiert wird. Das Vakuumverfahren ermöglicht die Dampfdesinfektion auch bei Temperaturen unter 100 °C.
- Beim **Dampf-Kreislauf-Verfahren** wird das Desinfektionsgut einem Gemisch von Wasserdampf und Luft ausgesetzt.

In Abhängigkeit von der Temperatur (95 bis 120 °C) und der Einwirkzeit von 15 Minuten können durch die Dampfdesinfektionsverfahren die **Wirkungsbereiche A, B und C** erreicht werden. Das Behandeln mit Wasserdampf ist anwendbar zur Desinfektion von hitzestabilen Objekten, wie Steckbecken und Urinflaschen, Textilien und Matratzen. Die Desinfektion erfolgt meist mittels physikalisch-thermischer Verfahren in vollautomatischen Reinigungs- und Desinfektionsmaschinen (RDM).

14.2.2 Desinfektion mit UV-Strahlen

Eine Desinfektion von Flächen, Gegenständen oder Luft ist mit **UV-Strahlung** nicht möglich. Da UV-Strahlen Staub und Schmutz nicht durchdringen können, die Aktivität von UV-Strahlungsquellen sehr schnell abnimmt und sich der Patienten- und Personalschutz problematisch gestalten, kommt dieser Methode **kaum Bedeutung** zu. Lediglich bei der Reinigung von Endoskopen und in Desinfektionsmaschinen wird zur Desinfektion des Spülwassers UV-Licht benutzt.

14.3 Chemische Verfahren

Chemische Desinfektionsmittel enthalten Wirkstoffe, die infektiöse Keime abtöten bzw. inaktivieren. Die desinfizierende Wirkung beruht zum Beispiel auf der Zerstörung der mikrobiellen Zytoplasmamembran, Enzym- und Wachstumshemmung, Unterbindung von Stoffwechselvorgängen oder Gerinnung der Proteine.

Bei der **Auswahl** der **chemischen Desinfektionsmittel** ist zu berücksichtigen:

- Resistenz der Keime
- Art des biologischen Milieus, in dem sich die Keime befinden
- Art des zu desinfizierenden Objektes

Der **mikrobizide** (abtötende Wirkung auf Mikroorganismen) **Effekt** ist **abhängig von**:

- der Konzentration des Mittels
- der Einwirkzeit
- der Temperatur

 Die nachfolgenden Fachbegriffe sind dem Begriff mikrobizide Wirkung untergeordnet:

- **bakterizid** = abtötende Wirkung auf Bakterien
- **bakteriostatisch** = Wachstumshemmung bei Bakterien
- **sporizid** = abtötende Wirkung auf Sporen
- **fungizid** = abtötende Wirkung auf Pilze
- **fungistatisch** = Wachstumshemmung bei Pilzen
- **viruzid** = inaktivierende Wirkung auf Viren

Die **Nachteile** einer chemischen Desinfektion können sein:

- Wirkungslücken
- Konzentrations- und Temperaturabhängigkeit
- Zersetzbarkeit und Wirkungsverlust
- Seifenfehler (Wirkungsverlust in Verbindung mit Tensiden)

- Eiweißfehler (Wirkungsverlust in Verbindung mit Eiweiß)
- eingeschränktes Durchdringungsvermögen bei organischem Material
- Verbleib von Desinfektionsmittelresten am Gegenstand
- Materialschädigung
- Gesundheitsbelastung für Personal und Patient (Allergie)
- Umweltbelastung (Wasser, Müllvolumen durch Kanister)
- hohe Kosten

Wenn Sie die hier aufgeführten Nachteile »umkehren«, erhalten Sie die **Anforderungen an ein chemisches Desinfektionsmittel**!

14.3.1 Grundsätze für den Umgang mit chemischen Desinfektionsmitteln

- Zur Zubereitung der Gebrauchsverdünnung wird Trinkwasser verwendet.
- Konzentrat und Wassermenge sind unter Zuhilfenahme von Messgefäßen genau abzumessen. Bei der Anwendung von Dosiergeräten ist die Mindestentnahmemenge zu beachten, da sonst das Mischungsverhältnis nicht korrekt ist.
- Bei einer Unterschreitung der erforderlichen Konzentration ist die Desinfektion nicht sichergestellt, bei Überschreitung ist eine Materialschädigung die mögliche Folge.
- Die Prozentangaben beziehen sich bei flüssigen Präparaten auf Milliliter in 100 ml Gebrauchsverdünnung, bei pulverförmigen Präparaten auf Gramm in 100 ml der Gebrauchsverdünnung. Die für das Mittel vorgeschriebene Konzentration darf nicht unterschritten werden.
- Um Schaumbildung zu vermeiden, sollte zuerst das Wasser und dann erst das Desinfektionsmittel in den Behälter gegeben werden.
- Wasser und Desinfektionsmittel müssen sorgfältig miteinander vermischt werden.

- Die vorgeschriebenen Einwirkzeiten sind Mindestzeiten. Die korrekte Einhaltung der Einwirkzeiten ist sicherzustellen.
- Wenn keine speziellen Vorschriften bestehen, sollte die Temperatur des Desinfektionsmittelgemisches Zimmertemperatur betragen.
- Zur Herstellung der Gebrauchsverdünnung und zur Durchführung der Desinfektion ist Schutzkleidung (Schürze, Handschuhe, gegebenenfalls Brille und Gasmaske) zu tragen.
- Die chemischen Desinfektionsmittel dürfen nur dann mit der Haut in Kontakt kommen, wenn eine Desinfektion der Haut beabsichtigt ist. So sind z. B. zur Wischdesinfektion unbedingt feste, flüssigkeitsdichte Handschuhe zu tragen. Hautschädigung und mögliche allergische Sensibilisierung könnten die Folge von unsachgemäßem Verhalten sein.
- Bei der Anwendung von alkoholischen Desinfektionsmitteln für die Flächendesinfektion sind Sicherheitsregeln hinsichtlich der Brand- und Explosionsgefahr zu berücksichtigen.
- Die Desinfektionsmittel sind nur für den angegebenen Zweck zu verwenden (z. B. Hände, Instrumente, Flächen).
- Die Zumischung von Reinigungsmitteln ist zu unterlassen, da die Wirkung des Desinfektionsmittels eingeschränkt werden kann (Seifenfehler). Im Weiteren können dabei gesundheitsschädigende Dämpfe entstehen.

14.3.2 Methoden der chemischen Desinfektion

- **Einreiben:**
Einmassieren des Präparats während einer definierten Zeitdauer (z. B. zur Händedesinfektion)
- **Abreiben/Abwischen:**
Einarbeiten oder Auftragen des Mittels auf Flächen mit Schwamm, Lappen, Mopp, gegebenenfalls Bürste bei starker Verschmutzung (= Scheuern; z. B. im Sanitärbereich, Fußböden, Inventar) oder bei der Hautantiseptik

Abwischen/Abreiben des Hautareals mit einem sterilisierten, in Hautdesinfektionsmittel getränkten Tupfer

- **Einlegen:**
  Der zu desinfizierende Gegenstand wird in geöffnetem Zustand vollständig in die Desinfektionsmittellösung eingelegt (z. B. Instrumente, evtl. Wäsche).
- **Verdampfen/Vernebeln:**
  Raumdesinfektion, eventuell in Kombination mit Scheuerdesinfektion bei übertragbaren Krankheiten nach dem Infektionsschutzgesetz (IfSG)
- **Sprühen:**
  Aufsprühen eines Desinfektionsmittels bis zur vollständigen Benetzung der Fläche bzw. eines Hautareals.

In Anbetracht der Nachteile der chemischen Desinfektion sollte den **physikalischen Desinfektionsmethoden** der **Vorzug** gegeben werden. Insbesondere die mögliche gesundheitliche Beeinträchtigung durch Allergien und die Belastung der Umwelt durch schwer abbaubare Wirkstoffe müssen betont werden. So sollte die chemische Desinfektion nur dann Anwendung finden, wenn das zu desinfizierende Objekt, bedingt durch seine Materialbeschaffenheit oder seine Größe, ein thermisches Verfahren nicht zulässt.

Im Krankenhaus dürfen nur Desinfektionsmittel verwendet werden, die in der Liste der Deutschen Gesellschaft für Hygiene und Mikrobiologie (DGHM), dem Verbund für angewandte Hygiene (VAH) oder in der Liste der vom Robert Koch-Institut geprüften und anerkannten Desinfektionsmittel und -verfahren aufgeführt sind.

In diesen Listen sind der Wirkstoff, der Produktname, die Konzentration, die Einwirkzeit, der Wirkungsbereich und der Hersteller des Produktes genannt.

Tabelle 14.2 (S. 190 f.) gibt einen Überblick über die **chemischen Wirkstoffe** unter Berücksichtigung des Wirkungsspektrums, des Anwendungsgebietes, der Eigenschaften und möglicher Besonderheiten.

14.4   Chemothermische Verfahren

Hier erfolgt die maschinelle Aufbereitung von **thermolabilen Materialien** bei 50–60 °C unter Einsatz eines maschinentauglichen Desinfektionsmittels. Zur Anwendung kommen dabei vorwiegend Desinfektionsmittel auf Aldehydbasis. Die chemothermische Desinfektion findet heute bevorzugt Anwendung bei der Aufbereitung flexibler Endoskope und deren Zubehör.

Endoskop-Reinigungs-/Desinfektionsautomaten (ERD) sind speziell für diese Nutzung entwickelt.

14.5   Praktische Anwendungen der Desinfektionsverfahren

Desinfektionsverfahren im Krankenhaus erstrecken sich auf die Desinfektion:

- der Hände (s. Kap. 13 Abschnitt »Händehygiene: Desinfizieren – Waschen – Pflegen«, S. 174 ff.)
- der Haut und Schleimhaut (Antiseptik)
- der Flächen
- der Instrumente
- der Wäsche
- der Betten
- der Ausscheidungen
- des Raumes

Tab. 14.2 Wirkstoffgruppen chemischer Desinfektionsmittel

Wirkstoff	Wirkungs-spektrum	Anwendungs-gebiet	Eigenschaften	Besonderheiten
Aldehyde				
• Formaldehyd	• bakterizid • fungizid • viruzid Wirkungsbereich A und B	• Flächen • Instrumente • Wäsche	• schnell biologisch abbaubar • niedrige Einsatz-konzentration • gute Material-verträglichkeit • geringer Eiweißfehler	• Geruchsbelästigung • gute Be- und Entlüf-tung als Voraussetzung für die Anwendung • allergisierende Wirkung • bei erhöhter Konzen-tration und längerer Einwirkzeit auch gegen bakterielle Sporen wirksam
• Glutaraldehyd	• bakterizid • sporizid Wirkungsbereich A und B	• Flächen • Instrumente • Wäsche	• biologisch abbaubar • wirkt korro-dierend auf Metalle	
• Glyoxal	• bakterizid Wirkungsbereich A	• Flächen • Instrumente • Wäsche	• gute Material-verträglichkeit	• Einsatz oft in Kombi-nation mit anderen Wirkstoffen • Eiweißfehler
Alkohole • Ethanol • Isopropanol • n-Propanol	• bakterizid • fungizid Wirkungsbereich A	• Hände • Haut • Flächen	• biologisch ab-baubar • schneller Wir-kungseintritt • rasche Abtrock-nung auf Haut und Händen	Brand- und Explosions-gefahr bei Desinfektion großer Flächen
Phenole und Phenol-derivate	• bakterizid • viruzid (nur behüllte Viren) Wirkungsbereich A	• Flächen • Instrumente • Wäsche • Sputum • Stuhl	• gute Reini-gungswirkung • geringer Eiweißfehler • langsamer biologischer Abbau	• Einsatz oft kombiniert mit anderen Wirk-stoffen • Anwendung nicht bei Neu- und Früh-geborenen wegen des toxischen Effekts
Quartäre Ammonium-verbindungen (QAV), ober-flächenaktive Substanzen	begrenzt bakterizid Wirkungsbereich A (eingeschränkt)	• Flächen (Küche) • Haut • Hände	• eingeschränk-tes Abbau-verhalten im Abwasser • gute Haut- und Material-verträglichkeit	• Einsatz in Kombination mit anderen Wirkstoffen • nicht zusammen mit anionischen Tensiden (Seifenfehler) • erhebliche Wirkungs-lücken (Mykobakterien, gramnegative Bakterien)

Wirkstoff	Wirkungs-spektrum	Anwendungs-gebiet	Eigenschaften	Besonderheiten
Guanidine, Biguanidine, Chlorhexidin	bakterizid Wirkungsbereich A (eingeschränkt)	• Haut • Hände • Flächen	• hoher Eiweiß-fehler • Anreiche-rung im Klär-schlamm	erhebliche Wirkungs-lücken (Mykobakterien, Sporen, Pilze)
Halogene				
• Chlor	• bakterizid • fungizid • viruzid Wirkungsbereich A und B	• Wäsche • Ausschei-dungen • Instrumente • Trink- und Badewasser	• gute Material-verträglichkeit • schlechte biologische Abbaubarkeit	• wegen der Bildung toxischer Neben-produkte nicht zur Desinfektion von Babyflaschen und Saugern anwendbar • Schleimhautreizung
• PVP-Iod	• bakterizid • fungizid • bedingt viruzid Wirkungsbereich A und B	• Haut • Schleimhaut • Hände	• hoher Eiweiß-fehler • schnelle Wir-kung	• nicht einsetzbar in der Schwangerschaft, bei Neugeborenen, Säuglingen und Schild-drüsenerkrankungen
Oxidationsmittel				
• MMPP- (Magnesium-monoperoxy-phthalat-) Hexahydrat	• bakterizid • fungizid • tuberkulozid • sporizid • viruzid Wirkungsbereich A und B	• Flächen • Geräte	• gute Material-verträglichkeit • rückstandsarm	verstärkte Geruchs-bildung bei 4%iger Konzentration, für aus-reichende Lüftung sor-gen, Wirkungsverlust bei Eiweißbelastung
• Peressigsäure	• bakterizid • fungizid • viruzid Wirkungsbereich A und B	• Wäsche • Instrumente	• biologisch gut abbaubar • verchromte In-strumente kor-rodieren	Geruchsbelästigung
• Wasserstoff-peroxid	• bakterizid • fungizid • bedingt viruzid Wirkungsbereich A	• Haut • Schleimhaut	• biologisch gut abbaubar • schnelle Wir-kung	sehr instabil
Bispyridine • Octenidin	• bakterizid • fungizid • bedingt viruzid Wirkungsbereich A	Schleimhaut	schnell wirksam	geeignet zur Verwen-dung in der Gynäkologie

14.5.1   Antiseptik der Haut und Schleimhaut

Antiseptik umfasst antimikrobielle Maßnahmen auf der Körperoberfläche von Patienten (Haut, Schleimhaut, Wunden, chirurgisch eröffnete Bereiche) mit dem Ziel, einer Kolonisation mit Keimen und einer Infektion vorzubeugen oder eine bereits bestehende Infektion zu therapieren.

Maßnahmen der Antiseptik können eine prophylaktische oder therapeutische Zielsetzung haben. Mit der **prophylaktischen Antiseptik** soll z.B. verhindert werden, dass Keime in nicht mikrobiell besiedelte Körperbereiche verschleppt werden. Ebenso kann eine Kolonisation und daraus resultierend eine Infektion vermieden werden. Die **therapeutische Antiseptik** zielt auf die Abtötung und Vernichtung von Infektionserregern ab, z.B. innerhalb des Besiedelungsareals bei MRSA in der Nasenhöhle oder auf die Therapie lokaler Infektionen innerhalb einer Wunde. Die zur Therapie eingesetzten Antiseptika werden als **Antiinfektiva** bezeichnet.

Hautantiseptik (Hautdesinfektion)

Mit der **Antiseptik der Haut** soll die transiente und residente Hautflora reduziert werden.

Ziel: Ziel ist es, zu verhindern, dass beim Durchstechen oder Durchschneiden der Haut die Infektionserreger von der Oberfläche in tiefere Gewebsabschnitte verschleppt werden und dort eine Infektion bewirken.

Indikation: Eine Hautantiseptik sollte in folgenden Fällen erfolgen:
- vor Injektionen und Blutentnahmen
- vor Punktionen
- vor Operationen

Durchführung: Das Injektionsgebiet wird mit einem Hautdesinfizienz eingesprüht, oder es wird mit einem sterilisierten, in Desinfektionsmittel getränkten Tupfer abgerieben. Eine Einwirkzeit von mindestens 15 Sekunden ist bei talgdrüsenarmer Haut einzuhalten. Bei talgdrüsenreichen Hautregionen, wie z.B. Stirn und Brustbereich, ist eine längere Einwirkzeit zu berücksichtigen. Eine Trocknung ist immer abzuwarten, da die Injektion ansonsten schmerzhaft und die desinfizierende Wirkung nicht ausreichend ist. Vor anderen Punktionen, z.B. Gelenkpunktionen, erfolgt die Desinfektion mit sterilen Tupfern, die Einwirkzeit des Desinfektionsmittels muss mindestens 1 Minute betragen. Bei der präoperativen Hautantiseptik ist das Hautdesinfizienz mit sterilen Stieltupfern aufzutragen. Dabei wird bei aseptischen Eingriffen erst das Operationsareal und dann die angrenzende Haut desinfiziert. Bei septischen Eingriffen erfolgt das Auftragen der Hautdesinfizienz von der Peripherie zur voraussichtlichen Schnittführungsstelle. Die Einwirkzeit beträgt bei talgdrüsenarmer Haut mindestens 1 Minute, bei talgdrüsenreicher Haut mindestens 10 Minuten. Injektionen und Punktionen sind häufige, routinemäßige Eingriffe. Bestehen Mängel in der Ausführung der Hautantiseptik, kann das schwerwiegende Folgen haben. Lokale Infektionsprozesse, wie Spritzenabszesse, seltener Thrombophlebitis und Sepsis, können auftreten.

Wirkstoffgruppen: Die verwendeten Wirkstoffe zur Hautantiseptik sind Alkohole, gegebenenfalls in Kombination mit Iod, und Biguanidverbindungen.

Die Erfordernis der Hautantiseptik bei Insulininjektion und Blutzuckerbestimmung durch medizinisches Personal ist eine häufige Fragestellung.

Hautantiseptik bei Insulininjektion

Es liegen Veröffentlichungen vor, nach denen Haut- und Weichteilinfektionen nach ausschließlicher Reinigung der Haut mit Wasser und Seife nicht häufiger vorkommen als nach vorheriger Hautantiseptik. Diese Erhebungen erfolgten allerdings bei Patienten, die sich selbst im häuslichen Bereich mit Insulin versorgten. Damit ist eine verlässliche Einschätzung und Übertragbarkeit auf das Krankenhaus nicht möglich.

Dazu folgende Empfehlung des RKI:

»Daraus resultiert, dass bei einer Insulingabe im häuslichen Umfeld durch den Patienten selbst dieser verfahren soll, wie er es in seiner Schulung im Krankenhaus oder seiner Diabetikerambulanz gelernt hat. Sowohl für die Erfordernis, stets die Haut vorher mit einem geeigneten Mittel zu desinfizieren, wie auch für die alleinige Reinigung mit Wasser und Seife gibt es keine wissenschaftlichen Belege.

Anders sollte aber verfahren werden, wenn die Insulingabe durch Dritte, insbesondere durch medizinisches Personal erfolgt. In diesen Fällen handelt es sich oft um schwerkranke oder bettlägerige Patienten oder stationäre Patienten zur Neueinstellung eines entgleisten Diabetes mellitus. Bei diesen muss von einer geschwächten Infektabwehr bzw. einer veränderten Hautflora (besonders im Krankenhaus) ausgegangen werden, die das Infektionsrisiko erhöht. Deshalb sollte bei der Insulingabe durch medizinisches Personal auf die vorherige Hautdesinfektion nicht verzichtet werden.«

Bei der Durchführung der Injektion mit Insulinpens durch die Pflegeperson sollte entsprechend den Herstellerangaben für jede Injektion eine neue Nadel benutzt werden.

Hautantiseptik bei Blutzuckerbestimmung

Auf Nachfrage bestätigen Hersteller von Blutzucker-Messgeräten, dass eine vorherige Hautantiseptik das Messergebnis negativ (nach oben) beeinflussen kann. Wird ein Hautdesinfektionsmittel verwendet, muss die Einwirkzeit abgewartet werden, erst dann ist das Mittel verflo-

gen und eine Verfälschung des Messergebnisses nicht mehr zu befürchten.

Dazu die Empfehlung des RKI:

»Gegen die Erfordernis einer Hautdesinfektion bei der Blutzuckerbestimmung spricht auch, dass das Durchstechen der Haut stets mit einer sterilen Lanzette erfolgen muss und anschließend keine Injektion (wie bei Insulin), sondern ein Austreten von Blut stattfindet, das evtl. vorhandene Hautkeime wieder an die Oberfläche befördert. Selbst wenn es zu einer Hautinfektion kommt, ist diese an der Fingerbeere offensichtlich und ließe sich gut behandeln.«

Schleimhautantiseptik

Mit der **Schleimhautantiseptik** wird die physiologische mikrobielle Schleimhautflora mit dort siedelnden Infektionserregern reduziert und teilweise eliminiert.

Ziel: Verminderung und lang anhaltende Vermehrungshemmung von Keimen auf der Schleimhaut. Dies soll verhindern, dass Keime von der Schleimhaut bei operativen Eingriffen in andere Gewebeschichten verschleppt werden und dort Infektionen bewirken.

Indikation: Eine Schleimhautantiseptik sollte in folgenden Fällen erfolgen:
- vor dem Legen eines Blasenverweilkatheters
- zur Mundhygiene
- vor Operationen (z.B. gynäkologische Eingriffe)

Durchführung: Schleimhautantiseptikum mit satt getränktem Tupfer mittels einer sterilen Pinzette oder einer steril behandschuhten Hand auf die Schleimhaut aufbringen. Jeder Tupfer darf nur einmal verwendet werden (pro Wischbewegung ein Tupfer). Bei der präoperativen Schleimhautantiseptik erfolgt das Aufbringen mit sterilen, mit Desinfektionsmittel getränkten Stieltupfern. Die Einwirkzeit beträgt 5 Minuten.

Wirkstoffgruppen: PVP-Iod, Chlorhexidin und Octenidin

14.5.2 Flächendesinfektion und -reinigung

Die Bedeutung der unbelebten Flächen als Quelle für nosokomiale Infektionen ist im Vergleich zu belebten Reservoiren nachrangig. Bei der Risikobewertung sind Flächen zu berücksichtigen, die mit Haut (Händen) und Schleimhaut von Patienten und Personal direkt berührt oder durch Sekrete verunreinigt werden. Von diesen können z. B. über Hände, Pflegehilfsmittel oder Staub Mikroorganismen auf Patienten oder infektionsrelevante Flächen und Instrumente übertragen werden. Krankheitserreger können auf diesen Flächen unterschiedlich lange überleben und infektiös bleiben. Die Überlebensfähigkeit wird beeinflusst durch Umgebungsfaktoren, wie Temperatur, Sauerstoffkonzentration, organische Verschmutzungen mit Blut und Eiweiß und Luftfeuchtigkeit.
Die desinfizierende Flächenreinigung ist Bestandteil des »Multibarrierensystems« der Infektionsprävention. Es ist zwischen einer gezielten Flächendesinfektion und der allgemeinen desinfizierenden Reinigung zu unterscheiden.

Gezielte Flächendesinfektion

Ziel: Bei der gezielten Flächendesinfektion soll verhindert werden, dass durch kontaminierte Flächen Infektionserreger auf Patienten, Personal, Besucher oder andere Gegenstände übertragen werden.

Indikation: Eine gezielte Flächendesinfektion ist erforderlich, wenn Flächen kontaminiert sind, wie z. B. durch Verschmutzung mit Blut, Stuhl oder Sekreten, im Rahmen der Schlussdesinfektion und beim Auftreten spezieller Erreger.

Durchführung: Bei der Desinfektion sollte zunächst das sichtbare Material mit einem in Desinfektionsmittel getränkten Einwegtuch oder Zellstoff aufgenommen und das Tuch verworfen werden. Anschließend ist die Fläche zu desinfizieren.

Allgemeine desinfizierende Reinigung

Ziel: Die allgemeine desinfizierende Reinigung wird zur allgemeinen Infektionsprophylaxe praktiziert.

Indikation: Im Rahmen der Standardreinigung erfolgt eine regelmäßige Desinfektion oder Reinigung von Flächen in allen Bereichen des Krankenhauses. Sie erstreckt sich auf Flächen, bei denen eine Kontamination mit erregerhaltigem Material wahrscheinlich ist. Diese Kontamination muss nicht sichtbar sein. Bei der desinfizierenden Reinigung erfolgen Desinfektion und Reinigung in einem Arbeitsgang, die dazu verwendeten Mittel müssen für diesen Zweck (s. auch Seifenfehler S. 187) ausgewiesen sein. Die Festlegung der Reinigungs- und Desinfektionsmaßnahmen orientiert sich an Risikobereichen, wie sie im Bundesgesundheitsblatt – Gesundheitsforschung – Gesundheitsschutz 1/ 2004, »Anforderungen an die Hygiene bei der Reinigung und Desinfektion von Flächen« festgehalten sind. Tabelle 14.3 verdeutlicht Risikobereiche und entsprechende Reinigungs- und Desinfektionsmaßnahmen. Flächen mit häufigem Hand- oder Hautkontakt können nosokomiale Infektionserreger übertragen. Hierzu zählen Nachttisch, Ablagen im Patientenzimmer, Patientenbett, Sanitärbereich, Toilettenstuhl, Wickeltisch, Inkubatoren und Arbeitsflächen von Verbandwagen. Die Häufigkeit der Flächendesinfektion wird durch den Krankenhaushygieniker festgelegt und ist im Hygieneplan ausgewiesen. Demgegenüber ist bei Flächen ohne häufigen Hand- und Hautkontakt, wie z. B. der Stationsflur, Heizkörper, Wände, eine Reinigung der Flächen ausreichend.

Tab. 14.3   Risikobereiche und entsprechende Reinigungs- und Desinfektionsmaßnahmen (nach: Bundesgesundheitsblatt – Gesundheitsforschung – Gesundheitsschutz 1/2004)

Risikobereiche	Beispiele	Reinigungs- und Desinfektionsmaßnahmen
Bereiche ohne Infektions-risiko[1]	Treppenhäuser, Flure, Verwaltung, Büros, Speiseräume, Hörsäle, Unterrichtsräume, technische Bereiche	alle Flächen: Reinigung
Bereiche mit möglichem Infektionsrisiko	Allgemeinstationen, Ambulanz-bereiche, Radiologie, Physika-lische Therapie, Sanitärräume, Dialyse, Entbindung, Intensiv-therapie/-überwachung	Flächen mit häufigem Hand-/Hautkontakt: Desinfektion (Kat. II), Fußböden: Reinigung, sonstige Flächen: Reinigung
Bereiche mit besonderem Infektionsrisiko	OP-Abteilungen, Eingriffsräume, Einheiten für: • besondere Intensivtherapie (z. B. Langzeitbeatmete, Schwerstbrandverletzte) • Transplantationen (z. B. KMT, Stammzellen) • Hämato-Onkologie (z. B. Pa-tienten unter aggressiver Chemotherapie), Frühgeborene	Flächen mit häufigem Hand-/Hautkontakt: Desinfektion (Kat. IB), Fußböden: Desinfektion (Kat. II), sonstige Flächen: Reinigung
Bereiche mit Patienten, die Erreger so in oder an sich tragen, dass im Einzelfall die Gefahr einer Weiter-verbreitung besteht	Isolierbereiche/-pflege, Funk-tionsbereiche, in denen diese Patienten behandelt werden	Flächen mit häufigem Hand-/Hautkontakt: Desinfektion (Kat. IB), Fußböden: Desinfektion (Kat. II), sonstige Flächen: Reinigung
Bereiche, in denen v. a. ein Infektionsrisiko für das Personal besteht	Mikrobiologische Laboratorien, Pathologie, Entsorgung, unreine Bereiche von: • Wäschereien • Funktionseinheiten, z. B. ZSVA	siehe TRBA; Kat. IV (Nähere Angaben zur Risiko-bewertung enthalten die Tech-nischen Regeln Biologische Arbeitsstoffe, z. B. TRBA 250 »Biologische Arbeitsstoffe im Gesundheitsdienst und in der Wohlfahrtspflege«.)

Bei der Entscheidung, ob routinemäßig eine Reinigung oder eine reinigende Flächendesinfektion durchgeführt werden soll, müssen auch die Praktikabilität und sichere Durchführbarkeit berücksichtigt werden.

1 in Bezug auf das allgemeine Risiko in der Bevölkerung

Durchführung: Die effektivste Methode der Flächendesinfektion ist die **Wischdesinfektion**. Das Desinfektionsmittel bzw. die Desinfektionsmittellösung wird auf die Fläche aufgebracht und durch Scheuern oder Wischen mechanisch verteilt. Dabei werden auch Verschmutzungen, die Keime enthalten könnten, aufgebrochen, und das Desinfektionsmittel kann leichter einwirken. Es darf nicht nachgetrocknet werden, da die Wirkung ansonsten nicht sicherzustellen ist. Bei der sichtbaren Kontamination einer Fläche mit potenziell infektiösem Material sollte sofort eine desinfizierende Reinigung erfolgen. Beim Umgang mit Desinfektionsmitteln zur Flächendesinfektion sind flüssigkeitsdichte Haushaltshandschuhe mit langen Stulpen und gegebenenfalls eine Schutzschürze zu tragen, da eine Reizung und Schädigung der Haut möglich ist. Auf ein Versprühen von Desinfektionsmittel sollte verzichtet werden.

Im Krankenhaus muss jedes Reinigungsverfahren **Staub bindend**, das heißt nass oder feucht, erfolgen. Trockene Reinigungsverfahren (Besen, Staubtuch) sind untersagt.

Desinfektionsmittellösungen verlieren an Wirksamkeit, wenn sie verschmutzen. Daher sollten die Lösungen mindestens einmal täglich oder nach Verschmutzungsgrad gewechselt werden. Die **Tücher**, mit denen das Desinfektionsmittel beispielsweise aus dem Eimer entnommen wird, müssen sauber sein und täglich gewechselt werden. Desinfektionsmittel und Reinigungsmittel dürfen nicht gemischt werden. Dabei kann es zur Entwicklung toxischer Dämpfe kommen, des Weiteren ist die Desinfektionswirkung nicht sichergestellt (**Seifenfehler**).

Wirkstoffgruppen: Zur Flächendesinfektion werden vorwiegend Aldehyde eingesetzt, aber auch QAVs (quartäre Ammoniumverbindungen) und Biguanidine.

Lediglich für die Desinfektion kleiner Flächen können alkoholische Präparate verwendet werden.

14.5.3 Instrumentendesinfektion

Die **Instrumentendesinfektion** beinhaltet die Vernichtung von Mikroorganismen an Oberflächen und in Hohlräumen von Instrumenten, die in direktem oder indirektem Kontakt zu einem Patienten standen.

Ziel: Die Desinfektion von Instrumenten soll:
- die Übertragung von Mikroorganismen auf den Patienten durch ein Instrument verhindern,
- die Übertragung von Mikroorganismen auf Personal, das nach Benutzung mit den Instrumenten umgeht, vermeiden und
- die Kontamination der Umgebung verhindern.

Die Instrumentendesinfektion kann **maschinell** mittels thermischer oder chemothermischer Verfahren und **manuell** mittels chemischer Verfahren erfolgen.

Sofern es die Beschaffenheit der Instrumente zulässt, sollte das **thermische Verfahren** bevorzugt werden.

Maschinelle Reinigungs- und Desinfektionsverfahren

Hier erfolgt die Desinfektion in Reinigungs- und Desinfektionsautomaten. Diese arbeiten nach **thermischen** oder **chemothermischen** Verfahren.

Die zu desinfizierenden Instrumente sollten unmittelbar nach der Benutzung in ein verschließbares Behältnis mit Deckel abgelegt werden. Der Transport in die zentrale Aufbereitungsstelle (Zentralsterilisation, unreine Seite) muss kontaminationssicher erfolgen. Das Desinfektionsgut wird dort gegebenenfalls in Einzelteile zerlegt. Die Mitarbeiter müssen dabei Schutzkleidung (Schutzkittel, Handschuhe) tragen. Anschließend erfolgt die materialspezifische Desinfektion im Desinfektionsautomaten.

In Abhängigkeit vom Material ist die Auswahl der Temperatur und des chemischen Wirkstoffes zu beachten.

Wirkstoffgruppen: Aldehyde

Manuelle (chemische) Aufbereitung

Die benutzten Instrumente werden **sofort nach Gebrauch** in eine geeignete Desinfektionsmittellösung (Aldehyde) eingelegt (Desinfektionswanne mit Deckel und herausnehmbarem Spüleinsatz). Bei der chemischen Instrumentenaufbereitung sind unbedingt Handschuhe zu tragen. Das Einlegen in die Desinfektionsmittellösung muss blasenfrei erfolgen, da die Desinfektionswirkung durch Luftblasen verhindert wird. Das Instrument muss vollständig in die Lösung eingetaucht werden. Bei Hohlkörpern, wie Spülkanülen und Sonden, muss ein mehrmaliges Durchspülen mit der Desinfektionslösung erfolgen.

Bei starker Kontamination ist eine Reinigung in der Desinfektionsmittellösung notwendig. Da durch Aerosolbildung eine Kontamination der Umgebung möglich ist, darf die Reinigung nicht unter fließendem Wasser erfolgen.

Die vorgeschriebene **Einwirkzeit** ist unbedingt einzuhalten. Sie beträgt in Abhängigkeit von der Desinfektionsmittelkonzentration meist eine Stunde. Nach Ablauf der Einwirkzeit erfolgt die Reinigung der Instrumente und anschließend ein Spülen mit Wasser, um Desinfektionsmittelreste zu beseitigen.

Die Gebrauchslösung sollte bei Verschmutzung bzw. täglich erneuert werden, da Schmutz und organische Bestandteile die Wirksamkeit reduzieren. Bevor die Instrumente der Sterilisation zugeführt werden, sollten sie auf Funktionstüchtigkeit überprüft werden.

Benutzte Instrumente müssen vor einer Reinigung desinfiziert werden, sofern bei der Reinigung die Gefahr von Verletzungen besteht.

Eine maschinengestützte Instrumentenaufbereitung ist aus Gründen des Personalschutzes vorzuziehen.

Wirkstoffgruppen: Aldehyde

> ❗ **Verunreinigungen** sollten **nicht** an den Objekten **antrocknen**, um die Desinfektion und Reinigung nicht zusätzlich zu erschweren.

14.5.4 Wäschedesinfektion

Gebrauchte **Krankenhauswäsche** gilt im Allgemeinen als **infektionsverdächtige** Wäsche, wobei das Infektionsrisiko aktuell als relativ gering eingeschätzt wird. Eine Ausnahme ist die Wäsche, die sichtbar kontaminiert ist, und die Wäsche, die auf Infektionsstationen anfällt, wo Patienten mit übertragbaren Infektionserkrankungen nach Infektionsschutzgesetz untergebracht sind.

Zur Desinfektion der Wäsche stehen automatisch ablaufende Desinfektionswaschverfahren zur Verfügung. Thermische und chemothermische Verfahren bilden hier die Grundlage, die Nutzung erfolgt in Abhängigkeit von Material (Baumwolle, Leinen, Mischgewebe) und Kontaminationsgrad. Hygienische Probleme treten primär beim **Einsammeln** und **Transport** gebrauchter Wäsche auf.

Beim Umgang mit Schmutzwäsche sind folgende Punkte zu beachten:

- Die Wäsche soll direkt am Entstehungsort, d. h. am Patientenbett ohne Zwischenlagerung (Fußboden) in Wäschesammlern entsorgt werden.
- Stoffwickelsäcke mit Farbcodierung erleichtern das sofortige Sortieren. Die Wäschesammler sind mit einem Deckel zu verschließen.
- Bei der Entsorgung der Wäsche ist eine Staubaufwirbelung und Kontamination der Umgebung zu vermeiden.
- Um die Verletzungsgefahr für das Wäschereipersonal und eine mögliche Beschädigung von Waschmaschinen und Wäsche auszuschließen, sollte darauf geachtet werden, dass keine Fremdkörper, wie Kulis, Instrumente,

Verbandstoffe, zwischen die Wäscheteile gelangen.

- Ein nachträgliches Sortieren der Schmutzwäsche ist aus Gründen der Infektions- und Verletzungsgefahr nicht erlaubt.
- Schmutzwäschesäcke sollten auf dem Transport weder über den Boden gezogen noch gestaucht oder geworfen werden.
- Der Abtransport sollte mindestens einmal täglich in entsprechenden Transportwagen erfolgen.
- Um Wäschereikosten und Umweltbelastung zu reduzieren, sollte die täglich anfallende Wäschemenge so gering wie möglich gehalten werden. So sollte beispielsweise die Bettwäsche auf Allgemeinstationen nicht routinemäßig in einem festgelegten Zeitintervall gewechselt werden, sondern wenn die Pflegesituation es erfordert.
- Es ist auch zu überprüfen, inwieweit bei Matratzen mit abwaschbaren Bezügen neben der Verwendung von Bettlaken zusätzlich noch Stecklaken erforderlich sind.

Wirkstoffgruppen: Aldehyde, Phenole, Chlor

14.5.5 Bettendesinfektion (-aufbereitung)

Die Aufbereitung von Betten kann zentral in der Bettenzentrale oder dezentral auf der Pflegestation erfolgen.

Zentrale Aufbereitung

Die Betten sind für den Transport in die **Bettenzentrale** mit entsprechenden Schutzbezügen abzudecken (Plastikfolie, Stoffhülle). In der Bettenzentrale erfolgen auf der unreinen Seite das Abrüsten des Bettes, eine Wisch- und Scheuerdesinfektion des Bettgestells (evtl. maschinengestützt) und die Aufbereitung der Matratzen mittels Dampfdesinfektionsverfahren. Aus hygienischer Sicht ist es vorteilhaft, die Matratzen mit Dauerbezügen aus flüssigkeitsdich-

tem, wasserdampfdurchlässigem Kunststoff zu beziehen, dadurch ist eine Wischdesinfektion mit einer Desinfektionsmittellösung möglich. Kopfkissen und Bettdecke werden gewaschen. Auf der reinen Seite erfolgt die Aufrüstung des Bettes mit frischer Wäsche. Die Überprüfung des Bettes auf technische Mängel sollte nach der Desinfektion stattfinden. Das aufgerüstete Bett wird bis zur weiteren Nutzung und zum Transport mit einer Schutzhülle abgedeckt, um eine Rekontamination zu vermeiden.

Dezentrale Aufbereitung

Sie erfolgt **stationsnah,** entweder im Patientenzimmer, auf dem Flur oder einem Aufbereitungsraum auf der Station.

Die dezentrale Aufbereitung gewinnt zunehmend an Bedeutung, da nach neuesten Erkenntnissen die Infektionsgefahr, die von den Bettgestellen ausgeht, als gering einzuschätzen ist. So scheint eine Desinfektion der Bettgestelle nur bei Kontamination mit potenziell infektiösem Material erforderlich zu sein, ansonsten ist eine Reinigung ausreichend.

Für die praktische Umsetzung bedeutet dies eine Einteilung der benutzten Betten in Infektionsbetten (Kontamination mit infektiösem Material, Betten von Patienten mit einer meldepflichtigen übertragbaren Infektionskrankheit) und »nichtinfektiöse« Betten. Während bei den potenziell infizierten Betten eine gezielte Desinfektion des Bettgestells, der Matratze (Schutzbezug) und des Bettinhalts erforderlich ist, genügen bei den anderen Betten die Reinigung des Bettgestells und der Wäschewechsel.

Gegen eine Bettenaufbereitung in Bettenzentralen sprechen hohe Kosten, Umweltbelastung und lange Transportwege. Bei der dezentralen Bettenaufbereitung bleibt jedoch die Frage der Zuständigkeit – Pflegepersonal, Reinigungspersonal – zu klären.

14.5.6 Desinfektion von Ausscheidungen

Ausscheidungen, wie Urin, Stuhl, Sputum, Erbrochenes und Wundsekret, können Infektionserreger enthalten. Deshalb muss die Entsorgung der Ausscheidungen sofort erfolgen. Dabei muss eine Kontamination der Umgebung verhindert werden. Steckbecken, Urinflaschen und andere Auffanggefäße werden nach der Entleerung in Reinigungs- und Desinfektionsmaschinen chemothermisch desinfiziert.

Im Allgemeinen ist eine Desinfektion der Ausscheidungen vor der Einleitung in die Kanalisation nicht erforderlich. Ausnahmen bestehen jedoch bei bestimmten übertragbaren Infektionskrankheiten (Cholera) und im Seuchenfall (Shigellenruhr, Hepatitis A). In diesen Fällen ist eine chemische oder thermische Desinfektion der Ausscheidungen erforderlich. Da die chemische Desinfektion von Ausscheidungen in der Praxis selten vorkommt, wird auf die Darstellung der Vorgehensweise verzichtet.

14.5.7 Raumdesinfektion

Die **Raumdesinfektion** ist die umfassende Desinfektion aller in einem geschlossenen Raum befindlichen Oberflächen durch Verdampfen oder Vernebeln eines Desinfektionsmittels.

Als wirksam anerkannt ist Formaldehyd. Eine Scheuerdesinfektion sollte der Verdampfung von Formaldehyd vorausgehen. Dieses Verfahren wird nur dann angewendet, wenn besondere Infektionsgefahren bestehen. Die Indikation für eine Raumdesinfektion muss durch den Krankenhaushygieniker festgelegt werden. Die Durchführung erfolgt durch einen Desinfektor.

14.5.8 Desinfektionsplan

Alle Desinfektionsmaßnahmen, die spezifisch auf einer Pflegestation (s. Tab. 14.3, S. 195) durchzuführen sind, sind in einem Desinfektionsplan aufgeführt. Dieser Desinfektionsplan dient der verbindlichen Orientierung für die Mitarbeiter und soll dementsprechend in den Arbeitsbereichen gut zugänglich und sichtbar platziert sein (s. Abb. 14.1, S. 200 f.).

14.5.9 Antibakterielle Reinigungsmittel im Haushalt

Hersteller von Wasch- und Reinigungsmitteln propagieren immer mehr Produkte mit bakterizider, antibakterieller und antimikrobieller Wirkung für den Einsatz im Haushalt. »Die Anwendung von Desinfektionsmitteln im Haushalt ist überflüssig, ausreichend für die Hygienesicherheit ist die herkömmliche Reinigung mit Wasser, falls notwendig auch mit Fett oder Eiweiß lösenden Mitteln und kräftiger Oberflächenbehandlung, z. B. durch Scheuern, Reiben und Bürsten.« Zu diesem Ergebnis kommen das Umweltbundesamt, das Bundesinstitut für gesundheitlichen Verbraucherschutz und Veterinärmedizin und das Robert Koch-Institut. Der Einsatz antibakterieller Reinigungsmittel belastet die Umwelt unnötig und birgt gesundheitliche Risiken.

Mangelnde Kenntnisse über persönliche Hygiene und den hygienischen Umgang mit Lebensmitteln können im Privathaushalt die Ursache für Lebensmittelinfektionen sein. Die wichtigsten Maßnahmen zum Schutz vor Infektionen, verursacht durch Mikroorganismen wie Salmonellen, Campylobacter und EHEC (enterohämorrhagische E. coli), sind zum einen das Händewaschen, besonders nach dem Toilettenbesuch, und der sachgerechte Umgang mit leicht verderblichen Nahrungsmitteln. Hierzu zählen rohe Fleisch-, Geflügelfleisch- und Friescheiprodukte.

Ebenso kommen mit Bakteriziden ausgerüstete Körperpflegeprodukte oft zur werbewirksam

BODE–SCIENCE–COMPETENCE

BODE

Desinfektionsplan für Alten- und Pflegeheime/Sozialstationen

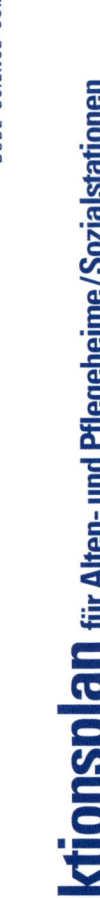

Was? Maßnahmen	Wann? Häufigkeit	Womit? Präparat / Produkt	Konz.	EWZ	Wie? Häufigkeit
Hygienische Händedesinfektion	Nach pflegerischen und vor therapeutischen Maßnahmen. Bei tatsächlicher wie fraglicher Kontamination der Hände mit erregerhaltigen Materialien. Auch bei Benutzung von Handschuhen!	Sterillium® - einreiben -	gebr.-fertig	30 Sek.	Präparat in die hohlen, trockenen Hände geben und gemäß Standard-Einreibemethode (EN 1500) über die gesamte Einwirkzeit hinweg bis zu den Handgelenken kräftig einreiben. Hände über die gesamte Einwirkzeit feucht halten.
Spezieller Hautschutz	Vor einer die Haut belastenden Tätigkeit. Hautschutzprodukte sind kein Ersatz für Schutzhandschuhe!	Baktolan® protect - einreiben -	gebr.-fertig		Produkt aus Spender oder Tube entnehmen und gründlich in die sauberen, trockenen Hände einreiben. Dabei mit dem Handrücken beginnen und besonders auf Fingerzwischenräume und Nagelbetten achten.
Händereinigung	Nach Toilettenbesuch, Naseputzen. Bei Verschmutzung.	Baktolan® - waschen -	gebr.-fertig		Hände mit Wasser anfeuchten, Produkt entnehmen und aufschäumen. Anschließend Hände gründlich abspülen und mit Einmalhandtuch trocknen.
Händepflege	Nach einer die Haut belastenden Tätigkeit. Insbesondere vor Arbeitsbeginn, in Pausen und nach Arbeitsende.	Baktolan® - einreiben -	gebr.-fertig		Creme oder Lotion auf den Handrücken geben, von dort gleichmäßig in beide Hände einmassieren. Pflegefilm einziehen lassen. Fingerzwischenräume und Nagelbetten beachten.
Aufbereitung von Dosier- und Spenderpumpen	Bei jedem Flaschenwechsel.	Warmes Wasser			Zum Entfernen von Produktresten mit angefeuchtetem Einmaltuch abwischen und durchspülen.
Aufbereitung des Spendergehäuses	Bei jedem Flaschenwechsel.	Bacillol® AF - wischen/sprühen-	gebr.-fertig	5 Min.	Mit einem mit Desinfektionsmittel befeuchteten Einmaltuch abwischen. Vollständig benetzen, nicht nachwischen. Unzugängliche Flächen einsprühen.
Hautantiseptik	Vor Blutentnahmen, Punktionen und Injektionen an talgdrüsenarmer Haut. Vor Punktionen von Gelenken, Körperhöhlen und Hohlorganen an talgdrüsenarmer Haut. Vor allen Eingriffen an talgdrüsenreicher Haut.	Cutasept® F - sprühen/wischen -; Desinfektionsmittel s. Set oder Präparat nach Anordnung des Arztes; Jodobac® - einreiben -	gebr.-fertig; gebr.-fertig	mind. 1 Min.; mind. 10 Min.	Hautareal satt benetzen und über die gesamte Einwirkzeit hinweg feucht halten.
Schleimhaut-/ Wundantiseptik	Vor diagnostischen und therapeutischen Eingriffen im urogenitalen Bereich.	Baktolan® - einreiben -	gebr.-fertig		Mit einem sterilen, gut getränkten Tupfer auftragen. Vorgang mehrfach wiederholen.
Körperpflege	Nach Anordnung des Arztes.	Baktolin® - einreiben -	gebr.-fertig		Bewohnerkörperpflege.
Körperreinigung	Bei Bedarf.	Baktolan® bath oil oder shower oil - waschen -; Stellisept® scrub - waschen -	gebr.-fertig; gebr.-fertig		Waschlotion dem Bade- bzw. Waschwasser zugeben. Bewohner nach dem allgemeinen Pflegestandard waschen. Nach der Waschung Haut mit klarem Wasser abspülen.
antimikrobiell bei MRSA, ORSA, VRE etc.					

Bereich	Zeitpunkt	Mittel	Konzentration	Einwirkzeit	Bemerkungen
Unterstützung der Dekubitus-prophylaxe und Pneumonie-prophylaxe	Täglich und bei Bedarf.	Baktolan® vital	gebr.-fertig	–	betreffende Körperpartien, besonders bei immobilen Bewohner, einreiben oder einmassieren. Mittel zieht vollständig ein, ohne Fettfilm zu hinterlassen. / Rücken im Bereich der Lunge einreiben oder einmassieren.
Instrumente inkl. Schläuche	Unmittelbar nach Gebrauch.	Bodedex® forte / Korsolex® extra - einlegen -	1,0 % / 1,5 %	5 Min. / 1 Std.	Reinigen und Desinfizieren, abspülen, trocknen, kontrollieren, verpacken, sterilisieren. Lösung mind. 1 x täglich erneuern.
Blutdruckmanschetten/Stethoskope		Bacillol® AF - sprühen/wischen -	gebr.-fertig	5 Min.	Mit einem mit Desinfektionsmittel befeuchteten Einmaltuch die Flächen abwischen. Vollständig benetzen, nicht nachwischen. Unzugängliche Flächen einsprühen.
Fieberthermometer	Nach Benutzung. Bei Bewohnerwechsel.	Bacillol® AF - sprühen/wischen -	gebr.-fertig	5 Min.	Mit einem mit Desinfektionsmittel befeuchteten Einmaltuch die Flächen abwischen. Vollständig benetzen, nicht nachwischen. Unzugängliche Flächen einsprühen.
Arbeitsflächen Verbandwagen	1 x wöchentlich und nach Kontamination.	Mikrobac® forte - wischen -	0,5 %	1 Std.	Nach der Feucht-Wisch-Methode desinfizierend reinigen. Nicht nachtrocknen.
	Tägliche Unterhaltsreinigung.	Reinigungsmittel Dismofix® G	0,25 %		Feucht abwischen.
Bett Matratze Nachttische	Nach Kontamination. Nach jedem Bewohnerwechsel.	Mikrobac® forte - wischen -	0,5 %	1 Std.	Nach der Feucht-Wisch-Methode desinfizierend reinigen. Nicht nachtrocknen.
	Tägliche Unterhaltsreinigung.	Reinigungsmittel Dismofix® G	0,25 %		Feucht abwischen.
Fläche allgemein	Nach Kontamination. Nach jedem Bewohnerwechsel.	Mikrobac® forte - wischen -	0,5 %	1 Std.	Nach der Feucht-Wisch-Methode desinfizierend reinigen. Desinfektion und Reinigung nur mit ordnungsgemäß aufbereiteten Putzutensilien durchführen.
	Tägliche Unterhaltsreinigung.	Reinigungsmittel Dismofix® G	0,25 %		
Küche Stationskühlschränke, Inventar, Fläche	Nach Abtauen. Bei Bedarf.	Mikrobac® forte - wischen -	0,5 %	1 Std. (DVG)	Der Kühlschrank ist innen von oben nach unten desinfizierend zu reinigen. Gleichmäßig benetzen. Nach EWZ mit Leitungswasser nachwischen.
Waschschüsseln Nierenschalen	Nach jeder Benutzung.	Mikrobac® forte - wischen -	0,5 %	1 Std.	Mit Desinfektionslösung gründlich von außen und innen wischen. Nach EWZ abspülen und trocknen.
Badewannen Waschbecken Hubbadewanne	Nach jeder Benutzung.	Mikrobac® forte - scheuern/wischen -	0,5 %	1 Std.	Desinfizierend reinigen. Gut nachspülen.
Toiletten Abfalleimer	Täglich. Nach Kontamination.	Mikrobac® forte - wischen -	2,0 %	3 Min.	Desinfizierend reinigen. Gleichmäßig benetzen. Ordnungsgemäß zubereitete Lösung verwenden. Nicht nachtrocknen.
Steckbecken Urinflaschen	Nach Gebrauch.	Manuelle Aufb.: Mikrobac® forte / Maschinelle Aufb.: Dismoclean® 41 STS	0,5 % / 1,0 ml/l	1 Std.	Oberflächen mit Desinfektionsmittel getränktem Tuch abwischen. Nach EWZ abspülen und trocknen. Nach dem Entleeren werden die Materialien im Automat platziert und der Spülgang wird gestartet. Nach EWZ reinigen und trocknen.

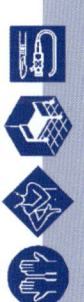

BODE CHEMIE HAMBURG · Germany
Melanchthonstr. 27 · 22525 Hamburg
Tel. (+49-40) 5 40 06-0 · Fax -200
www.bode-chemie.com · info@bode-chemie.de

Abb. 14.1 Desinfektionsplan für Alten- und Pflegeheime/Sozialstationen (mit freundlicher Genehmigung der Fa. Bode Chemie GmbH, Hamburg)

empfohlenen Anwendung. Aber Vorsicht – eine mögliche Folge ist die Veränderung der natürlichen Hautflora mit entsprechenden Auswirkungen. Inwieweit sich Resistenzmechanismen ergeben, die auch Antibiotika betreffen können, bleibt abzuwarten.

Auch die Umwelt nimmt Schaden. Insbesondere biozide Wirkstoffe, die Phenole oder Halogene enthalten, können in entsprechenden Konzentrationen die Reinigungsleistung biologischer Kläranlagen beeinträchtigen. Erhöhter Schadstoffgehalt in den Flüssen und Seen, Schädigung der Wasserorganismen und eine Beeinträchtigung der Trinkwasseraufbereitung sind mögliche Folgen. Also haben wir als Verbraucher eine große Verantwortung. was die Auswahl und Nutzung von Reinigungs- und möglichen Desinfektionsprodukten angeht. Mögliche nachteilige Auswirkungen auf unsere Gesundheit und Umwelt sollten uns bewusst sein.

15 Sterilisation

Vera Singbeil-Grischkat

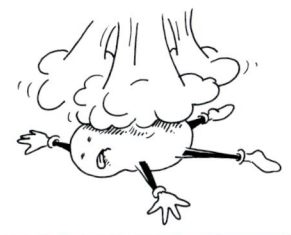

15.1 Allgemeine Voraussetzungen und Erfordernisse vor der Sterilisation

Die zu sterilisierenden Objekte müssen **zuvor desinfiziert und gereinigt** werden, da Eiweißreste oder Salzkristalle eine Schutzhülle für Mikroorganismen bilden können und somit die Abtötung erschweren. Die Objekte müssen außerdem absolut **trocken** sein, um die Entstehung von Verdunstungskälte zu verhindern. Ein **Zerlegen in Einzelteile** ist so weit wie möglich notwendig.

Die **Wahl** des **Sterilisationsverfahrens** erfolgt in Abhängigkeit von dem zu sterilisierenden Gut (thermolabil/thermostabil).

Unter **Sterilisation** versteht man das Abtöten bzw. die irreversible Inaktivierung aller vermehrungsfähigen Mikroorganismen.

Ziel der Sterilisation ist die absolute Keimfreiheit. Im Unterschied zur Desinfektion müssen bei der Sterilisation auch die höher resistenten Erdsporen (Clostridium tetani und perfringens) abgetötet werden, die dem Wirkungsbereich D (s. S. 186) entsprechen.

Die Anwendung steriler Materialien, Medizinprodukte und Arzneimittel ist eine Maßnahme der Asepsis und dient der Verhütung nosokomialer Infektionen.

Als **Sterilisationsverfahren** stehen zur Verfügung:

- physikalische Verfahren
  - Sterilisation mit feuchter Hitze (Dampfsterilisation)
  - Heißluftsterilisation (Sterilisation mit trockener Hitze)
  - Sterilisation mit ionisierenden Strahlen
- chemisch-physikalische Verfahren
  - Ethylenoxid
  - Formaldehyd
  - Plasmasterilisation

15.2 Physikalische Verfahren

15.2.1 Sterilisation mit feuchter Hitze

Die Sterilisation **mit Wasserdampf** stellt das wichtigste Sterilisationsverfahren dar. Dazu wird in **Dampfsterilisatoren** (**Autoklaven**) gesättigter, gespannter Dampf verwendet.

Von **gesättigtem Dampf** spricht man, wenn in einem geschlossenen Raum neben dem entstehenden Dampf noch Wasser vorhanden ist. **Gespannter Dampf** entsteht, wenn Wasser in einem abgeschlossenen Raum über den Siedepunkt hinaus erhitzt wird (Dampfdrucktopf).

Prinzip: Der Wasserdampf dient als Wärmeträger, der Wärmeinhalt des Dampfes wird bei der Kondensation auf das zu sterilisierende Gut übertragen. Diese Energie tötet Mikroorganismen der Resistenzstufen I, II und III ab (Resistenzstufen s. Tab. 15.1).

Der **Erfolg** der **Dampfsterilisation** ist nur dann gewährleistet, wenn nachfolgende Parameter erfüllt sind:

- gesättigter, gespannter Wasserdampf

- ausreichende Temperatur (121 °C, 2,05 bar, Abtötungszeit 15–20 Minuten; oder 134 °C, 3,04 bar, Abtötungszeit 5 Minuten)
- ausreichende Einwirkzeit in Abhängigkeit von der Temperatur

Durchführung: Das Sterilisiergut muss dampfdurchlässig verpackt sein, geeignet sind Folien, Papier oder Container.

Die **Betriebszeit** des **Autoklaven** setzt sich zusammen aus:

- der **Anheizzeit** bis zum Erreichen der Betriebstemperatur im Sterilisationsdruckbehälter und bis zum Entfernen der Luft (Luft ist ein schlechter Wärmeleiter)
- der **Ausgleichszeit** bis die Sterilisiertemperatur im Gerät und im gesamten Sterilisiergut erreicht wird
- **Sterilisierzeit** mit anschließender **Kühlzeit bzw. Trocknungszeit**

Anwendungsbereiche: Die Sterilisation mit feuchter Hitze kommt für folgende Materialien zur Anwendung:

- OP-Wäsche
- Verbandmaterial
- Instrumente
- Glas, Porzellan
- Flüssigkeiten

15.2.2 Heißluftsterilisation

Prinzip: Das Verfahren arbeitet mit **erhitzter, trockener Luft**. Die Luft ist ein schlechter Wärmeleiter und gibt die Wärme relativ langsam an andere Körper ab. Daher sind zur sicheren Sterilisation eine relativ hohe Temperatur und eine lange Einwirkzeit erforderlich.

Durchführung: Da die Heißluftsterilisatoren nur eine geringe Luftzirkulation haben, ist es wichtig, dass das Sterilisiergut in der Sterilisierkammer nicht zu dicht gepackt wird. Es besteht sonst die Gefahr, dass so genannte **Kaltluftinseln** (Bereiche, in denen die Sterilisiertemperatur nicht erreicht wurde) entstehen.

Tab. 15.1 Resistenzstufen von Mikroorganismen für feuchte Hitze

Resistenzstufe	Temperatur	Zeit	Erreger
I	100 °C	Sekunden bis Minuten	• vegetative Bakterien • Pilze einschließlich der Pilzsporen • Viren • Protozoen
II	105 °C	5 Minuten	bakterielle Sporen niederer Resistenz (z. B. Milzbrandsporen)
III	100 °C 121 °C 134 °C	5–10 Minuten 15 Minuten 3 Minuten	bakterielle Sporen höherer Resistenz (z. B. Clostridien der Gasbrandgruppe, Tetanuserreger)
IV	134 °C	bis zu 6 Stunden	bakterielle Sporen hoher Resistenz (apathogene thermophile, native Erdsporen)

Folgende **Temperaturen und Sterilisierzeiten** müssen eingehalten werden:
• 160 °C – 200 Minuten
• 180 °C – 30 Minuten
• 200 °C – 10 Minuten

Anwendungsbereiche: Die Heißluftsterilisation wird für hitzestabile Materialien angewendet:
• Metalle
• Glas, Porzellan
• Öle, Pulver

Tücher und Papier dürfen wegen der Brandgefahr nicht heißluftsterilisiert werden, ebenso Flüssigkeiten wegen der möglichen Explosionsgefahr durch den sich in der Flasche entwickelnden Überdruck.

Aus heutiger Sicht ist die Heißluftsterilisation nicht mehr zu empfehlen, da sie keine ausreichende Standardisierbarkeit aufweist.

15.2.3 Sterilisation mit ionisierenden Strahlen

Prinzip: Energiereiche Strahlung, wie Beta- und bevorzugt **Gammastrahlung**, bewirkt hier die Abtötung von Mikroorganismen. Diese Methode wird für die Sterilisation von Medizinprodukten genutzt.

Durchführung: Das zu sterilisierende Gut wird in keimdichte Folie (Endverpackung) verpackt und auf einem Fließband unter der Strahlenquelle vorbeigeführt.

Anwendungsbereiche: Da die Anschaffungskosten sehr hoch und die Maßnahmen zur Strahlensicherung sehr aufwendig sind, kommt dieses Verfahren nur industriell zur Anwendung. Als Arzneimittel geltende Einmalartikel werden mit ionisierenden Strahlen sterilisiert, z. B.:
• Infusionsbestecke
• Injektionsspritzen, -kanülen
• Handschuhe
• Nahtmaterial

 Das sterilisierte Material wird nicht radioaktiv, toxische Nebenwirkungen sind ausgeschlossen.

15.3 Chemisch-physikalische Verfahren

 Die Sterilisation mit Ethylenoxid, Formaldehyd und Niedrigtemperaturplasma sind Niedrigtemperaturverfahren und damit geeignet für die Sterilisation von thermolabilen Materialien.

15.3.1 Sterilisation mit Ethylenoxid

Prinzip: Ethylenoxid (EO) ist ein mikrobizides Gas. Es ist sehr reaktionsfähig, brennbar und bildet mit Sauerstoff ein explosives Gemisch. Es wird deshalb in verflüssigter Form als **Ethylen-Kohlensäure-Mischung** in Stahlflaschen oder Kartuschen in den Handel gebracht.

Ethylenoxid ist ein **starkes Protoplasmagift**, es ist kanzerogen, mutagen und reizt die Atemwege. Wenn es Materialien oder Instrumenten anhaftet, die mit der Haut oder Schleimhaut in Berührung kommen, ruft es Hautreizungen mit Blasenbildung – bis hin zu Gewebsnekrosen – hervor.

Durchführung: Bei der Sterilisation mit Ethylenoxid handelt es sich um eine Sterilisation bei niedriger Temperatur. Der Sterilisationserfolg ist abhängig von:
- der Arbeitstemperatur: 50–60 °C
- der EO-Konzentration: 1.000–1.200 mg/l
- der Feuchtigkeit: 55–85 %
- dem Druck: 53 mbar bis 7 bar (abhängig vom Druckverfahren: Unter-, Gleich-, Überdruck)
- der Einwirkzeit: 20 Minuten–6 Stunden. Je niedriger die Temperatur, desto länger die Einwirkzeit.

Da Ethylenoxid Schmutz, Eiweiße und Salzkristalle nicht durchdringen kann, muss die vorherige sorgfältige Desinfektion und Reinigung, gegebenenfalls ein Durchspülen mit entminera-

lisiertem Wasser der zu behandelnden Materialien gewährleistet sein.

Ethylenoxid bindet sich während der Sterilisation unterschiedlich stark an die Oberflächen des Materials, deshalb ist nach der Sterilisation unbedingt die **Ausgasungs-** oder **Desorptionszeit** sicherzustellen.

Durch die toxischen, kanzerogenen und mutagenen Eigenschaften ist **Ethylenoxid** ein **Gefahrstoff** und unterliegt den jeweils gültigen Vorschriften. In Deutschland enthält die TRGS 513 (Technische Regel für Gefahrstoffe über sensibilisierende Stoffe) die Bestimmungen für die Aufstellung, den Betrieb und die Überwachung von Begasungsanlagen.

> Vor der Anwendung am Patienten darf der Ethylenoxid-(EO-)Gehalt in medizinischen Produkten 1 ppm nicht überschreiten.

Bedienungspersonal muss einen speziellen Lehrgang absolvieren und eine gute Raumlüftung muss zum Schutz des Personals sichergestellt sein.

Anwendungsbereiche: Die Sterilisation mit Ethylenoxid findet Anwendung bei thermolabilen Materialien, für die kein alternatives Sterilisationsverfahren möglich ist.

15.3.2 Sterilisation mit Formaldehyd

Im Zuge der europäischen Normung wird die Formaldehyd-Gas-Sterilisation zukünftig als **NTDF-Verfahren** (Niedertemperaturdampf und Formaldehyd) bezeichnet.

Prinzip: Formaldehyd ist ein mikrobizides Gas, das nicht brennbar und nicht explosiv ist. Kennzeichnend ist der stechende, reizende Geruch, wobei es unterhalb der Geruchsschwelle nicht toxisch ist. Es gilt als **starkes Allergen,** und es besteht der **Verdacht auf kanzerogene**

Eigenschaften (Tierexperiment). Die für einen Ganztagesarbeitsplatz höchstzulässige Konzentration in der Luft für Formaldehyd, der **MAK-Wert** (maximale Arbeitsplatzkonzentration, auch als AGW = Arbeitsplatzgrenzwert bezeichnet), liegt bei 0,5 ppm.

Das Gas hat eine **geringe Eindringtiefe** und kann daher z.B. Innenräume von Instrumenten nicht erreichen. Das zu sterilisierende Material muss sauber (kristallfrei) und trocken sein.

Durchführung: Als Sterilisationsmittel kommt ein Gemisch aus ca. 95 % Wasserdampf mit einem Zusatz von ca. 2 % Formaldehyd und einem alkoholischen Stabilisator zum Einsatz. Die Sterilisation erfolgt unter folgenden Bedingungen:

- Unterdruck: 0,2 bar
- Temperatur: 60–75 °C
- Feuchtigkeit: 60–80 %
- Sterilisierzeit: bis zu 90 Minuten

Die Desorption erfolgt im Gerät, so dass keine zusätzlichen Entlüftungsmaßnahmen erforderlich sind. Eine gute Raumlüftung ist sicherzustellen. **Formaldehyd** zählt zu den **Gefahrstoffen** und die Sterilisation mit Formaldehyd unterliegt gesetzlichen Vorschriften, die in der TRGS 513 festgelegt sind.

Anwendungsbereiche: Die Sterilisation mit Formaldehyd findet Anwendung bei der Sterilisation thermolabiler Materialien.

15.3.3 Plasmasterilisation (Niedrigtemperatur-Plasmasterilisation)

Prinzip: Neben fest, flüssig und gasförmig ist Plasma der vierte Aggregatzustand, in dem ein Stoff vorliegen oder in den er durch Energiezufuhr versetzt werden kann (z.B. Nordlicht

und Neonlicht als natürliche Erscheinungsformen). Bei der **NTP-Sterilisation** (Niedrigtemperatur-Plasmasterilisation) wird Wasserstoffperoxid durch Hochfrequenz in den Plasmazustand versetzt. Der Wasserstoffperoxiddampf wird in reaktive Radikale aufgebrochen, die mit Mikroorganismen reagieren und diese abtöten.

Durchführung: Das zu sterilisierende Material muss gründlich gereinigt und trocken sein. Der **Sterilisationszyklus** umfasst:

- die Vakuumphase: Erzeugung eines Hochvakuums
- die Injektionsphase: Injektion von Wasserstoffperoxid und Druckanstieg
- die Diffusionsphase: Gas diffundiert auf alle Oberflächen und Lumina
- die Plasmaphase: Plasmaerzeugung durch Hochfrequenz
- die Belüftungsphase

Die **Zyklusdauer** beträgt 75–90 Minuten. Nach der Sterilisation verbleiben keine gesundheitsschädigenden Wirkstoffrückstände am Material, das sterilisierte Produkt kann sofort nach Programmablauf eingesetzt werden.

Anwendungsbereiche: Das Verfahren wird zur Sterilisation von thermolabilen Materialien, wie Optiken, Endoskopen und elektronischen Instrumenten, eingesetzt, da es bei Temperaturen unter 50 °C arbeitet. Ungeeignet ist es für die Sterilisation von Flüssigkeiten, Textilien, Papier und von Gegenständen mit blind endenden, engen Lumina.

15.4   Kontrolle der Sterilisation

Für die einzelnen Sterilisationsverfahren sind verschiedene Arten von Prüfverfahren zu unterscheiden, wie im Folgenden beschrieben:

15.4.1   Mikrobiologische Kontrollen

Die mikrobiologische Überprüfung auf Wirksamkeit eines Sterilisationsverfahrens erfolgt mit **Bioindikatoren**. Dies sind bestimmte Zubereitungen mit Mikroorganismen, die so beschaffen sind, dass bei Abtötung der Keime durch das Sterilisierverfahren angenommen werden kann, dass das Verfahren wirksam war. Für die jeweiligen Sterilisationsverfahren werden Keimträger mit den resistentesten Testkeimen eingesetzt (Tab. 15.2).

Der Testkeim wird anschließend für 7 Tage bei einer Temperatur von 56 °C bzw. 37 °C bebrütet. Die Auswertung erfolgt durch autorisierte Hygieneinstitute, das Prüfergebnis liegt erst nach 10–14 Tagen vor.

Abgestimmt auf das Anwendungsgebiet stehen Bioindikatoren in verschiedenen Darreichungsformen zur Verfügung, wie z. B. als Sporenpäckchen oder Sporenstreifen.

Bioindikatoren werden für die periodische und außerordentliche Prüfung eingesetzt. Für die Dampf- und Heißluftsterilisation soll die Überprüfung halbjährlich bzw. nach 400 Chargen erfolgen (gemäß DIN Nr. 58 946, DIN Nr. 58 947, RKI-Empfehlung). Die Gassterilisation ist nach 200 Chargen zu kontrollieren (gemäß DIN Nr. 58 948). Ergibt sich aus der Überprüfung mit Bioindikatoren eine ungenügende Sterilisation, muss eine sofortige Wartung des Geräts durchgeführt werden.

15.4.2   Chemische Kontrollen

Hierzu stehen unterschiedliche so genannte »Behandlungsindikatoren« zur Verfügung:

- **Indikatorstreifen**, die außen auf der Verpackung befestigt werden und anzeigen, ob eine Sterilisationsbehandlung erfolgte. Sie sind für alle Sterilisationsverfahren erhältlich.
- **Chemische Indikatoren**, die nur auf **einen Parameter** des Sterilisierverfahrens, z. B. das Vorhandensein von Gas, reagieren. Sie werden in die Verpackung eingelegt und zeigen durch Farbumschlag das Einwirken des Verfahrens an. Mit Ausnahme der Heißluftsterilisation sind sie für alle Sterilisationsverfahren erhältlich.
- **Chemische Indikatoren**, die auf **mehrere Parameter** des Sterilisationsverfahrens, wie Dampf, Temperatur, Zeit, reagieren. Sie werden in die Verpackung eingelegt. Erst nach Einwirkung der entsprechenden Prozessparameter zeigt sich ein gestufter Farbumschlag. Sie sind nur für die Dampfsterilisation erhältlich.
- **Chemische Indikatoren**, die in ein Testpaket (Wäsche) eingelegt und in die Sterilisationskammer eingebracht werden. Der »Bowie-Dick-Test« (**Dampfdurchdringungstest**) ist nur für die Dampfsterilisation erhältlich. Durch den Farbumschlag des Indikatorfelds wird dargestellt, ob der Dampf bis in das Innere des Testpakets eingedrungen ist.

 Chemische Kontrollen stellen keine sichere Wirksamkeitsprüfung eines Sterilisationsverfahrens dar.

Tab. 15.2   Testkeime für Sterilisationsverfahren

Sterilisationsverfahren	Testkeim
Dampf Formaldehyd	Bacillus stearothermophilus
Ethylenoxid (Heißluft)	Bacillus subtilis
Plasma	Bacillus subtilis

Periodische Prüfungen erfolgen in bestimmten Zeitabständen zum Nachweis der Sterilisation bei Einhaltung der Bedienungsanleitung. **Außerordentliche Prüfungen** sind bei Zweifel an der Wirksamkeit und nach durchgeführten Reparaturen am Sterilisator erforderlich. **Laufende Prüfungen** erfolgen durch Chemoindikatoren pro Charge und anhand der **Dokumentation der einzelnen Prozessparameter**, wie Druck, Temperatur, Feuchtigkeit, durch den Chargenausdruck. Diese Dokumentation muss 10 Jahre aufbewahrt werden.

15.5 Verpackungsarten für Sterilgut

Nach der Desinfektion und Reinigung – vor der Sterilisation – muss das zu sterilisierende Gut zweckmäßig verpackt werden.

Die Verpackung hat die Aufgabe, das sterilisierte Gut bei der Entnahme aus dem Sterilisator, während des Transports und der Aufbewahrung bis zur Verwendung vor mikrobieller Kontamination zu schützen.

Die **Verpackung** muss mit **Kennzeichen** versehen sein, die Auskunft geben über:
- Inhalt
- Art der Sterilisation
- Datum der Sterilisation
- Verfallsdatum
- Chargennummer

Die Objekte müssen so verpackt sein, dass eine aseptische Entnahme ohne Schwierigkeiten möglich ist.
Die Verpackungsart muss auf das Sterilisierverfahren und das zu sterilisierende Objekt abgestimmt sein.

Es gibt **verschiedene Verpackungsarten** für Sterilgut, sie sind in DIN-, EN- und ISO-Normen festgelegt.

15.5.1 Mehrwegverpackungen

Die wichtigste Form ist der **Sterilisierbehälter** oder Container. Er besteht aus Edelstahl oder eloxiertem Aluminium. Die Behälter müssen das Objekt allseitig umschließen und mit entsprechenden Öffnungen für den Durchtritt von Dampf und Luft versehen sein. Diese Perforationsstellen müssen durch Filter aus Papier oder Stoff vor Staub und anderen Einflüssen geschützt sein. Papierfilter werden nach einmaligem Gebrauch, Stofffilter spätestens alle 6 Monate oder bei Brüchigkeit gewechselt.
Mehrwegverpackungen aus **textilem Material** (Baumwolle) haben den Nachteil, dass sie durch die grobe Gewebsstruktur keinen ausreichenden Schutz des Sterilguts bieten. Des Weiteren ist kein ausreichender Schutz gegen Feuchtigkeit gegeben. Daher sind Tücher als alleinige Sterilgutverpackung nicht zulässig, sondern lediglich als »innere« Sterilgutverpackung nutzbar.

15.5.2 Einwegverpackungen

- **Klarsichtverpackungen:** Es gibt sie als Beutel oder Schlauch. Sie bestehen aus Papier, Polyester, Polypropylen und Tyvek®, dabei ist eine Seite dampf- bzw. gasdurchlässiges Papier und eine Seite Sichtfolie. So ist in dieser Verpackung das Sterilgut sichtbar und durch »Peelen« leicht zu entnehmen. Klarsichtverpackungen sind geeignet für die Dampf-, Formaldehyd- und Ethylenoxidsterilisation.
- **Sterilisationsbogenpapier:** Da das Material nicht besonders reißfest ist, muss aus Sicherheitsgründen eine Textilinnenumhüllung verwendet werden. Die Umhüllung kann nach dem Auspacken als sterile Unterlage dienen. Diese Verpackung ist geeignet für die Dampf- und Ethylenoxidsterilisation.

Tab. 15.3 Richtwerte zur Lagerdauer von Sterilgut (nach DIN 58953, Teil 7)

Verpackungsart	Lagerung ungeschützt (z. B. auf Regalen)	Lagerung geschützt (z. B. in Schränken oder Schubladen)
Sterilgut-Einfachverpackung	24 Stunden	6 Wochen
Sterilgut-Zweifachverpackung	6 Wochen	6 Monate
Sterilgut-Lagerverpackung	5 Jahre	5 Jahre

15.6 Lagerung von Sterilgut

Sterilgüter müssen so gelagert werden, dass sie geschützt sind vor:
- Verschmutzung, z. B. durch Staub
- Feuchtigkeit
- mechanischer Beanspruchung
- UV-Strahlen
- extremen Temperaturen

Damit ist die Lagerung von Sterilgut in Schränken oder Schubladen (= geschützte Lagerung) gegenüber der in Regalen (= offene Lagerung) vorzuziehen (Tab. 15.3).
Die Vorratshaltung sollte dem Bedarf angepasst sein, so dass ein schneller Umlauf gewährleistet ist, des Weiteren gilt das Prinzip »First in – first out«.
Darüber hinaus sind folgende Punkte zu beachten:
- Vor dem Öffnen der Sterilgut-Lagerverpackung ist diese von Staub zu befreien.
- Bedingt durch Unterschiede der Verpackung und Lagerung empfehlen sich maximale Lagerzeiten von 3–6 Monaten.

15.7 Umgang mit Sterilgut

Vor dem Öffnen der Sterilgutverpackung sollte diese unter anderem überprüft werden auf:
- mögliche Beschädigung, z. B. durch spitze Instrumente oder gelöste Schweißnähte

- Sterilisations- und Verfallsdatum
- Umschlag des Behandlungsindikators
- Feuchtigkeit, z. B. Kondenswasser (Sterilgut, dessen Verpackung feucht ist oder Kondenswasser enthält, gilt als unsteril!)

15.7.1 Entnahme von und Umgang mit sterilem Material

- vor dem Öffnen hygienische Händedesinfektion
- Öffnen der Verpackung erst unmittelbar vor Gebrauch
- sachgerechtes Öffnen der Peel-Verpackung, z. B. Instrument nicht durch Verpackung stoßen
- bei Sterilisationspapierverpackung kontaminationsfreies Entfalten sicherstellen
- nicht sprechen, nicht husten oder niesen beim Öffnen und bei Entnahme und Ablage auf ein steriles Arbeitsfeld
- für eine ausreichende Arbeitsfläche sorgen
- sterile von unsterilen Materialien deutlich trennen
- bei ausgebreitetem sterilem Material Staubaufwirbelung durch Luftbewegung vermeiden
- bei der patientennahen Schaffung eines sterilen Arbeitsfeldes (z. B. Katheterismus, Verbandwechsel) Patienten entsprechend informieren

- aseptisches Arbeiten ist bei aufwendigen Verbandwechseln unter anderem durch eine assistierende Pflegekraft zum Anreichen steriler Materialien sicherzustellen

15.7.2   Anziehen steriler und Ausziehen kontaminierter Handschuhe

Beim Gebrauch steriler Handschuhe ist darauf zu achten,

- dass dem Anziehen eine hygienische bzw. chirurgische Händedesinfektion vorausgeht,
- dass beim Anziehen die Außenseite des Handschuhs nicht berührt wird,
- dass beim Ausziehen der kontaminierten Handschuhe die Außenseite nicht mit der unbehandschuhten Hand berührt wird,
- dass nach dem Ausziehen der Handschuhe eine hygienische Händedesinfektion erforderlich ist.

Die Handschuhe (Abb. 15.1) werden aus der Verpackung genommen und mit dem Einpackpapier so platziert, dass die Stulpen zum Anwender ausgerichtet sind (A). Der erste Handschuh wird mit einer Hand an der Stulpe angefasst und über die andere Hand gezogen (B). Die behandschuhte Hand greift nun unter die Stulpe des anderen Handschuhs (C) und zieht ihn über die unbehandschuhte Hand (D).

Um die kontaminierten Handschuhe wieder auszuziehen, greift eine Hand in die Innenfläche der anderen Hand (E), hebt ihn an, zieht ihn ab (F) und hält ihn fest. Die unbehandschuhte Hand fasst nun unter die Stulpe der noch behandschuhten (G) und zieht ihn ebenfalls ab, so dass letztlich der Handschuh umgekrempelt ist und den anderen in sich behält.

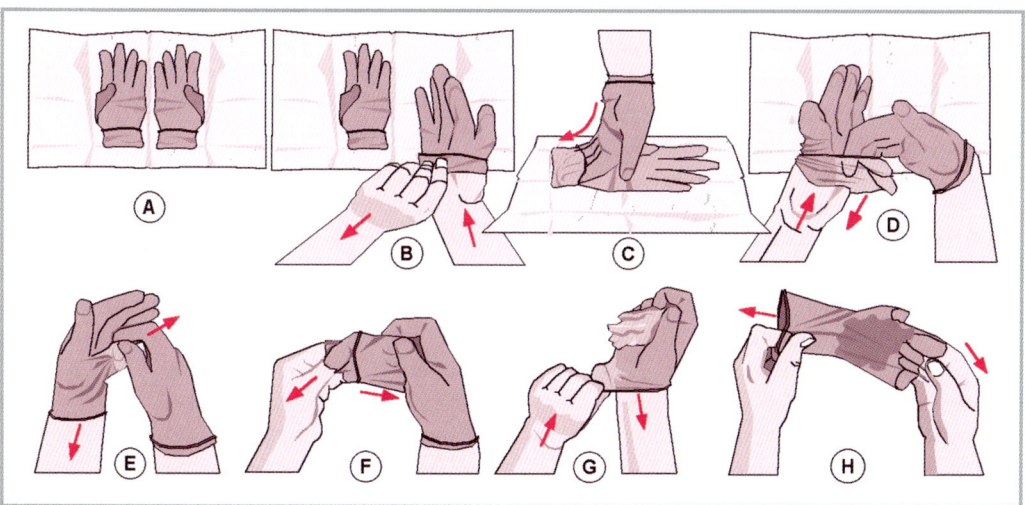

Abb. 15.1   Anziehen steriler und Ausziehen kontaminierter Handschuhe (s. auch Text; aus: Bergen P. Basiswissen Krankenhaushygiene. Hagen: Brigitte Kunz Verlag 1998)

16 Schädlingsbekämpfung

Vera Singbeil-Grischkat

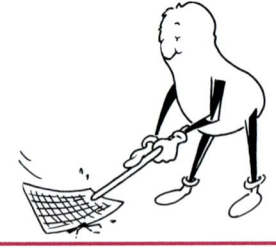

Tierische Schädlinge können das Wohlbefinden und die Gesundheit des Menschen beeinträchtigen. Gliedertiere (Arthropoden), Nagetiere und auch Vögel, z. B. Tauben, zählen zu diesen Schädlingen.

Durch die Schädlingsbekämpfung soll einer Gesundheitsschädigung, z. B. in Form von Infektionskrankheiten, vorgebeugt und der Verderb, die Verschmutzung oder die Vernichtung von Nahrungsmitteln vermieden werden.

Entwesung beinhaltet die Vernichtung von schädlichen und lästigen Kleintieren. Unter **Desinsektion** versteht man die Bekämpfung und Vernichtung von Körper- und Wohnungsungeziefer (gegen Insekten) mit chemischen oder physikalischen Verfahren.

Die tierischen **Schädlinge** lassen sich einteilen in:

- **Körperungeziefer** (permanent körpergebundene Ekto- und Endoparasiten): Krätzmilbe, Kleider-, Kopf- und Filzlaus
- **Wohnungsungeziefer** (suchen den Menschen nur vorübergehend zur Nahrungsaufnahme auf): Menschenfloh und Bettwanze
- **Hausschädlinge** (Vorkommen im Wohnbereich ohne den Menschen üblicherweise direkt zu berühren): Schabe, Pharaoameise, Hausfliege, Silberfischchen, Kleidermotte, Hausstaubmilbe

- **frei lebende Schädlinge** (in der weiteren Wohnumgebung des Menschen lebende Tiere, die zur Nahrungsaufnahme unter anderem als Blutsauger auftreten und neben der Stichreaktion auch gefährliche Krankheitserreger übertragen können): Hausmücke, Gelbfiebermücke, Malariamücke, Tse-Tse-Fliege, Myiasisfliege, Holzbock, Biene, Wespe, Hornisse

Schädlinge können auf Menschen, Gebrauchsgegenstände und Nahrungsmittel schädigend einwirken.

Die schädigende Wirkung kann sich unter anderem erstrecken auf:

- die **Übertragung von Krankheitserregern**, z. B. durch Zecken, Mücken, Läuse, Flöhe, Schaben und Fliegen
- die **Erzeugung von Krankheiten**, z. B. durch Reizung der Haut durch Bisse oder Stiche (Zecken, Läuse, Mücken), durch Allergenproduktion (Hausstaubmilbe) oder Ekto- und Endoparasitismus (Myiasisfliege, Krätzmilbe)
- die **Zerstörung oder das Verderben von Lebensmitteln**, z. B. durch Schaben, Maden
- die **Zerstörung von Materialien**, wie Kleidungsstücke durch Kleidermotten, Isoliermaterial durch Ratten
- **Erregen von Ekel** durch Belaufen von Lebensmitteln und Absetzen von Exkreten und Eiern, z. B. Lebensmittelmotten

16.1   Schädlingsprophylaxe und -bekämpfung

Abhängig von den Lebensgewohnheiten der Schädlinge stehen zahlreiche Vorbeugungs- und Bekämpfungsmöglichkeiten zur Verfügung. Die nachfolgend aufgeführten vorbeugenden Maßnahmen beziehen sich sowohl auf den häuslichen als auch den Krankenhausbereich!

16.1.1   Vorbeugende Maßnahmen

Zu den allgemeinen Maßnahmen gehören:
- regelmäßige Körperpflege, Wäschewechsel und -pflege
- Lebensmittel kühl und trocken in dicht schließenden Behältern aufbewahren
- regelmäßige Reinigung der Räume
- Vermeiden bzw. Beseitigen von Unterschlupfmöglichkeiten, z. B. lose Kacheln, Risse oder Spalten, durch bauliche Maßnahmen
- regelmäßige Müllentsorgung
- Verhindern des Zugangs für Insekten durch Anbringen von Insektengittern
- Schaffung eines angemessenen Raumklimas, d. h. Räume regelmäßig lüften und nicht überheizen
- in regelmäßigen Zeitabständen Aufstellen von Indikatorfallen in gefährdeten Bereichen, um mögliche Schädlingsansiedelung frühzeitig zu erkennen

16.1.2   Schädlingsbekämpfung

Sollte es trotz aller Prophylaxe zu einem Schädlingsbefall im Krankenhaus kommen, ist eine Schädlingsbekämpfung durchzuführen.
Die rechtliche Grundlage für eine angeordnete **Schädlingsbekämpfung** (Entwesung) ist § 17 (2) des Infektionsschutzgesetzes: »Wenn Gesundheitsschädlinge festgestellt werden und die Gefahr begründet ist, dass durch sie Krankheitserreger verbreitet werden, so hat die zuständige Behörde die zu ihrer Bekämpfung er-

forderlichen Maßnahmen anzuordnen. Die Bekämpfung umfasst Maßnahmen gegen das Auftreten, die Vermehrung und Verbreitung von Gesundheitsschädlingen.«
Zur angeordneten Schädlingsbekämpfung dürfen nur Mittel und Verfahren verwendet werden, die von der zuständigen Bundesoberbehörde (Robert Koch-Institut/Bundesamt für Verbraucherschutz und Lebensmittelsicherheit) in einer Liste im Bundesgesundheitsblatt bekannt gemacht worden sind. Die hier aufgeführten Mittel und Verfahren sind als wirksam befunden und weisen keine unvertretbaren Auswirkungen auf Gesundheit und Umwelt auf.
Die **Schädlingsbekämpfung** umfasst folgende Schritte:
- Zunächst müssen die Schädlingsart und das Ausmaß des Befalls ermittelt werden.
- Das Schädlingsbekämpfungsmittel oder -verfahren wird unter Berücksichtigung der baulichen Gegebenheiten festgelegt.
- Die geplante Maßnahme wird entsprechend ausgeführt.
- Die Maßnahme zur Bekämpfung der Schädlinge wird auf ihre Wirksamkeit überprüft. Die Tilgungskontrolle erfolgt durch Indikatorfallen.
- Nach ca. 1–2 Wochen ist zur weiteren Kontrolle eine Nachbegehung erforderlich.
- Der Schädlingsbekämpfer muss ein Protokoll erstellen, aus dem die eingesetzten Mittel, die Dosierung und das Datum der Durchführung ersichtlich sind.

16.2   Pediculosis capitis und Skabies

Da der Kopflausbefall und die Krätze für das Pflegepersonal sicherlich die häufigste Konfrontation mit Körperungeziefer sind, werden diese stellvertretend für Ekto- bzw. Endoparasiten bearbeitet.
Es gibt allein in Deutschland 35 Läusearten, allerdings sind nur 3 Arten für den Menschen

lästig bis gefährlich. Dazu gehören Kopflaus, Filzlaus und Kleiderlaus, wobei letztere in Deutschland kaum noch Bedeutung hat. Während die Filzlaus die Region der Schamhaare und Bereiche mit apokrinen Drüsen, wie Leistengegend, Brustwarze, selten Augenbrauen und Wimpern, bevorzugt, siedelt die Kopflaus auf der Kopfhaut, bevorzugt hinter den Ohren und im Nacken.

16.2.1 Pediculosis capitis (= Kopflausbefall)

Die **Kopflaus** (Abb. 16.1 a) ist ein stationärer Ektoparasit, kommt ausschließlich beim Menschen vor und lebt fast nur auf der Kopfhaut zwischen den Kopfhaaren. Sie ist ein flügelloses Insekt, ca. 2–3 mm groß und von grau-weißer, grau-gelber oder braun-grauer Farbe. Rot oder rot-braun sehen mit Blut vollgesogene Läuse aus, da das Blut durch die Körperwand schimmert. Läuse haben 3 Beinpaare und einen Stechsaugrüssel, mit dem sie mehrmals täglich

Blut aufnehmen. Der Lebenszyklus der Kopflaus verläuft in den Stadien Ei (Nisse), Larve und Laus. Die Entwicklungsdauer vom Ei bis zur ersten Eiablage umfasst in der Regel 3 Wochen.

Das Weibchen legt die Eier (Nissen; Abb. 16.1 b) an den Kopfhaaren ab, dort haften sie fest durch das gegen Wasser und Schweiß widerstandsfähige Klebesekret. Die **Nissen** sind ca. 0,8 mm lang, weißlich bis gelblich und mit dem bloßen Auge erkennbar. Die Lebensdauer der Laus beträgt meist nur wenige Wochen, in dieser Zeit legt sie 100–150 Eier ab. Die Entwicklung der Eier ist abhängig von der Temperatur und Luftfeuchtigkeit der Umgebung.

Die Vorzugstemperatur der Kopflaus liegt bei ca. 32 °C, Temperaturen > 40 °C werden nur kurzfristig ertragen. Bei längerer Einwirkung sterben Läuse und Nissen ab. Kopfläuse und deren Larven nehmen als Nahrung nur strömend warmes Blut zu sich. Dabei gelangen Speicheldrüsensekrete in den Stichkanal. Dieses Toxin bewirkt den Juckreiz.

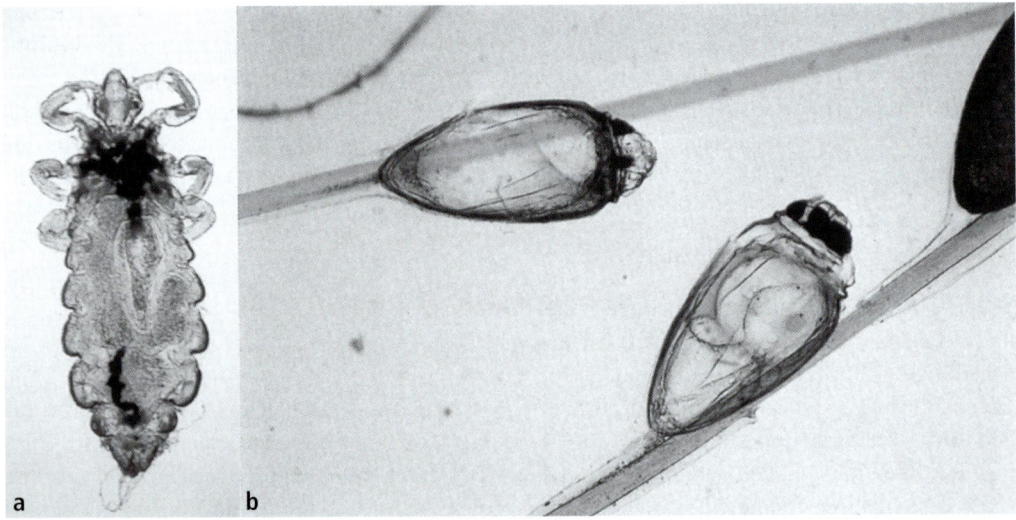

a   b

Abb. 16.1   Kopflaus (Pediculus humanus capitis). **(a)** Kopflaus in 19facher Vergrößerung. **(b)** Nissen (aus: Bork K, Bräuninger W. Hautkrankheiten in der Praxis. Diagnostik und Therapie. 2. Aufl. Stuttgart, New York: Schattauer 1997)

Nissen unterscheiden sich von Kopfschuppen oder Haarspraypartikeln dadurch, dass sie fest am Haar haften und nicht abgestreift werden können. Entfernen oder Abtöten der Läuse und Nissen ist durch einfaches Haarewaschen nicht möglich.

Übertragung: Sie erfolgt von Mensch zu Mensch durch engen Kopfkontakt. Aber auch die gemeinsame Benutzung von Kopfbedeckungen, Kissen, Kämmen und Bürsten ermöglicht die Weiterverbreitung. Enge zwischenmenschliche Kontakte, insbesondere in Gemeinschaftseinrichtungen für Kinder und Jugendliche, begünstigen die Verbreitung.

Solange der Betroffene mit geschlechtsreifen Läusen befallen und noch keine angemessene Therapie begonnen wurde, besteht Ansteckungsfähigkeit.

Lokalisation: Läuse finden sich vor allem in den Kopfhaaren, bevorzugt in der Schläfen-, Ohren- und Nackengegend, aber auch im Bart und in den Augenbrauen.

Symptome: Kopflausbefall macht sich durch folgende Symptome bemerkbar:
- hochrote Papeln als örtliche Reaktion auf die Stiche der Kopfläuse, die alle 2–3 Stunden erfolgen
- Juckreiz, Kratzspuren, Ekzeme und Lymphknotenschwellung
- Bei Vernachlässigung können Haare, Haarsekrete und Eiter zu einem übel riechenden Konglomerat verfilzen, in dem die Läuse massenhaft nisten.

Diagnostik: Die Diagnose wird durch die Inspektion gestellt, der Gebrauch einer Lupe erleichtert das Auffinden von Läusen und Nissen.

Therapie: Es erfolgt eine Lokalbehandlung mit Insektiziden, die eine pedikulizide Wirkung aufweisen. Ziel der Therapie ist die Abtötung von geschlechtsreifen Läusen und Larven. Die chemischen Pedikulizide (z.B. Goldgeist® forte) enthalten neurotoxische Insektizide, wie Lindan oder Permethrin, die zum Tod des Parasiten führen. Nebenwirkungen, wie Hautirritationen, Atembeschwerden, Kopfschmerzen, Übelkeit und Erbrechen, sind möglich. Pedikulizide stehen in flüssiger, gelartiger und pulverförmiger Form zur Verfügung und sind in der Apotheke rezeptfrei zu erwerben oder auf ärztliches Rezept erhältlich.

Die Anwendung muss entsprechend der Gebrauchsanweisung erfolgen. Vorbereitend empfiehlt sich das mehrmalige Spülen mit Essigwasser (3 Essl. Essig/1 l Wasser). Das Präparat wird aufgebracht und nach 10–30 Minuten ausgewaschen. Anschließend werden die Haare gründlich ausgespült und mit einem engzinkigen Staubkamm (Nissenkamm) zur Entfernung der Nissen ausgekämmt. Die Behandlung muss nach 8–10 Tagen wiederholt werden, um ggf. aus Nissen geschlüpfte Larven abzutöten.

Seit einigen Jahren steht mit der Dimeticonlösung (Nyda L®) ein insektizidfreies Pedikulizid zur Verfügung. Es dringt tief in die Atemwege der Parasiten ein und lässt sie ersticken. Es gilt als hochwirksam und gut verträglich.

Bedingt durch bakterielle Sekundärinfektionen können Hauterscheinungen vorliegen, die eine dermatologische Behandlung erforderlich machen. Säuglinge und Kleinkinder sollten nicht in Eigenregie behandelt werden, es ist immer ein Kinderarzt aufzusuchen.

Erforderliche Maßnahmen für Patienten und Kontaktpersonen:
- sachgerecht durchgeführte Behandlung
- Untersuchung und ggf. Behandlung aller Kontaktpersonen in der Familie und der Gemeinschaftseinrichtung, z.B. Kindergarten und Schule
- Reinigungs- und Entwesungsmaßnahmen

Zur **Vorbeugung einer Neuansteckung** sind folgende Punkte zu beachten:

- Neben der Behandlung der Haare ist eine gründliche Reinigung des Kammes, der Haar- und Kleiderbürsten erforderlich.
- Kleidungsstücke, Bettwäsche und Handtücher müssen gewechselt und bei mindestens 60 °C gewaschen werden.
- Oberbekleidung, in der sich ausgestreute Kopfläuse befinden können, kann in einem gut verschlossenen Plastiksack über 4 Wochen möglichst warm gelagert werden. Nach dieser Zeit sind die Läuse verhungert. Wenn Kinder betroffen sind, sollte das Spielzeug, z. B. Plüschtiere, nicht vergessen werden. Wem die Hungerzeit der Läuse zu lange dauert, kann Präparate in Pulverform zum Bestäuben der Kleidung benutzen.
- Reinigung der Wohn- und Schlafräume (Bodenbelag, Teppiche, Polstermöbel) mit einem Staubsauger.

Eltern sind verpflichtet, die Gemeinschaftseinrichtung, die ihr Kind besucht, über den Kopflausbefall zu informieren (§ 34 Abs. 5 Infektionsschutzgesetz). Festgestellter Kopflausbefall schließt eine Betreuung oder Tätigkeit in einer Gemeinschaftseinrichtung, bei der Kontakt zu den Betreuten besteht, aus. Es besteht keine Meldepflicht, aber eine Unterrichtungspflicht der Leiterinnen und Leiter von Gemeinschaftseinrichtungen gegenüber dem Gesundheitsamt.

Maßnahmen im Krankenhaus

- Für den kopflausbefallenen Patienten ist eine Einzelunterbringung nicht generell nötig.
- Bei direktem Kontakt zu einem kopflausbefallenen Patienten oder zu der kontaminierten Umgebung, z. B. Bettwäsche, sollte die Pflegeperson einen Schutzkittel und Handschuhe tragen. Nach Kontakt ist eine entsprechende Händehygiene erforderlich. Bettwäsche, Handtücher und Kleidung sind nach jeder Behandlung zu wechseln. Kamm und

Haarbürsten sollten nach der Benutzung vorzugsweise chemisch desinfiziert werden. Besonderheiten bestehen bei der Wäsche- und Textilienbehandlung, hier ist zur Entlausung ein thermisches Verfahren zu nutzen, gleiches gilt als Abschlussmaßnahme für die Entlausung des Bettes.

16.2.2 Skabies = Krätze

Skabies ist eine Hauterkrankung, die mit starkem Juckreiz einhergeht und durch die Krätzmilbe verursacht wird. Die **Krätzmilbe** (Sarcoptes scabiei; Abb. 16.2) ist ein weltweit auftretender Endoparasit und ist 0,5–1 mm groß. Die Milben entwickeln sich in und auf der Haut und ernähren sich von Zellplasma, Lymphe und Epidermiszellen. Erwachsene Krätzmilben und Nymphen graben Gänge in die menschliche Haut, die bis zum Stratum granulosum reichen. In den Gängen, die sich durch Kotpartikel schwarz abzeichnen, erfolgt schließlich die Eiablage. Larven mit 3 Beinpaaren schlüpfen nach 3–5 Tagen.

Die Ausbreitung der Krätze wird durch Hygienemängel und schlechte Lebensverhältnisse begünstigt; in Gemeinschaftseinrichtungen ist eine Übertragung leicht möglich.

Infektion: Sie erfolgt durch engen körperlichen Kontakt und durch Wäschestücke (Kontaktinfektion). Hautschuppen sind das erregerhaltige Material.

Lokalisation: Bevorzugte Lokalisationen der Krätzmilbe sind Finger- und Zehenzwischenräume, Handgelenke, Ellenbogen, Fußgelenke, Oberarm, Brust, besonders die Umgebung der Brustwarzen, Leistenbereich. Genitale, Gesicht und Rücken sind fast immer frei von Befall.

Symptome: Die Krätze ist durch folgende Symptome, die bei Erstbefall nach 2–6 Wochen auftreten, charakterisiert:

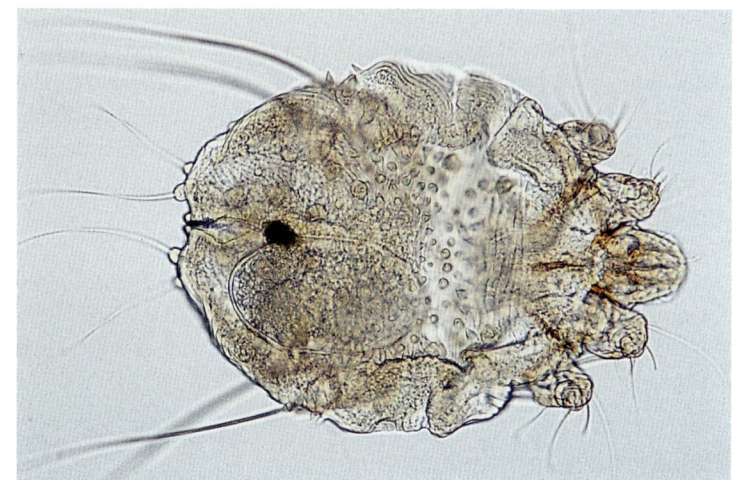

Abb. 16.2   Krätzmilbe (1:120) (Sarcoptes scabiei; aus: Bork K, Bräuninger W. Hautkrankheiten in der Praxis. Diagnostik und Therapie. 3. Aufl. Stuttgart, New York: Schattauer 2005)

- Es kommt zu starkem Juckreiz an den befallenen Hautarealen, eventuell zum allergischen Exanthem am ganzen Körper.
- Der Juckreiz wird durch die Bettwärme in der Nacht verstärkt.
- Es bilden sich Vesikel, Papeln und Pusteln.
- Durch den starken Juckreiz ist Aufkratzen möglich, daraus kann sich eine Sekundärinfektion ergeben.
- Sichtbar sind feine, millimeterlange, strichförmige, ganz leicht erhabene Milbengänge.
- Ein generalisierter Hautausschlag als Folge der Sensibilisierung ist möglich.

Das Krankheitsbild kann durch Immunschwäche oder Mangelkrankheiten noch verstärkt werden.

Therapie: Die Skabiestherapie beinhaltet folgende Maßnahmen:
- Jacutin-Gel® (Creme, Spray, Lotion) wird auf den ganzen Körper mit Ausnahme des Kopfes abends aufgetragen und morgens abgewaschen. Vor Therapiebeginn sollte eine Ganzkörperbad erfolgen. Wegen der Eiablage ist die Behandlung an 2–3 aufeinanderfolgenden Tagen, abhängig von der Konzentration des verwendeten Präparates, zu wiederholen.

- Ein Wechsel der Körperkleidung, Unterwäsche, Handtücher und Bettwäsche ist alle 12–24 Stunden erforderlich.
- Das Waschen der Bekleidung und Bettwäsche bei 60 °C reicht aus.
- Betten, Sessel und Fußbodenbeläge müssen gründlich abgesaugt werden.
- Es ist ausreichend, Textilien in Plastiksäcken für 14 Tage ungenutzt zu lagern. Der Parasit kann bei 21 °C ca. 96 Stunden außerhalb des Wirtes überleben.
- Die Familie und weitere Kontaktpersonen müssen auf möglichen Befall untersucht und gegebenenfalls mitbehandelt werden.
- Bis zum Abschluss der Behandlung muss jeder körperliche Kontakt zwischen der erkrankten Person und anderen Personen vermieden werden.
- Nach § 34 Abs. 1 des Infektionsschutzgesetzes dürfen an Krätze erkrankte Personen erst wieder Gemeinschaftseinrichtungen besuchen, wenn nach ärztlichem Urteil eine Weiterverbreitung der Krätze durch sie nicht mehr zu befürchten ist.

Besonderheiten beim Kind:
- Das Kind wird zunächst gebadet, Fingernägel sind zu kürzen und zu reinigen.

- Das Antiscabiosum wird auf die Haut aufgetragen. Die zu verwendende Konzentration des Präparates ist durch den behandelnden Pädiater anzuordnen.
- Es ist darauf zu achten, dass das Kind das Präparat nicht ins Gesicht reibt.
- Nach Ablauf der Einwirkzeit wird das Präparat wieder abgewaschen, Wäsche- und Bettwäsche werden gewechselt. Auf eine gute Hautpflege ist zu achten.
- Die Eltern müssen über die zu beachtenden Hygieneregeln informiert werden.

Maßnahmen im Krankenhaus

- Bei Betreuung betroffener Patienten im Krankenhaus ist das Tragen von Schutzkittel und Handschuhen bei möglichem Kontakt mit erregerhaltigem Material oder kontaminierten Objekten erforderlich.
- Nach Kontakt ist eine gründliche Händewaschung einschließlich der Nägel durchzuführen, da eine Händedesinfektion nicht ausreichend wirksam ist.

- Alle potenziell mit Milben behafteten Gegenstände müssen desinfiziert werden.
- Bettwäsche, Handtücher und Kleidung sind nach jeder Behandlung zu wechseln. Die Maßnahmen der laufenden Desinfektion entsprechen der Standardhygiene, lediglich im Rahmen der Schlussdesinfektion ist eine thermische Desinfektion von Matratze, Kissen und Decke notwendig.
- Zur Unterbrechung der Infektionskette kann eine Isolierung erforderlich sein.

Häufig wird die Krätze in Unkenntnis zunächst als Allergie oder Ekzem fehlinterpretiert. Damit ist eine ungehinderte Ausbreitung möglich.
In Alten- und Pflegeheimen und anderen Gemeinschaftseinrichtungen ist ein deutlicher Anstieg der Krätzefälle zu verzeichnen. Entsprechend erhöhte sich auch die Zahl der Erkrankungen von Pflegepersonal im Jahr 2004 von 232 auf 1234 Meldungen (BGW-Pressearchiv).

17 Isolierungsmaßnahmen

Vera Singbeil-Grischkat

Die Isolierung von Infektionskranken stellt die wohl älteste Maßnahme **zur wirksamen Verhinderung der Ausbreitung von übertragbaren Krankheiten** dar. Kenntnisse der Epidemiologie und der Übertragungswege bilden heute die Grundlage für die Einleitung und Umsetzung krankheitsspezifischer Isolierungsmaßnahmen.

Grundsätzlich sind zwei Indikationen für eine Isolierung zu unterscheiden:

- **Quellenisolierung:** Bei Verdacht oder Vorliegen bestimmter übertragbarer Erkrankungen erfolgt die Isolierung und Distanzierung des Erkrankten, der »Quelle«, **zum Schutz von Mitpatienten, Personal und Besuchern.**
- **Schutzisolierung:** Patienten mit einer **ausgeprägten Abwehrschwäche** (z. B. Leukämie, großflächige Verbrennungen, Organtransplan-

tationen) sollen **vor Infektionen geschützt** werden. Schutzisolierung wird auch als **protektive** Isolierung oder **Umkehrisolierung** bezeichnet.

> Der **Umfang der Schutzmaßnahmen** sollte sich orientieren:
> - am Gefährdungsgrad, der von dem Patienten und den kontaminierten Gegenständen ausgeht
> - an der Infektionsempfänglichkeit des Patienten
> - am Schweregrad der Erkrankung
> - an der Infektionsempfänglichkeit der Personen, die Kontakt zum Patienten und zu kontaminierten Objekten haben

Die Isolierung wird durch den behandelnden Arzt angeordnet, bei meldepflichtigen übertragbaren Krankheiten nach Infektionsschutzgesetz kann das auch durch den Amtsarzt erfolgen. Die Isolierung umfasst:

- die räumliche Trennung
- spezifische Schutzmaßnahmen in Abhängigkeit von Erkrankung, Erkrankungsstadium und Übertragungsweg
- die kontrollierte Ver- und Entsorgung

Grundlage für die Durchführung einer Isolierung sind:

- das Infektionsschutzgesetz
- die Richtlinie zur Krankenhaushygiene und Infektionsprävention des RKI
- die Isolierungsrichtlinien des CDC

17.1 Quellenisolierung

Grundsätzlich können beim Grad der Isolierung die **strikte** und die **Standardisolierung** unterschieden werden. Die Art der Isolierung ist abhängig vom Übertragungsweg, von der Kontagiosiät (Ansteckungsfähigkeit) und der Virulenz (Schädigungspotenzial) des Krankheitserregers.

17.1.1 Strikte Isolierung

Eine strikte Isolierung ist erforderlich bei Patienten, bei denen eine Infektionsgefahr durch **direkten Kontakt, durch Kontakt mit Körperflüssigkeiten oder -ausscheidungen und Tröpfcheninfektion** gegeben ist, z.B. bei Diphtherie, Lungenpest, Lungenmilzbrand oder virusbedingtem hämorrhagischem Fieber. Hierbei handelt es sich um besonders gefährliche Infektionen.

Erforderliche Maßnahmen: Das Spektrum der Maßnahmen umfasst folgende Punkte:
- Der Patient muss über die zu treffenden Schutzmaßnahmen, die voraussichtliche Dau-

er und die möglichen Übertragungswege informiert werden.
- Die Unterbringung des Patienten muss in einem Einzelzimmer mit eigener Sanitärzelle und Schleuse erfolgen.

Eine **Schleuse** trennt Bereiche, von denen bevorzugt Infektionen ausgehen oder Bereiche, die besonders vor Infektionen geschützt werden müssen, von den übrigen Krankenhausbereichen, um eine Keimverbreitung zu verhindern.

- Der Patient darf das Zimmer nicht verlassen. Besuche sind nicht gestattet. Die Türen sind stets geschlossen zu halten.
- Vor und nach Betreten des Zimmers und nach jedem direkten Patientenkontakt ist eine hygienische Händedesinfektion erforderlich.
- Die erforderliche Schutzkleidung umfasst Einmalhandschuhe, Mund-Nasen-Schutz, Schutzkittel und Kopfschutz.
- Nach Verlassen des Patientenzimmers wird in der Schleuse die Schutzkleidung ausgezogen und im Wäscheabwurf bzw. in einem Behälter für infektiösen Abfall entsorgt. Anschließend ist eine hygienische Händedesinfektion durchzuführen.
- Für Desinfektionsmaßnahmen müssen Desinfektionsmittel und -verfahren nach der RKI-Liste Anwendung finden. Aus aktueller Sicht werden jedoch die in der DGHM-Liste empfohlenen Konzentrationen als ausreichend erachtet. Pflegeutensilien, wie Waschschüssel, Steckbecken, Urinflasche, Fieberthermometer und Blutdruckmessgerät, sind patientengebunden einzusetzen und verbleiben nach der Desinfektion im Patientenzimmer. Für alle Entsorgungsgüter gilt: Sie müssen im Zimmer desinfiziert werden und sind gekennzeichnet in dichter Verpackung so zu entsorgen, so dass eine Kontamination und Verbreitung sicher auszuschließen ist.

- Die Wäscheentsorgung erfolgt in farblich gekennzeichneten Wäschesäcken im Doppelsackverfahren (Plastiksack und Stoffwickelsack).
- Matratzen sollten durch einen abwaschbaren Bezug geschützt sein.
- Abfälle werden direkt im Zimmer in entsprechenden Behältnissen entsorgt.

Die Richtlinie der Länderarbeitsgemeinschaft Abfall (LAGA) über die ordnungsgemäße Entsorgung von Abfällen aus Einrichtungen des Gesundheitsdienstes (Stand 2002) ordnet Abfälle einem Abfallschlüssel (AS) zu. Nachfolgend ein Auszug:

- »AS 180101: Spitze oder scharfe Gegenstände, Abfälle wie Kanülen und Skalpelle sowie Gegenstände mit ähnlichem Risiko für Schnitt- oder Stichverletzungen müssen in stich- und bruchfesten Einwegbehältnissen gesammelt, fest verschlossen, sicher vor unbefugtem Zugriff gelagert, transportiert und entsorgt werden.
- AS 180102: Körperteile und Organe, einschließlich Blutbeutel und Blutkonserven
- AS 180103*: Abfälle, an deren Sammlung und Entsorgung aus infektionspräventiver Sicht besondere Anforderungen gestellt werden«. Es handelt sich dabei um Abfälle, die mit meldepflichtigen Erregern behaftet sind und durch die somit eine Verbreitung der Krankheit zu befürchten ist. Dies ist z. B. in Isoliereinheiten von Krankenhäusern und mikrobiologischen Laboratorien gegeben. Abfälle dieses Abfallschlüssels sind unmittelbar am Ort ihres Anfallens in reißfesten, feuchtigkeitsbeständigen und dichten Behältnissen zu sammeln und ohne Umfüllen und Sortieren in geeigneten, sicher verschlossenen Behältnissen zur zentralen Sammelstelle zu befördern. Die Behältnisse sind mit dem Biohazard-Symbol gekennzeichnet (s. Abb. 17.1).

(Die mit einem * versehenen Abfälle sind aufgrund ihrer Eigenschaften als gefährlich anzusehen.)

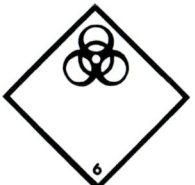

Abb. 17.1 Biohazard-Symbol

- Die Aufhebung der Isolierung erfolgt nach ärztlicher Anordnung.
- Bei Entlassung, Verlegung oder Tod des Patienten ist eine Scheuer-/Wischdesinfektion des Patientenzimmers und des Sanitärbereichs durchzuführen.

17.1.2 Standardisolierung

Die Standardisolierung erfolgt bei Patienten mit einer meldepflichtigen Erkrankung, die durch

- **Tröpfcheninfektion** (aerogen),
- **direkten Kontakt** oder
- **Kontakt mit infektiösen Körperflüssigkeiten oder -ausscheidungen** übertragen werden kann, z. B. bei infektiösen Enteritiden.

Erforderliche Maßnahmen: Die bei der Standardisolierung erforderlichen Maßnahmen weichen in den nachfolgend genannten Punkten von der strikten Isolierung ab:

- Eine Unterbringung in einem Einzelzimmer ist nicht erforderlich. Patienten, die an der gleichen Infektion erkrankt sind, können gemeinsam untergebracht werden. Eine Kohortenisolierung ist bei gleichem Erregertyp und gleicher Resistenz möglich. Eine patienteneigene Toilette ist erforderlich, wenn Krankheitserreger über Stuhl und Urin ausgeschieden werden.
- Der Patient und seine Besucher sind über die Übertragungsmöglichkeiten und die entsprechenden Verhaltensregeln aufzuklären.
- Bei direktem Kontakt mit dem Patienten sind Schutzkittel und Handschuhe zu tragen. Bei

aerogen übertragbaren Erkrankungen ist zusätzlich ein Mund-Nasen-Schutz erforderlich. Die Schutzkittel müssen bei Kontamination sofort, ansonsten täglich gewechselt werden. Schutzkittel, die mehrfach benutzt werden, sollten, um eine Kontamination bei erneuter Nutzung zu verhindern, mit der Innenseite nach außen im Schleusenbereich aufgehängt werden.

● Nach Verlassen des Patientenzimmers ist eine hygienische Händedesinfektion erforderlich.

Der Umfang der erforderlichen Isolierungsmaßnahmen wird auf der Grundlage der RKI-Richtlinie durch den behandelnden Arzt, gegebenenfalls auch Amtsarzt, und den Krankenhaushygieniker festgelegt. Das jeweils zuständige Gesundheitsamt hat die Aufsicht über die Durchführung der Isolierungsmaßnahmen.

In einem **Isolierungsprotokoll** werden die für den Erkrankungsfall erforderlichen Schutzmaßnahmen dokumentiert. Es dient damit als übersichtliche und leicht nachvollziehbare

Tab. 17.1   Spezielle Hygienemaßnahmen (Distanzierungs- und Barrieremaßnahmen) bei einer Quellenisolierung, verdeutlicht am Beispiel der Lungentuberkulose und der Norovirusinfektion

	Lungentuberkulose	Norovirusinfektion
Erreger	● Mycobacterium tuberculosis ist der häufigste Erreger	● Virus ist hoch kontagiös, kann in angetrocknetem Zustand bis zu 7 Tage infektionsfähig bleiben
Übertragung	● direkt von Mensch zu Mensch über Tröpfcheninfektion, erregerhaltige Aerosole und Partikel können mehrere Stunden infektiös bleiben	● fäkal-oral ● kontaminierte Lebensmittel und Trinkwasser ● Handkontakt und kontaminierte Gegenstände
Erregerhaltige Ausscheidungen, Sekrete	● Sputum, Bronchialsekret ● Magensaft	● Stuhl ● Erbrochenes
Isolierung	● Einzelzimmer mit Schleuse	● erforderlich ● Kohortenisolierung möglich ● eigene Sanitärzelle und Toilette
Schutzkleidung	● Schutzkittel und Handschuhe bei direktem Patientenkontakt und möglichem Kontakt mit erregerhaltigen Ausscheidungen und kontaminierten Objekten ● partikelfiltrierende Halbmaske/Atemschutzmaske der Schutzstufe FFP2	● Anlegen von Schutzhandschuhen bei möglichem Patientenkontakt, Kontakt mit infektiösem Material und zu kontaminierten Flächen ● Schutzkittel bei direktem Patientenkontakt und bei Desinfektionsmaßnahmen ● geeigneter Atemschutz erforderlich bei Erbrechen des Patienten

	Lungentuberkulose	Norovirusinfektion
Desinfektions- maßnahmen	• tägliche Flächendesinfektion • thermische Desinfektion von Sputum • konsequente hygienische Hände- desinfektion • Schlussdesinfektion erforderlich (keine Empfehlung für Raum- desinfektion) • Desinfektion mit VAH/RKI-gelisteten Mitteln	• tägliche Flächendesinfektion der patientennahen Flächen, inklusive Türklinken, Sanitärzelle und Fuß- boden • bei sichtbar verunreinigten Flächen sofortige Desinfektion erforderlich (hierbei ist ggf. ein Atemschutz zu tragen) • sorgfältige Händehygiene mit **viruzid** wirksamen Hände- desinfektionsmitteln • Schlussdesinfektion • Desinfektion mit VAH/RKI-gelisteten Mitteln
Entsorgung	• Pflegehilfsmittel patientenbezogen verwenden und desinfizieren • Geschirr kann in der Regel maschi- nell gereinigt werden, ansonsten Desinfektion in dem Bereich, in dem es benutzt wurde • Wäsche wird als Infektionswäsche entsorgt • erregerhaltige Abfälle werden entsorgt als Abfall der Gruppe AS 180103	• Pflegehilfsmittel patientenbezogen verwenden und desinfizieren • Geschirr kann in der Regel maschi- nell gereinigt werden, ansonsten Desinfektion in dem Bereich, in dem es benutzt wurde • Wäsche wird als Infektionswäsche entsorgt (chemothermisches Wasch- verfahren > 60°C) • erregerhaltige Abfälle werden entsorgt als Abfall der Gruppe AS 180103
Meldepflicht	• Meldung bei Erkrankung und Tod	• Krankheitsverdacht und Erkrankung an akuter infektiöser Gastroenteri- tis, wenn die Person eine Tätigkeit im Sinne des § 42Ifsg ausübt (Her- stellen, Behandeln, in Verkehr brin- gen von Lebensmitteln) bzw. • bei epidemisch zusammenhängen- den Erkrankungsfällen mit Erreger- nachweis (2 oder mehr)
Aufheben der Isolierung	• nach 3 mikroskopisch negativen Sputumproben • ca. 3 Wochen nach Therapiebeginn	• Erreger werden nach akuter Erkran- kung noch 7–14 Tage über den Stuhl ausgeschieden • nach 1 (2) negativen Stuhlproben

Informationsgrundlage für die Mitarbeiter. Ta- belle 17.1 weist spezielle Hygienemaßnahmen (Distanzierungs- und Barrieremaßnahmen) bei einer Quellenisolierung aus, verdeutlicht am Bei- spiel der Lungentuberkulose und der Norovirus- infektion.

Eigenschutz der Pflegeperson

Um das Infektionsrisiko für die an der Betreuung des Infektionskranken beteiligten Pflegepersonen möglichst gering zu halten, sind folgende Punkte zu beachten:

- Die Pflegeperson sollte gute Kenntnisse über die Erkrankung und die Übertragungswege der vorliegenden Infektion besitzen.
- Die Pflegeperson sollte ausführliche Information über den Patienten haben.
- Die erforderlichen Hygienemaßnahmen, wie korrekte Schutzkleidung und hygienische Händedesinfektion, sollten gewissenhaft umgesetzt werden.
- Die Pflegeperson muss über einen kompletten Impfschutz verfügen (Tetanus, Diphtherie, Masern, Mumps, Röteln, Poliomyelitis, Hepatitis A und B).
- Bei eigenen Infektionen, wie z. B. Husten oder Schnupfen, sollten die Betroffenen nicht mit der Pflege des Infektionskranken betraut werden. Gleiches gilt bei Vorliegen einer Schwangerschaft.
- Die einzelnen Pflegeverrichtungen sollten z. B. mit Maßnahmen der Desinfektion, Ver- und Entsorgung koordiniert werden, damit die Verweilzeit im Isolierzimmer effektiv ausgenutzt werden kann.
- Um eine Weiterverbreitung von Krankheitserregern zu verhindern, sollte für die Infektionsstation die Zimmerpflege als Pflegesystem Anwendung finden.
- Pflegepersonen auf Infektionsstationen müssen regelmäßig arbeitsmedizinisch untersucht werden.

17.2 Protektive (schützende) Isolierung

Hier gilt es, einen besonders infektionsgefährdeten Patienten vor Infektionserregern aus seiner Umgebung zu schützen. Bei Patienten mit angeborenen oder erworbenen Immundefekten, schweren Verbrennungen, Knochenmarktransplantationen ist beispielsweise eine Schutzisolierung notwendig. In Abhängigkeit von der Grunderkrankung kann die Unterbringung in einem Isolierzimmer mit Schleuse oder in einer Sterilbetteinheit (= Life island = Überlebensinsel) erfolgen. Der Umfang der Schutzmaßnahmen wird durch den behandelnden Arzt festgelegt.

Der Schutz des Patienten in der Phase der Abwehrschwäche kann erreicht werden, indem

- Keime in der Umgebung des Betroffenen reduziert werden,
- körpereigene Keime des Patienten zur Verhinderung von endogenen Infektionen reduziert werden und
- Infektionen frühzeitig erkannt und therapiert werden.

17.2.1 Maßnahmen zur Reduzierung der Umgebungskeime

- Unterbringung des Patienten im Einzelzimmer mit Sanitäreinheit und Schleuse. Er darf das Zimmer nicht verlassen.
- Außenkontakte werden auf das Nötigste begrenzt. Besucher müssen gesund sein, schon ein banaler Schnupfen stellt ein Risiko dar.
- Pflegepersonal, Ärzte und Besucher schleusen sich ein und tragen Schutzkittel und Mund-Nasen-Schutz und bei direktem Kontakt auch Handschuhe. Vor Betreten des Patientenzimmers sind die Hände zu desinfizieren.
- Medizinische Geräte oder andere erforderlichen Materialien müssen vor dem Einschleusen desinfiziert werden.
- Die Patientenwäsche wird thermisch desinfiziert.
- Die Nahrung muss keimarm sein, nicht erlaubt sind z. B. frischer Salat, Rohmilchprodukte, Schimmelkäse und nicht schälbares Obst.
- Inventar und Fußboden werden täglich wischdesinfiziert. Hier finden Präparate der DGHM-Liste Anwendung.

- Blumen und Topfpflanzen gelten als Keimträger und sind daher verboten.
- Bei der Entsorgung sind keine besonderen Vorsichtsmaßnahmen erforderlich.

17.2.2 Maßnahmen zur Reduzierung der körpereigenen Keime

- Die Körperwaschung muss mit einem desinfizierenden Waschpräparat erfolgen. Gründliches Abtrocknen insbesondere der Hautfalten und gute Hautpflege erhalten die Haut intakt und infektfrei.
- Bei der Intimpflege, insbesondere nach dem Stuhlgang, soll der Patient Schutzhandschuhe tragen. Anschließend ist eine hygienische Händedesinfektion vorzunehmen, gleiches gilt auch für die Urinausscheidung.
- Körperwäsche, Handtücher und Bettwäsche werden täglich gewechselt, bei Verschmutzung sofort.
- Durch eine Darmdekontamination werden die potenziell gefährlichen Darmkeime reduziert. Dies erfolgt durch die Einnahme von Antibiotika und Antimykotika.
- Neben der normalen Mund- und Zahnpflege ist mehrmals täglich eine antiseptische Mundspülung, z.B. mit Chlorhexidin, erforderlich.

17.2.3 Maßnahmen zum frühzeitigen Erkennen von Infektionen

- Der Patient soll angeleitet werden, seine Haut und Schleimhaut täglich zu inspizieren.
- 2- bis 3-mal täglich soll die Körpertemperatur ermittelt werden.
- Das aktuelle Beschwerdebild des Patienten sollte täglich abgefragt werden. Husten oder veränderte Urinausscheidung können z.B. Hinweis auf eine Infektion sein.

17.2.4 Sterilbetteinheit (Life island)

Bei der Isolierung hochgradig infektgefährdeter Personen können annähernd sterile Bedingungen nur in einer Life island- oder Sterilbetteinheit gewährleistet sein.

Bei der Isolierung in einer Sterilbetteinheit werden über die Maßnahmen der Schutzisolierung hinausgehende Vorkehrungen getroffen. Die **Besonderheiten** der Sterilbetteinheit sind:
- desinfiziertes, weitgehend keimfreies Einzelzimmer mit Nasszelle, Toilette und Vorraum
- Filterung der Zimmerluft
- Sichtkontakt zu Besuchern durch Fensterfront, akustische Verständigung über Telefon oder Sprechanlage
- Einschleusung benötigter Materialien nur in sterilisiertem Zustand
- Betreten des Zimmers so selten wie möglich
- gegebenenfalls Tragen von steriler Schutzkleidung bei Betreten des Zimmers nötig
- keimfreie (!) Ernährung
- Ausführung der Desinfektionsmaßnahmen erfolgt, so möglich, durch den Patienten selbst.

Unabhängig von der Art bedeutet Isolierung für den Betroffenen immer Einschränkung der Bewegungsfreiheit und Verminderung der Kontakte zur Außenwelt. Pflegepersonen sollten für diese besondere Lebenssituation des Patienten, für seine Befürchtungen und Ängste sensibel sein.

Voraussetzungen für eine gute Kooperation zwischen dem Patienten und den Pflegenden und Ärzten sind eine umfassende Aufklärung und ein kontinuierlicher Informationsfluss.

17.3 Hygieneanforderungen an die funktionelle und bauliche Gestaltung von Infektionseinheiten (RKI-Richtlinie)

Einige **Auszüge** aus der RKI-Richtlinie:

- »Infektionseinheiten müssen vom Durchgangsverkehr frei gehalten werden. Sie sollen möglichst weit von Bereichen erhöhten Infektionsschutzes entfernt sein. Eine eingeschossige, ebenerdige Anordnung der Infektionseinheit ist optimal.«
- »In den Infektionseinheiten muss sichergestellt sein, dass der aufzunehmende Patient unter Umgehung der allgemeinen Patientenaufnahme von außen unmittelbar in das Krankenzimmer gelangen kann.«
- »Es sind Sprechanlagen zwischen Patienten und Besucher vorzusehen. Eine Keimübertragung muss dabei verhindert werden. Ein Sichtkontakt sollte gewährleistet sein.«
- »Infektionseinheiten sollen nur Ein- und Zweibettzimmer haben. Jedes Krankenzimmer muss mit Nasszelle und einkammriger Personal-, Material- und Geräteschleuse ausgestattet sein. In der Nasszelle sind vorzusehen: Waschbecken für jeden Patienten, Badewanne mit Duscheinrichtung, Toilette, Spül- und Desinfektionseinrichtungen, Platz für Bettschüsseln, Urinflaschen usw.«
- »Die einkammrige Personal-, Material- und Geräteschleuse muss mit Waschbecken und einem Spender für Händedesinfektionsmittel ausgestattet sein. Die Schutzkleidung muss hygienisch einwandfrei abgelegt werden können.«
- »Die Versorgung der Infektionseinheit ist so einzurichten, dass das Versorgungspersonal nicht in die Infektionseinheit gelangen muss.«
- »Infektiöses Material, das vernichtet werden muss oder undesinfiziert das Krankenzimmer verlässt, muss so verpackt sein, dass eine Keimausbreitung ausgeschlossen ist.«

17.4 MRSA-Infektionen – Prävention und Bekämpfung

17.4.1 Grundlagen

 MRSA steht für Methicillin-resistenter Staphylococcus aureus. MRSA kommt weltweit vor und ist ein wichtiger Verursacher nosokomialer Infektionen (s. auch Abschnitt »Staphylokokken« im Kap. 2 »Bakterien«, S. 12 ff.).

Die Produktion eines veränderten Penicillinbindeproteins macht MRSA-Stämme resistent gegenüber allen Beta-Lactam-Antibiotika (Penicilline, Cephalosporine, Carbapeneme). Da diese Resistenzentwicklung der Bakterien weiter fortschreitet, werden sie auch als »multiresistent« bezeichnet.

Die **Häufigkeit** von MRSA ist in den letzten 40 Jahren weltweit drastisch gestiegen. So weisen Japan, die USA, Spanien, Italien und Frankreich bei Staphylococcus-aureus-Infektionen einen Anteil resistenter Keime von 20–60 % auf. Für Deutschland lag 2005 der Anteil von MRSA am Gesamtanteil aller nachgewiesenen Staphylococcus-aureus-Erreger bei 20–35 %. Der auffallend niedrige Anteil in den Niederlanden und Skandinavien (< 1 %) ergibt sich aus den dort einheitlich praktizierten strengen Präventions- und Kontrollmaßnahmen.

MRSA-Infektionen, wie Pneumonie, Wundinfektion und Sepsis, führen zu einer erhöhten Morbidität und Letalität des Patienten. Längere Liegezeiten, erhöhter Pflegeaufwand, zusätzliche Diagnostik- und Therapiemaßnahmen tragen zu einer steigenden Kostenbelastung besonders in den Krankenhäusern bei. Die zusätzlichen Kosten pro Erkrankung liegen bei durchschnittlich 3.000–10.000 Euro.

Übertragung: Der Mensch ist das Hauptreservoir von MRSA. Besonders häufig besiedelt sind hospitalisierte Patienten, in geringerem Umfang auch Bewohner in Alten- und Pflegeheimen. Der Erreger besiedelt beim Menschen vorrangig den Nasen-Rachen-Raum und kann sich von dort auf andere Haut- und Schleimhautbereiche ausbreiten. So findet er sich auch in Hautfalten, z. B. unter den Brüsten, Achselhöhlen, Kopfhaut, Stirn-Haar-Grenze, Leiste und Perineum. Nachzuweisen ist er je nach Erkrankung in Wunden, Atemwegen und im Blut.

Als **Infektionsquellen** gelten somit der Nasen-Rachen-Raum von kolonisierten bzw. infizierten Patienten, nässende Hautbereiche, Sekrete aus Atemwegen, Wunden und Blut. Kontaminierte Geräte, Instrumente und Gegenstände im Umfeld eines Kranken sind weitere Infektionsquellen.

Die **Verbreitung** erfolgt durch direkten oder indirekten Kontakt, in Krankenhäusern vorrangig über die Hände des pflegerischen und medizinischen Personals. Ein weiteres Übertragungsrisiko stellt die Verlegung der betroffenen Patienten innerhalb des Krankhauses oder in Alten- und Pflegeheimen dar.

Man geht davon aus, dass bei pflegerischem und medizinischem Personal teilweise eine **nasale Kolonisation** vorliegt. Damit besteht die Gefahr, dass über den Kontakt der Hände zur Nase Erreger unbemerkt weitergetragen werden. Die **hygienische Händedesinfektion** als Präventionsmaßnahme ist daher von großer Bedeutung.

Aus krankenhaushygienischer Sicht ist MRSA besonders problematisch, da er über Monate bei nasaler Kolonisation fortbestehen kann und eine **hohe Umweltresistenz** aufweist. S. aureus ist widerstandsfähig gegenüber Trockenheit und Wärme und ist in der unbelebten Umgebung einige Monate lebensfähig. So kann er z. B. Pflegeartikeln, Geräteoberflächen und Inventar anhaften.

Risikofaktoren: Wichtigste Risikofaktoren für eine Besiedelung bzw. Infektion mit multiresistenten Erregern lassen sich einteilen in **patienteneigene** und **externe Faktoren**. Sie werden in Tabelle 17.2 dargestellt.

Tab. 17.2 Wichtigste Risikofaktoren für eine Besiedelung bzw. Infektion mit multiresistenten Erregern (Quelle: Bundesgesundheitsblatt – Gesundheitsforschung – Gesundheitsschutz 48/2005, »Infektionsprävention in Heimen«, S. 1062)

Patienteneigene Faktoren	Externe Faktoren
• hohes Alter	• invasive Maßnahmen (Gefäßkatheter, Blasenkatheter, Ernährungssonden, Trachealkanülen)
• Immobilität	
• funktionelle Störungen im Bereich der Nahrungsaufnahme (z. B. Schluckstörung) oder der Ausscheidung (z. B. Blasenentleerungsstörung)	• wiederholte Antibiotikatherapien (insbesondere mit Chinolonen und 3.-Generation-Cephalosporinen für das Auftreten von MRSA)
• Multimorbidität, insbesondere chronische Erkrankungen	• häufige Krankenhausaufenthalte
• Diabetes mellitus, Dialysepflichtigkeit	
• chronische Hautläsionen, Dekubitalulzera, Ekzeme, nässende Dermatitiden	

17.4.2 Generelle Präventions-strategien

»Die grundlegenden Strategien zur Prävention der Weiterverbreitung von MRSA ruhen auf 4 Säulen:

- Identifizierung, Erfassung und Bewertung von MRSA (Screening sowie Surveillance gemäß § 23 IfSG)
- strikte Umsetzung geeigneter Hygienemaßnahmen
- Sanierung von MRSA-Trägern und
- kontrollierter Einsatz von Antibiotika zur Vermeidung eines die Verbreitung von MRSA fördernden Selektionsdruckes.«

(»Empfehlung zur Prävention und Kontrolle von Methicillin-resistenten Staphylococcus aureus-Stämmen (MRSA) in Krankenhäusern und anderen medizinischen Einrichtungen« des RKI, Epidemiologisches Bulletin 2005, Nr. 5, S. 34)

Identifizierung, Erfassung und Bewertung von MRSA

Identifizierung (Screening): Eine routinemäßige Untersuchung von Patienten oder vom klinischen Personal auf MRSA wird im Allgemeinen für nicht erforderlich erachtet. Ein Screening sollte jedoch bei allen Patienten erfolgen, bei denen die in Tabelle 17.2 genannten Risikofaktoren vorliegen. Ein Screening empfiehlt sich außerdem bei Patienten aus Ländern mit einer hohen Prävalenz (USA, Japan, England, Osteuropa). Wird MRSA bei mehreren Patienten in einem räumlichen und zeitlichen Zusammenhang nachgewiesen, ist eine Genotypisierung anzustreben, da bestimmte MRSA fähig sind, sich epidemisch auszubreiten. MRSA gehören verschiedenen Stämmen an, eine Unterscheidung ist mit dem »genetischen Fingerabdruck« möglich. Weisen Infektionserreger von verschiedenen Patienten den gleichen Stamm auf, sind Rückschlüsse auf die Infektketten, Infektionsquellen, die Verbreitung von MRSA-Stämmen

und die Analyse der epidemischen Ausbreitung möglich. Eine Ausweitung der Screeningmaßnahmen kann erforderlich sein. So können Abstriche der Nasenvorhöfe und des Rachens bei allen Patienten der Behandlungseinheit sowie des medizinischen und pflegerischen Personals, das unmittelbar Kontakt zu MRSA-Patienten hat, erfolgen.

Erfassung und Bewertung: Nach § 23 Abs. 1 Infektionsschutzgesetz besteht für Krankenhäuser und Einrichtungen für ambulantes Operieren die Verpflichtung zur Erfassung und Bewertung von Erregern mit besonderen Resistenzen und Multiresistenzen. Ausbrüche müssen dem Gesundheitsamt gemeldet werden.

Strikte Umsetzung geeigneter Hygienemaßnahmen

Räumlich-funktionelle Anforderungen an die Unterbringung von MRSA-Patienten:

- Mit MRSA kolonisierte bzw. infizierte Patienten müssen räumlich getrennt von anderen Patienten untergebracht werden. Die Zimmer sollten über eine eigene Nasszelle und einen Schleusenvorraum verfügen.
- Die Türen sind geschlossen zu halten.
- Eine Kohortenisolierung ist möglich.
- Die Isolierung kann frühestens 3 Tage nach Abschluss der Behandlung aufgehoben werden; (s. auch Abschnitt »Sanierung von MRSA-Trägern«, S. 229).

Schutz vor Kontamination:

- Die hygienische Händedesinfektion ist strikt umzusetzen, auch bei bzw. nach Benutzung von Einmalhandschuhen.
- Beim Betreten des Patientenzimmers ist Schutzkleidung zu tragen, diese umfasst Schutzkittel und Mundschutz. Das Tragen von Einmalhandschuhen ist bei möglichem Kontakt mit kontaminierten Materialien, Gegenständen und Instrumenten erforderlich.

- Besucher und stationsfremdes Personal müssen über die erforderlichen Schutzmaßnahmen informiert und angeleitet werden.
- Transporte und Verlegungen innerhalb und außerhalb der Einrichtung sollten vermieden werden. Ist ein Krankentransport zwingend erforderlich, ist Folgendes zu berücksichtigen:
  - Die Zieleinrichtung muss über die MRSA-Besiedelung/-Infektion informiert werden.
  - Empfehlenswert ist eine vorherige antiseptische Waschung und Haarwäsche.
  - Das Anlegen frischer Körperwäsche und/oder frische Abdeckung ist erforderlich.
  - Hautläsionen, Wundinfektionen sind dicht abzudecken, durchnässte Verbände zu wechseln.
  - Nasopharyngeal besiedelte Patienten tragen einen Mundschutz.
  - Das Transportpersonal trägt bei engem Patientenkontakt Schutzkittel und Handschuhe. Die Schutzkleidung ist nach Gebrauch sachgerecht zu entsorgen.
  - Untersuchungs- und Behandlungsmaßnahmen sollten möglichst am Ende des Tagesprogramms vorgenommen werden.
  - Bei Aufnahme ist der Patient zunächst räumlich zu isolieren, bis weitere Kontrolluntersuchungen auf MRSA negativ sind.
  - Während des Transportes sollte der Kontakt zu anderen Patienten ausgeschlossen sein.
  - Nach dem Transport sollten alle Kontaktflächen desinfiziert werden.

Desinfektion – Reinigung – Abfallentsorgung

- Die patientennahen Bereiche und alle Kontaktflächen von Pflegeutensilien sind täglich zu desinfizieren.
- Stethoskope, Blutdruckmessgerät und Fieberthermometer sind patientenbezogen zu verwenden und nach Benutzung zu desinfizieren.
- Wäsche und Textilien des Patienten werden im Vorraum in geeigneten Behältnissen gesammelt und entsorgt.

- MRSA-haltiges Material sowie Abfälle, die mit MRSA kontaminiert sein können, werden entsprechend dem Hygieneplan spätestens am Ende einer Schicht entsorgt.

Sanierung von MRSA-Trägern

Sanierung bei Patienten:
- Bei nasaler Besiedelung ist die Applikation von Mupirocin-Nasensalbe 3-mal täglich über einen Zeitraum von mindestens 5 Tagen zu empfehlen.
- Mund und Rachen sind in die Sanierung einzubeziehen, antiseptische Mundspülungen und Gurgeln 2-mal täglich über einen Zeitraum von 5 Tagen sind zu empfehlen.
- Bei Besiedelung der intakten Haut empfiehlt sich die Verwendung nachweislich antiseptisch wirksamer Seifen oder Lösungen für die Ganzkörperwaschung und Haarwäsche.
- Um eine Rekolonisierung zu verhindern, ist ein Bekleidungs- und Wäschewechsel täglich erforderlich. Persönliche Gegenstände, wie Mundspülbecher, Prothesendose, Rasierer, Kamm, Haarbürste, Brille, Hörgerät, Fön, müssen nach Gebrauch wischdesinfiziert werden. Empfehlenswert ist die Verwendung von Zahnbürsten zum einmaligen Gebrauch.

Sanierung beim Personal:
- Die Sanierung erfolgt entsprechend der Lokalisation wie oben beschrieben.
- MRSA-Träger unter dem Personal sollten bis zur nachgewiesenen Sanierung keine Patienten pflegen und betreuen.

Die **Aufhebung der Isolierung** bei MRSA-kolonisierten bzw. -infizierten Patienten kann erfolgen, wenn nach Abschluss der Behandlung an 3 aufeinanderfolgenden Tagen die MRSA-Abstriche negativ sind und damit der Sanierungserfolg bestätigt ist. Dazu werden Abstriche aus beiden Nasenvorhöfen, dem Rachen, der Perinealregion sowie von allen Stellen, an den MRSA zuvor nachgewiesen wurde, z. B.

offene Wunden, Hautveränderungen, genommen.

Nach Entlassung des Patienten ist eine Schlussdesinfektion aller Flächen und Gegenstände erforderlich.

Der weiterbehandelnde Arzt ist vorab zu informieren, gegebenenfalls ist eine Beratung hinsichtlich weiterer Maßnahmen erforderlich.

In vielen Krankenhäusern stehen für die betroffenen Patienten »Informationen zum Thema MRSA« zur Verfügung, die gut verständlich über die erforderlichen Maßnahmen im Krankenhaus und nach der Entlassung aufklären.

Kontrollierter Einsatz von Antibiotika

Die unkritische Anwendung von Antibiotika führt zur Resistenzentwicklung bei Bakterien. Antibiotika üben einen Selektionsdruck auf Bakterien aus, der nur die widerstandsfähigsten überleben lässt und die Ausbildung von Resistenzgenen bewirkt. Resistenzförderung und Verbreitung resistenter Keime, wie MRSA, sind die Folge. Durch den kontrollierten Einsatz von Antibiotika wird dieser Selektionsdruck vermieden. Wichtige Maßnahmen zur Prävention können sein:

- Einsatz einer Arzneimittelkommission
- Erarbeiten von Antibiotikaleitlinien
- Transparenz des Antibiotikaverbrauchs
- fachkundige, konsiliarische Beratung zum Antibiotikaeinsatz in Risikobereichen

Die Weiterverbreitung von MRSA ist nur zu verhindern, wenn alle an Behandlung, Pflege und Betreuung beteiligten Personen die empfohlenen Hygienestandards sachgerecht umsetzen. Dazu sind Schulungen des Personals unerlässlich. Bei Fragen sind Hygienefachkräfte und Krankenhaushygieniker die richtigen Ansprechpartner. Ebenso ist die verständliche Information des betroffenen Patienten und seiner Angehörigen von Bedeutung.

17.4.3   Spezielle MRSA-Prävention in Alten- und Pflegeheimen, in der ambulanten Pflege und in häuslicher Umgebung

Prävention in Alten- und Pflegeheimen

MRSA-Besiedelungen kommen zunehmend auch in **Alten- und Pflegeheimen** und im Bereich der ambulanten Pflege vor. Untersuchungen zum Vorkommen von MRSA in Heimen in Deutschland ergaben Prävalenzen zwischen 1,1 und 2,4 % (Bundesgesundheitsblatt – Gesundheitsforschung – Gesundheitsschutz 9/2005, »Infektionsprävention in Heimen«, S. 1073). Betont werden muss der Zusammenhang der MRSA-Besiedelung von Heimbewohnern und zurückliegenden Krankenhausaufenthalten. Die Rückverlegung des Bewohners aus dem Krankenhaus in das Alten- oder Pflegeheim ermöglicht das Einbringen multiresistenter Keime in die Einrichtung. Die gute Zusammenarbeit zwischen verlegender Einrichtung, Heimleitung und den betreuenden Hausärzten ist hier besonders wichtig.

Die 2005 veröffentlichte Empfehlung »Infektionsprävention in Heimen« der Kommission für Krankenhaushygiene und Infektionsprävention beim Robert Koch-Institut berücksichtigt auch Hygienemaßnahmen bei MRSA. In dieser Empfehlung ist grundlegend angemerkt:

»Ein betreuter Wohnbereich, ein Alten-, aber auch ein Pflegeheim stellt den häuslichen Lebensraum für den betroffenen älteren Menschen dar. Daher muss, anders als im Krankenhaus, die Verhältnismäßigkeit zwischen a) einer in Erwägung zu ziehenden Einschränkung der Bewegungsfreiheit und b) dem Schutz der Mitbewohner differenziert und situationsabhängig abgewogen werden.«

Die erforderlichen Maßnahmen zur Vermeidung der Weiterverbreitung von multiresistenten Erregern sind abhängig von der Art und Intensität der Betreuung und dem individuellen Risiko der Bewohner. Bei der Betreuung wird unterschieden zwischen »überwiegend sozialer« und »überwiegend pflegerischer Betreuung«. Es ist naheliegend, dass Bewohner mit einem hohen Pflege- und Behandlungsbedarf allgemein ein höheres Risiko für Infektionen aufweisen (Risikofaktoren s. Tab. 17.2, S. 227).

Neben der Umsetzung der Standardhygienemaßnahmen (die hygienische Händedesinfektion ist die wichtigste) sind auf der Grundlage des bestehenden individuellen Risikos situationsbezogen spezielle Maßnahmen festzulegen. Für die Einrichtung müssen im Hygieneplan alle bei MRSA erforderlichen Hygienemaßnahmen detailliert aufgeführt sein.

Nachfolgend aus der Empfehlung »Infektionsprävention in Heimen« einige Beispiele für Maßnahmen bei MRSA-Besiedelung/Infektion bei Bewohnern mit besonderen Risiken (z. B. invasive Katheter, offene Wunden):

- Die Unterbringung in einem Einzelzimmer ist nicht generell erforderlich, aber für diese Bewohner in Betracht zu ziehen. Für Mitbewohner im selben Zimmer darf kein erhöhtes Risiko vorliegen, nach einer eventuellen Besiedelung an MRSA zu erkranken. Sie dürfen keine offenen Wunden haben oder Katheter-, Sonden- oder Tracheotomieträger sein.
- Mobile Bewohner können am Gemeinschaftsleben teilnehmen, wenn Hautläsionen/offene Wunden verbunden sind und das Tracheostoma abgedeckt ist. Die Harnableitung muss über ein geschlossenes System erfolgen.
- Soziale Kontakte zu Angehörigen und Besuchern sind nicht eingeschränkt. Das Tragen von Schutzkleidung ist für Besucher nicht erforderlich.
- Besucher und Bewohner sollen zur regelmäßigen Händehygiene angeleitet werden.
- Die Pflegemaßnahmen müssen im Zimmer des Bewohners durchgeführt werden, möglichst nachdem alle anderen Mitbewohner versorgt wurden.

- Die hygienische Händedesinfektion ist nach Kontakt mit MRSA-besiedelten bzw. -infizierten Bewohnern erforderlich, ebenso vor und nach Kontakt mit Wunden, Sonden, Kathetern und nach dem Ausziehen von Einmalhandschuhen.
- Schutzkittel und Einmalhandschuhe sind beim Umgang mit Wunden, Sonden, Drainagen und kontaminierter Bettwäsche zu tragen.
- Die benötigten Pflegehilfsmittel sind bewohnerbezogen zu verwenden und verbleiben im Zimmer.
- Die tägliche Reinigung der Oberflächen im Zimmer sollte am Ende des Durchgangs erfolgen.

Werden in Einrichtungen Bewohner überwiegend pflegerisch betreut und ähnelt auch die medizinische Versorgung der Patientenversorgung im Krankenhaus, empfiehlt sich die Auswahl der spezifischen Maßnahmen auf der Grundlage der »Empfehlungen zur Prävention und Kontrolle von Methicillin-resistenten Staphylococcus-aureus-Stämmen in Krankenhäusern und anderen medizinischen Einrichtungen« (1999) des RKI.

Prävention in der ambulanten Pflege

Patienten können während des Krankenhausaufenthaltes MRSA erwerben; die Besiedelung in Nase, Rachen oder Wunde kann asymptomatisch über einen längeren Zeitraum beim Patienten bestehen bleiben. Daher muss auch das Personal der ambulanten Pflegedienste auf die Betreuung von MRSA-besiedelten Patienten nach der Entlassung nach Hause vorbereitet sein. Auch hier ist die **Information an den Schnittstellen** – Klinik – behandelnder Hausarzt – ambulanter Pflegedienst – unerlässlich. Ziel für das Pflegepersonal ist es, die Weiterverbreitung auf andere Patienten zu vermeiden. Erreicht werden kann dies durch Umsetzung der folgenden Hygienemaßnahmen:

- Eine hygienische Händedesinfektion muss vor und nach jeder Tätigkeit am Patienten mit Körperkontakt erfolgen.
- Einmalhandschuhe und patientengebundene Schutzkittel sind bei möglichem Kontakt mit Körpersekreten oder -ausscheidungen und bei der Versorgung von Wunden, Sonden und Kathetern zu tragen.
- Beim Umgang mit Tracheostoma und beim Bettenmachen ist ein Mund-Nasen-Schutz zu tragen. Die nasale Besiedlung der Pflegeperson kann damit verhindert werden.
- Für den Patienten ist eine gute Körperhygiene und sorgfältiges Händewaschen zu empfehlen.
- Pflegehilfsmittel sollten patientengebunden verwendet werden bzw. nach Gebrauch desinfiziert werden.
- Die Wäsche sollte desinfizierend gewaschen werden.
- Wenn möglich, sollte ein MRSA-positiver Patient am Ende der Schicht (der »Tour«) versorgt werden.

Prävention in häuslicher Umgebung

Von Patienten, die mit MRSA infiziert bzw. besiedelt sind, geht für gesunde Angehörige in der häuslichen Umgebung keine Gefahr aus. Im häuslichen Milieu »verlieren« sich die multiresistenten Erreger meist ohne Therapie oder Sanierung, da hier im Vergleich zum Krankenhausmilieu der Selektionsdruck für diese Erreger fehlt. Normale soziale Kontakte unter den Familienmitgliedern stellen kein Risiko dar, auch wenn durch enge Körperkontakte eine zeitweilige Besiedelung von Familienmitgliedern möglich ist. Es ist eine sorgfältige Körper-, Hände- und Wäschehygiene in der häuslichen Versorgung erforderlich.

Durch eine Infektion gefährdet sind jedoch Personen mit offenen Wunden, nässenden Ekzemen, unter Immunsuppression sowie Personen, die für eine Infektion mit MRSA anfällig sind,

z. B. durch Dialysepflichtigkeit und Diabetes mellitus. In diesen Situationen ist eine Distanzierung von MRSA-Trägern erforderlich. Eine erfolgreiche Sanierung ist abzuwarten.

Zusammenfassend kann festgestellt werden, dass das Hygieneregime an die epidemiologische Situation in der Einrichtung und das individuelle Risiko des Patienten oder Bewohners abzustimmen ist. Viele Fragen bestehen noch, ständig kommen durch Forschung und Studien neue Erkenntnisse dazu, die wiederum eine Anpassung der erforderlichen Hygienemaßnahmen zur Bekämpfung und Prävention von MRSA erfordern. Betont werden muss die Bedeutung der Basismaßnahmen zur allgemeinen Infektionsprävention, die in der »alltäglichen Routine« Umsetzung finden. So verhindern die sachgerecht praktizierte Händedesinfektion, das Tragen der situativ erforderlichen persönlichen Schutzausrüstung und die Desinfektion im Patientenumfeld die Weiterverbreitung von MRSA.

17.4.4   Community-acquired MRSA

Seit Mitte der 1990-Jahre treten zunächst in den USA, dann auch in Europa, vermehrt Infektionen mit ambulant erworbenem MRSA (= Community-acquired MRSA, cMRSA, engl.: community = Gemeinschaft, engl.: acquired = erworben) und damit unabhängig von Krankenhäusern auf. Bei den mit cMRSA infizierten Patienten fehlen jedoch die üblichen Risikofaktoren für Krankenhausinfektionen mit MRSA. Ein Toxin, das Panton-Valentin-Leukozidin, das von cMRSA gebildet wird, macht ihn hoch virulent. Tiefe, rezidivierende Hautinfektionen, nekrotisierende Pneumonien und Sepsis sind mögliche Infektionsprozesse. Community-acquired MRSA kann lokale Erkrankungshäufungen verursachen, sie werden u.a. bei Gefängnisinsassen, Drogenabhängigen und Kindern beschrieben.

18 Epidemiologie und Prävention der häufigsten nosokomialen Infektionen

Vera Singbeil-Grischkat

 **Epidemiologie** ist die Lehre von der Häufigkeit und Verteilung von Krankheiten und Gesundheitsstörungen sowie von deren Ursachen und Risikofaktoren in Bevölkerungsgruppen.

In den vorherigen Kapiteln haben wir uns mit den Grundlagen, den einzelnen Bausteinen, der Krankenhaushygiene beschäftigt. Am Beispiel der häufigsten nosokomialen Infektionen soll im Folgenden verdeutlicht werden, dass erst die Integration sämtlicher Hygienebausteine in die Pflegeausführung das Ziel, nosokomiale Infektionen zu verhüten, erreichbar macht.

So ist z. B. das Legen eines Blasenverweilkatheters ein sehr komplexer Handlungsablauf, der sich aus vielen einzelnen Arbeitsschritten zusammensetzt. Hygienische Aspekte sind hier die Durchführung der hygienischen Händedesinfektion, das Vorbereiten des sterilen Arbeitsfeldes und des Materials, das Anziehen steriler Handschuhe, die Schleimhautantiseptik, die aseptische Vorgehensweise etc. Fehlt ein Arbeitsschritt oder ist er fehlerhaft ausgeführt, so ist die Gesamtmaßnahme fehlerhaft.

Ebenso wenig kann Hygienesicherheit durch sachgerechtes Handeln einer einzelnen Person erreicht werden. Erst wenn alle an Pflege, Diagnostik und Behandlung Beteiligten eine durchdachte hygienische Arbeitsweise bieten, ist das Ziel **Hygienesicherheit** erreichbar.

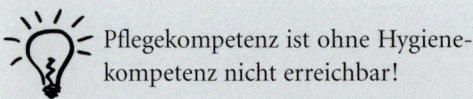 Pflegekompetenz ist ohne Hygienekompetenz nicht erreichbar!

Orientiert an der **Häufigkeit** der nosokomialen Infektionen (s. auch Tab. 11.1, S. 155) werden nachfolgend bearbeitet:

- Harnwegsinfektionen
- Infektionen der unteren Atemwege
- postoperative Infektionen im Operationsgebiet
- Bakteriämie und Sepsis

Mit dem Inkrafttreten des Infektionsschutzgesetzes am 01. 01. 2001 sind »Leiter von Krankenhäusern und von Einrichtungen für ambulantes Operieren [...] verpflichtet, die vom Robert Koch-Institut [...] festgelegten nosokomialen Infektionen und das Auftreten von Krankheitserregern mit speziellen Resistenzen und Multiresistenzen [...] aufzuzeichnen und zu bewerten.« Ziel dieser Maßnahmen ist das Absenken der Infektionsraten nosokomialer Infektionen, außerdem soll die Anhäufung von schwer zu behandelnden Infektionserregern zeitnah erfasst werden. Zur Erfassung dienen die CDC-Definitionen (Center for Disease Control and Prevention, s. auch Kap. 12 Abschnitt »Regelwerke«, S. 164) für die vier wichtigsten nosokomialen Infektionen. Im Folgenden (s. S. 242 f.) wird am Beispiel der Pneumonie die entsprechende CDC-Definition dargestellt.

18.1 Harnwegsinfektionen

Harnwegsinfektionen führen die Liste der nosokomialen Infektionen mit **42,1** % an. Sie entstehen meist dadurch, dass bei der Katheterisierung der Harnblase oder anderen instrumentellen Eingriffen an den Harnwegen Erreger eingeschleppt werden. Daraus resultieren aufsteigende und häufig chronische Harnwegsinfektionen.

Das Risiko steigt mit der Liegedauer des Katheters.

 Für die **Harnwegsinfektion** ist charakteristisch:

- Nachweis von Mikroorganismen im Urin
- Zeichen der Invasion in das Gewebe, wie Leukozyturie *oder*
- klinische Zeichen, die für eine Infektion sprechen, wie z. B. Fieber (> 38 °C), Harndrang, Dysurie oder suprapubischer Druckschmerz

Von der Harnwegsinfektion abzugrenzen ist die **Bakteriurie.** Hier werden Mikroorganismen im Urin nachgewiesen, ohne dass systemische Entzündungszeichen oder klinische Symptome bestehen.

18.1.1 Risikofaktoren und Erregerspektrum

Exogene Risikofaktoren sind:
- transurethraler Katheterismus der Harnblase
- instrumentelle Eingriffe an den Harnwegen
- Liegedauer des Blasenverweilkatheters (je länger die Liegezeit, desto größer das Risiko)

Endogene Risikofaktoren sind:
- schwere Grunderkrankungen, z.B. Diabetes mellitus
- höheres Lebensalter oder Lebensalter < 6 Jahre
- weibliches Geschlecht (bei Frauen beträgt die Länge der Harnröhre 3–5 cm und ist somit für Erreger leichter erreichbar, als es bei der längeren männlichen Harnröhre der Fall ist)

Die häufigsten **Erreger** einer Harnwegsinfektion sind:
- **Escherichia coli**
- **Enterokokken**
- **Pseudomonas aeruginosa**

Da der transurethrale Katheterismus der Harnblase den wichtigsten exogenen Risikofaktor für die Harnblaseninfektion darstellt, wird im Folgenden schwerpunktmäßig die Prävention **katheterbedingter** Harnwegsinfektionen und Bakteriurien bearbeitet.

Katheterismus bedeutet das instrumentelle Einführen eines Katheters in die Harnblase zur künstlichen Harnableitung für diagnostische und therapeutische Zwecke. Transurethral beschreibt den Weg über die Harnröhre.

Die transurethrale Katheterisierung ist die am häufigsten angewandte Methode zur Urinableitung. Sie bedarf der ärztlichen Anordnung, die Durchführung obliegt erfahrenem Pflegepersonal. Neben der erheblichen Infektionsgefahr sind eine Schleimhautläsion und die Entwicklung von Druckulzerationen mit nachfolgenden Strikturen der Urethra mögliche Folgen bzw. Komplikationen der transurethralen Katheterisierung.

18.1.2 Erregereintrittspforten bei Katheterismus

Bei einer Katheterisierung der Harnblase können Erreger über verschiedene Eintrittspforten in die Harnblase gelangen:
- **Sekretspalt zwischen Harnröhrenschleimhaut und Katheter:** Der Meatus urethrae ist physiologisch mikrobiell kolonisiert. Über den Spalt zwischen Harnröhrenschleimhaut und Katheter können Mikroorganismen retrograd entlang dieser Infektionsschiene in die Blase einwandern und diese besiedeln.
- **Verbindungsstelle zwischen Katheter und Urindrainagebeutel:** Diese Verbindungsstelle sollte zwar nie geöffnet werden, aber dennoch findet im Klinikalltag gelegentlich eine Unterbrechung statt, z.B. durch Manipulationen unruhiger oder verwirrter Patienten.
- **Verbindungsstelle zwischen Drainageschlauch und Urindrainagebeutel:** Diese Stelle wird nur dann zur Eintrittspforte, wenn Systeme ohne Rückflussventil und Tropfkammer verwendet werden. Der Reflux von Urin aus dem Sammelbehälter zurück in den Drainageschlauch stellt ein Infektionsrisiko dar, da der Urin im Sammelbehälter hohe Keimzahlen aufweisen kann.
- **Harnablassvorrichtung:** Der Auffangbeutel wird regelmäßig über die Harnablassvorrichtung entleert. Bei unsachgemäßer Vorgehensweise kann es zu einer Kontamination des Beutelinhalts kommen. Die Ablassvorrichtung ist nach dem Entleeren zu desinfizieren und zurückzustecken.

18.1.3 Prävention katheter-bedingter Harnwegs-infektionen (HWI) und Bakteriurien

Indikationsstellung

Wirksame Vorbeugung beginnt mit der kritischen Überprüfung der Indikationsstellung für einen transurethralen Katheterismus.

- Indikationen des **diagnostischen Katheterismus** sind:
  - Harngewinnung für bakteriologische Untersuchungen, wenn z.B. keine Mittelstrahluringewinnung möglich ist
  - Diagnostik der unteren Harnwege
  - laufende Überwachung der Flüssigkeitsbilanz (mittels Verweilkatheter)
  - Restharnbestimmung, jedoch heute seltener, da Bestimmung durch Ultraschall möglich
- Indikationen des **therapeutischen Katheterismus** sind:
  - Blasenentleerungsstörungen
  - postoperativ nach Eingriffen an der Blase und/oder Harnröhre
  - bei hohen Restharnmengen oder Abflussbehinderungen, z.B. durch ein Prostataadenom
  - bei Bewusstlosigkeit und rückenmarknaher Anästhesie
  - Spül- und Instillationsbehandlung

> **!** Arbeitserleichterung für das Pflegepersonal ist keine Indikation für das Legen eines Blasenverweilkatheters.

In der Praxis unterscheidet man das einmalige, intermittierende Katheterisieren und das Einlegen eines Verweilkatheters. Das Risiko einer Harnwegsinfektion liegt beim transurethralen Blasenverweilkatheter deutlich höher als beim einmaligen Katheterismus.

Material und Durchführung

Die folgenden Anforderungen an
- das beim Katheterismus zu verwendende Material,
- den sachgerechten Umgang mit diesem,
- die empfohlenen Pflege- und Hygienemaßnahmen bei liegendem Blasenverweilkatheter *und*
- die möglichen Alternativen zum Blasenverweilkatheter

können als Beispiel dienen, um Struktur- und Prozessqualität unter dem Aspekt der Qualitätssicherung zu betrachten (s. auch S. 167 f.).

Wahl des Katheters

Die sorgfältige Auswahl des Katheters (Länge, Durchmesser, Ballongröße) erfolgt nach der speziellen Indikation, dem Patienten und nach der Dauer der voraussichtlichen Liegezeit.

Ein Blasenkatheter muss eine Reihe von **Anforderungen** erfüllen. Er sollte:
- gut verträglich,
- geschmeidig und formstabil,
- chemisch inaktiv sowie
- korrosionsfrei sein,
- keine Inkrustationen ermöglichen und
- einen idealen Urinfluss gewährleisten.

Katheter wirken als Fremdkörper in der Harnröhre und können dort mechanische Reizung, Schleimhautläsionen sowie eine örtliche Ischämie und Dekubitus am Urothel verursachen. Katheter für die Langzeitdrainage müssen **biostabil** sein, da aus manchen Kunststoffen durch den Harn Stabilisatoren, Weichmacher und andere Zusätze herausgelöst werden können. Diese wirken schleimhauttoxisch.

Katheter müssen **biokompatibel** sein, dies bedeutet, dass Makromoleküle (Polymere), die sich aus Katheterkunststoffen herauslösen können, den Organismus nicht schädigen. Man unterscheidet folgende Materialien:

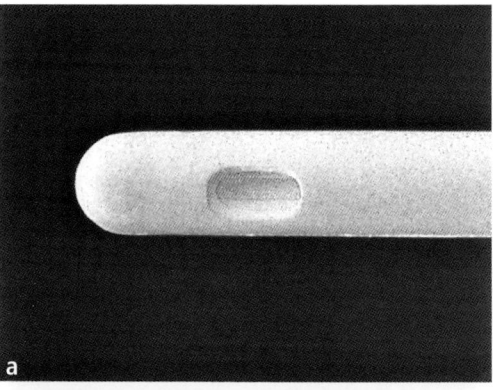

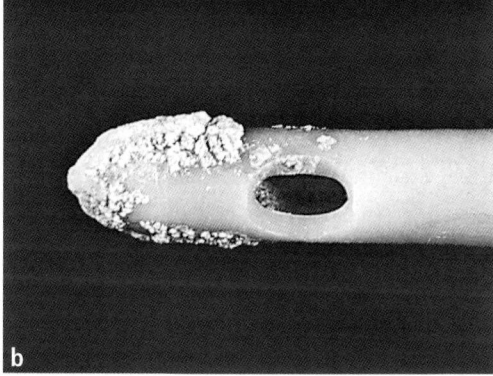

Abb. 18.1 Vergleich von Inkrustationen von Kathetern aus **(a)** Silikon und **(b)** Latex (mit freundlicher Genehmigung der Fa. Kendall/Tyco Healthcare, Neustadt/Donau)

- **PVC-(Polyvinylchlorid-)Katheter** enthalten Weichmacher und sind nur für den Einmalkatheterismus geeignet.
- **Silikonisierte Latexkatheter** eignen sich besonders für die kurzzeitige Harndrainage (Liegedauer bis zu 7 Tagen). Dieses Material bietet eine gute Gleitfähigkeit und ermöglicht damit ein atraumatisches Einführen. Die Katheteroberfläche ist atoxisch, chemisch inaktiv und inkrustrationsresistent.
- **Silikonkatheter** sind für die längerfristige Harndrainage (bis zu 6 Wochen) geeignet. Silikon ist biostabil und biokompatibel und wird vom menschlichen Organismus am besten vertragen. Die extrem glatte Oberfläche unterstützt das atraumatische Einführen. Auch

sind über eine längere Liegezeit Inkrustationen minimiert (Abb. 18.1).
- **Latexkatheter** verfügen nicht über die vorgenannten Eigenschaften, das Material ist rau und unregelmäßig gestaltet und bietet damit einen idealen Anhaftungsort für Partikel und Bakterien. Daher sind sie nur für eine kurzzeitige Harndrainage (Liegedauer bis zu 5 Tagen) zu verwenden. Eine Latexallergie muss ausgeschlossen sein.

> Die richtige Katheterwahl unterstützt wesentlich das Intakthalten der Schleimhaut und hilft Harnwegsinfektionen zu vermeiden, denn eine intakte Schleimhaut ist weniger infektionsgefährdet.

Katheterset

Kathetersets beinhalten die für die Maßnahme erforderlichen Materialien, sind gebrauchsfertig und steril verpackt.
Der **Set-Inhalt** (Hinweis: alle Materialien sind steril) besteht aus:
- 1 Arbeitsunterlage
- 1 graduierte Urinauffangschale
- 1 flüssigkeitsabweisendes Unterlegtuch
- 2 Handschuhe
- 1 Abdecktuch mit Loch und Schlitz
- 1–2 Pinzetten
- 6 pflaumengroße Tupfer
- 1 Einmalspritze mit 10 ml Aqua dest.

Über das aufgeführte »Standardset« hinaus bietet die Industrie erweiterte Sets z. B. mit Instillagel, Schleimhautantiseptikum und Katheter an (Abb. 18.2).

> Gebrauchsfertige, steril verpackte Kathetersets ermöglichen einen systematischen Arbeitsablauf und gewährleisten damit mehr hygienische Sicherheit beim transurethralen Katheterismus.

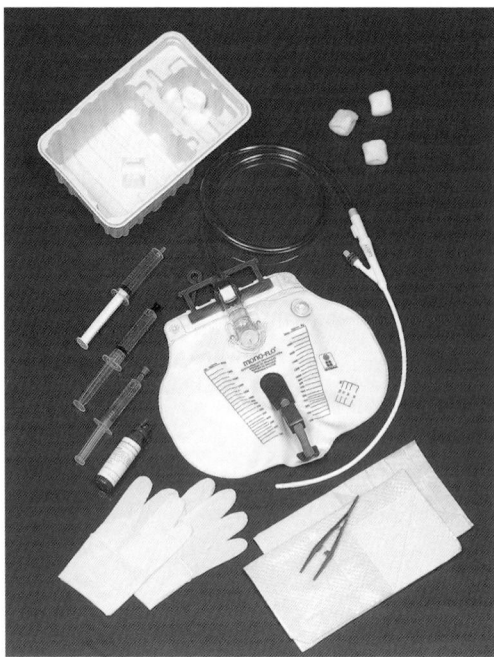

Abb. 18.2 Inhalt eines Kathetersets (mit freundlicher Genehmigung der Fa. Tyco Healthcare, Neustadt/Donau)

Urindrainagesysteme

Für die Urindrainage über den Blasenverweilkatheter oder die suprapubische Blasendrainage müssen sterile, geschlossene Urindrainagesysteme (UDS) verwendet werden (Abb. 18.3). Die retrograde Keimwanderung ist damit ausgeschlossen und den hygienischen Sicherheitsanforderungen für den Patienten wird so entsprochen.
Urindrainagesysteme müssen folgende **Anforderungen** erfüllen:
- geschlossenes System
- belüftete Tropfkammer mit Rückflusssperre (retrograde Keimwanderung wird ausgeschlossen)
- ausreichende und bakteriendichte Belüftung
- feste Verbindung zwischen Katheter und Urindrainagesystem

- ausreichendes Fassungsvermögen des Auffangbeutels (1,5–2 l)
- möglichst genaue Messskalierung
- leicht zu handhabendes Ablassventil
- 90–100 cm langes Schlauchsystem, um Bewegungsfreiheit im Bett ohne Risiko zu gewährleisten
- knickstabiler, flexibler Drainageschlauch
- geeignete Urinprobenentnahmestelle (möglichst an der Katheterverbindungsstelle, um ein sicheres Punktieren ohne Unterbrechung des geschlossenen Systems zu gewährleisten)
- transparentes Material zur makroskopischen Beurteilung des Urins
- gute Tragbarkeit für den Patienten

Beim **Umgang mit Urindrainagesystemen** ist Folgendes zu beachten:
- Um durch die Schwerkraft einen kontinuierlichen Abfluss des Urins sicherzustellen, muss der Drainagebeutel freihängend unterhalb des Blasenniveaus ohne Bodenkontakt befestigt sein, und der Drainageschlauch muss knickfrei verlaufen.
- Der Wechsel des Urindrainagesystems erfolgt gebunden an den Wechsel des Blasenverweilkatheters. Ein vorzeitiger Wechsel kann erforderlich werden bei Undichtigkeiten im System oder Beschädigung, bei starker Sedimentansammlung im Beutel oder Geruchsentwicklung.
- Die Verbindung zwischen Katheter und Drainagesystem sollte nicht gelöst werden.
- Das Entleeren des Auffangbeutels sollte im Allgemeinen nur bei entsprechendem Füllungszustand erfolgen, jedoch so rechtzeitig, dass der Harn nicht mit der Rückflusssperre in Kontakt kommt. Die Pflegeperson muss dabei Handschuhe tragen, um einen möglichen Kontakt mit Urin auszuschließen. Das Verspritzen von Urin muss verhindert werden. Nach dem Entleeren ist die Ablassvorrichtung zu desinfizieren.

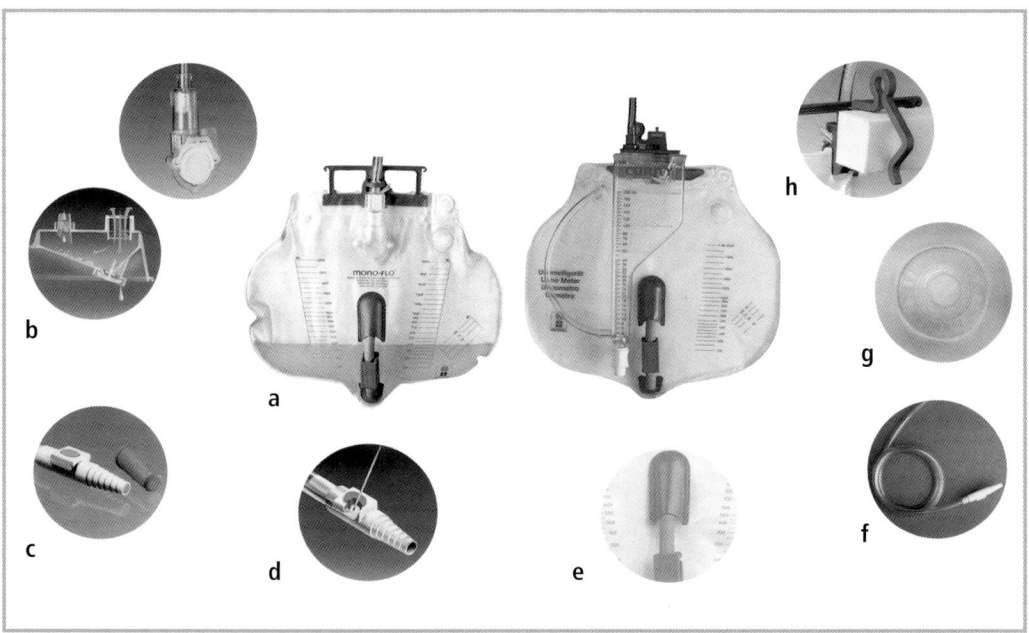

Abb. 18.3 Geschlossenes Urindrainagesystem. **(a)** geschlossenes Drainagesystem; **(b)** keimdichte belüftete Tropfkammer mit integrierter Rückflusssperre; **(c)** universeller Katheteransatz; **(d)** patientennahe Punktionskammer; **(e)** nicht tropfende Ablassvorrichtung; **(f)** knickstabiler Drainageschlauch; **(g)** belüfteter Auffangbeutel; **(h)** Universalhaken (mit freundlicher Genehmigung der Fa. Tyco Healthcare, Neustadt/Donau)

● Zur Urinprobenentnahme wird die im Drainageschlauch integrierte Punktionskammer mittels Kanüle und Urinmonovette anpunktiert. Die Punktionsstelle wird zuvor mit einem alkoholischen Präparat wischdesinfiziert.

Erforderliche Hygiene- und Pflegemaßnahmen:

● Das Katheterisieren erfolgt durch geschultes, qualifiziertes Personal, das mit der korrekten Indikationsstellung, der Technik, den Erfordernissen der Asepsis und der Katheterhygiene vertraut ist.
● Regelmäßige Schulungen und praktisches Training des aseptischen Handlungsablaufes sind erforderlich.
● Eine **aseptische** und **atraumatische** Vorgehensweise muss sichergestellt sein. Durch Verwendung eines Gleitmittels (Instillagel), richtige Katheterauswahl und vorsichtiges Einführen des Katheters, orientiert an den anatomischen Voraussetzungen, wird eine atraumatische Vorgehensweise ermöglicht. Hinzuweisen ist auf eine sachgerechte Durchführung der Schleimhautantiseptik gemäß des Hygienestandards. Die Katheterstärke (Maßeinheit Charrière) muss der Harnröhrenöffnung angepasst werden, um die Schädigung der Schleimhaut zu minimieren.
● Die Ballonfüllung eines Blasenverweilkatheters erfolgt mit sterilem Aqua dest. oder mit einer sterilen 8–10 %igen Glycerin-Wasserlösung. Letztere dichtet die Membranporen des Ballons ab und beugt so einer spontanen Entblockung vor.
● Eine gründliche Intimpflege sollte bei liegendem Blasenverweilkatheter 2-mal täglich mit

Wasser, Seife und sauberen Waschlappen erfolgen. Inkrustierungen sind dabei vorsichtig zu entfernen. Dabei sind unsterile Einmalhandschuhe zu tragen. Meatusnahe Inkrustierungen können mit in 3 %iger H_2O_2-Lösung getränkten Mullkompressen vorsichtig gereinigt werden.

- Vor und nach Manipulationen am Katheter oder Drainagesystem ist eine Händedesinfektion vorzunehmen. Zum Schutz vor Kontakt mit Urin sind Einmalhandschuhe zu tragen.
- Der Blasenkatheter ist sicher abzuleiten, es empfiehlt sich, den Katheter ohne Zug am Unterbauch zur Leiste hin zu lagern. Dadurch wird die Gefahr von Druckstellen und Harnstau durch Aufliegen des Patienten auf dem Drainageschlauch verhindert.
- Blasenspülungen sollten lediglich zur Verhinderung oder Beseitigung blutungsbedingter Verstopfung oder Verlegung des Katheters Anwendung finden, z. B. postoperativ nach transurethralen Eingriffen an der Prostata oder Blase. Dabei sollten geschlossene Spülsysteme und 3-Wege-Spülkatheter benutzt werden. Ein Weg dient dabei als Zulauf für die Spülflüssigkeit, der zweite als Ablauf für die Spülflüssigkeit und den Urin, der dritte dient zum Blocken des Ballons. Die Verwendung steriler Materialien und eine aseptische Vorgehensweise sind selbstverständlich.
- Das zeitweilige Abklemmen eines Blasenverweilkatheters (als sog. »Blasentraining«) vor der Entfernung eines transurethralen Katheters zur Steigerung der Blasenkapazität sollte unterbleiben, da es Infektionskomplikationen bewirken kann.
- Auch bei liegendem Blasenkatheter sollte die aktuelle Erfordernis der transurethralen Urinableitung kritisch überprüft werden. Die frühzeitige Entfernung des Katheters ist der beste Schutz vor einer Harnwegsinfektion.
- Es ist auf eine ausreichende orale Flüssigkeitszufuhr zu achten. 2.000 ml/24 Stunden sind mindestens zu empfehlen, damit die Harnwege gut durchspült sind. Eine Urinausscheidung von 1.500–2.000 ml/24 Stunden und ein spezifisches Gewicht des Urins von 1.015–1.020 g/l beugen einer Inkrustation vor.

- Der Patient ist über die erforderlichen prophylaktischen Maßnahmen, wie z. B. gründliche Intimpflege, und den Umgang mit dem Urindrainagesystem zu informieren bzw. anzuleiten. Denn auch für den Patienten gilt: Nur wenn er um Risiken oder Gefahren weiß, kann er sie wirksam verhüten.
- Ein routinemäßiger Katheterwechsel in festgelegten Zeitintervallen sollte nicht erfolgen. Inkrustationen, Obstruktionen oder starke Verschmutzung des Blasenverweilkatheters können einen Wechsel erforderlich machen.
- Die suprapubische Blasendrainage, das Kondomurinal und die intermittierende Katheterisierung sollten gegebenenfalls als Alternative zum transurethralen Katheter zur Langzeitkatheterisierung überlegt werden (s. u.).

18.1.4 Alternativen zur transurethralen Blasendrainage

Kondomurinal

Bei inkontinenten Männern ist die Anwendung von Kondomurinalen möglich. Diese werden auf den Penis aufgerollt, mit Befestigungsstreifen fixiert und mit einem Urindrainagesystem verbunden. Neuere Kondomurinale haften selbstklebend und verfügen über eine praktische Anziehhilfe, die das Aufrollen über den Penis überflüssig macht.

Wenn auch die Häufigkeit der Bakteriurien im Gegensatz zu transurethralen Kathetern geringer ist, so sind lokale Komplikationen, wie Mazeration der Haut, möglich. Sorgfältige Pflege des Genital- und Perianalbereiches, die Verwendung von durchsichtigen Urinalen aus Silikon und das Abnehmen des Urinals über Nacht können dem wirksam vorbeugen.

Intermittierende Katheterisierung

Besonders bei Patienten mit Querschnittsläh-
mung wird die intermittierende Katheterisierung häufig praktiziert. Dabei wird ein steriler
Katheter alle 3–6 Stunden von einer Pflegeperson oder dem Patienten selbst eingeführt, der
Urin abgelassen und der Katheter sofort wieder
entfernt. Voraussetzung ist dabei eine kontrollierte Flüssigkeitszufuhr. Komplikationen, wie
Blutungen oder Entzündung der Harnröhre,
sind zwar möglich, aber das Infektionsrisiko ist
insgesamt als geringer einzuschätzen.

Suprapubische Blasendrainage

Die suprapubische Blasendrainage sollte zur
Umgehung der Harnröhre bei Patienten eingesetzt werden, die länger als 5 Tage oder nach
großen operativen Eingriffen der Urindrainage
bedürfen. Als ausschließlich ärztliche Maßnahme wird bei der suprapubischen Blasendrainage der Katheter durch die Bauchdecke von
außen in die Harnblase eingeführt und mit
einer Kunststoffplatte und evtl. Subkutannaht
fixiert. Eine suprapubische Harnableitung birgt
aufgrund der geringeren Keimbesiedlung der
Bauchhaut im Vergleich zum Meatus urethrae
ein geringeres Infektions- und Verletzungsrisi-
ko als eine transurethrale. Kommt es zu einer
Bakteriurie, ist diese meist durch Keime der
Hautflora und nicht durch die problematischen
Keime des Perianalbereiches verursacht. Der In-
timbereich des Katheterträgers bleibt unbe-
rührt und die Fähigkeit zur Spontanmiktion
kann überprüft werden. Die Kontraindikationen sind zu beachten.

Verwendung von Inkontinenz-
produkten

Das Angebot von Inkontinenzprodukten ist vielfältig und reicht von kleinen über große, hoch
saugfähige Einlagen bis zu Inkontinenzhosen.
Durch die Versorgung mit entsprechenden In-

kontinenzprodukten, abgestimmt auf die individuelle Patientenproblematik, ist eine Alternative zur transurethralen Urinableitung gegeben.
Ein häufiger Wechsel (ca. 6-mal täglich) und
eine gute Hautpflege sind hier besonders wichtig, um einer Hautschädigung vorzubeugen. Eine
Bakteriurie lässt sich allerdings mit diesen Ver-
sorgungsartikeln nicht dauerhaft vermeiden.

Seit 2006 liegt der Nationale Expertenstandard
»Förderung der Harnkontinenz in der Pflege«,
herausgegeben vom Deutschen Netzwerk für
Qualitätsentwicklung in der Pflege, vor. Damit
sind verbindliche Kriterien für die Struktur-,
Prozess- und Ergebnisqualität zur Förderung
der Harnkontinenz geschaffen, die Auswirkungen auf die pflegerische Vorbeugung und
Therapie von Harninkontinenz haben.

18.1.5 Probengewinnung zur mikrobiologischen Diagnostik

Urinproben werden meist zu diagnostischen
Zwecken gewonnen. Der Urin wird zur Untersuchung in sauberen, für bakteriologische Untersuchungen zudem sterilen Behältern aufgefangen und möglichst unverzüglich an das Labor weitergeleitet bzw. bei 4–6°C im Kühlschrank zwischengelagert.

Um einer Verfälschung der Untersuchungsergebnisse vorzubeugen, ist eine gründliche In-
timtoilette wichtige Voraussetzung. Der Patient
ist entsprechend zu informieren.

Formen von Urinproben

- **Spontanurin:** Dabei handelt es sich um den
  spontan gelösten Urin.
- **Morgenurin:** Der Morgenurin ist der nach
  der Nachtruhe entleerte Urin. Dieser ist
  günstig für einen Bakteriennachweis, da sich
  mögliche Mikroorganismen während der
  Nachtruhe (keine Miktion) in der Blase vermehren konnten.

● **Mittelstrahlurin:** Dabei fängt man den Urin in der Mitte des Miktionsvorganges auf. Der Patient lässt zunächst ein wenig Urin in die Toilette, unterbricht dann den Harnstrahl, die nächste Urinportion wird aufgefangen. Danach entleert der Patient den restlichen Urin. Mögliche Mikroorganismen im letzten Drittel der Harnröhre werden mit dem ersten Harnstrahl herausgespült und verfälschen somit nicht den Urinbefund.

● **Katheterurin:** In urologischen Fachabteilungen erfolgt die Gewinnung der ersten Urinprobe häufig standardmäßig über den Einmalkatheterismus oder mittels suprapubischer Blasenpunktion.
Die Entnahme einer Urinprobe bei liegendem transurethralen Katheter ist auf S. 238 f. nachzulesen.

Uricult-Test

Bei Verdacht auf eine Harnwegsinfektion oder Bakteriurie findet häufig der **Uricult** als bakteriologischer Suchtest Anwendung. Der Uricult-Test verfügt über zwei verschiedenfarbige Agarmedien, das eine dient der Bestimmung der gesamten Keimzahl, das andere als Selektivmedium für die gramnegativen harnwegpathogenen Bakterien. Bei der Durchführung ist zu beachten, dass der Nährbodenträger so in den frisch gelassenen Urin eingetaucht wird, dass beide Agarflächen benetzt werden. Steht nicht genügend Urin zum Eintauchen zur Verfügung, können beide Agarflächen nacheinander mit Urin übergossen werden. Bevor der Nährbodenträger in das Uricult-Röhrchen zurückgeschoben und fest verschraubt wird, sollte man überschüssigen Urin abfließen lassen. Das Uricult-Röhrchen wird 16–24 Stunden in einem Brutschrank bei +35 bis +37 °C inkubiert. Zur Keimzahlbestimmung wird der Nährbodenträger aus dem Uricult-Röhrchen herausgenommen und die Dichte der gewachsenen Kolonien mit den Musterbildern der Packungsbeilage verglichen.

Um eine **Kontamination** handelt es sich im Allgemeinen, wenn jede Seite des Nährbodenträgers weniger als 10.000 Keime pro ml Harn zeigt. Eine **signifikante Bakteriurie** liegt vor, wenn einer der beiden Nährböden 100.000 und mehr Keime pro ml Harn zeigt.
(weiterführende Informationen:
»Empfehlungen zur Prävention und Kontrolle Katheter-assoziierter Harnwegsinfektionen« der Kommission für Krankenhaushygiene und Infektionsprävention, Bundesgesundheitsblatt – Gesundheitsforschung – Gesundheitsschutz 10/1999)

18.2   Infektionen der unteren Atemwege

20,6 % der nosokomialen Infektionen entfallen auf Infektionen der unteren Atemwege, folglich auf Pneumonien (= Entzündung des Lungenparenchyms). Bei der Pneumonie handelt es sich, in Abhängigkeit von möglichen Grunderkrankungen, um eine schwere Infektion, die oft auch eine erhöhte Mortalität (Sterblichkeit) bedingt. Auf Intensivstationen ist die **beatmungsassoziierte Pneumonie** die wichtigste nosokomiale Infektion.

 CDC-Definition für Pneumonie (aus den »Richtlinien Krankenhaushygiene«, Dezember 2003):
»**Pneumonie**
1. Rasselgeräusche bei der Auskultation oder Dämpfung bei der Perkussion während der Untersuchung des Thorax **und** eines der folgenden Anzeichen:

● neues Auftreten von eitrigem Sputum oder Veränderungen der Charakteristika des Sputums
● Mikroorganismus aus Blutkultur isoliert
● Krankheitserreger aus bronchoalveolärer Lavage (= Waschung, Spülung), Bronchial-

abstrich, transtrachealem Aspirat oder Biopsieprobe isoliert.

Alternativ

2. Röntgenuntersuchung des Thorax zeigt neues oder progressives Infiltrat, Verdichtung, Kavitation oder pleuralen Erguss **und** eines der folgenden Anzeichen:

- neues Auftreten von eitrigem Sputum oder Veränderungen der Charakteristika des Sputums
- Mikroorgansimus aus Blutkultur isoliert
- Krankheitserreger aus bronchoalveolärer Lavage, Bronchialabstrich, transtrachealem Aspirat oder Biopsieprobe isoliert
- Isolierung eines Virus oder Ermittlung von viralem Antigen in Atemwegssekreten
- diagnostischer Einzelantikörper-Titer (IgM) oder vierfacher Titeranstieg (IgG) für den Krankheitserreger in wiederholten Serumproben
- histopathologischer Nachweis einer Pneumonie.«

18.2.1   Risikogruppen

Das Risiko, an einer Pneumonie zu erkranken, ist besonders hoch bei:

- intubierten und maschinell beatmeten Patienten
- bewusstseinsgetrübten Patienten
- Patienten mit chronischen Lungenerkrankungen
- Menschen, die unter einem Jahr oder über 65 Jahre alt sind
- Frischoperierten, insbesondere nach Eingriffen im Thorax oder Oberbauch
- durch schwere Grunderkrankungen immungeschwächten Patienten.

Bei diesen Patientengruppen sind die primären Abwehrmechanismen beeinträchtigt. Dies kann möglicherweise eine Besiedelung des Mund-Rachen-Raumes mit pathogenen Mikroorga-

nismen zur Folge haben. Ist im Weiteren auch der Husten- und Schluckreflex beeinträchtigt, so besteht die Gefahr der Aspiration dieser pathologisch veränderten Mund- und Rachenflora in die tiefen Atemwege.

18.2.2   Erregerspektrum

Die häufigsten Erreger für nosokomiale Pneumonien sind:

- Staphylococcus aureus
- Pseudomonas aeruginosa
- Klebsiella pneumoniae

Häufig sind mehrere Erreger am Infektionsgeschehen beteiligt (Mischinfektion).

18.2.3   Erregereintrittspforten

Pneumonieerreger gelangen in die tiefen Atemwege durch:

- Mikroaspiration von Sekret aus dem Mund-Rachen-Raum oder Magensaft (häufigste Ursache)
- Inhalation bakterienhaltiger Aerosole (eher selten)
- hämatogen von einem entfernten Infektionsherd (sehr selten)

Aspiration (= Ansaugung)

Insbesondere bei alten Menschen spielen »stumme« Aspirationsvorgänge, die durch einen gestörten Ablauf der Husten- und Schluckreflexe begünstigt werden, eine große Rolle. Die Aspiration von kleinen Mengen (= Mikroaspiration) Mund-Rachen-Sekret oder Magensaft ist dann bedeutungsvoll, wenn diese Sekrete hohe Keimzahlen potentiell pathogener Keime aufweisen.

Eine **Kolonisierung des Mund-Rachen-Raums** ist möglich bei Patienten unter Antibiotikatherapie, da diese die Normalflora des Nasen-Rachen-Raums (s. S. 11) beeinträchtigt. Fehlende oder reduzierte Speichelsekretion begünstigt die Kolonisierung. Besonders anfällig sind beatmete Intensivpatienten, alte Patienten, Frühgeborene, Diabetiker und Alkoholkranke.

Bei Bewusstlosen, Schluckgestörten oder Patienten mit einer verzögerten Magenentleerung ist die Aspiration von kleinen Magensekretmengen häufig. Der niedrige pH-Wert (pH < 2) des Magensafts stellt beim Gesunden eine effektive Keimbarriere dar. Wenn jedoch der pH-Wert auf > 4 ansteigt, ist auch eine **Kolonisierung des Magens** möglich. Dies kann vorliegen bei alten Menschen mit fehlender Absonderung von Magensäure, bei enteral über die Magensonde ernährten Patienten sowie bei Patienten unter Antazida- und H_2-Blocker-Therapie.

Bei einem endotracheal intubierten Patienten kann sich Mund-Rachen-Sekret oberhalb des Cuffs (Tubusmanschette) ansammeln und in kleinen Mengen zwischen Trachealwand und Cuff in die Atemwege gelangen.

Inhalation bakterienhaltiger Aerosole

Bakterienhaltige Aerosole können durch kontaminiertes Beatmungs- oder Narkosezubehör in die Lunge gelangen. Durch verbesserte Aufbereitungsmethoden kommt diesem Übertragungsweg jedoch eine geringe Bedeutung zu. Große Aerosolmengen werden jedoch durch Vernebler (Ultraschallvernebler) erzeugt. Liegt eine Kontamination der Verneblerflüssigkeit (Wasserreservoire) vor, ist das Risiko einer Pneumonie besonders hoch.

Hämatogene Streuung

Aus einem entfernten Infektionsherd können Erreger über eine hämatogene Aussaat in die Lunge gelangen, sich dort ansiedeln und eine (sekundäre) Pneumonie auslösen. Dieser Infektionsweg ist als Ursache nosokomialer Pneumonien von geringer Bedeutung.

18.2.4 Prävention nosokomialer Pneumonien

Die Patientengruppen, die einem besonders hohen nosokomialen Pneumonierisiko ausgesetzt sind, wurden bereits vorgestellt. Der Planung wirksamer Präventionsmaßnahmen liegt die individuelle Risikoeinschätzung des Patienten zugrunde. Zur Erfassung der Atemsituation, -beeinträchtigung und -gefährdung hat sich aus pflegerischer Sicht die Atemskala (Bienstein DBfK) bewährt.

Im Folgenden werden schwerpunktmäßig hygienerelevante Aspekte zur Verhinderung einer Aspiration sowie zur Verhütung der postoperativen Pneumonie und der beatmungsassoziierten Pneumonie dargestellt. Kenntnisse zu den einzelnen pflegerischen **Maßnahmen zur Atemerleichterung und Pneumonieprophylaxe** werden vorausgesetzt, z. B.:

- regelmäßige Mundhygiene bzw. Mund- und Nasenpflege
- Mobilisation
- angemessene Schmerztherapie zur Vermeidung operationsbedingter Schonatmung
- spezielle Lagerungen, wie unter anderem Dehnlage, A-/V- oder T-Lagerung, Drainagelagerungen
- Atemübungen, eine Anleitung zum Atemtraining sollte bereits präoperativ erfolgen
- atemstimulierende Einreibung
- Sekretlösung durch Inhalationsbehandlung, manuelle und apparative Sekretlösung
- Unterstützung bei der Sekretentleerung
- Sauerstofftherapie

Verhindern der Aspiration

Der Rückfluss von Magensekret in liegender Position birgt das Risiko einer stummen Aspiration und in der Folge die Entstehung einer Pneumonie. Bei bettlägerigen, insbesondere älteren Patienten sollte auf eine (leichte) Hochlagerung des Oberkörpers nach jeder Mahlzeit für 2 Stunden geachtet werden. Mikroaspirationen von mikrobiell besiedeltem Nasen-Rachen-Sekret oder Magensaft lassen sich z. B. bei einem **künstlich enteral ernährten** Patienten unter anderem durch folgende Maßnahmen verhindern bzw. reduzieren:

- Zur Verabreichung der Sondenkost bei **Bolusgabe** sollte der Patient, wenn keine Gegenanzeigen bestehen, in die Oberkörperhochlagerung gebracht werden, um einen Reflux von Mageninhalt zu vermeiden. Die Verabreichung sollte langsam erfolgen, es empfiehlt sich, 100 ml bis maximal 250 ml in 5–10 Minuten zu verabreichen.
- Bei **kontinuierlicher Sondenkostzufuhr** über eine Ernährungspumpe sollten 100 ml in 60 Minuten verabreicht werden, um einer Überbelastung des Magens vorzubeugen.
- Vor Verabreichung der Sondenkost sollte zur Kontrolle des Nahrungstransports und der Sondenlage die Aspiration von Magensaft erfolgen. Lassen sich mehr als 100 ml aspirieren, erfolgt keine Applikation der Sondenkost. Eine Überbelastung des Magens durch zu große Mengen Sondenkost kann damit erfasst und das Aspirationsrisiko reduziert werden.
- Eine Nahrungsgabe sollte ebenso unterbleiben, wenn bei Auskultation des Abdomens keine Darmgeräusche wahrnehmbar sind.
- Die zur Sondenkost genutzten Nährstoffemulsionen können bei unsachgemäßer Handhabung ein Nährmedium für pathogene Keime sein. Daher ist auf eine hygienische Vorgehensweise zu achten. Diese beinhaltet unter anderem, dass angebrochene Sondenkostbehältnisse im Kühlschrank gelagert werden (Datum/Uhrzeit vermerken) und dass ca. 2 Stunden vor der geplanten Applikation die erforderliche Menge entnommen und gegebenenfalls im Applikationsbeutel bei Raumtemperatur gelagert wird. Die Zuleitungssysteme sind täglich zu wechseln. Nach der Nahrungsapplikation ist die Sonde mit geeigneten Flüssigkeiten durchzuspülen, um einer Sondenverstopfung vorzubeugen.

- Eine regelmäßig durchgeführte Mund- und Nasenpflege verhindert die Entstehung von Affektionen im Mund- und Nasenbereich und wirkt der Kolonisation des Oropharynx entgegen.

Prävention der postoperativen Pneumonie

Prävention beginnt mit der präoperativen Erfassung und Reduktion endogener Risiken. So sollte die **präoperative Vorbereitung** möglichst ambulant erfolgen, da mit der Dauer der Hospitalisierung auch das Risiko der nosokomialen Pneumonie steigt. Chronische Atemwegserkrankungen sollten entsprechend vorbehandelt werden. Das Rauchen ist einzustellen, und ein präoperatives physikalisches Atemtraining sollte erfolgen. Im Weiteren ist der Ernährungszustand zu optimieren. Andere, nosokomiale Infektionen begünstigende Grunderkrankungen sollten therapiert werden. Soweit möglich sollte eine immunsuppressive Medikation reduziert oder unterbrochen werden.

In Bezug auf **perioperative Maßnahmen** beschränken wir uns auf die geltenden Empfehlungen für die Prämedikation:

Aus der Beeinträchtigung der Bewusstseinslage ergibt sich ein erhöhtes Aspirations- und folglich auch ein erhöhtes Pneumonierisiko. Daraus abgeleitet sollten zur Prämedikation eingesetzte Sedativa individuell so dosiert werden, dass ein ausreichender angstlösender Effekt ohne Beeinträchtigung der Bewusstseinslage erzielt wird.

Postoperativ stellt die Behandlung der endogenen Risikofaktoren auch weiterhin einen Schwerpunkt dar. Im Weiteren sind die Patienten zum Abhusten und tiefen Atmen anzuleiten, bei Risikopatienten ist eine intensivierte Atemtherapie unter krankengymnastischer Anleitung durchzuführen. Eine adäquate Schmerztherapie ist erforderlich, um eine schmerzbedingte Einschränkung der Atemfunktion zu vermeiden und eine frühzeitige Mobilisation zu erleichtern.

Inhalationsbehandlung

In der postoperativen Betreuung kommen Vernebler zur endobronchialen Verabreichung von Medikamenten und Sauerstoffbefeuchter zum Einsatz. So erzeugen z.B. Ultraschallvernebler einen dichten, sehr feinen Nebel mit kleinsten Aerosolpartikeln (Partikelgröße 1–6 Mikron), der alveolargängig ist und die feinsten Verästelungen der Lunge erreicht. Bei Kontamination der Systeme können diese Aerosole Keime in hoher Zahl enthalten. Werden diese vom Patienten eingeatmet, erhöht sich das Pneumonierisiko deutlich. Eine Kontamination der Systeme ist daher unbedingt zu vermeiden.

Empfehlungen aus hygienischer Sicht:

● Eine hygienische Händedesinfektion ist vor Manipulation an Medikamentenverneblern erforderlich.
● Medikamentenvernebler sind nur mit sterilen Flüssigkeiten und unter sterilen Bedingungen zu füllen.
● Nach jedem Gebrauch sind die Inhalationsgeräte vollständig aufzubereiten. Hierbei müssen die Herstellerangaben berücksichtigt werden.

Sauerstoffinsufflation

Sauerstoff muss angefeuchtet verabreicht werden, da sonst eine Austrocknung der Schleimhäute die Folge wäre. Dazu wird der Sauerstoff durch einen mit sterilem Aqua dest. gefüllten Sprudlertopf oder einen gebrauchsfertigen Sterilwasserbehälter geleitet. Eine Sauerstoffinsufflation (Einblasung) kann unter anderem indiziert sein bei Schock, Asthmaanfall, zur Vermeidung von Hypoxämie und Hypoxie.

Empfehlungen aus hygienischer Sicht:

● Eine hygienische Händedesinfektion ist vor Manipulation an Sauerstoffbefeuchtern durchzuführen.
● Sauerstoffbefeuchter (Schläuche, Wasserbehälter, Gasverteiler und Flowmeter) sind bei Verwendung am selben Patienten alle 48 Stun-

den wiederaufzubereiten, ebenso vor dem Wechsel zu einem anderen Patienten.
● Die Desinfektion erfolgt vorzugsweise thermisch; Flowmeter werden mit einem alkoholischen Desinfektionsmittel abgewischt, da eine thermische Desinfektion nicht möglich ist.
● Bei Verwendung von **Sprudlertöpfen** sind diese erst unmittelbar vor Benutzung mit sterilem Aqua dest. zu befüllen.
● Die Verwendung von **Sterilwassersystemen** (geschlossenes System, Abb. 18.4) bietet demgegenüber verbesserte hygienische Sicherheit, der Flaschenwechsel entfällt, Handhabungsfehler sind minimiert.

Prävention der beatmungsassoziierten Pneumonie: Hygieneaspekte bei Intubation, Tracheotomie und Beatmung

Intubierte und beatmete Patienten sind, bedingt durch ihre schwere Grunderkrankung, in besonderem Maße einem Pneumonierisiko ausgesetzt. Geschwächte Abwehrkräfte sowie die künstlich geschaffenen Eintrittspforten und die Verwendung von Antibiotika sind unter anderem begünstigende Faktoren für nosokomiale Infektionen. So bedarf es bei der Pflege und Versorgung dieser Patientengruppe der Umsetzung der Standardhygienemaßnahmen auf hohem Niveau und von Seiten des Pflegepersonals einer besonderen Qualifikation.

Eine der wichtigsten Basismaßnahmen ist auch hier die **hygienische Händedesinfektion**. Diese ist erforderlich

● vor und nach jedem Kontakt mit Trachealtubus, Tracheostoma und Beatmungszubehör
● nach jedem Kontakt mit Schleimhäuten, respiratorischem Sekret und Gegenständen, die mit respiratorischem Sekret kontaminiert sind.

Da die Kontaminationsgefahr bei der Pflege beatmeter Intensivpatienten erhöht ist, z.B. beim

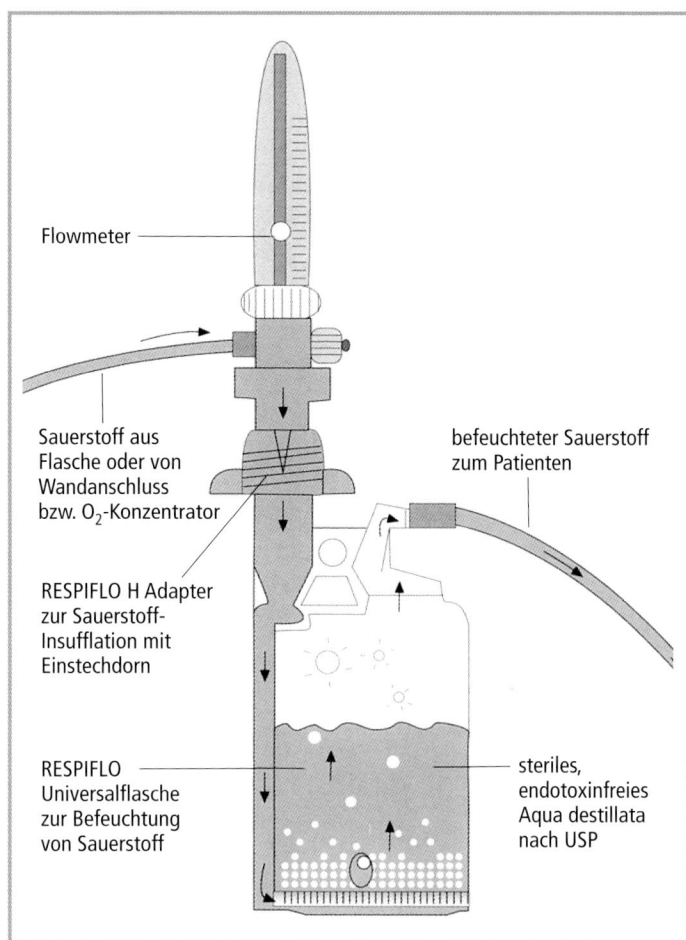

Flowmeter

Sauerstoff aus
Flasche oder von
Wandanschluss
bzw. O_2-Konzentrator

befeuchteter Sauerstoff
zum Patienten

RESPIFLO H Adapter
zur Sauerstoff-
Insufflation mit
Einstechdorn

RESPIFLO
Universalflasche
zur Befeuchtung
von Sauerstoff

steriles,
endotoxinfreies
Aqua destillata
nach USP

Abb. 18.4   Sauerstoff-
befeuchtung mit Respiflo H
(mit freundlicher Genehmigung der Fa. Tyco Health-
care, Neustadt/Donau)
USP = United States
Pharmacopaia

endotrachealen Absaugen oder beim Entleeren
der Wasserfalle, müssen bei diesen Tätigkeiten
zudem Handschuhe getragen werden. Nach
dem Ausziehen der Handschuhe ist erneut eine
hygienische Händedesinfektion erforderlich.

Eine **Intubation** ist die Einführung eines Spe-
zialschlauches (= Tubus) in die Trachea. Dies
kann auf nasalem oder oralem Weg erfolgen.
Meistens wird zunächst oral intubiert, bei längerer Beatmungsdauer wird eine Tracheotomie
angestrebt, seltener auf nasal umintubiert. Bei
der nasalen Intubation kommt es, bedingt durch
den behinderten Sekretabfluss und in Abhängigkeit von der Beatmungsdauer, gehäuft zur

Ausbildung einer Sinusitis maxillaris (= Kieferhöhlenentzündung). Die aus den Kieferhöhlen
isolierten Erreger entsprechen dabei dem Erregerspektrum der im späteren Verlauf auftretenden Pneumonie. Die orale Intubation ist der
nasalen vorzuziehen.

Das **zur Intubation benötigte Material**, wie
Laryngoskop, -spatel und Guedeltubus, muss
desinfiziert, der Endotrachealtubus und erforderliche Führungsstäbe müssen steril sein. Endotrachealtubus und Führungsstab werden erst
unmittelbar vor der Anwendung der keimdich-
ten Verpackung entnommen und steril ange-
reicht. Das zu verwendende Oberflächenanäs-

thetikum muss ebenfalls steril sein. Die hygienische Händedesinfektion vor und nach der Intubation und das Tragen von Einmalhandschuhen ist erforderlich.

Eine **Tracheotomie** ist die traumatische Eröffnung der Trachea durch die Haut zur Einführung einer Kanüle. Bei Langzeitbeatmung wird sie zur Vermeidung von lokalen Reizungen und Drucknekrosen vorgenommen. Die Tracheotomie als Wahleingriff erfolgt unter aseptischen Bedingungen im Operationssaal. Alle Manipulationen an der Trachealkanüle und dem Tracheostoma müssen unter aseptischen Bedingungen durchgeführt werden. Bei gerade tracheotomierten Patienten ist die Wunde wie eine frische Operationswunde zu betrachten. Die Wundränder müssen sauber und trocken gehalten werden. Ein Verbandwechsel wird einmal täglich durchgeführt, bei Bedarf auch häufiger.

> Endotrachealtubus und Trachealkanüle erhöhen das Infektionsrisiko. Die Gefahr einer Schleimhautschädigung und Infektion nimmt mit der Dauer der endotrachealen Intubation zu.

Endotracheales Absaugen (Absaugen von Sekret, Blut oder Aspirat mit einem Katheter unter Sog über einen endotrachealen Tubus oder eine Trachealkanüle) erfordert eine streng aseptische Vorgehensweise. Das Absaugen sollte nicht in festgelegten Zeitintervallen erfolgen, sondern entsprechend dem die Atmung beeinträchtigenden Sekretaufkommen.

Die Durchführung ist abhängig vom verwendeten Absaugkatheter und -system. Katheter mit einer Öffnung und glatter Spitze werden ohne Sog eingeführt und unter Sog mit leichten Drehbewegungen herausgezogen. Sogenannte Aeroflow®-Absaugkatheter mit einer zentralen Öffnung und mehreren seitlichen Perforationen saugen sich nicht an der Trachealwand fest und werden unter Sog ein- und ausgeführt. Die Absaugkatheter müssen steril sein, werden unter aseptischen Bedingungen eingeführt und

dürfen nur für einen Absaugvorgang benutzt werden. Die Pflegeperson trägt dabei Einmalhandschuhe, zusätzlich einen sterilen Handschuh für die Hand, die den Katheter führt, einen Mund-Nasen-Schutz und gegebenenfalls eine Schutzbrille. Der endotrachealen Absaugung sollte eine Absaugung des Mund- und Rachenraumes vorausgehen, da sich durch den bei der endotrachealen Absaugung möglicherweise ausgelösten Hustenreflex der Druck der Tubusmanschette verändern kann und eine Mikroaspiration von Rachensekret möglich ist. Anschließend ist der Cuff-Druck zu überprüfen. Endotracheales Absaugen und Absaugen des Mund-Rachen-Raums sind getrennte Arbeitsprozesse, ein Wechsel von Absaugkatheter und Handschuhen ist unerlässlich. Nach Beendigung des Absaugvorgangs wird der benutzte Absaugkatheter in der behandschuhten Hand aufgerollt und mit dem Handschuh entsorgt.

Beim anschließenden **Durchspülen** (Pflegeperson trägt Einmalhandschuhe) des **Schlauchsystems im Spülglas des Absauggeräts** ist ein Verspritzen von Absaugmaterial unbedingt zu vermeiden. Es sollte niemals der Absaugkatheter, sondern immer nur das Schlauchsystem durchgespült werden. Wird innerhalb eines Absaugvorganges der Absaugkatheter wiederholt in den Tubus eingeführt, muss die Spülung mit sterilem Wasser erfolgen. Die Handschuhe sind sofort auszuziehen und eine hygienische Händedesinfektion ist durchzuführen, um eine Kontamination der Umgebung zu verhindern. Das Absauggerät muss einmal täglich desinfiziert werden, wobei das äußere Gestell wischdesinfiziert und das Absaugsystem, in Einzelteile (Sekretflasche, Flaschenkappe, Schläuche) zerlegt, thermisch desinfiziert wird. Der Absaugschlauch und der Sekretauffangbehälter sind patientenbezogen zu verwenden. Eine Alternative ist die Verwendung von Einmalabsaugsystemen (z.B. Receptal®), die nach Gebrauch als Abfall nach dem Abfallschlüssel AS 180103* entsorgt werden können (s. Kap. 17 Abschnitt »Strikte Isolierung«, S. 220 f.).

Zum endotrachealen Absaugen stehen neben den offenen Einmalabsaugkathetern auch geschlossene Verfahren mit einem wiederverwendbaren Absaugkatheter, der in das Beatmungssystem integriert ist, zur Verfügung. Während bei Verwendung herkömmlicher Absaugkatheter das Beatmungssystem für den Absaugvorgang diskonnektiert werden muss, ermöglichen geschlossene Absaugsysteme eine Absaugmethode, bei der das System immer geschlossen bleibt. Das hat den Vorteil, dass eine Keimeinschleppung durch den Absaugvorgang und eine Kontamination der Pflegekraft verhindert wird. Des Weiteren ist keine Unterbrechung der Sauerstoffversorgung erforderlich. Ein Wechsel der geschlossenen Absaugsysteme ist erst nach 24–48 Stunden erforderlich.

Beatmungsschläuche sind innen meistens feucht, da sich durch den Temperaturunterschied zwischen dem angewärmten und angefeuchteten Inspirationsgas und der Raumluft im Inspirationsschenkel Kondenswasser bildet. Das Kondenswasser wird retrograd mit Keimen, die z. B. zuvor durch die Intubation aus dem Mund-Nasen-Rachen-Raum in die Trachea verschleppt wurden, besiedelt. Die Folge ist die Kontamination des Lumens der Beatmungsschläuche. Bei der aktiven Atemgasanfeuchtung mit Kaskaden (bei Kaskaden handelt es sich um ein Wasserreservoir, durch das das Atemgas geleitet und mit Wasserdampf gesättigt wird; Kaskaden werden mit sterilem Wasser befüllt und können thermisch aufbereitet werden) befindet sich im Beatmungsschlauchsystem an der tiefsten Stelle eine Vorrichtung, die so genannte »Wasserfalle«, um das Kondenswasser abzuleiten. Diese Wasserfalle muss regelmäßig entleert werden, wobei eine hohe Kontaminationsgefahr der Hände besteht. Daher sind beim Entleeren Handschuhe zu tragen und anschließend die Hände zu desinfizieren. Dadurch lassen sich Kreuzkontaminationen auf Gegenstände, andere Patienten oder infektionsgefährdete Körperstellen beim selben Patienten wirksam vermeiden.

Bei der **Atemgasanfeuchtung mit Kaskaden** wird ein Wechsel der Beatmungsschläuche nach 48 Stunden empfohlen, wobei aktuelle Untersuchungen zeigen, dass die Pneumonierate nicht ansteigt, wenn die Beatmungsschläuche und Kaskadenbefeuchter erst nach 7 Tagen gewechselt werden. Zur passiven Atemgasanfeuchtung stehen Wärme- und Feuchtigkeitstauscher, so genannte HME (= Heat-and-moisture-exchanger), besser bekannt als künstliche Nasen, zur Verfügung. Sie funktionieren ähnlich wie die menschliche Nase: Sie nehmen die Feuchtigkeit und Wärme bei der Ausatmung auf und geben sie bei der folgenden Inspiration wieder an die Atemwege ab. Eine aktive Atemgasbefeuchtung ist nicht mehr erforderlich und das Beatmungssystem bleibt trocken. Manche HME sind zusätzlich mit bakteriendichten Filtern ausgestattet. Das Wechselintervall der Beatmungsschläuche wird bei Verwendung der HME-Filter nicht verlängert. Beatmungsschläuche können bei 75 °C über 10 Minuten thermisch desinfiziert und somit wieder verwendet werden.

Beatmungsbeutel dürfen nie für mehrere Patienten gleichzeitig benutzt werden. Da sie durch respiratorisches Sekret der Patienten im Inneren und durch die Hände des Personals äußerlich kontaminiert werden, sollten sie täglich im Desinfektionsautomaten aufbereitet werden.

18.2.5 Probengewinnung zur mikrobiologischen Diagnostik

Die Gewinnung von Sputum oder Bronchialsekret ist unter anderem erforderlich bei Verdacht auf eine Pneumonie oder Tuberkulose. Als Probengefäß zur Sputumuntersuchung dient ein Einweggefäß mit fest verschließbarem Deckel.

Der Patient ist entsprechend zu informieren, denn Speichel ist für die mikrobiologische Untersuchung unbrauchbar. Das Sputum sollte vor dem Frühstück gewonnen werden, der Mund sollte vorher gründlich mit Wasser ausgespült werden. Durch vorherige Inhalation von Kochsalzaerosol oder Wasserdampf ist eine Sputumprovokation möglich. Das gewonnene Sputum ist in einem gut verschlossenen Gefäß umgehend in das Labor zu bringen. Falls dies nicht sofort möglich ist, kann eine Zwischenlagerung im Kühlschrank bei 4–6 °C erfolgen.

Die Gewinnung von Bronchialsekret kann durch eine Bronchoskopie oder die endotracheale Absaugung erfolgen. Hier ist ein steriles Transportröhrchen zu verwenden. Bei Verdacht auf eine bakterielle Pneumonie sollte vor Beginn der Antibiotikatherapie Bronchialsekret für die mikrobiologische Untersuchung gewonnen werden. (weiterführende Informationen: »Prävention der nosokomialen Pneumonie« – Empfehlung der Kommission für Krankenhaushygiene und Infektionsprävention, Bundesgesundheitsblatt – Gesundheitsforschung – Gesundheitsschutz 4/2000)

18.3 Postoperative Infektionen im Operationsgebiet

Mit Einführung der Asepsis und Antisepsis in die operative Medizin konnten zwar die Wundinfektionen (aktuelle Bezeichnung: postoperative Infektionen im Operationsgebiet) drastisch reduziert werden, aber auch noch heute ist ein chirurgischer Eingriff mit einem Infektionsrisiko verbunden. Postoperative Infektionen im Operationsgebiet stellen mit **15,8 %** die dritthäufigsten nosokomialen Infektionen dar. »In den dem Krankenhaus-Infektions-Surveillance-System (KISS) angeschlossenen 301 operativen Abteilungen aus 163 Krankenhäusern traten im Zeitraum Januar 1997 bis Dezember 2004 bei ca. 360.000 Operationen insgesamt mehr als 6.800 postoperative Wundinfektionen auf« (Bundesgesundheitsblatt – Gesundheitsforschung – Gesundheitsschutz 3/2007).

 Die **Wundinfektion** wird durch Mikroorganismen verursacht, die in die Wunde eindringen, sich dort vermehren und dabei schädigende Giftstoffe erzeugen. Das Infektionsgeschehen ist meist örtlich begrenzt und führt durch Gewebszerstörungen zu unterschiedlich schweren Wundheilungsstörungen. Es liegen die klassischen **Entzündungszeichen** – Rötung, Schwellung, Überwärmung, Schmerzen, gestörte Funktion – vor. Aus einer Wundinfektion kann sich eine lebensbedrohliche Sepsis entwickeln.

Im Epidemiologischen Bulletin Nr. 36/2003 heißt es: »Als postoperativ werden Wundinfektionen dann angesehen, wenn sie innerhalb von 30 Tagen nach der Operation auftreten (innerhalb von einem Jahr, wenn Implantat in situ belassen).« Die meisten Wundinfektionen treten zwischen dem 3. und 8. postoperativen Tag nach primärem Wundverschluss auf. Das Robert Koch-Institut und das Nationale Referenzzentrum für Surveillance von nosokomialen Infektionen hat in »Definitionen nosokomialer Infektionen« (CDC-Definitionen) 2006 folgende Einteilung für postoperative Wundinfektionen veröffentlicht:

- postoperative oberflächliche Wundinfektionen,
- postoperative tiefe Wundinfektionen und
- postoperative Infektionen von Organen und Körperhöhlen im Operationsgebiet.

18.3.1 Risikofaktoren

Das Entstehen einer postoperativen Infektion im Wundgebiet ist von vielfältigen Faktoren abhängig. In der aktuellen Empfehlung »Prävention postoperativer Infektionen im Operationsgebiet« der Kommission für Krankenhaushygiene und Infektionsprävention beim Robert Koch-Institut (Bundesgesundheitsblatt – Gesundheitsforschung – Gesundheitsschutz 3/2007) erfolgt die Einteilung der Risikofaktoren in:

- **Patienteneigene, nur bedingt beeinflussbare Risikofaktoren:** Hierzu zählen Begleiterkrankungen, wie z. B. Diabetes mellitus, bestehende Infektionen, Besiedelung mit MRSA, Mangelernährung, Adipositas, Rauchen, Immunsuppression und Anämie. So ist eine beeinträchtigte Abwehrsituation bei insulinpflichtigem Diabetes mellitus und perioperativer Hyperglykämie (> 200 mg/dl) bekannt. Durch das Rauchen wird z. B. die primäre Wundheilung verzögert und die Gefahr für eine Wundinfektion steigt.

  Zur Beschreibung des präoperativen Allgemeinzustands eines Patienten hat die Risikoklassifikation der American Society of Anesthesiologists (ASA-Score) Bedeutung. Danach gestaltet sich die Risikoeinstufung in einem Stufenmodell wie folgt (Quelle: Epidemiologisches Bulletin Nr. 36/2003):

  1 = gesunder Patient

  2 = Patient mit leichter systemischer Krankheit

  3 = Patient mit schwerer systemischer Krankheit

  4 = Patient mit dekompensierter systemischer Krankheit, die eine ständige Lebensbedrohung darstellt.

  5 = moribunder (lat.: sterbenskranker, sterbender) Patient, unabhängig von einer möglichen Operation wird ein Überleben > 24 Stunden nicht erwartet

- **Perioperative Risikofaktoren:** Die Dauer des präoperativen Krankenhausaufenthaltes, eine nicht sachgerecht praktizierte präoperative Haarentfernung, Hautreinigung und -antiseptik neben nicht sachgerechter perioperativer Antibiotkaprophylaxe, Abweichungen von der physiologischen Körpertemperatur und Hypoxie werden hier als Risikofaktoren genannt.

  Die Wundinfektionsrate ist umso höher, je länger ein Patient vor dem chirurgischen Eingriff hospitalisiert war. Insbesondere bei längerem präoperativem Aufenthalt kann es zur Besiedelung des Patienten mit potentiell pathogenen Bakterien kommen, z. B. des Nasen-Rachen-Raumes oder der Haut. Die mikrobielle Besiedelung erfolgt präoperativ, die Infektion entsteht während des operativen Eingriffs aus der endogenen Flora des Patienten. Daraus resultiert die Empfehlung, einen möglichst kurzen präoperativen Aufenthalt für den Patienten anzustreben. Hinweise zu präoperativer Haarentfernung, Hautreinigung und -antiseptik werden in Abschnitt 18.3.3 »Prävention postoperativer Infektionen im Operationsgebiet« (S. 253 ff.) erteilt.

- **Operationsspezifische Faktoren:** Die Operationsdauer und -technik, die Art des operativen Eingriffs, Implantate und Fremdkörper charakterisieren die operationsspezifischen Faktoren. Eine längere Operationsdauer ist mit mehr Kontaminationsmöglichkeiten verbunden, so dass daraus eine größere Zahl postoperativer Infektionen des Wundgebiets resultieren kann. So wurde bislang eine Operationsdauer von > 2 Stunden als Risikofaktor für eine Wundinfektion eingestuft. Die Operationsdauer variiert in Abhängigkeit von der Art des Eingriffs jedoch stark (vgl. z. B. Appendektomie und Herzklappenersatz).

  Je atraumatischer die Operationstechnik ist, desto geringer ist die peri- und postoperative Infektionsgefahr. So ist z. B. bei starker intraoperativer Fettgewebetraumatisierung eine erhöhte Gefahr von postoperativen Infektionen zu verzeichnen. Der Grund liegt in der im Vergleich zu anderen Körpergeweben reduzierten Durchblutung des Fettgewebes. Daraus ergibt sich sowohl eine zeitverlängerte Wundheilung als auch eine Reduktion der physiologischen Infektabwehr. Ein weiterer Zusammenhang besteht darin, ob es sich um einen geplanten (elektiven) oder einen notfallmäßig erforderlichen operativen Eingriff handelt. Bedeutung hat auch die Einteilung chirurgischer Eingriffe nach dem **Kontaminationsgrad** der **Wunde.** Es werden nach RKI-Definition folgende **Wundkontaminationsklassen** unterschieden:

– »**Gruppe 1**: Operationen in **nicht konta-minierter Region**, z. B. Gelenk- und Kno-chenoperationen, arthroskopische Eingrif-fe, Weichteiloperationen an Rumpf und Extremitäten ohne Kontakt zu besiedelten Organen und Geweben, Herz- und Gefäß-operationen, neurochirurgische Operatio-nen

– **Gruppe 2**: Operationen in **sauberkonta-minierter Region**, z. B. Eingriffe am obe-ren Gastrointestinaltrakt, am Respirations-trakt, am Urogenitaltrakt, gynäkologische Eingriffe, Eingriffe am Oropharynx

– **Gruppe 3**: Operationen in **kontaminier-ter Region**, z. B. offene Frakturen, konta-minierte Haut- und Weichteildefekte, Ein-griffe am unteren Gastrointestinaltrakt

– **Gruppe 4**: Operationen in **manifest infi-zierter Region**, z. B. operative Maßnahmen bei Abszessen, Phlegmonen, Fisteln, massiv kontaminierten Wunden, alle Operationen an Patienten, die mit multiresistenten Kei-men besiedelt oder infiziert sind.«

● **Postoperative Risikofaktoren**: Diese wer-den bestimmt durch Art und Dauer einer Drainage, durch postoperativ erforderliche in-vasive Maßnahmen, nicht sachgerechte post-operative Wundversorgung (s. S. 256 ff.) und die Art der postoperativen Ernährung.

18.3.2 Erregerspektrum, Erregerreservoire und Infektionswege

Bei den Wundinfektionserregern gibt es Unter-schiede je nach Operationsgebiet. Die häufigs-ten Erreger sind:

● Staphylococcus aureus
● Enterokokken

Tab. 18.1   Anteil der bei Wundinfektionen gewonnenen Isolate (%) je nach Fachgebiet (Quelle: »Präven-tion postoperativer Infektionen im Operationsgebiet« – Empfehlung der Kommission für Krankenhaushygie-ne und Infektionsprävention beim Robert Koch-Institut, Bundesgesundheitsblatt – Gesundheitsforschung – Gesundheitsschutz 3/2007)

Isolate	Allgemein- und Thoraxchirurgie (2527)	Traumatologie/ Orthopädie (1631)	Herz-chirurgie (714)	Gefäß-chirurgie (431)	Geburts-hilfe (653)
S. aureus	11,4	42,7	39,6	39,0	19,8
Enterokokken	12,9	10,9	8,7	10,7	6,9
E. coli	22,6	4,1	2,7	6,7	4,4
P. aeruginosa	3,8	3,2	3,6	2,6	0,5
Klebsiella spp.	3,7	1,2	0,8	3,0	0,5
Koagulase neg. Staphylokokken	4,2	19,4	21,1	9,3	8,7
Enterobacter spp.	12,9	2,4	4,3	3,3	0,3
Streptokokken	4,8	4,8	1,5	5,3	6,4
Candida	1,4	0,2	0,5	0,2	0,1

Diese Daten des Krankenhausinfektions-Surveillance-Systems (KISS; Modul OP-KISS) beziehen sich auf den Zeitraum Januar 1997–Juni 2004. Die Summe muss nicht 100 % ergeben, weil bei einer Infektion bis zu 4 Isolate erfasst werden können und nur die häufigsten Erregerspezies dargestellt wurden.

- Escherichia coli
- Pseudomonas
- Klebsiella
- Koagulase negative Staphylokokken
- Candida

Wie sich das genannte Erregerspektrum auf die einzelnen medizinischen Fachgebiete verteilt, veranschaulicht Tabelle 18.1.

Wundinfektionserreger können endogen oder exogen in das Wundgebiet gelangen. Die körpereigene Flora des Patienten stellt das größte Erregerreservoir dar. Trotz sorgfältiger präoperativer Antisepsis lässt sich die auf der Haut und den Schleimhäuten siedelnde Keimflora nicht vollständig entfernen, so dass intraoperativ eine Einwanderung der Erreger in das Operationsgebiet erfolgen kann. Aktuelle Studien belegen: Es besteht bei einer nasalen Kolonisierung des Patienten mit Staphylokokkus aureus ein erhöhtes Risiko für eine postoperative S.-aureus-Infektion. Des Weiteren ist es möglich, dass sich Erreger einer bereits bestehenden Infektion im Körper endogen über den Blut- und Lymphweg in das Operationsgebiet absiedeln und dort eine Wundinfektion bewirken.

Als exogene Infektionsquelle ist die Körperflora des OP-Personals besonders bedeutsam. So kann der Mund-Nasen-Schutz die Freisetzung der Nasopharyngealflora des Operationsteams nur begrenzt verhindern, insbesondere besteht eine Abhängigkeit zu dem Umfang des »Sprechens« während eines operativen Eingriffs.

Nicht regelrecht aufbereitete Medizinprodukte können zu exogenen Infektionsquellen werden. Postoperativ gelten Operationswunden, die bis zu einem späteren sekundären Wundverschluss offen gelassen werden, Drainagen oder postoperative Spülungen als potenzielle Eintrittspforten. Eine primär heilende Wunde ohne Drainage gilt im Allgemeinen nach 24 Stunden als verschlossen, so dass sie für eine exogenen Kontamination nicht mehr gefährdet ist.

18.3.3 Prävention post-operativer Infektionen im Operationsgebiet

Präoperative hygienerelevante Maßnahmen

Bei geplanten operativen Eingriffen sollte die präoperative Verweildauer so kurz wie möglich sein. Eventuelle bakterielle Begleitinfektionen, wie z. B. eine Harnwegsinfektion, sind zunächst zu therapieren.

Im Rahmen der Patientenvorbereitung sind aus hygienischer Sicht erforderlich:

- **Körperreinigung:** Die präoperative Körperreinigung erfolgt als Dusch- oder Wannenbad, wobei das Duschbad aus hygienischer Sicht zu bevorzugen ist. Sie hat zum Ziel, Hautkeime zu reduzieren. So es organisatorisch möglich ist, sollte die Körperreinigung am Morgen des Operationstages erfolgen. Beachtet werden soll eine gründliche Reinigung bestimmter Körperregionen, wie Bauchnabel, Finger- und Fußnägel und Ohrmuscheln. Nagellack ist zu entfernen, da ansonsten die intraoperative Kontrolle der Durchblutung beeinträchtigt wäre.
  Für eine grundsätzliche präoperative antiseptische Waschung gibt es keine Empfehlung (Kategorie III).
- **Vorbereitung des Operationsfeldes:** Haare gelten als Keimträger und müssen vor einer Operation im Bereich des Operationsfeldes großzügig entfernt bzw. gekürzt werden. »Enthaarte« Haut ist besser zu desinfizieren, Operationsfolien und Klebeverbände lassen sich leichter aufbringen und ebenso wieder entfernen. Die Haarentfernung kann auf verschiedene Arten erfolgen. Bei der **Rasur** ist die Verletzungsgefahr relativ groß, und dabei entstandene Mikroläsionen stellen Eintrittspforten für Keime dar. »Rasuren, die länger als 24 Stunden vor der Operation durchgeführt werden, erhöhen die Wundinfektions-

rate« (Bundesgesundheitsblatt – Gesundheitsforschung – Gesundheitsschutz 3/2007). Bei der Haarentfernung mittels Enthaarungscreme zeigt sich ein geringeres Infektionsrisiko als bei der mechanischen Haarentfernung oder -kürzung mit Rasierern und Haarschneidemaschinen. Enthaarungscremes führen aber gelegentlich zu Hautreizungen oder Allergien. Daher muss an einer vom Operationsgebiet entfernten Hautstelle eine Austestung erfolgen. Bei operationstechnischer Notwendigkeit muss die mechanische Haarentfernung oder -kürzung unmittelbar vor der Operation erfolgen.

- **Bekleidung:** Vor dem Transport in den Operationssaal ist der Patient lediglich mit einem frischen Operationshemd bekleidet, persönliche Gegenstände, wie Schmuck, Hörgerät, Zahnprothesen, sind abzulegen. Vorhandene Verbände sollten erneuert werden.
- **Transport und Einschleusen in den Operationssaal:** Der Transport des Patienten in den Operationssaal erfolgt mit dem Krankenbett. Es ist nicht erforderlich, das Bett routinemäßig frisch zu beziehen, lediglich verschmutzte Bettwäsche ist zu wechseln. Mit Hilfe des Stations- und Operationspersonals wird der Patient in der Schleuse vom Bett auf den Operationstisch umgelagert. Vielfach stehen mechanische Umbetteinrichtungen zur Verfügung, sie stellen eine wesentliche Arbeitserleichterung für das Personal dar. Jeder Patient trägt einen Haarschutz. Patienten, bei denen der operative Eingriff in Lokal- oder Regionalanästhesie vorgenommen wird, tragen eine Gesichtsmaske, da sie häufig wach sind und sich mit dem Personal unterhalten können. Die Gesichtsmaske verhindert die Freisetzung von Aerosoltröpfchen und damit möglicher Keime aus dem Nasen-Rachen-Raum. Der Narkoseeinleitungsraum grenzt an den Operationssaal an.

Perioperative hygienerelevante Maßnahmen

Operationsbereich

Der Operationsbereich gehört zu den Bereichen, in denen Patienten in besonderem Maße vor Infektionen geschützt werden müssen. Die Operationsabteilung ist gegenüber dem übrigen Krankenhaus abgegrenzt und der Zugang ist nur über Schleusen möglich.

Da bei Operationen Eintrittsmöglichkeiten für Krankheitserreger geschaffen, andererseits auch Krankheitserreger freigesetzt und weiterverbreitet werden können, sind die hygienischen Anforderungen in Operationsbereichen besonders hoch.

Hygienemaßnahmen

- Der Operationstrakt wird von den Mitarbeitern über die Personalschleuse betreten. Hier erfolgt der Austausch der Privatkleidung gegen die **Operationsbereichskleidung** mit Haarschutz und Schuhen und das Waschen der Hände. Das Verlassen des Operationsbereichs in Bereichskleidung ist nicht gestattet. Vor Betreten des Operationsraumes muss ein Mund-Nasen-Schutz angelegt werden, wenn die sterilen Instrumente bereits gerichtet sind, die Operation gleich beginnen wird oder die Operation schon erfolgt.
- Für alle im Operationsbereich Tätigen gilt: Schmuck an Fingern und Unterarmen muss abgelegt werden, Nagellack soll nicht getragen werden.
- Vor Betreten des Operationsbereiches muss eine hygienische Händedesinfektion erfolgen, ebenso vor und nach Patientenkontakt.
- Der Mund-Nasen-Schutz (Gesichtsmaske) wird vor Betreten des Operationssaals angelegt und während der Operation von allen Anwesenden getragen, Mund und Nase sollen vollständig bedeckt sein. Bei Vollbartträgern ist ein Kopfbartschutz erforderlich. Die Über-

tragung freigesetzter Keime aus dem Nasen-Rachen-Raum des Personals in das Operationsgebiet wird durch den Mund-Nasen-Schutz reduziert, aber effektiver ist die Reduzierung des Sprechens während der Operation auf das notwendige Maß. Der Wechsel der Maske erfolgt im Allgemeinen nach dem Eingriff bzw. bei Durchfeuchtung. Als Hygieneverstöße gelten: nach Gebrauch herunterhängende Gesichtsmasken, die erneute Verwendung dieser Maske und der Griff mit den Händen zur benutzten Maske.

- Personal mit einer entzündlichen Wunde an den Händen oder starker Erkältung soll nicht an einem Eingriff teilnehmen und keinen direkten Patientenkontakt haben. Die Erreger dieser bestehenden Infektionen, meist Staphylococcus aureus oder betahämolysierende Streptokokken, werden der so genannten Infektionsflora zugerechnet. Die Keime der Infektionsflora sind weder durch Waschen noch durch eine Händedesinfektion zu entfernen.

- Die chirurgische Händedesinfektion erfolgt für das Operationsteam im Waschraum, der unmittelbar an den Operationssaal angrenzt. Alle Mitglieder des Operationsteams mit direktem Kontakt zum Operationsfeld und zu sterilem Instrumentarium oder Material müssen vor Beginn ihrer Tätigkeit eine chirurgische Händedesinfektion durchführen (s. Kap. 13 Abschnitt »Chirurgische Händedesinfektion«, S. 182 f.). Im Anschluss erfolgt das Anziehen des sterilen Operationskittels und der sterilen Handschuhe durch das Instrumentierpersonal. Operationskittel sollten an den Stellen, die häufig durchnässt werden, möglichst feuchtigkeitsundurchlässig sein.

- Vor jeder neuen Operation muss die sterile Operationskleidung gewechselt werden, ein Wechsel der Bereichskleidung ist bei Verschmutzung, Kontamination oder bei Verunreinigung z. B. mit Blut erforderlich.

- An Operationshandschuhe werden besondere Anforderungen gestellt. Sie müssen selbstverständlich steril, reißfest, gut hautverträg-

lich, ungepudert und allergenarm sein. Zur Verbesserung des Infektionsschutzes bei Blutkontakt können zwei Handschuhe übereinander getragen werden. Durch Verwendung doppelter Handschuhe mit Indikatorsystem kann der Schutz noch verbessert werden. Dieses Handschuhsystem besteht aus einem neutralfarbenen Außenhandschuh und einem farbigen Innenhandschuh. Bei Perforation des äußeren Handschuhs entsteht ein gut sichtbarer »Fleck«, der den Handschuhwechsel veranlasst. Operationen, bei denen Aerosoloder Sekretspritzer zu erwarten sind, machen das Tragen von Schutzbrillen erforderlich.

- Ein Handschuh- und Kittelwechsel wird nach einer Operationsdauer von 2–3 Stunden empfohlen.

- Im Anschluss an die Lagerung des Patienten wird die Antiseptik des Operationsfeldes vorgenommen. Dazu wird das Hautdesinfektionsmittel (PVP-Iod, Alkohol) großflächig mit sterilen Stieltupfern von der voraussichtlichen Schnittführungsstelle nach außen aufgetragen. Die Haut muss während der erforderlichen Einwirkzeit (Herstellerangaben beachten) dauernd feucht gehalten werden. Bei talgdrüsenreichen Hautarealen (s. auch Kap. 14 Abschnitt »Antiseptik der Haut und Schleimhaut«, S. 192 ff.) ist die Reduktion der residenten Hautflora erschwert, eine längere Einwirkzeit von mindestens 10 Minuten ist zu berücksichtigen. Anschließend ist darauf zu achten, dass der Patient nicht auf einer Desinfektionsmittelpfütze liegt, um Hautschädigungen oder Komplikationen durch Kriechströme beim Kauterisieren während der Operation zu vermeiden.

- Nach erfolgter präoperativer Antiseptik wird die Umgebung des Operationsgebietes unter aseptischen Bedingungen steril abgedeckt. Die Patientenabdeckung soll verhindern, dass Keime von der Haut in die Operationswunde gelangen. Sie sollte saugfähig, flüssigkeitsdicht und strapazierfähig sein. Hierzu stehen unterschiedliche Abdeckmaterialien zur Verfügung.

Für das Operationsteam und alle Personen in direkter Nähe zum Operationsfeld ist die Einhaltung aseptischer Arbeitsmethoden bei allen Operationen zwingend erforderlich. Das beinhaltet neben dem sachgerechten Umgang mit sterilem Instrumentarium und sterilen Medizinprodukten auch die aseptische Zubereitung und Verabreichung von Parenteralia.

- Die Türen des Operationssaals sollen während der Operation geschlossen gehalten werden. Ebenso sollten hastige Bewegungen vermieden werden, um Luftturbulenzen auszuschließen.
- Die raumlufttechnischen Anlagen sollen für die Belüftung des Operationssaals mindestens einen 20 fachen Luftwechsel pro Stunde gewährleisten. Die gesamte Luft sollte vor Eintritt in den Operationssaal gefiltert werden.
- Die Zahl der Mitarbeiter im Operationssaal ist auf das Notwendige zu beschränken.
- Die Instrumentiertische sollen erst unmittelbar vor dem Operationsbeginn gerichtet werden.
- Nach Beendigung des Eingriffs werden Operationskittel und Handschuhe im Operationssaal entsprechend entsorgt.
- Die instrumentierende Pflegeperson ist für die Vollständigkeit und die sachgerechte Entsorgung des Instrumentariums zuständig.
- Schmutzige Operationswäsche und Müll werden in entsprechenden Säcken entsorgt.
- Zwischen den Operationen sollte eine Wischdesinfektion aller patientennahen Flächen, der Operationslampe und der benutzten Geräte erfolgen.
- Falls eine Drainage erforderlich ist, sollten geschlossene Drainagesysteme verwendet werden. Die Drainage wird neben der eigentlichen Operationswunde durch eine Stichwunde geführt, um die primäre Wundheilung nicht zu behindern.

- Die **perioperative Antibiotikaprophylaxe** wird für Operationen mit hohem Infektionsrisiko durchgeführt. Dazu erfolgt die parenterale Antibiotikaverabreichung erst kurz vor der Operation und sollte nach der Operation beendet werden. Es sollte kein weiteres Antibiotikum nach dem Wundverschluss aus prophylaktischen Gründen verabreicht werden.

Postoperative Wundversorgung

Die postoperative Überwachung des operierten Patienten beinhaltet neben der zunächst engmaschigen Kontrolle der Vitalzeichen, des Bewusstseins und der Ausscheidungen die Beobachtung des Verbands, des Wundgebiets und der Sonden und Drainagen. Hygienische Anforderungen an den Verbandwechsel, die Durchführung und der Umgang mit Sonden und Drainagen werden im Folgenden beschrieben.

Die postoperative hygienisch-pflegerische **Zielsetzung** bezogen auf die Wunde ist:
- die Wunde vor Keimbefall zu schützen, eine Keimverschleppung zu vermeiden und/oder die Beseitigung eines vorhandenen Keimbefalls
- eine schnellstmögliche komplikationslose Heilung des verletzten Gewebes zu erreichen
- den Verband bzw. die sterile Abdeckung der Wunde so auszuwählen und zu gestalten, dass die Wunde vor Einwirkungen von außen, insbesondere vor mikrobieller Kontamination und Verschmutzung, geschützt ist. Eventuell vorhandenes Sekret soll aufgesaugt und die Blutstillung unterstützt werden. Wundauflagen sind Medizinprodukte, ihre Auswahl orientiert sich am Zustand der Wunde. Sie müssen steril, gut verträglich und saugfähig sein.

Allgemeine hygienische Grundregeln für den Verbandwechsel

- Eine aseptische Vorgehensweise ist sicherzustellen, d.h. alle Materialien, die mit der Wunde direkt in Kontakt kommen, sind steril. Die **No-Touch-Technik**, d.h. keine direkte Berührung der Wunde, Wundumgebung oder des Verbands mit bloßen Händen, ist beim Verbandwechsel immer anzuwenden. Der Verbandwechsel erfolgt unter Verwendung von sterilen Instrumenten und/ oder sterilen Handschuhen.

- Das durchführende Personal sollte vor und nach dem Verbandwechsel eine hygienische Händedesinfektion durchführen.
- Um Keimverwirbelungen zu vermeiden, sollte während des Verbandwechsels das Patientenzimmer nicht von anderen Personen betreten werden, ebenso sollte Zugluft ausgeschlossen sein.
- Verbandwechsel sollten nicht zu häufig durchgeführt werden, da sie die Wundruhe stören und damit den Heilungsverlauf z.B. durch Zerstörung des Fibrinnetzes negativ beeinflussen können. Es genügt die tägliche Überprüfung des Verbands auf einen einwandfreien Zustand. Der erste Verbandwechsel bei einer primär geschlossenen Wunde sollte aus hygienischer Sicht frühestens nach 24–48 Stunden durchgeführt werden.
- Bei durchnässten oder sichtbar kontaminierten Verbänden oder bei Symptomen, die auf eine Infektion hinweisen können (Fieber, Wundschmerz), sollten unverzüglich ein Verbandwechsel und die Wundinspektion auf Infektionszeichen erfolgen.
- Sprechen, Husten und Niesen auf ein steriles Arbeitsfeld oder bei der Wundversorgung sind zu unterlassen.
- Sekret aus einer infektionsverdächtigen Wunde sollte mikrobiologisch untersucht werden.
- Bezüglich der Arbeitsorganisation muss die Wundklassifikation berücksichtigt werden, d.h. die Reihenfolge der Verbandwechsel ist von nicht kontaminierter bzw. sauber kontaminierter Region nach kontaminierter bzw. manifest infizierter Region vorzunehmen. Vorzugsweise sollten verschiedene Verbandwagen zur Verfügung stehen oder alternativ Verbandtabletts genutzt werden.

- Die Arbeitsfläche wird so platziert, dass sie sich neben dem Durchführenden befindet, nicht hinter ihm. Unsterile Materialien sollten sich patientennah, sterile Materialien patientenfern befinden. Durch diese Materialanordnung wird ein »Übergreifen« über sterile Materialien vermieden, z.B. beim Abwerfen gebrauchter Verbandstoffe.
- Der Verbandwechsel sollte von qualifizierten Personen und bevorzugt zu zweit durchgeführt werden.
- Der Verbandwechsel bei infizierten Wunden kann in großem Umfang zu einer Keimverbreitung beitragen. Deshalb sind Patienten mit infizierten Wunden getrennt von Patienten mit nicht kontaminierten Wunden unterzubringen.
- Gebrauchtes Verbandmaterial ist in einem verschlossenen Behältnis (Müllbeutel) zu entsorgen.
- Benutzte Instrumente sind sofort in einer Entsorgungsbox für Instrumente abzulegen und zügig der Aufbereitung zuzuführen.

Material

Alle Materialien, die in direkten Kontakt mit der Wunde kommen, müssen steril sein. Zur Lagerung des Materials wird der Verbandwagen benutzt, der im Weiteren auch dem Transport und der Vorbereitung des Verbandwechsels dient. Aus hygienischer Sicht empfiehlt sich die Zusammenstellung der benötigten Materialien auf einem Tablett, so dass der Verbandwagen vor dem Patientenzimmer verbleibt (Tab. 18.2).

Praktische Durchführung des Verbandwechsels

- **Schutzmaßnahmen des Durchführenden:**
  - Die Durchführung der hygienischen Händedesinfektion erfolgt bereits vor der Materialvorbereitung.
  - Zum Entfernen des Verbands werden Einmalhandschuhe getragen. Ein Mund-Nasen-

Tab. 18.2 Beispiele für sterile und unsterile Verbandmaterialien

Steriles Material	Unsteriles Material
● anatomische und chirurgische Pinzetten zur Verbandabnahme, Reinigung, Aufbringen der Wundauflage	● Fixiermaterialien
● ggf. Scheren, Skalpelle, Klammerentferner	● Verbandscheren
● Knopfkanüle, -sonden zum Sondieren der Wundhöhle und zum Spülen	● Einmalhandschuhe
● Spritzen und Spülflüssigkeiten (Ringer-Lösung)	● Abfallbehälter
● Tupfer zur Wundreinigung	● Entsorgungsbox für gebrauchte Instrumente
● entsprechende Wundauflagen	● Händedesinfektionsmittel
● Handschuhe	● erweiterte Schutzkleidung, wie Mund-Nasen-Schutz, Einmalschutzschürze
● ggf. Abdecktücher	

Schutz ist bei der Versorgung großflächiger Wunden, eine Haarabdeckung bei großflächigen, stark infektionsgefährdeten oder bereits infizierten Wunden erforderlich. Bei einem Verbandwechsel einer infizierten Wunde ist eine Einmalschürze zum Schutz der Berufskleidung zu tragen. Handschuhe, Mund-Nasen-Maske, Schutzkittel und gegebenenfalls ein Augenschutz sind zur Verminderung des Infektionsrisikos für die durchführende Person bei Verbandwechseln bei AIDS-, Hepatitis- und MRSA-Patienten erforderlich.

● **Patientenvorbereitung:**
  – Information des Patienten
  – Bei zu erwartenden Schmerzen bei der Wundversorgung ist etwa 30 Minuten vor dem Verbandwechsel ein Analgetikum auf Arztanordnung zu verabreichen.
  – Die Lagerung sollte so gestaltet sein, dass sie für den Patienten bequem und das Wundgebiet gut zugänglich ist.
  – Falls erforderlich, z. B. bei einer Wundspülung, Einmalunterlagen als Bettschutz einbringen.
● **Praktische Durchführung:** siehe Tabelle 18.3

● **Allgemeine Hinweise zum Umgang mit Drainagesystemen:**
  – Wunddrainagen haben die Aufgabe, Blut, Sekrete und Zell- und Gewebereste abzuleiten. Damit wird der Bildung von Hämatomen und Seromen vorgebeugt, die ideale Vermehrungsorte für Mikroorganismen darstellen.
  – Eine Wunddrainage schafft eine Verbindung zwischen der Wunde und der kontaminierten Umgebung. Dadurch besteht das potenzielle Risiko der Wundinfektion. Abhängig von der Liegedauer steigt das Risiko der bakteriellen Kontamination des primär sterilen Drains an.
  – Das Anlegen einer Wunddrainage ist Bestandteil des operativen Eingriffs.
  – Bei den Wunddrainagesystemen sind offene, halb offene und geschlossene Systeme zu unterscheiden. Offene Drainagen leiten das Sekret über ein Drainagerohr direkt in den Verband, dadurch besteht ein hohes zusätzliches Infektionsrisiko für den Patienten. Offene Drainagen sollten aus infektionsprophylaktischer Sicht vermieden werden. Bei der halb offenen Drainage ist

Tab. 18.3 Durchführung des aseptischen und septischen Verbandwechsels im Vergleich

Aseptischer Verbandwechsel (Verbandwechsel bei nicht kontaminierter Wunde)	Durchführung	Septischer Verbandwechsel (Verbandwechsel bei kontaminierter/infizierter Wunde)
	• **Entfernen des Verbandes** mit unsterilen Einmalhandschuhen	
	• mit steriler Pinzette unterste Wundauflage entfernen	
	• bei verklebter Wundauflage diese mit Ringer-Lösung befeuchten, bis sie sich leicht abnehmen lässt	
	• **Kontrolle der Wundauflage auf Absonderungen**	
	• benutzte Pinzette in Entsorgungsbox ablegen	
	• Handschuhe ausziehen, in Abwurf entsorgen	
	• Hygienische Händedesinfektion	
z. B. Blutverkrustung durch geringe Nachblutung	• **Wundinspektion**	Beschaffenheit des Exsudats (serös, blutig, eitrig)
• mit steriler Pinzette und sterilen Tupfern oder einem sterilen Watteträger	• **Reinigung der Wunde und der Wundumgebung**	• Einmalhandschuhe anziehen (neues Paar)
• **Wundreinigung** erfolgt **von innen nach außen**, um eine Keimverschleppung aus der Wundumgebung in die Wunde zu vermeiden		• mit steriler Pinzette und mit Ringer-Lösung befeuchteten sterilen Tupfern
• eine Desinfektion der Wundumgebung ist in der Regel nicht erforderlich		• **Reinigung** erfolgt **von außen nach innen**, um zu verhindern, dass die Wunde besiedelnde Keime in die Umgebung gelangen; die Anwendung eines gut verträglichen Desinfektionsmittels (wirksam, wenig zelltoxisch, nicht schmerzauslösend) erfolgt nach strenger Indikationsstellung
		• zur effektiven Wundreinigung Spülungen mit Ringer-Lösung
		• die Wundbehandlung erfolgt auf ärztliche Anordnung

Tab. 18.3 (Fortsetzung)

Aseptischer Verbandwechsel (Verbandwechsel bei nicht kontaminierter Wunde)	Durchführung	Septischer Verbandwechsel (Verbandwechsel bei kontaminierter/infizierter Wunde)
	• benutzte Instrumente in Entsorgungsbox ablegen, benutztes Material in entsprechenden Abwurf	
• aseptisches Aufbringen eines Wundschnellverbands Eine aseptische Wunde, die primär verheilt, ist unter optimalen Bedingungen nach 24–48 Stunden oberflächlich verschlossen. Damit besteht wieder eine natürliche Barriere gegen Infektion von außen.	• **Aufbringen der neuen Wundauflage(n)** mit steriler Pinzette und **Fixierung**	• Verwendung besonders saugfähiger Wundauflagen • hautschonende Fixierung
	• **Lagerung des Patienten** • **Entsorgung der gebrauchten Materialien** • **hygienische Händedesinfektion** • **Dokumentation** (beinhaltet die Beschreibung der Wundsituation, die Art der Wundbehandlung, Verbandwechselhäufigkeit)	

das Drainagerohr mit einem Auffangbeutel gekoppelt. Bei einem geschlossenen Wunddrainagesystem sind Drainagerohr und Sekretsammelsystem untrennbar miteinander verbunden.

– Geschlossene Wunddrainagesysteme sind aus hygienischer Sicht zu bevorzugen.

– Drainagen sollen nicht über die Operationswunde, sondern über eine separate Inzision gelegt werden.

– Der Sekretfluss über eine Wunddrainage muss mehrmals täglich kontrolliert werden.

– Damit Wunddrainagen nicht Ursache einer exogenen Wundinfektion werden, ist hy-

gienische Sorgfalt beim Umgang mit dem benutzten System unbedingt erforderlich.

– Die Auffangbehälter sollten nicht routinemäßig gewechselt werden, da mit jeder Manipulation die Kontaminationsgefahr steigt. Beim Wechsel der Auffangbehälter sind aus Gründen des Personalschutzes Handschuhe zu tragen.

– Um ein Zurückfließen eventuell kontaminierter Flüssigkeit zu vermeiden, soll der Sekretauffangbeutel nicht über das Austrittsniveau der Drainage angehoben werden.

– Jede Manipulation am Drainagesystem erfolgt unter aseptischen Bedingungen, eine

hygienische Händedesinfektion ist vor und nach Kontakt durchzuführen.
- Im Rahmen des Verbandwechsels ist eine Inspektion der Drainageaustrittstellen und gegebenenfalls eine Reinigung vorzunehmen. Eine aseptische Vorgehensweise ist zwingend erforderlich.
- Drainagen wirken als Fremdkörper, entsprechend sollten sie so früh wie möglich entfernt werden.

18.3.4 Probengewinnung zur mikrobiologischen Diagnostik

Nach Entfernen von Belägen wird mit einem Abstrichtupfer aus der Tiefe der Wunde Material entnommen. Bei Verdacht auf eine Pilzinfektion wird mit dem scharfen Löffel Material von der Haut oder aus den Rändern chronischer Wunden entnommen. Der Abstrichtupfer wird in das Transportmedium gesteckt und fest verschlossen. Die Probe sollte unverzüglich in das Labor gebracht werden, falls nicht sofort möglich, ist eine Zwischenlagerung im Kühlschrank bei 4–6 °C erforderlich. (weitere Informationen: »Prävention postoperativer Infektionen im Wundgebiet« – Empfehlung der Kommission für Krankenhaushygiene und Infektionsprävention, Bundesgesundheitsblatt – Gesundheitsforschung – Gesundheitsschutz 3/2007)

18.4   Bakteriämie und Sepsis

Die Häufigkeit von Bakteriämien bzw. Sepsis wird nach der NIDEP-1-Studie (s. S. 155) mit **8,3** % angegeben. Es handelt sich dabei um ein schweres Krankheitsbild, das neben einer verlängerten Krankenhausverweildauer mit einer erhöhten Letalität einhergeht.

Bakteriämie und Sepsis sind voneinander abzugrenzen:

 Bakteriämie:
- mikrobiologischer Befund, d. h. Nachweis von Erregern (Bakterien, Pilze) in der Blutkultur
- kann asymptomatisch oder mit typischen Sepsissymptomen verbunden sein

Sepsis (Blutvergiftung):
- klinischer Befund mit Symptomen wie Fieber $\geq$ 38 °C, systolischer Blutdruckabfall $\leq$ 90 mmHg und Oligurie $\leq$ 20 ml/Stunde
- Erregernachweis durch Blutkultur nicht immer positiv, da Zellwandbestandteile von Bakterien, so genannte Endotoxine, die Symptome auslösen können

Vereinfachend wird nachfolgend nur der Begriff Bakteriämie verwendet.
Bakteriämien können in primäre und sekundäre eingeteilt werden. Bei einer **primären Bakteriämie** werden Erreger in der Blutkultur nachgewiesen, *ohne* dass eine Infektion mit demselben Erreger an einer anderen Körperstelle vorliegt. Venenkatheter und arterielle Katheter sind die häufigsten Ursachen für eine primäre nosokomiale Bakteriämie.
Bei der **sekundären Bakteriämie** werden in der Blutkultur Erreger nachgewiesen und gleichzeitig besteht eine Infektion mit demselben Erreger an einer anderen Körperstelle. Vorwiegend entsteht sie durch Streuen von Mikroorganismen, ausgehend von infizierten Wunden, Infektionen des Urogenitalsystems oder pneumonischen Infiltraten. Sie stellt damit eine Komplikation bei bestehender Infektion dar.

!⃝ Invasive Maßnahmen durchbrechen natürliche Körperbarrieren. Damit besteht eine Verbindung zwischen normalerweise keimfreien Körperhöhlen und der physiologischerweise besiedelten Köroberfläche und Umgebung. Das Infektionsrisiko ist proportional zur Liegedauer der »künstlichen« Verbindung.

18.4.1 Risikofaktoren

Exogene Risikofaktoren sind:
- Anlage eines zentralvenösen Katheters
- weitere invasive Maßnahmen wie Intubation, Blasenverweilkatheter, Operationen
- defizitäre Hygiene bei Pflegemaßnahmen

Endogene Risikofaktoren sind:
- niedriges (< 1) oder hohes Lebensalter (> 60 Jahre)
- immunsuppressive Therapie
- nicht intakte Haut, z. B. bei Verbrennungen
- schwere Grundkrankheiten

18.4.2 Erregerspektrum

Häufige Erreger primärer und sekundärer Bakteriämien sind:
- koagulasenegative Staphylokokken
- Staphylococcus aureus
- Enterokokken
- Candida albicans

18.4.3 Pathogenese Gefäß-katheter-assoziierter Infektionen

In der Natur leben Mikroorganismen überwiegend in Form von so genannten Biofilmen (auch als »Schleimschicht«, »Belag« oder »Aufwuchs« bezeichnet) auf unterschiedlichen organischen und anorganischen Oberflächen. Diese entstehen, wenn Mikroorganismen sich an Grenzflächen ansiedeln, entscheidend ist die Kolonisation der Oberfläche. So gelingt es Mikroorganismen oft schon innerhalb von 24 Stunden, an den Oberflächen von Gefäßkathetern Biofilme zu bilden, in denen sie lebensfähig und metabolisch aktiv sind.

Zusätzlich bewirken Schleimsubstanzen, dass die Mirkoorganismen im Biofilm von der körpereigenen Abwehr nicht mehr angreifbar sind. Ein Beispiel für einen Biofilm sind die Plaques, die sich auf den Zähnen bilden. Verhindert werden kann die Biofilmbildung nicht, jedoch kann durch gezielte Infektionspräventionsmaßnahmen die Häufigkeit der Bildung und die bakterielle Besiedelung von Biofilmen verringert werden (s. auch Abschnitt »Zentraler Venenkatheter«, S. 265 ff.).

18.4.4 Prävention primärer Bakteriämien

Da ein Drittel aller primären Bakteriämien auf intravasale Katheter zurückzuführen ist, wird schwerpunktmäßig die Prävention Gefäßkatheter-assoziierter Infektionen behandelt. Die folgende Darstellung legt den Schwerpunkt auf die Bearbeitung hygienerelevanter Aspekte zum Umgang mit peripheren Venenverweilkanülen und zentralen Venenkathetern. Auf die Darstellung des Umgangs mit arteriellen Kathetern, Pulmonalarterien-, Nabelgefäß- und Dialysekathetern wird bewusst verzichtet.

Ein kurz- oder längerfristiger Zugang zum venösen Gefäßsystem ist bei der Hälfte der Krankenhauspatienten aus therapeutischen oder diagnostischen Gründen erforderlich. Der behandelnde Arzt entscheidet über die Art des Venenzugangs. Folgende **Venenzugänge** sind zu unterscheiden:
- periphere Venenverweilkanüle
- zentraler Venenkatheter
- implantierbare Kathetersysteme (Port-System)

Unabhängig von der Art des Venenzugangs ist die **hygienische und pflegerische Zielsetzung**:

- Infektionsverhütung im Punktionsgebiet
- Vermeidung einer Keimverschleppung über den Venenzugang in den Körper
- Verhütung thrombotischer und embolischer Komplikationen

Periphere Venenverweilkanüle

- **Indikation:**
  - kurzzeitige Behandlung mit Infusionslösungen, z. B. postoperativ oder zur Flüssigkeitssubstitution
  - mehrmals täglich Behandlung mit Antibiotika über Kurzinfusion oder intravenöse Medikamentenapplikation
- **Punktionsorte:**
  bevorzugt Venen der Handrücken und Unterarme bei Erwachsenen, bei Kleinkindern sollen periphere Verweilkanülen an der Kopfhaut, an der Hand oder am Fuß angelegt werden
- **Komplikationen:**
  - Obstruktion (Verschluss) der Kanüle
  - Phlebitis (Rötung, Schwellung, Schmerz an der Einstichstelle)
  - Weichteilinfektion
  - Septikämie
- **Infektionsprophylaktische Maßnahmen:**
  - Eventuell ist eine hautschonende Haarentfernung mittels Elektrorasierer an der gewünschten Punktionsstelle erforderlich.
  - Hinsichtlich des Kathetermaterials sollten Verweilkanülen aus Polytetraflourethylen (PTFE) oder Polyurethan gegenüber solchen aus PVC bevorzugt werden.
  - Vor Legen der Verweilkanüle ist eine hygienische Händedesinfektion durchzuführen.
  - Durchführung der Hautantiseptik, Aufsprühen und Abwischen zur Entfernung der Hautfette unter Berücksichtigung der Einwirkzeit, danach sollte die erneute Palpation der voraussichtlichen Punktionsstelle mit den Händen unterbleiben.
  - Anlegen von Einmalhandschuhen zum Personalschutz (UVV Gesundheitsdienst; s. auch Kap. 12 Abschnitt »Regelwerke«, S. 164).

  - Die aseptische Vorgehensweise beim Legen ist sicherzustellen.
  - Die Punktionsstelle muss steril abgedeckt werden.
  - Es können sowohl sterile Transparentverbände als auch sterile undurchsichtige Gazeverbände verwendet werden. Für die Verwendung von Transparentverbänden sprechen die optische Beurteilbarkeit der Einstichstelle und die sichere Fixierung, sodass es weniger zu Fehllagen der Verweilkanüle kommt. Unsterile Pflasterstreifen sind nach Anbruch schnell bakteriell kontaminiert und sollten nicht einstichnah zur Fixierung benutzt werden.
  - Bei Fehlpunktion ist ein Wechsel der Verweilkanüle für den erneuten Punktionsversuch zwingend erforderlich.
  - Blutreste am Konnektor, ein durchgebluteter oder durchfeuchteter Verband sollten unverzüglich entfernt bzw. gewechselt werden, da Blut ein optimales Nährmedium für Keime darstellt.
  - Notfallmäßig gelegte periphere Verweilkanülen sollten innerhalb von 24 Stunden gewechselt werden, wenn davon auszugehen ist, dass bei der Erstplatzierung nur eingeschränkte aseptische Bedingungen gegeben waren.
  - Nach neuen Erkenntnissen können Venenverweilkanülen so lange liegen bleiben, wie sie klinisch benötigt werden und keine Komplikationszeichen feststellbar sind. Eine sofortige Entfernung der Venenverweilkanüle ist erforderlich bei Vorliegen einer sichtbaren Phlebitis.
  - Ein routinemäßiger Wechsel der Transparent- und Gazeverbände ist nicht erforderlich. Bei Verschmutzung, Durchfeuchtung oder Ablösung ist jedoch ein Wechsel durchzuführen. Die Transparentverbände sollten täglich inspiziert, bei Gazeverbänden sollte die Einstichstelle im Hinblick auf Druckschmerz palpiert werden.

Tab. 18.4 Kategorisierung nach der »Richtlinie für Krankenhaushygiene und Infektionsprävention« und die dazugehörigen Empfehlungen für infektionsprophylaktische Hygienemaßnahmen, auszugsweise am Beispiel peripherer Venenverweilkanülen

Kategorie	Empfehlungen für infektionsprophylaktische Hygienemaßnahmen
Kategorie I: Nachdrückliche Empfehlung **Kategorie IA:** Die Empfehlungen basieren auf gut konzipierten experimentellen oder epidemiologischen Studien	• Vor Legen der Verweilkanüle ist eine hygienische Händedesinfektion erforderlich. • Es können sowohl transparente als auch Gazeverbände verwendet werden. • Zur Intervallspülung bei Venenverweilkanülen reicht sterile Elektrolytlösung aus.
Kategorie IB: Die Empfehlungen werden von Experten und aufgrund eines Konsensusbeschlusses der Kommission als effektiv angesehen und basieren auf gut begründeten Hinweisen für deren Wirksamkeit.	• Periphere Venenverweilkanülen sollen bei Erwachsenen am Handrücken oder Unterarm angelegt werden. Die Insertion an der unteren Extremität, am Oberarm oder an der Ellenbeuge soll vermieden werden. • Desinfektion der Einstichstelle mit Haut-Desinfektionsmittel unter Beachtung der Einwirkzeit. • Einstichstelle vor Venenpunktion nicht mehr palpieren. • Die Punktionsstelle muss steril abgedeckt werden. • Verbandwechsel erfolgt mittels No-Touch-Technik oder mit sterilen Handschuhen. • Venenverweilkanülen können solange liegen bleiben, wie sie klinisch benötigt werden und keine Komplikationszeichen feststellbar sind. • Die Transparentverbände sollten täglich inspiziert, bei Gazeverbänden sollte die Einstichstelle im Hinblick auf Druckschmerz palpiert werden. • Auf die Einstichstelle sollten keine antibakteriellen Cremes oder Salben aufgebracht werden. • Bei Verabreichung von Medikamenten i.v. in Intervallform können Verweilkanülen mit einem Mandrin oder Verschlussstopfen verschlossen werden. • sofortige Entfernung bei sichtbarer Phlebitis
Kategorie II: Eingeschränkte Empfehlung Die Empfehlungen basieren teils auf hinweisenden klinischen oder epidemiologischen Studien, teils auf nachvollziehbaren theoretischen Begründungen oder Studien, die in einigen, aber nicht allen Krankenhäusern/Situationen umgesetzt werden sollten.	• Bei Kleinkindern sollen periphere Verweilkanülen an der Kopfhaut, an der Hand oder am Fuß angelegt werden.
Kategorie III: Keine Empfehlung/ ungelöste Frage Maßnahmen, über deren Wirksamkeit nur unzureichende Hinweise vorliegen oder bislang kein Konsens besteht.	• Keine Aussage zur Behandlung der Einstichstelle mit antiseptischen Lösungen.

Tab. 18.4 (Fortsetzung)

Kategorie	Empfehlungen für infektionsprophylaktische Hygienemaßnahmen
Kategorie IV: Rechtliche Vorgaben Anforderungen, Maßnahmen und Verfahrensweisen in Krankenhäusern und anderen medizinischen Einrichtungen, die aufgrund gesetzlicher Bestimmungen, durch autonomes Recht oder Verwaltungsvorschriften zu beachten sind.	• Das Anlegen von Einmalhandschuhen ist vor Legen einer Verweilkanüle zum Personalschutz erforderlich (UVV Gesundheitsdienst).

– Auf die Einstichstelle sollten keine antibakteriellen Cremes oder Salben aufgebracht werden, da eine Kolonisierung mit resistenten Keimen gefördert wird. Falls erforderlich, ist die Einstichstelle mit steriler 0,9 %iger NaCl-Lösung und sterilem Tupfer zu reinigen.
– Für den Verbandwechsel gilt: No-Touch-Technik oder mit sterilen Handschuhen arbeiten.
– Vor jeder Manipulation an der Verweilkanüle oder der Punktionsstelle ist eine hygienische Händedesinfektion erforderlich.
– Unnötige Manipulationen sind zu vermeiden.
– Bei intravenöser Verabreichung von Medikamenten in Intervallform können Verweilkanülen mit einem passenden sterilen Mandrin oder sterilen Verschlussstopfen verschlossen werden. Zur Intervallspülung ist sterile Elektrolytlösung ausreichend, die Verwendung einer verdünnten Heparinlösung zeigt keinen Vorteil. Die Pflegeperson sollte zum Eigenschutz dabei Handschuhe tragen. Bei einem Verschluss über 24 Stunden sollte der Gazeverband täglich gewechselt werden und die Einstichstelle inspiziert werden.
– Der Patient ist über entsprechende Verhaltensregeln zu informieren.

In Abschnitt 12.1.2 »Regelwerke« (s. S. 163) wurden bereits die kategorisierten Empfehlungen der **Richtlinie für Krankenhaushygiene und Infektionsprävention** vorgestellt. In Tabelle 18.4 werden diesen Kategorien die praktischen Empfehlungen, die für »infektionsprophylaktische Maßnahmen bei peripheren Venenverweilkanülen« gelten, beispielhaft und auszugsweise zugeordnet.

Zentraler Venenkatheter (ZVK)

Der zentralvenöse Katheter (ZVK) liegt, unabhängig vom Punktionsort, mit der Katheterspitze in der oberen Hohlvene vor dem rechten Vorhof des Herzens. Durch Gefäßzugänge verursachte Infektionen gehen zu 90 % auf zentrale Venenkatheter zurück.
• **Indikation:**
  – parenterale Ernährung
  – kontinuierliche Infusion konzentrierter Pharmaka
  – schnell erforderliche Volumensubstitution
  – Messung des zentralen Venendrucks
  – wenn andere Zugangswege zum venösen System nicht möglich sind, z. B. durch Schock, Verbrennungen, multiple Extremitätenfrakturen
• **Häufige Zugangswege:**
  – peripher: Vena basilica, Vena cephalica
  – zentral: Vena jugularis externa und interna, Vena subclavia

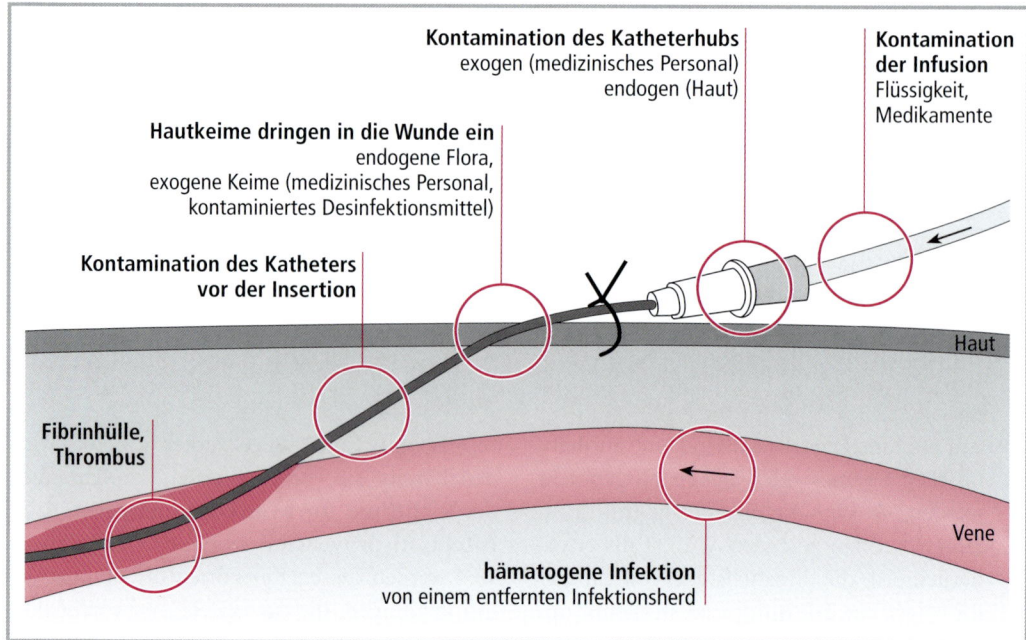

Abb. 18.5   Zugangswege für Mikroorganismen bei einem Venenkatheter (mit freundlicher Genehmigung aus: Daschner F. Praktische Krankenhaushygiene und Umweltschutz. 2. Aufl. Heidelberg: Springer 1997)

Der Zugangsweg über die Vena subclavia weist die niedrigste Infektionsrate auf.

- **Katheterarten:**
  Venenkatheter stehen in unterschiedlichen Längen, Materialien und als ein- und mehrlumige Katheter zur Auswahl. Mehrlumige Venenkatheter ermöglichen gleichzeitig kontinuierliche Infusion und ZVD-Messung, ebenso können Substanzen, die sich gegenseitig inaktivieren, getrennt angeschlossen werden. Zentrale Venenkatheter aus Silikon bzw. Polyurethan und wenn möglich Single-Lumen-Katheter sind aus hygienischer Sicht zu bevorzugen.
- **Eintrittspforten für Mikroorganismen:**
  Eine Kolonisierung der Katheterspitze durch potenziell pathogene Erreger (Abb. 18.5) ist möglich:
  – extraluminal durch Kolonisierung der Einstichstelle, wobei die Keime der Hautflora an der Außenseite des Katheters in die Tiefe wandern

  – intraluminal durch Kontamination des Katheteransatzstücks (engl.: hub) z. B. bei Diskonnektion oder durch eine kontaminierte Infusionslösung
  – hämatogen durch Streuung aus einem Infektionsherd in die Blutbahn
- **Infektionsprophylaktische Maßnahmen:**
  Infektionsprophylaktische Maßnahmen erstrecken sich auf das Legen des ZVK, Umgang bei liegendem ZVK, Verbandtechniken und die hygienischen Anforderungen an die Infusionstherapie.
  Das **Legen eines ZVK** kommt einem chirurgischen Eingriff gleich und sollte unter operationsähnlichen Bedingungen erfolgen. Aus hygienischer Sicht bedeutet das:
  – Bei erforderlicher Haarentfernung sollte dies bevorzugt mit einer elektrischen Haarschneidemaschine erfolgen. Bei der mit Einmalrasierern vorgenommenen Haarrasur besteht die Gefahr, Mikroläsionen zu set-

zen, woraus sich eine Kolonisation der Punktionsstelle ergeben kann.
- hygienische, gegebenenfalls chirurgische Händedesinfektion
- sterile Einmalhandschuhe, steriler Kittel, gegebenenfalls sogar Haarschutz und Mund-Nasen-Schutz
- Richten der benötigten Materialien auf einer sterilen Arbeitsfläche
- Sorgfältige Hautantiseptik, in der Regel mit einem alkoholischen Hautdesinfektionsmittel mittels sterilem Tupfer, die Mindesteinwirkzeit ist zu beachten.
- Abdecken der Punktionsstelle mit einem sterilen Lochtuch
- Das Legen des Venenkatheters muss unter streng aseptischen Bedingungen und zu zweit erfolgen. Die Durchführung obliegt grundsätzlich dem ärztlichen Personal.
- Eine Fehlpunktion macht den Wechsel des Punktionsbesteckes erforderlich.
- Die sichere Fixierung des äußeren Katheteranteils erfolgt entweder durch einen Pflastersteg oder eine Hautnaht. Bei der Fixierung durch Hautnaht ist zu bedenken, dass mit der Durchstichstelle zusätzlich eine Eintrittspforte für Keime geschaffen wird.
- Eventuelle Blutverschmutzungen müssen vor Aufbringen des Verbands entfernt werden.

Im **Umgang mit einem liegenden ZVK** sind folgende Aspekte zu beachten:
- Vor jeder Manipulation ist eine hygienische Händedesinfektion durchzuführen.
- Blutentnahmen aus dem ZVK sollten dem Notfall vorbehalten sein. Falls zwingend erforderlich, trägt die durchführende Person Handschuhe zum Selbstschutz. Um Untersuchungsergebnisse nicht zu verfälschen, z.B. durch Reste der Infusionslösung, müssen zunächst 10 ml Blut entnommen und verworfen werden. Blutreste an den Konnektionsstellen müssen entfernt werden. Die Durchgängigkeit des Katheters ist anschließend wieder sicherzustellen.

- Die Infusionszufuhr über den ZVK sollte wegen der Gefahr der Thrombosierung nicht unterbrochen werden. Das jedoch häufig praktizierte »Abstöpseln« des ZVK muss hinsichtlich der noch bestehenden Indikation für den ZVK kritisch hinterfragt werden.
- Die Diskonnektion von ZVK und Infusionssystem sollte nur in Ausnahmefällen erfolgen. Falls erforderlich, ist der ZVK vor Diskonnektion abzuklemmen und der Patient flach zu lagern, um eine Luftembolie bei bestehender Hypovolämie zu vermeiden. Zudem ist die für mikrobielle Besiedelung meist gefährdete Stelle eines Infusionssystems die Konnektion zwischen Katheter bzw. Verweilkanüle und dem Infusionsbesteck. Daher sollte sie nicht unnötig geöffnet werden. Die Richtlinie Krankenhaushygiene macht »keine Aussage zur Desinfektion von Katheteransatzstücken bzw. Dreiwegehähnen vor der Dis- bzw. Rekonnektion«.
- Zur Spülung zentraler Venenkatheter sollte, falls erforderlich, sterile physiologische Kochsalzlösung verwendet werden. Heparinlösungen sollten aufgrund möglicher Blutungskomplikationen vermieden werden.
- Der Umgang mit dem ZVK ist nur geschulten, entsprechend qualifizierten Pflegemitarbeitern vorbehalten.
- Der Patient muss über Verhaltensregeln und mögliche Komplikationen informiert werden.
- Lokale Antibiotika in Form von Salben oder Puder zum Schutz der Kathetereintrittsstelle sollen wegen der Selektion antibiotikaresistenter Keime nicht zur Anwendung kommen.
- Ein routinemäßiger Wechsel des ZVK sollte nicht erfolgen, lediglich bei Verdacht auf eine Venenkathetersepsis und eine Tunnelinfektion. Die Indikation für die Erfordernis eines zentralen Venenkatheters sollte kontinuierlich überprüft werden, denn mit der Liegedauer steigt das Risiko für eine Gefäßkatheter-assoziierte Infektion. Venenkatheter, die unter eingeschränkten aseptischen Bedingun-

gen in Notfallsituationen gelegt wurden, sollten baldmöglichst gewechselt werden.

- Die Kathetereintrittsstelle sollte täglich inspiziert und auf Entzündungszeichen hin beobachtet werden.
- Bei Vorliegen lokaler Entzündungszeichen, wie Rötung, Sekretaustritt aus der Punktionsstelle, bei Verdacht auf eine katheterbedingte Bakteriämie, bei ungeklärter Temperaturerhöhung oder bei Vorliegen eines Durchflusshindernisses ist der ZVK sofort zu entfernen.
- Nach Desinfektion der Eintrittsstelle wird der ZVK durch den Arzt entfernt. Nur bei Verdacht auf eine katheterbedingte Sepsis wird zur mikrobiologischen Untersuchung die Katheterspitze steril gewonnen. Dazu sind sterile Pinzette, Schere und Probengefäß vorzubereiten. Das Hautdesinfektionsmittel muss vollständig abgetrocknet sein, da mögliche Rückstände des Desinfektionsmittels an der Katheterspitze das Ergebnis verfälschen können. Bei Verdacht auf Kontamination der Infusionslösung oder des Infusionsbesteckes werden auch diese einer mikrobiologischen Untersuchung zugeführt.

Es stehen verschiedene **ZVK-Verbandtechniken** zur Verfügung:

- Gazeverband mit sterilen Kompressen und Klebevlies (z.B. Fixomull®): Aufgrund der Nachblutungstendenz ist die Anwendung dieser Variante in den ersten 24 Stunden nach Legen des ZVK sinnvoll. Bei gegebenenfalls unkooperativen Patienten ist bei dieser Verbandtechnik eine sichere Fixierung des Venenkatheters zu gewährleisten. Bei Gazeverbänden ist die Einstichstelle täglich zu palpieren, ein Verbandwechsel ist alle 48 Stunden durchzuführen. Tastbare Schwellung, Druckschmerzhaftigkeit oder Fieber unklarer Ursache machen eine Sichtkontrolle erforderlich. Bei Verschmutzung, z.B. durch Blut, oder Durchfeuchtung muss der Verbandwechsel unverzüglich erfolgen.

- Transparenter Folienverband, (z.B. Cutifilm®): Alternativ stehen atmungsaktive, transparente Folienverbände zur Verfügung, die mehrere Tage auf der Einstichstelle verbleiben können (Wechsel nach spätestens 7 Tagen) und eine Beurteilung der Punktionsstelle jederzeit ermöglichen. Hinzuweisen ist auf das falten- und blasenfreie Anmodellieren der Folie, gegebenenfalls unter Verwendung einer Applikationshilfe. Vor Aufbringen der Folie muss nach erfolgter Reinigung und Hautantiseptik der Hautbereich völlig trocken sein, da ansonsten die Klebefähigkeit reduziert ist. Bei stark schwitzenden Patienten kann sich eine feuchte Kammer bilden, dies macht gegebenenfalls eine andere Verbandtechnik erforderlich.

Unabhängig von der Verbandtechnik gelten folgende **allgemeine Regeln hinsichtlich des Verbands**:

- aseptische Vorgehensweise
- Inspektion und Beurteilung des Punktionsgebietes, entsprechende Dokumentation
- bei Rötung, Schwellung, Sekretaustritt unverzüglich Arzt informieren
- Applikation von Antiseptika, bevorzugt alkoholische Hautdesinfektionsmittel, auf die Einstichstelle beim Verbandwechsel
- entsprechende Lagerung des Patienten
- gegebenenfalls Infusionssystem, Ansatzstücke, 3-Wege-Hähne in Verbindung mit Verbandwechsel erneuern

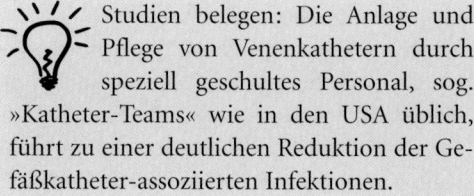 Studien belegen: Die Anlage und Pflege von Venenkathetern durch speziell geschultes Personal, sog. »Katheter-Teams« wie in den USA üblich, führt zu einer deutlichen Reduktion der Gefäßkatheter-assoziierten Infektionen.

Die kontinuierliche Fortbildung des Personals über Indikation, Anlage, Pflege und erforderliche Infektionskontrollmaßnahmen zur Prävention Gefäßkatheter-assoziierter Infektionen wird **nachdrücklich empfohlen** (Kategorie 1 A).

Durch mögliche mikrobielle Kontamination von Infusionslösungen, Infusionssystemen und Katheteransatzstücken kann auch die Infusionstherapie zur Quelle einer nosokomialen Infektion werden.

Hygienische Anforderungen an die Infusionstherapie sind:

- Sichtkontrolle der Infusionsflasche vor Zubereitung der Infusion, z. B. auf Haarrisse, Trübung oder ähnliche Veränderungen.
- Kontrolle des Verfalldatums
- Eine saubere, ausreichend Platz bietende Arbeitsfläche ist Voraussetzung.
- Die Zumischung von Medikamenten erfolgt unter aseptischen Bedingungen unmittelbar vor der Verabreichung. Vor Durchstechen des Gummistopfens ist dieser mit einem alkoholischen Desinfektionsmittel zu desinfizieren.
- Die Infusion ist unmittelbar bis maximal 1 Stunde vor der Applikation vorzubereiten, da sich selbst in nährstoffarmen Infusionslösungen fakultativ pathogene Erreger vermehren können.
- Vor Infusionszubereitung und allen Manipulationen am Infusionssystem ist eine hygienische Händedesinfektion durchzuführen.
- Das Tragen von Einmalhandschuhen zum Selbstschutz des Personals ist bei allen Manipulationen am Infusionssystem erforderlich, wenn ein Blutkontakt nicht auszuschließen ist.
- Blutverkrustungen an Konnektionsstellen müssen entfernt werden, da sie ein gutes Nährmedium für Keime darstellen.
- Wenn keine Erfordernis mehr besteht, sollten Konnektionsstellen, wie 3-Wege-Hähne, Hahnenbänke und Mehrfachkonnektoren, auf das notwendige Maß reduziert werden. Ungenutzte Konnektionsstellen sind flüssigkeitsgefüllte »Toträume«, in denen eine Erregervermehrung möglich ist.
- Die Empfehlungen zum Wechselintervall von Infusionssystemen variieren. Infusionssysteme für Lipidlösungen sollen nach jeder Lipidinfusion, spätestens nach 24 Stunden ge-

wechselt werden, Infusionssysteme aller anderen Lösungen spätestens nach 72 Stunden. Kontaminierte Infusionssysteme sind unverzüglich auszuwechseln.

- Parenterale Ernährungslösungen, insbesondere Lipidlösungen, sollten innerhalb von 12 Stunden einlaufen, andere Infusionslösungen innerhalb von 24 Stunden, da Infusionslösungen optimale Wachstumbedingungen für Keime darstellen.
- **Blut** und **Blutprodukte** müssen innerhalb von 6 Stunden transfundiert werden, es sollte ein gesonderter Gefäßzugang gewählt werden. Es kommen besondere Infusionssysteme mit genormten Standardfiltern (Transfusionsbesteck) zur Anwendung.
- Die **Diskonnektion** von Infusionssystemen ist zu beschränken. Zuvor ist eine hygienische Händedesinfektion erforderlich. Nach jeder Diskonnektion muss ein neuer steriler Verschlussstopfen verwendet werden.
- Offene Messsysteme für den zentralen Venendruck sollten alle 24 Stunden gewechselt werden.
- Neben den aus hygienischer Sicht zu bevorzugenden Eindosisbehältern für Medikamente und Infusionslösungen findet sich vielfach der Gebrauch von **Mehrdosisbehältern.**

Eine aseptische Entnahmetechnik ist unabdingbar.

Vor der Punktion der Membran ist eine Desinfektion des Verschlussstopfens mit einem alkoholischen Desinfektionsmittel durchzuführen. Bei jeder Punktion müssen Spritze und Kanüle gewechselt werden, es können auch Mehrfachentnahmekanülen mit Luftfilter verwendet werden. Bei der Erstentnahme müssen Datum und Uhrzeit auf der Stechampulle vermerkt werden.

Die Herstellerangaben enthalten Hinweise zu Verwendungszeiten und Lagerungsbedingungen.

- Bei allen Desinfektionsmaßnahmen ist die empfohlene Einwirkzeit einzuhalten.

Implantierbare Kathetersysteme

Mit einem implantierbaren Kathetersystem, auch »Port-System« genannt, wird ein dauerhafter Zugang zum venösen oder arteriellen Gefäßsystem sowie zum Spinalraum geschaffen. Es findet Anwendung bei langfristiger Zytostatika-, Infusions- oder Schmerztherapie. In einem kleinen operativen Eingriff wird das Kathetersystem, bestehend aus einer unter der Haut fixierten Injektionskammer (Port) und einer selbstschließenden Silikonmembran sowie einem Katheter, eingesetzt. Damit erhält man einen dauerhaften, z.B. venösen Zugang, der unsichtbar unter der Haut liegt und bei sachgerechtem Umgang eine relativ geringe Infektions- und Komplikationsgefahr bietet.

- **Infektionsprophylaktische Maßnahmen:**
  - Die Implantation erfolgt unter aseptischen Operationsbedingungen.
  - Für die Punktion der Membran dürfen ausschließlich Non-coring-Spezialkanülen (Huber-Nadel oder Pencil-point) verwendet werden, die sich durch einen besonderen Schliff und Winkel der Nadelspitze auszeichnen. Dadurch wird vermieden, dass bei der Membranpunktion ein Stichkanal oder ein Silikonpartikel ausgestanzt wird. Die Silikonmembran kann bis zu 3.000-mal punktiert werden.
  - Der Punktion des Ports geht eine gründliche Hautantiseptik voraus.
  - Zur Punktion ist das Tragen steriler Handschuhe erforderlich, die Durchführung ist im Allgemeinen dem ärztlichen Personal vorbehalten. Zuvor erfolgt eine hygienische Händedesinfektion.
  - Nach jeder Benutzung muss das System mit physiologischer Kochsalzlösung gespült werden, das Herausziehen der Injektionsnadel erfolgt unter leicht positivem Druck.

- Die durchschnittliche Liegedauer von Portsystemen wird in der Literatur mit 240–315 Tagen angegeben. Nachweislich stellen Portsysteme das geringste Risiko für eine Gefäßkatheter-assoziierte Sepsis dar.

18.4.5 Probengewinnung zur mikrobiologischen Diagnostik

Für den Nachweis einer Bakteriämie kommen verschiedene Blutkultursysteme zum Einsatz. Unabhängig vom verwendeten System sollte grundsätzlich beachtet werden:

- sorgfältige Desinfektion der Punktionsstelle, um eine Kontamination des Blutkulturmediums durch Hautkeime auszuschließen
- Blutabnahme nicht aus intravasalen Kathetern, da diese häufig mikrobiell besiedelt sind
- Desinfektion des Durchstichstopfens der Blutkulturflasche
- Blut sofort in beschriftete Blutkulturflasche spritzen
- unverzüglicher Transport zum Labor, bei Außerhaustransport ist ein Thermobehälter zu verwenden
- Bei Verdacht auf eine Venenkathetersepsis sollte ein Isolatorröhrchen mit Blut aus einer peripheren Vene, ein weiteres mit Blut aus dem Venenkatheter gefüllt werden. Aus der Differenz der Keimzahl bei der mikrobiologischen Untersuchung ergibt sich entweder eine Kolonisierung oder Infektion des Venenkatheters.

(weiterführende Informationen: »Prävention Gefäßkatheter-assoziierter Infektionen« – Empfehlung der Kommission für Krankenhaushygiene und Infektionsprävention, Bundesgesundheitsblatt – Gesundheitsforschung – Gesundheitsschutz 11/2002)

18.5   Ausblick

Die Bearbeitung des Themas »Epidemiologie und Prävention der häufigsten nosokomialen Infektionen« macht deutlich, dass Krankenpflege und Krankenhaushygiene untrennbar verbunden sind. Krankenhaushygienische Maßnahmen müssen als integrierter Bestandteil der täglichen Arbeit bewertet und entsprechend praktisch umgesetzt werden. Das erfordert Kenntnisse aller im Krankenhaus und am Patienten Tätigen hinsichtlich der Zielsetzung und der Durchführung der einzelnen Hygienemaßnahmen. Hygiene und Krankenhaushygiene sind keine statischen Wissenschaften, neue Erkenntnisse erfordern stetige Anpassung und Verbesserung der bisherigen Methoden und Vorgehensweisen. Dies bedarf einer kontinuierlichen, kritischen und konstruktiven Auseinandersetzung mit dem Thema, die durch Aus- und Fortbildung der Mitarbeiter gestützt wird. Daneben sind Hygieneberatung durch die Hygienefachkraft bei aktuellen Fragestellungen sowie die Erarbeitung, Überprüfung und Umsetzung von Hygienerichtlinien **gemeinsam** mit den Pflegekräften wichtige Etappen auf dem Weg zu sicherem Hygieneverhalten.

»Die Kunst zu heilen kann viele Leiden lindern, doch schöner ist die Kunst, die es versteht, die Krankheit am Entstehen schon zu hindern.«
Max von Pettenkofer (1818–1901)

Exkurs: Hygiene und Infektionsprävention in Heimen und in der ambulanten Pflege

Vera Singbeil-Grischkat

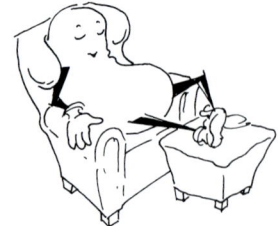

Die Zahl der in Alten- und Pflegeheimen und durch ambulante Dienste versorgten Pflegebedürftigen steigt kontinuierlich (Abbildung 1 zeigt Anzahl und Verteilung der Pflegebedürftigen auf die Pflegestufen sowie die Form der Pflege). Dies ist auf zwei Ursachen zurückzuführen: Zum einen wird die Liegedauer in Krankenhäusern reduziert, so dass Patienten früher aus dem Akutkrankenhaus in Nachsorgeeinrichtungen, Heime oder nach Hause entlassen werden. Zum anderen steigt die Lebenserwartung der Bevölkerung kontinuierlich an. Damit ist eine Zunahme chronischer Erkrankungen, Behinderungen und allgemeiner Abwehrschwäche verbunden, die wiederum einen veränderten Pflege- und Betreuungsbedarf nach sich zieht.

Vergleichbar mit der Situation in Krankenhäusern ergeben sich auch in Alten- und Pflegeheimen spezielle Infektionsrisiken, die im Folgenden dargestellt werden.

1 Infektionsprävention in Heimen

Die Kommission für Krankenhaushygiene und Infektionsprävention des Robert Koch-Instituts hat auf diese Entwicklung mit der Empfehlung »Infektionsprävention in Heimen« (Bundesgesundheitsblatt – Gesundheitsforschung – Gesundheitsschutz 9/2005) reagiert. Diese Empfehlung gilt für Einrichtungen, die medizinische und damit verbundene pflegerische Maßnahmen außerhalb von Krankenhäusern durchführen, und geht auf die besonderen infektionsvorbeugenden Maßnahmen vor Ort ein. Sie kann aber auch für andere Betreuungsformen, wie die Hauskrankenpflege, hilfreich sein.

Alte und pflegebedürftige Menschen weisen ein **höheres Infektionsrisiko** auf. Dies ergibt sich u. a. aus der Abwehrsituation, dem Umfang und der Art der medizinischen und pflegerischen Betreuung und dem Vorliegen weiterer Ursachen, wie chronischen Erkrankungen, Immobilität, Wunden und Bewusstseinstrübung (s. auch Tab. 17.2, S. 227).

In den genannten Einrichtungen leben Menschen mit sehr unterschiedlichem Pflege- und Unterstützungsbedarf. Während sich manche Bewohner mehr oder weniger selbständig versorgen können und mobil sind, benötigen andere aufgrund ihrer schwerwiegenden Beeinträchtigungen kontinuierliche pflegerische Betreuung. So ist etwa die Pflege von Patienten mit Blasenverweilkatheter, chronischen Wunden, Colostoma, Urostoma, Tracheostoma oder PEG nicht mehr selten. Dieser Tatsache ist durch ein angemessenes Hygieneregime Rechnung zu tragen.

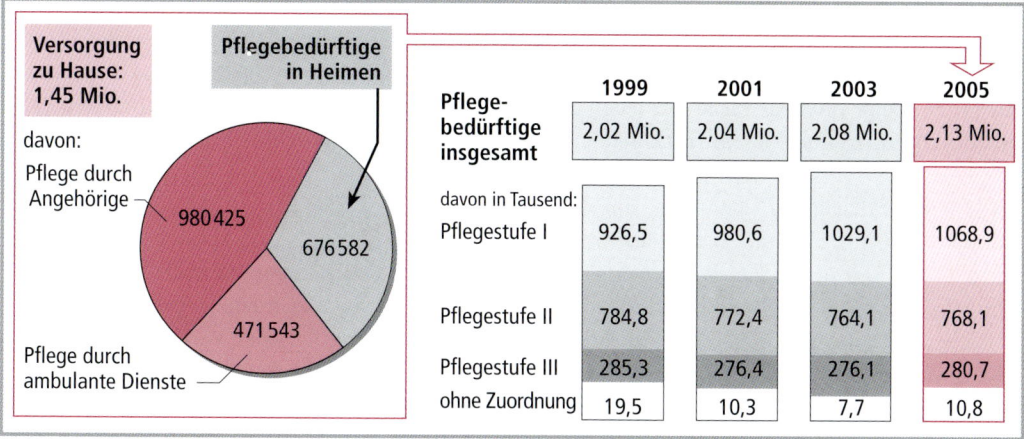

		1999	2001	2003	2005
Pflegebedürftige insgesamt		2,02 Mio.	2,04 Mio.	2,08 Mio.	2,13 Mio.
davon in Tausend:					
Pflegestufe I		926,5	980,6	1029,1	1068,9
Pflegestufe II		784,8	772,4	764,1	768,1
Pflegestufe III		285,3	276,4	276,1	280,7
ohne Zuordnung		19,5	10,3	7,7	10,8

Abb. 1   Pflegebedürftige Menschen in Deutschland (Quelle: Destatis)

Entsprechend dem Heimgesetz ist es Aufgabe des Trägers, den Schutz des Bewohners vor Infektionen und die Einhaltung der Hygieneanforderungen durch die Beschäftigten zu gewährleisten. Dazu bedarf es struktureller Voraussetzungen. So ist im ersten Schritt eine umfassende Schulung aller Mitarbeiter, einschließlich der Hilfskräfte, erforderlich, anschließend unterstützen fortgebildete Hygienebeauftragte und eine Hygienekommission die Umsetzung.

 Infektionsprävention beginnt bereits mit der Sachkenntnis der Mitarbeiter.

Das Infektionsschutzgesetz, die TRBA 250 (Technische Regeln für biologische Arbeitsstoffe) und das Heimgesetz schreiben vor, dass innerbetriebliche Verfahrensweisen in einem **Hygieneplan** festgehalten werden müssen. Ziel ist die Minimierung des Infektionsrisikos für den Bewohner und die betreuende Pflegeperson.

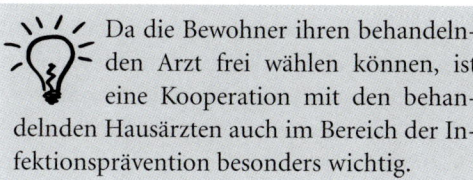 Da die Bewohner ihren behandelnden Arzt frei wählen können, ist eine Kooperation mit den behandelnden Hausärzten auch im Bereich der Infektionsprävention besonders wichtig.

Neben grundlegenden Hygienemaßnahmen sind in der Empfehlung des Robert Koch-Instituts gezielte **Maßnahmen zur Infektionsvermeidung** dargestellt. So finden die Prävention von Harnwegsinfektionen, Bakteriämie und Sepsis, Atemwegsinfektionen, Haut- und Weichteilinfektionen, gastrointestinaler Infektionen, das gehäufte Auftreten von Infektionen und multiresistente Erreger ausführlich Berücksichtigung (s. auch Kap. 18 »Epidemiologie und Prävention der häufigsten nosokomialen Infektionen«, S. 233 ff., und Kap. 17 Abschnitt »MRSA-Infektionen – Prävention und Bekämpfung«, S. 226 ff.). Teilweise ergeben sich Überschneidungen mit anderen Empfehlungen. Nachfolgend werden auszugsweise Empfehlungen zur Prävention gastrointestinaler Infektionen, zur Tierhaltung und zu Schutzimpfungen dargestellt.

1.1 Gastrointestinale Infektionen

Bei alten Menschen kommen Durchfälle häufig vor. Die Ursachen sind vielfältig, so können Bakterien und Viren (z. B. Salmonellen und Noroviren, s. auch Kap. 2 »Bakterien«, S. 7 ff., und Kap. 3 »Viren«, S. 59 ff.) infektiöse Durchfallerkrankungen bewirken. Da die Schutzfunktion der

Magensäure durch die altersbedingte Erhöhung des pH-Wertes des Magensaftes (s. auch Kap. 18 Abschnitt »Erregereintrittspforten«, S. 243 f.) reduziert ist, steigt auch das Risiko für lebensmittelbedingte gastrointestinale Infektionen.

> Der Lagerung, Kühlung und Verarbeitung von Nahrungsmitteln kommt aus hygienischer Sicht eine große Bedeutung zu. So muss für die Beschäftigten in der Küche die Belehrung durch das Gesundheitsamt gemäß § 43 IfSG vor Aufnahme der Tätigkeit und in regelmäßigen Zeitabständen erfolgen.

Am Beispiel der **Sondenernährung** und der **PEG** (perkutane enterale Gastrostomie) werden einige Hygieneempfehlungen verdeutlicht.

Sondenernährung

Sondennahrung gilt als gutes Nährmedium für Mikroorganismen. Eine **Kontamination** kann durch folgende Maßnahmen verhindert werden:

- Hygienische Händedesinfektion ist vor Umgang mit Sondenkost und Verabreichung erforderlich.
- Lagerung und Verabreichung der Sondenkost erfolgen raumtemperiert. Sondenkost in Glasflaschen kann, so gewünscht, im Wasserbad oder in der Mikrowelle bis maximal 40 °C erwärmt werden.
- Angebrochene Sondenkostflaschen werden im Kühlschrank gelagert. Spätestens nach 24 Stunden müssen sie verworfen werden.
- Bei Bolusgabe der Sondenkost ist die Verwendung neuer oder entsprechend aufbereiteter Spritzen erforderlich.
- Der Wechsel aller Einmalartikel zur Sondenkostapplikation ist alle 24 Stunden notwendig (z. B. Plastikbeutel mit integriertem Überleitungssystem).
- Pulverförmige Nahrung wird mit abgekochtem Wasser angerührt. Die Nahrung sollte sofort verzehrt werden.

- Zur Zubereitung von Tee und Instanttee sollte nur abgekochtes Wasser verwendet werden.
- Messlöffel und -becher sind nach Gebrauch thermisch desinfizierend aufzubereiten (z. B. Geschirrspülmaschine > 60 °C).

PEG-Sonde

- Nach jeder Nahrungsgabe erfolgt eine Spülung mit abgekochtem, abgekühltem, frisch zubereitetem Tee oder Wasser, um eine Verstopfung der Sonde zu verhindern. Früchtetees und schwarzer Tee sollten nicht verwendet werden, da sie eine Ausflockung der Nahrungsreste bewirken.
- Bei einer neu angelegten PEG-Sonde ist zunächst ein täglicher aseptischer Verbandwechsel erforderlich. Bei entsprechender Wundheilung kann nach 7–10 Tagen der Verbandwechsel alle 2–3 Tage erfolgen. Nach Abheilung und Granulation des Stomakanals ist ein Verband nicht unbedingt erforderlich, vorausgesetzt, Umgang und Pflege erfolgen sorgsam.
- Der Verbandwechsel erfolgt unter aseptischen Bedingungen.
- Die Liegedauer einer PEG kann 2–5 Jahre betragen.
- Eine sorgfältige Beobachtung ist erforderlich, bei Hautveränderungen, Sekretaustritt oder Schmerzen ist der behandelnde Arzt zu informieren.

1.2   Tierhaltung

Die Versorgung von Tieren und der Umgang mit ihnen wird von Bewohnern als sinnvolle Beschäftigung und Aufgabe erlebt. Das Tier wird oft zu einem wichtigen Kommunikationspartner. In dem Wissen um die positiven Wirkungen von Haustieren auf Wohlbefinden und Lebensgefühl der Bewohner wird in vielen Altenheimen eine Haltung ermöglicht. Voraussetzung ist, dass von dem Tier keine Infektionsgefährdung ausgeht. Das Tier muss geimpft sein und in regelmäßigen Abständen entwurmt werden sowie auf mögliche Ektoparasiten, wie z. B. Flöhe und Zecken, hin beobachtet werden. Allergische Reaktionen einzelner Bewohner auf Tierhaare, Streu oder Futter der Tiere müssen ebenso berücksichtigt werden. Eine **hygienische Tierhaltung** beinhaltet die regelmäßige Reinigung des Aufenthaltsbereiches (Liegeplatz, Käfig), der Futter- und Trinkgefäße. Das Risiko für Unfälle und Verletzungen durch das Tier kann durch artgerechte Haltung und entsprechenden Umgang verringert werden.

1.3   Schutzimpfungen

Schutzimpfungen sind wichtiger Bestandteil der **Infektionsprävention**. Insbesondere in Gemeinschaftseinrichtungen kann der Schutz durch Impfungen bei Bewohnern und Personal Ausbrüche von Infektionskrankheiten verhindern. Für Bewohner und Pflegende gelten bezogen auf den Impfschutz die Empfehlungen der STIKO (s. auch Kap. 8 Abschnitt »Indikations- und Auffrischimpfungen«, S. 128 ff.).

> Die Influenza-Schutzimpfung sollte jährlich für alle Bewohner der Alten- und Pflegeeinrichtung erfolgen. Bei Heimbewohnern über 60 Jahre und bei Vorliegen chronischer Erkrankungen ist eine Pneumokokken-Schutzimpfung angezeigt.
> Neben Impfungen gegen Hepatitis A und B sind entsprechend der Gefährdungsanalyse und der arbeitsmedizinischen Vorsorgeuntersuchung für das Personal weitere Impfempfehlungen zu erteilen.

2   Infektionsprävention in der häuslichen Pflege

Pflege und Betreuung in der häuslichen Umgebung durch **ambulante Pflegedienste** erhält immer größere Bedeutung, kann sie doch helfen, einen Krankenhausaufenthalt zu verkürzen oder zu vermeiden, oder die Weiterführung der Therapie und Pflege in der häuslichen Umgebung zu gewährleisten. Die Anforderungen an die Fachkompetenz der betreuenden Pflegepersonen sind hoch. Neben der Gestaltung eines bedürfnisorientierten, individuellen, aber auch an wirtschaftlichen Aspekten ausgerichteten Pflegeangebotes ist es erforderlich, Maßnahmen der Hygiene so umzusetzen, dass Infektionen wirksam vorgebeugt wird.

Für die häusliche Krankenpflege ist die Datenlage zum Hygienestand noch dürftig. Im Auftrag des LÖGD Nordrhein-Westfalen (LÖGD = Landesinstitut für den öffentlichen Gesundheitsdienst) führte die Abteilung Krankenhaushygiene des Universitätsklinikums Essen 2006 eine Erhebung zum Hygienezustand in der ambulanten Pflege im Ruhrgebiet durch. Eine Hygienefachkraft begleitete die Angestellten von 9 ambulanten Anbietern während ihrer Schicht, um die Umsetzung hygienischer Regeln zu erfassen und auszuwerten. Dabei wurden alle Tätigkeiten von der Abfahrt bis zur Rückkehr berücksichtigt. An dieser Pilotstudie nahmen 22 Pflegekräfte und 214 Patienten teil (Quelle: Popp et al., »Hygiene in der ambulanten Pflege – eine Erfassung bei Anbietern«, Bundesgesundheitsblatt – Gesundheitsforschung – Gesundheitsschutz 12/2006, S. 1195–1204).

In Tabelle 1 werden auszugsweise die häufigsten Problemstellungen aufgezeigt, die bei der Erhebung erkannt wurden. Den Problemen sind mögliche Lösungsangebote – Empfehlungen – zugeordnet. Die aufgeführten hygienischen Problemstellungen verdeutlichen den großen Entwicklungsbedarf.

Ein wichtiger Schritt ist die Verpflichtung der Betreiber von Alten- und Pflegeeinrichtungen

Tab. 1   Hygienische Problemstellungen und mögliche Lösungen

Probleme	Empfehlungen
• Es mangelte an hygienebeauftragten Personen, die ausreichend qualifiziert sind. Eine externe Hygieneberatung wurde selten genutzt.	• Es sollten fortgebildete Hygienebeauftragte oder Hygieneverantwortliche vorhanden sein. • Die Bildung einer Hygienekommission auch in Verbindung z. B. mit Kommissionen zum Arbeitsschutz und Qualitätsmanagement ist bei größeren Anbietern möglich und sinnvoll.
• Es lagen vielfach keine Hygienepläne vor oder sie waren nicht an die Erfordernisse des ambulanten Pflegedienstes angepasst.	• Hygienepläne sollen angepasst an die vorliegende Situation festgelegt werden. Dabei kann für die Erstellung der im Internet verfügbare »Rahmen-Hygieneplan für ambulante Dienste« nützlich sein (www.lasv.brandenburg.de). • Im Weiteren ist die kontinuierliche Schulung der Mitarbeiter, besonders der angelernten Kräfte, zu hygienischen Themen und Fragestellungen erforderlich.
• Die Zusammenarbeit mit niedergelassenen Ärzten hinsichtlich der Beratung zu Fragestellungen der Hygiene und der Unterstützung durch Medizinprodukte wurde von der Mehrzahl der befragten Mitarbeiter als »weniger gut empfunden«.	• Die oft erschwerte Zusammenarbeit mit den niedergelassenen Ärzten kann z. B. durch Veränderung der Aufgabenverantwortlichkeit erleichtert werden. So wird vielfach angeregt, dass Pflegende erforderliche Leistungen selbst verordnen können. So könnte z. B. die geschulte »Wundexpertin« Anordnungen für die Wundversorgung treffen.
• Die Händehygiene wies Mängel auf. Bei einigen Mitarbeitern erfolgte das Händewaschen in Kombination mit der hygienischen Händedesinfektion. Teilweise war das Händedesinfektionsmittel beim Patienten stationiert, teilweise im Pkw oder wurde vom Mitarbeiter in Form einer Kittelflasche mitgeführt.	• Bei der Händehygiene ist allgemein die situations- und indikationsgerechte Umsetzung von Händewaschen und Händedesinfektion zu praktizieren. • Es sollten nur die in der VAH-Liste ausgewiesenen Präparate zur Händedesinfektion verwendet werden. • Das Händedesinfektionsmittel ist beim Patienten zu platzieren, falls nicht möglich, sind Kittelflaschen die Alternative. Letztere sollten täglich von außen wischdesinfiziert werden. • Hinzuweisen ist auf die Durchführung einer hygienischen Händedesinfektion nach Ausziehen der benutzten Einmalhandschuhe.
• Einmalhandschuhe wurden häufig lose in der Hand oder in der Kitteltasche zum Patienten transportiert, oder im Auto in andere Behältnisse umgefüllt, so dass eine Kontaminationsgefahr bestand.	• Ebenso sollte die Handschuhbox beim Patienten platziert sein. Damit sind Einmalhandschuhe situativ verfügbar und ein Kontaminationsrisiko durch z. B. unsachgemäßen Transport ist reduziert. • Zur Vermeidung von Kontamination sollten zum Transport von Pflegematerialien fest verschließbare Boxen verwendet werden.

Tab. 1 (Fortsetzung)

Probleme	Empfehlungen
• Große hygienische Defizite zeigten sich bei der Dienstkleidung. Überwiegend wurde Privatkleidung getragen, teilweise wurden Oberteile mit Logo, aber keine komplette Dienstkleidung durch die Anbieter zur Verfügung gestellt. Die Reinigung der Dienstkleidung oblag dem Mitarbeiter. Diese gaben an, die Kleidung auch im privaten Bereich und über Tage getragen zu haben.	• Die Bereitstellung von Berufskleidung durch den Anbieter, die Möglichkeit zum täglichen Wechsel und entsprechende Aufbereitung durch gewerbliche Wäschereien ist optimal. • Die desinfizierende Waschung der Wäsche bei mindestens 60 °C in der Sozialstation bedarf zwar räumlicher Voraussetzungen, stellt aber eine mögliche Alternative dar. • Sollten keine Regeln zur Reinigung vorliegen, ist die Kleidung, die bei der Pflege getragen wurde, täglich zu wechseln. • Die Kleidung sollte bei mindestens 60 °C gewaschen werden.
• Als Blasenverweilkatheter wurden überwiegend silikonisierte Latexkatheter verwendet. Der Katheterwechsel erfolgte standardisiert alle 10–14 Tage, dies entspricht nicht mehr den aktuellen Empfehlungen. Es wurden teilweise Blasenspülungen ärztlich verordnet.	• Bei längerer Drainage sind Blasenverweilkatheter aus Silikon zu empfehlen (s. Kap. 18 Abschnitt »Prävention katheterbedingter Harnwegsinfektionen (HWI) und Bakteriurien«, S. 236 ff.). • Die Wechselintervalle für den Blasenverweilkatheter sind flexibel zu gestalten. • Blasenspülungen dienen nicht der Infektionsprophylaxe. Sie bedürfen einer speziellen urologischen Indikation.
• Bei Trachealkanülen gab es bezogen auf Reinigung und Desinfektion, abhängig von der Verfügbarkeit einer 2. Trachealkanüle, unterschiedliche Vorgehensweisen.	• Jeder betroffene Patient hat 2 Trachealkanülen zur Verfügung, so dass diese sachgerecht desinfiziert werden können.
• Defizite zeigten sich auch bei der Entsorgung des Pflegeabfalls. Dazu benutzte nur die Hälfte der Pflegenden einen gesonderten Abfallbeutel und einen durchstichsicheren Behälter für Kanülen. In den anderen Fällen wurde der Pflegeabfall und die benutzten Kanülen nach »recapping« im Hausabfall entsorgt.	• Die bei der Pflege benutzten Materialien sollten in einem separaten Abfallbeutel gesammelt werden. Der Beutel ist zu verschließen und kann dann dem Hausmüllbeutel zugegeben werden (doppelte Verpackung). • Kanülen und spitze Gegenstände sind in durchstichsicheren Spezialbehältern zu entsorgen. Alternativ können fest verschließbare Gläser mit Deckel (Marmeladenglas) benutzt werden, die dann dem Hausmüll zugeführt werden. • »Recapping« ist verboten.

zur Erstellung eines Hygieneplans wie in § 36 Absatz 1 des Infektionsschutzgesetzes vorgeschrieben. Im Hygieneplan sind, abgestimmt auf den jeweiligen ambulanten Pflegedienst, die innerbetrieblichen Verfahrensweisen zur Infektionshygiene festzulegen. Der Hygieneplan muss für die Mitarbeiter zugänglich und einsehbar sein. Die gesetzlichen und berufsgenossenschaftlichen Arbeitsschutzbestimmungen sind zu berücksichtigen. Verantwortlich für die Sicherstellung der hygienischen Erfordernisse ist der Leiter/Träger des ambulanten Pflegedienstes. Fachkompetente, hygienebeauftragte Pflegepersonen, möglichst mit entsprechender Weiterbildung, können die Umsetzung unterstützen, organisieren und überwachen.

Als Grundlage zur Erarbeitung des »individuellen Hygieneplans« für den ambulanten Pflegedienst können die durch die einzelnen Länderarbeitsgemeinschaften entwickelten »Rahmenhygienepläne« genutzt werden. Wesentliche **Themenbausteine des Rahmenhygieneplans** sind u. a.:

- Maßnahmen der Basishygiene
- Hygiene bei speziellen Pflege- und Behandlungsmaßnahmen
- Arbeitsmedizinische Vorsorge und Gefährdungsbeurteilung
- Sondermaßnahmen beim Auftreten bestimmter Infektionserkrankungen und Parasitenbefall

So zählen zu den Maßnahmen der **Basishygiene** z. B. die Händehygiene, die Reinigung der Flächen und Gegenstände, der Umgang mit Lebensmitteln, die Abfallbeseitigung und die Hygiene der Wäsche und Bekleidung.

Die Verfahrensanweisungen zur Infektionsprävention bei den **speziellen Pflege- und Behandlungsmaßnahmen** beziehen sich u. a. auf Injektionen, z. B. Insulininjektion mit PEN, Infusionstherapie, Wundverbände und Verbandwechsel, Katheterisierung der Harnblase, Umgang mit Medikamenten, Absaugen, Sondenernährung und Stomapflege.

Für die in der **Gefährdungsbeurteilung** erfassten arbeitsplatzbedingten Risiken sind die erforderlichen Schutzmaßnahmen, die arbeitsmedizinischen Vorsorgeuntersuchungen und erforderliche Impfungen ausgewiesen.

Die **Sondermaßnahmen** beim Auftreten bestimmter Infektionserkrankungen und bei Parasitenbefall werden in Absprache mit dem Gesundheitsamt und dem behandelnden Arzt festgelegt (s. auch Abschnitt »Prävention in der ambulanten Pflege« im Kap. 17 Abschnitt »MRSA-Infektionen – Prävention und Bekämpfung«, S. 231 f.).

Ein effektives Hygienemanagement nutzt den individuell auf die Einrichtung abgestimmten Hygieneplan als wichtige Handlungshilfe, um die hygienischen Anforderungen in der ambulanten Pflege zu erfüllen. Im Weiteren kommt, unter Berücksichtigung der unterschiedlichen Qualifikationen der Mitarbeiter, der Schulung der Mitarbeiter eine große Bedeutung zu.

Teil III
Sozialhygiene

Ursula Panther

19 Einführung und Definitionen zur Sozialhygiene

Ursula Panther

Sozialhygiene ist ein Teilbereich der Sozialmedizin. Sie beschäftigt sich mit Fragen der gemeinschaftsbezogenen Gesunderhaltung der Bevölkerung.

Die Lebensweise jedes Menschen wird entscheidend beeinflusst durch mitmenschliche Beziehungen und damit verbundenem sozialen Lernen. So muss es ein **Anliegen der Sozialhygiene** sein, positives Gesundheitsverhalten zu stärken.

19.1 Geschichte der Sozialhygiene

19.1.1 Altertum und Mittelalter

Im **Altertum** bestimmten Religionsstifter und Herrscher auch im sozialhygienischen Bereich das Verhalten von Einzelpersonen, ausgedehnt auf die Familie, den Broterwerb und das gemeinschaftliche Leben. Durch den Anstieg städtischer Siedlungsformen nahmen auch die sozialhygienischen Probleme zu.

Die Etablierung der Medizin zur akademischen Wissenschaft im **Hochmittelalter** fiel zeitlich mit der Ausbreitung von Seuchen in Europa zusammen. So war das öffentliche Interesse an der Gesundheit der Bevölkerung in früheren Jahrhunderten weitestgehend eingegrenzt auf die Isolierung von infektiösen Menschen und die Überwachung der damit befassten Personen.

> 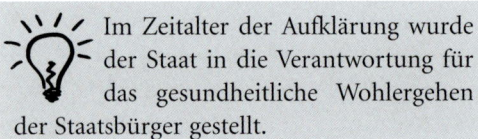 Vom Mittelalter bis zum 18. Jahrhundert stand nicht die Sorge um die Erkrankten, sondern der Schutz der Gesunden im Vordergrund.

19.1.2 Das Zeitalter der Aufklärung

Im Zeichen der **Aufklärung** (**18. Jahrhundert**) wandelte sich diese Zielsetzung. Gesetze und Verordnungen lieferten die Grundlage für die Arbeit von staatlich ernannten Bezirks- und Kreisärzten, die auch erzieherisch auf das Gesundheitsverhalten der Bevölkerung Einfluss nehmen sollten.

> Im Zeitalter der Aufklärung wurde der Staat in die Verantwortung für das gesundheitliche Wohlergehen der Staatsbürger gestellt.

In diese Zeit (1819) fiel die Veröffentlichung von **Johann Peter Frank** (1745–1821) über das System einer vollständigen medizinischen Polizei. Das von ihm vertretene Prinzip bestand in der Aufklärung der Bevölkerung über präventive Maßnahmen und die Verhängung von Strafen bei Nichtbeachtung. Sowohl das private als auch öffentliche Leben sollte nach gesundheitlichen Erfordernissen geregelt werden.

19.1.3 Das 19. Jahrhundert

Max von Pettenkofer (1818–1901), ein bedeutender deutscher Hygieniker, führte den **Begriff** »Sozialhygiene« ein. Er machte sich stark für eine Hygiene als »Wirtschaftslehre von der Gesundheit«. Als führender Vertreter der **Miasma-Theorie** stellte er die Grundwasser-Boden-Hypothese zur z.B. Choleraentstehung auf, wonach der im Boden vorhandene ungesunde Keim durch einen Anstieg des Grundwasserspiegels zur Vermehrung angeregt würde. In der Folge entstünden verseuchte Dünste (= Miasmen), die zur Erkrankung führten. Zahlreiche seiner Veröffentlichungen beschäftigten sich folglich mit den Einwirkungen der Umwelt auf die Gesundheit des Menschen.

Zur Steigerung der körpereigenen Abwehrkräfte forderte Pettenkofer individualhygienische Vorbeugungsmaßnahmen im physischen, aber auch im moralischen Sinne. Die **Misere** der **städtischen Arbeiterbevölkerung** war ihm ein Anliegen: In Folge der Industrialisierung waren Fabrikstädte entstanden, in denen die Arbeiterbevölkerung – nicht nur am Arbeitsplatz – unter extrem schlechten Lebensbedingungen vegetierte. Seuchen wie Typhus und Cholera fanden hier optimalen Nährboden. Tuberkulose als Folgeerkrankung der schlechten Lebensbedingungen breitete sich aus. Mütter- und Säuglingssterblichkeit waren sehr hoch.

Auf Initiative Pettenkofers entstand 1865 der **erste Lehrstuhl für Hygiene** an der Universität München.

Mit der Gründung des **Deutschen Reiches** kam es zu einer verbesserten Koordinierung des Gesundheitswesens. 1883 wurde die Hygiene in die Prüfungsordnung für Ärzte aufgenommen.

Die Sichtweise der Miasmatiker um Pettenkofer verlor an Bedeutung durch die Arbeit **Robert Kochs** (1843–1910). Nach der Entdeckung des Choleraerregers wurde er Mitglied des preußischen Staatsrats, 1885 Direktor des Berliner Instituts für Hygiene und Infektionskrankheiten. Aufgrund seiner Forschungsergebnisse wurden die Kommunen veranlasst, Abwässer zu reinigen und das Leitungswasser zu desinfizieren. Die Arbeiten Kochs zur Infektionslehre führten 1899 in Preußen zu einer **Kreismedizinal-**

reform, die ausführenden Organe sollten über Schulungen in die Lage versetzt werden, neueste Kenntnisse wirkungsvoll anwenden zu können. Leider standen die praktischen Umsetzungen innerhalb des Gesundheitswesens nicht im Gleichgewicht mit den fortschreitenden wissenschaftlichen Erkenntnissen.

Der Berliner Pathologe **Rudolf Virchow** (1821–1902) lieferte wichtige Impulse für die Entstehung des **modernen Gesundheitswesens**. In seiner Zeitschrift »Die medizinische Reform« vertrat er die Ansicht, dass die eigentliche Aufgabe der Ärzte die öffentliche Gesundheitspflege sei.

Aufbauend auf der Arbeit Rudolf Virchows wurde Mitte des 19. Jahrhunderts in Berlin durch die »**Generalversammlung der Ärzte**« ein Maßnahmenkatalog als Forderung für die Umsetzung öffentlicher Gesundheitsfürsorge erstellt.

Um die Jahrhundertwende spaltete sich die Sozialhygiene von der allgemeinen Hygiene. Sie wurde 1920 zu einer akademischen Disziplin. **Alfred Grotjahn** (1869–1931), zum geistigen Haupt der Sozialhygiene benannt, war **erster Ordinarius für soziale Hygiene** der Humboldt-Universität in Berlin. In seinem Buch »Soziale Pathologie« bewies er enge Zusammenhänge zwischen Ursachen und Auswirkungen von Erkrankungen, geknüpft an Berufstätigkeit, Einkommenslage, Wohn- und Ernährungsverhältnisse.

19.1.4   Das 20. Jahrhundert

Zu Beginn des **20. Jahrhunderts** kam es zunächst vorrangig in den Städten zur Bildung von **Gesundheitsämtern**. Aufgabenbereiche und Zielsetzung ihrer Arbeit waren:

- Gesundheitserziehung
- Gesundheitsschutz
- Gesundheitsfürsorge

Der »Gesundheitsapparat« wurde immer vielfältiger. Mit dem Ziel einer Koordination entstand 1934 das **Gesetz zur Vereinheitlichung des Gesundheitswesens**, woraufhin die Gesundheitsämter verstaatlicht wurden.

Dieses Gesetz, ergänzt bzw. abgewandelt durch aktuelle Bedürfnisse, bildet auch heute noch die Arbeitsgrundlage für die Gesundheitsämter mit folgenden Schwerpunkten:

- **Amtsärztliche Abteilung** für Gesundheitsaufsicht und Begutachtung
- **Jugendärztlicher Dienst** für Präventivmaßnahmen in Kindergärten und Schulen
- **Gesundheitshilfe** mit überwiegend fürsorglichen Aufgaben
- **Gesundheitsschutz** für Infektionsprophylaxe und Umwelthygiene

19.2   Das öffentliche Gesundheitswesen

Zur Erreichung vielfältigster Einzelziele benötigte und benötigt die Gesellschaft/der Staat verschiedene Instrumente. Der wichtigste Teilbereich für die Realisierung dieser Ziele ist der öffentliche Gesundheitsdienst. Er umfasst staatliche und kommunale Einrichtungen, die dem gesundheitlichen Schutz der Einzelperson und der Gemeinschaft dienen.

Unter dem **öffentlichen Gesundheitswesen** versteht man die Gesamtheit von Einrichtungen, Personen und Berufsgruppen, deren Aufgabe es ist, mit Hilfe gezielter Maßnahmen die Gesundheit der Bevölkerung nicht nur zu erhalten, sondern auch zu fördern und wiederherzustellen.

Darüber hinaus ist das öffentliche Gesundheitswesen ohne das Engagement der **Laienhilfe** (z. B. private Krankenpflege, Selbsthilfegruppen) nicht mehr denkbar.

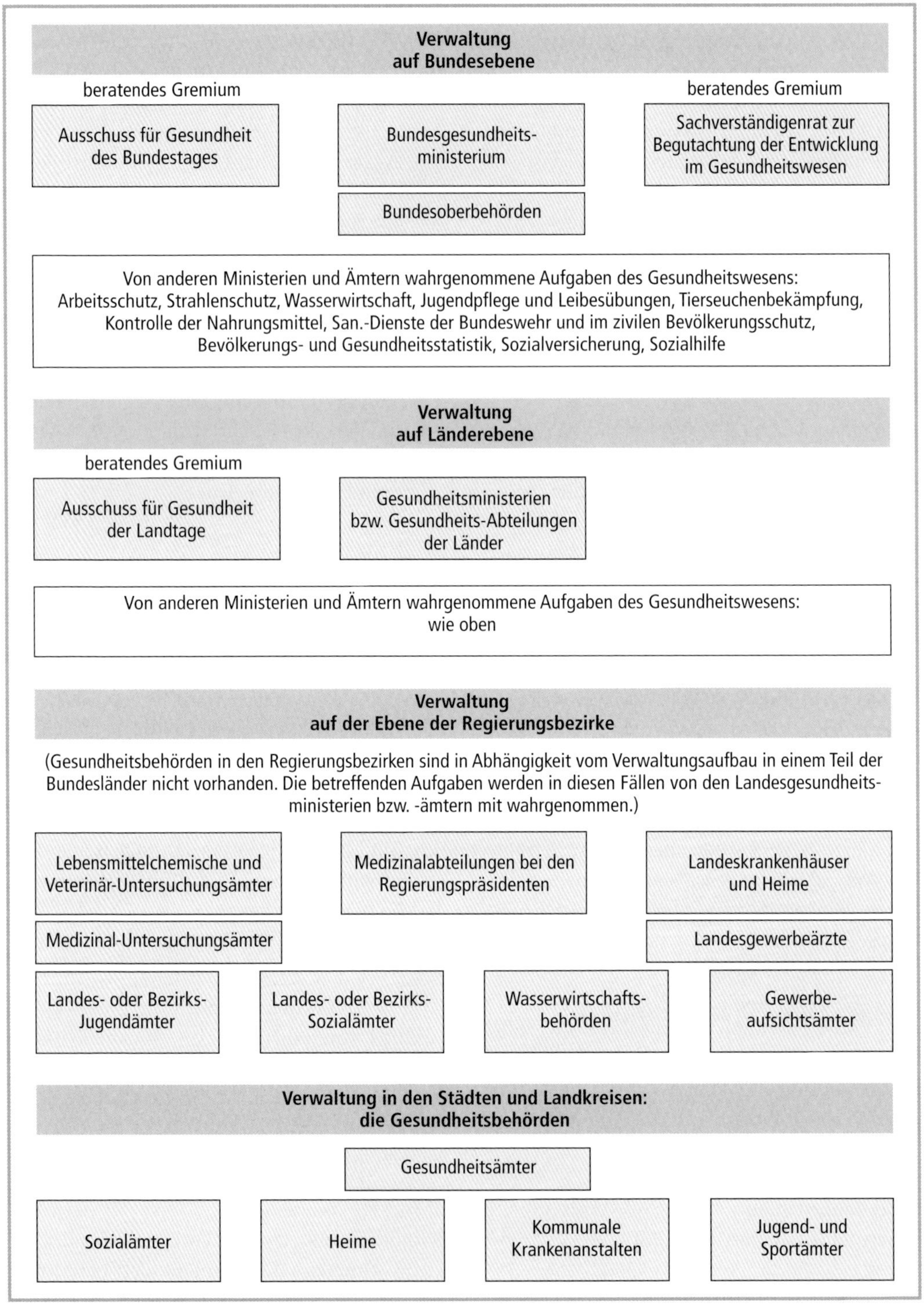

**Verwaltung
auf Bundesebene**

beratendes Gremium

beratendes Gremium

Ausschuss für Gesundheit
des Bundestages

Bundesgesundheits-
ministerium

Sachverständigenrat zur
Begutachtung der Entwicklung
im Gesundheitswesen

Bundesoberbehörden

Von anderen Ministerien und Ämtern wahrgenommene Aufgaben des Gesundheitswesens:
Arbeitsschutz, Strahlenschutz, Wasserwirtschaft, Jugendpflege und Leibesübungen, Tierseuchenbekämpfung,
Kontrolle der Nahrungsmittel, San.-Dienste der Bundeswehr und im zivilen Bevölkerungsschutz,
Bevölkerungs- und Gesundheitsstatistik, Sozialversicherung, Sozialhilfe

**Verwaltung
auf Länderebene**

beratendes Gremium

Ausschuss für Gesundheit
der Landtage

Gesundheitsministerien
bzw. Gesundheits-Abteilungen
der Länder

Von anderen Ministerien und Ämtern wahrgenommene Aufgaben des Gesundheitswesens:
wie oben

**Verwaltung
auf der Ebene der Regierungsbezirke**

(Gesundheitsbehörden in den Regierungsbezirken sind in Abhängigkeit vom Verwaltungsaufbau in einem Teil der
Bundesländer nicht vorhanden. Die betreffenden Aufgaben werden in diesen Fällen von den Landesgesundheits-
ministerien bzw. -ämtern mit wahrgenommen.)

Lebensmittelchemische und
Veterinär-Untersuchungsämter

Medizinalabteilungen bei den
Regierungspräsidenten

Landeskrankenhäuser
und Heime

Medizinal-Untersuchungsämter

Landesgewerbeärzte

Landes- oder Bezirks-
Jugendämter

Landes- oder Bezirks-
Sozialämter

Wasserwirtschafts-
behörden

Gewerbe-
aufsichtsämter

**Verwaltung in den Städten und Landkreisen:
die Gesundheitsbehörden**

Gesundheitsämter

Sozialämter

Heime

Kommunale
Krankenanstalten

Jugend- und
Sportämter

Abb. 19.1   Die Organisation des öffentlichen Gesundheitswesens

19.2.1 Organisation des öffentlichen Gesundheitswesens

Das öffentliche Gesundheitswesen lässt sich in die im Folgenden beschriebenen Institutionen unterteilen (Abb. 19.1).

Verwaltung auf Bundesebene

Dieser höchsten Ebene der Verwaltung sind die folgenden Einrichtungen zuzuordnen:
- Ausschuss für Gesundheit des Bundestages (beratendes Gremium)
- Bundesgesundheitsministerium (BMG = Bundesministerium für Gesundheit)
- Sachverständigenrat zur Begutachtung der Entwicklung im Gesundheitswesen (erstellt regelmäßig Gutachten)
- Bundesoberbehörden

Bundesgesundheitsministerium (BMG)

Das Bundesministerium für Gesundheit bereitet als oberste Bundesbehörde des Gesundheitswesens Gesetze und Verordnungen vor. Der Aufgabenbereich des BMG ist vielfältig und umfasst Bestimmungen zur Qualitätssicherung des Gesundheitswesens, zur Gesundheitsvorsorge und Prävention, zur Leistungsfähigkeit der gesetzlichen Krankenversicherung und der Pflegeversicherung, bezüglich der Berufe im Gesundheitswesen, zum Umgang mit Arzneimitteln im weitesten Sinne bis hin zur wirtschaftlichen Sicherung von Krankenhäusern und Verbindungen zu Einrichtungen des internationalen Gesundheitswesens.

Sachverständigenrat zur Begutachtung der Entwicklung im Gesundheitswesen

Hierbei handelt es sich um ein vom Bundesministerium für Gesundheit berufenes Gremium. Die Mitglieder kommen aus unterschiedlichen wissenschaftlichen Bereichen und werden für eine begrenzte Zeit ernannt. Der Rat erstellt für das Gesundheitsministerium im Abstand von zwei Jahren Gutachten zur Entwicklung des Gesundheitswesens mit Empfehlungen und Vorschlägen.

Bundesoberbehörden

Im Geschäftsbereich des Bundesministeriums für Gesundheit liegen die folgenden selbständigen Bundesoberbehörden:
- **Bundesinstitut für Arzneimittel und Medizinprodukte** (www.bfarm.de; Kurt-Georg-Kiesinger-Allee 3, 53175 Bonn)
  Aufgaben sind unter anderem:
  – Bewertung und Zulassung von Arzneimitteln auf der Grundlage analytischer, pharmakologischer und klinischer Prüfungen
  – Überwachung des Verkehrs mit Betäubungsmitteln
- **Bundeszentrale für gesundheitliche Aufklärung** (www.bzga.de; Ostmerheimer Str. 220, 51109 Köln)
  Die Bundeszentrale für gesundheitliche Aufklärung dient der Vermittlung gesundheitsfördernder, aber auch gesundheitsgefährdender Erkenntnisse an die Bevölkerung. Dies geschieht zum einen mittels spezifischer Kampagnen, zum anderen über detaillierte Informationen an Berufsgruppen, die an der Gesundheitserziehung und/oder Aufklärung beteiligt sind.
- **Deutsches Institut für Medizinische Dokumentation und Information (DIMDI)**
  Diese Behörde (www.dimdi.de; Waisenhausgasse 36–38 a, 50676 Köln) erfasst die gesamte in- und ausländische Literatur und Veröffentlichungen im Bereich der Medizin und angrenzender Fachdisziplinen. Nach Speicherung und Auswertung sind diese Informationen der fachlich interessierten Öffentlichkeit zugängig.
- **Paul-Ehrlich-Institut** (www.pei.de; Paul-Ehrlich-Straße 51–59, 63225 Langen)
  Das Bundesamt für Sera und Impfstoffe ist für die Zulassung von biomedizinischen Arz-

neimitteln (z. B. Impfstoffe für Mensch und Tier, Blut und Blutprodukte, Arzneimittel für Gentherapie) zuständig. Durch die vom Hersteller unabhängige Chargenprüfung kann die Sicherheit von Arzneimitteln erhöht werden.

- **Robert Koch-Institut** (www.rki.de; Nordufer 20, 13353 Berlin)
  Aufgaben sind unter anderem:
  - Erkennung, Verhütung und Bekämpfung von übertragbaren und nicht übertragbaren Krankheiten
  - epidemiologische Untersuchungen von Krankheiten sowie Dokumentation und Information
  - Prävention, Erkennung und Schadensbegrenzung bei Angriffen und Anschlägen mit biologischen Waffen

Andere beteiligte Bundesinstitutionen

Das Gesundheitswesen nimmt auf viele Lebensbereiche der Bürger Einfluss, viele der genannten Ziele sind ohne Kommunikation und Unterstützung durch andere Ministerien nicht umsetzbar. So sind z. B. beteiligt:

- Bundesministerium für Arbeit und Soziales
- Bundesministerium für Familie, Senioren, Frauen und Jugend
- Bundesministerium für Umwelt, Naturschutz und Reaktorsicherheit
- Bundesministerium für Verkehr, Bau und Stadtentwicklung
- Bundesministerium für Bildung und Forschung
- Bundesministerium des Innern
- Bundesministerium der Justiz
- Bundesministerium für Wirtschaft und Technologie
- Bundesministerium für Ernährung, Landwirtschaft und Verbraucherschutz

Ausgehend von unterschiedlichen Ansätzen geht es immer wieder um die Lebensbedingungen der Bevölkerung und damit wiederum um die Gesundheit des Einzelnen.

Verwaltung auf Länderebene

Zu dieser Verwaltungsebene gehören:

- Gesundheitsministerium bzw. Gesundheitsabteilungen der Länder (auf Länderebene ist der Bereich Gesundheit häufig in das Ministerium für Soziales eingebunden)
- Ausschuss für Gesundheit der Landtage (beratendes Gremium)

Verwaltung auf der Ebene der Regierungsbezirke

Je nach Struktur des Verwaltungsaufbaus sind in einem Teil der Bundesländer keine Gesundheitsbehörden vorhanden. Die entsprechenden Aufgaben werden dort jeweils von den Landesgesundheitsministerien/-ämtern wahrgenommen:

- Medizinalabteilungen bei den Regierungspräsidien
- Lebensmittelchemische und Veterinär-Untersuchungsämter
- Landeskrankenhäuser und Heime
- Medizinal-Untersuchungsämter
- Landesgewerbeärzte
- Landes- oder Bezirks-Jugendämter
- Landes- oder Bezirks-Sozialämter
- Wasserwirtschafts-Behörden
- Gewerbeaufsichtsämter

Verwaltung in den Städten und Landkreisen: die Gesundheitsbehörden

Zu den Gesundheitsbehörden in den Stadt- und Landkreisen zählen:

- Gesundheitsämter
- Sozialämter
- Heime
- Kommunale Krankenanstalten
- Jugend- und Sportämter

19.3 Internationale Gesundheitsinstitutionen

19.3.1 Die WHO (World Health Organization = Weltgesundheitsorganisation)

Am 19. Juni 1946 wurde in New York die **Weltgesundheitskonferenz** eröffnet. 51 Mitgliedstaaten der Vereinten Nationen (UNO) und 13 Beobachter von Nichtmitgliedstaaten nahmen teil. Deutschland war über die Alliierte Kontrollkommission vertreten. Am 22. Juli 1946 nahm die Konferenz die erarbeitete Verfassung an und stellte ihre Deklaration vor:

Die WHO definiert Gesundheit als »… den Zustand des uneingeschränkten körperlichen, geistigen und sozialen Wohlbefindens und nicht nur als das Freisein von Krankheiten und Gebrechen«.

Am 7. April 1948 trat die Satzung nach Ratifizierung durch 26 Mitgliedstaaten in Kraft. Der 7. April wurde zum **Weltgesundheitstag** erklärt.
Die WHO ist zwar ein Teil der Vereinten Nationen (UNO), sie ist ihr allerdings nicht unterstellt. Die Mitglieder der WHO müssen nicht zwingend Mitglieder der UNO sein. Die WHO hat ihre eigenen Vorstandsorgane bis hin zum eigenen Etat.

Die 30. Weltgesundheitsversammlung im Mai 1977 verabschiedete als Ziel: »… dass alle Menschen der Welt bis zum Jahr 2000 ein Gesundheitsniveau erreichen, das es ihnen erlaubt, ein sozial und wirtschaftlich produktives Leben zu führen«.

Sowohl auf internationaler als auch auf nationaler Ebene stehen aktuell zwei WHO-Anliegen im Mittelpunkt:

- Übergewicht (s. auch Kap. 30.2 »Übergewicht – Entwicklung einer Volkskrankheit?«, S. 388 f.)
- Impfmüdigkeit

Die Umsetzung der Ziele der WHO erfolgt zu einem großen Teil mit anderen Einrichtungen der UNO, aber auch auf zwischenstaatlicher Ebene und mit nichtstaatlichen Organisationen wie der Liga der Rot-Kreuz-Gesellschaften.
Einen besonderen Stellenwert nimmt die Arbeit mit dem **Kinderhilfswerk der Vereinten Nationen** (United Nations International Children's Emergency Fund = **UNICEF**, 1946 gegründet) ein. Über einen gemischten Ausschuss der WHO und UNICEF werden Pläne zur Bewältigung gesundheitlicher Probleme zum Schutze von Kindern und Jugendlichen gemeinsam angegangen.

19.3.2 Strukturen des Roten Kreuzes

Zum Internationalen Roten Kreuz gehören alle unten aufgeführten Bereiche. Die **Internationale Rot-Kreuz-Konferenz** (ca. alle 4 Jahre tagend) fasst Beschlüsse für die Arbeit der einzelnen Tätigkeitsfelder, erteilt Aufträge an das Internationale Komitee vom Roten Kreuz (IKRK) und die Liga und arbeitet an der Weiterentwicklung der Genfer Abkommen.
Zahlreiche islamische Länder führen anstelle des roten Kreuzes den roten Halbmond.

Internationales Komitee vom Roten Kreuz (IKRK)

Das IKRK ist eine neutrale Institution, die hauptsächlich in Kriegszeiten, bei Bürgerkriegen oder inneren Unruhen handelt. Das oberste Verwaltungsorgan setzt sich aus höchstens 25 und mindestens 15 Schweizer Bürgern zusammen.

An **Aufgaben** des IKRK sind zu nennen:

- Fortentwicklung des humanitären Völkerrechtes
- zentraler Suchdienst
- Überprüfung der Einhaltung der Genfer Rot-Kreuz-Abkommen
- Sicherstellung der Hilfeleistungen in Kriegszeiten
- Anerkennung neuer Rot-Kreuz-Gesellschaften

Liga der Rot-Kreuz-Gesellschaften

Als die WHO sich 1946 konstituierte, war die Liga der Rot-Kreuz-Gesellschaften als Beobachter vertreten. Frühe Kontakte, in der Folge auch mit der UNICEF, führten schnell zur Durchführung gemeinsamer Projekte. Die Liga beschränkt sich bei ihrer vielfältigen Arbeit jedoch nicht nur auf diese Projekte, sondern sie unterhält auch eine Vertretung bei der UNO in New York und der UNESCO (United Nations International Educational, Scientic and Cultural Organization = Organisation der Vereinten Nationen für Erziehung, Wissenschaft und Kultur, gegründet 1945).

Mitglieder sind die nationalen Rot-Kreuz-Gesellschaften.

Zu den **Aufgaben** der Liga der Rot-Kreuz-Gesellschaften gehören:

- Vorbereitung, Koordinierung und Durchführung von Hilfeleistungen in Notsituationen und bei Katastrophen
- Hilfestellung beim Aufbau neuer Rot-Kreuz-Gesellschaften
- Gesundheitserziehung
- Wohlfahrtsarbeit
- Katastrophenschutz
- Jugend-Rot-Kreuz
- Verbreitung der humanitären Grundsätze des Roten Kreuzes
- Verbreitung der Genfer Konventionen

Nationale Rot-Kreuz-Gesellschaften

Die **Aufgaben** der nationalen Rot-Kreuz-Gesellschaften sind:

- Sicherstellung von Aufgaben des Roten Kreuzes in Kriegs- und Friedenszeiten
- Ausbildung von Rot-Kreuz-Helfern
- Mitarbeit im Katastrophenschutz
- Blutspendedienst
- Zentraler Suchdienst
- Mitwirkung in der Sozialarbeit
- Förderung der Arbeit des Jugend-Rot-Kreuzes
- Ausbildung der Bevölkerung
- Verbreitung der Genfer Abkommen

19.4 Nationale Gesundheitsinstitutionen: freie Wohlfahrtspflege

Die freie Wohlfahrtspflege umfasst alle sozialen Hilfen, die in organisierter Form als freigemeinnützige Einrichtungen bzw. Organisationen in Deutschland tätig sind. Ihre vielfältigen Dienste sind in Deutschland nicht mehr wegzudenken und ein wesentlicher Bestandteil im Sozialgefüge unseres Staates.

Ehrenamtliche Mitarbeiter spielen in Zeiten knapper Kassen eine zunehmend wichtige Rolle. Ebenso ermöglichen die Zivildienstleistenden (»Zivis«, 2003 waren es 110.000) soziale Dienste, die ohne sie kaum noch finanzierbar sind. Eine Abschaffung der Wehrpflicht hätte insofern einschneidende Konsequenzen zur Folge.

19.4.1 Spitzenverbände der freien Wohlfahrtspflege

Die Arbeit der Verbände der freien Wohlfahrtspflege ist sehr vielfältig, übergeordnete Schwerpunkte sind vor allem:

- Hilfe bei sozialen Notlagen und Unterstützung in bestimmten Lebenslagen

- Erkennen und Beseitigen der Ursachen individueller Not
- Öffentlichkeitsarbeit zwecks Förderung des Bewusstseins für soziale Notlagen mit dem Ziel des verstärkten sozialen Engagements
- Aus- und Fortbildung

Die gemeinsamen Interessen gegenüber Staat und Öffentlichkeit vertreten die sechs unten beschriebenen Spitzenverbände der Wohlfahrtspflege auf Bundesebene über den Zusammenschluss als »**Bundesarbeitsgemeinschaft der Freien Wohlfahrtspflege**« (BAGFW). Ähnlich strukturierte Arbeitsgemeinschaften existieren auf Landes- und Ortsebene.

Adresse: Bundesarbeitsgemeinschaft der Freien Wohlfahrtspflege e.V., Oranienburger Str. 13−14, 10178 Berlin, Tel.: 0 30/240 89-0; www.bagfw.de

Arbeiterwohlfahrt (AWO)

Geschichte: Die AWO ist aus der deutschen Arbeiterbewegung hervorgegangen, gegründet 1919 von Maria Juchacz. Die Arbeit der AWO umfasste immer die praktische Arbeit und das Bestreben um eine verbesserte Wohlfahrts- und Sozialpolitik. Während der NS-Zeit wurde der Verband aus politischen Gründen verboten. 1946 kam es zur Neugründung des »Hauptausschusses der Arbeiterwohlfahrt« in Hannover. In der ehemaligen DDR bestand weiterhin ein Verbot des Verbandes. 1990 wurde die AWO in den neuen Bundesländern erneut gegründet.

Aufgaben: Die Arbeit der AWO umfasst alle Gebiete der Sozialarbeit. In Anpassung an die veränderte Bevölkerungsstruktur setzt die AWO einen besonderen Schwerpunkt auf die Altenarbeit.

Adresse: AWO Arbeiterwohlfahrt Bundesverband e.V., Heinrich-Albertz-Haus, Blücherstr. 62/63, 10961 Berlin, Tel.: 0 30/263 09-0; www.awo.org

Deutscher Caritasverband e.V. (DCV)

Geschichte: Der Deutsche Caritasverband wurde 1897 von deutschen katholischen Bischöfen gegründet. In der Zeit des NS-Regimes kam es zur Gratwanderung zwischen den Zwängen der politischen Machthaber und der Fortführung karitativer Ziele auf der Basis der christlichen Nächstenliebe.

Aufgaben: Der DCV arbeitet heute in allen Bereichen der Sozialarbeit nicht nur im In-, sondern auch im Ausland. Neben diesen zahlreichen Aufgaben hat die Deutsche Bischofskonferenz der Caritas die Verantwortung für die internationale Not- und Katastrophenhilfe übertragen.

Adresse: Deutscher Caritasverband, Zentrale, Karlstr. 40, 79104 Freiburg, Tel.: 07 61/200-0; www.caritas.de

Der Paritätische Wohlfahrtsverband

Geschichte: Er wurde 1924 gegründet und löste sich 1934 zur Zeit des NS-Regimes selbst auf. Zwischen 1945 und 1949 nahm der Paritätische Wohlfahrtsverband seine Arbeit wieder auf, er ist nach wie vor konfessionslos.

Aufgaben: Die Inhalte der vielfältigen Aufgaben setzt sich der Verband aus christlicher bzw. humanitärer Verantwortung.

Adresse: Der Paritätische Wohlfahrtsverband – Gesamtverband e.V., Oranienburger Str. 13−14, 10178 Berlin, Tel.: 0 30/246 36-0; www.der-paritaetische.de

Deutsches Rotes Kreuz (DRK)

Geschichte: 1863 wurde die erste Rot-Kreuz-Gesellschaft in Deutschland gegründet. 1921 erfolgte ein Zusammenschluss aller Landesvereine zum Deutschen Roten Kreuz. In den 1930er-

Jahren übernahmen zunehmend Nationalsozialisten Führungspositionen im DRK. Verbandsteile, die sich einer politischen Gleichschaltung widersetzten, wurden aufgelöst. 1945 wurde die DRK-Tätigkeit für etwa ein Jahr verboten, 1950 erfolgte die Wiedergründung.

Aufgaben: Die Arbeit des DRK umfasst alle Bereiche sozialer Arbeit, Rettungswesen- und Blutspendedienst, Ausbildung sowie weltweite Hilfen in Kriegs- und Notzeiten.

Adresse: DRK-Generalsekretariat, Carstennstr. 58, 12205 Berlin, Tel.: 0 30/85 404-0; www.drk.de

Diakonisches Werk (DW)

Geschichte: Das Diakonische Werk entstand aus dem 1957 erfolgten Zusammenschluss des Hilfswerks der Evangelischen Kirche Deutschlands und der Inneren Mission.

Aufgaben: Neben den zahlreichen Aufgaben in der Sozialarbeit ist das Diakonische Werk bekannt durch seine Aktion »Brot für die Welt«.

Adresse: Diakonisches Werk der EKD e.V., Dienststelle Berlin, Reichensteiner Weg 24, 14195 Berlin, Tel.: 0 30/8 30 01-0; www.diakonie.de

Zentralwohlfahrtsstelle der Juden in Deutschland (ZWSt)

Geschichte: Die ZWSt wurde 1917 gegründet. Sie war als kleinster Verband der freien Wohlfahrtspflege tätig. Zunächst sah der Verband seine Aufgabe in der organisatorischen Betreuung der sozialen Initiativen in den jüdischen Gemeinden des Deutschen Reiches. Unter politischem Zwang kam es 1933 zur Auflösung des Verbandes. In der Nachkriegszeit (1952) wurde die Arbeit wieder aufgenommen.

Aufgaben: Zunächst ging es bei der Arbeit des Verbandes vorrangig um die Betreuung und Integration von jüdischen NS-Opfern und deren Familien.

Neben verschiedenen sozialen Aktivitäten sieht der ZWSt eine der vordringlichsten Aufgaben in der Eingliederung von Flüchtlingen und Emigranten aus Osteuropa. Zu Beginn der 1990er-Jahre waren es allein aus der ehemaligen Sowjetunion 12.000 Juden.

Adresse: Zentralwohlfahrtsstelle der Juden in Deutschland e.V., Geschäftsstelle, Hebelstr. 6, 60318 Frankfurt, Tel.: 0 69/94 43 71-0; www.zwst.org

19.5   Definitionen von Gesundheit

Das große Glück, noch klein zu sein,
sieht mancher Mensch als Kind nicht ein
und möchte, dass er ungefähr
so 16 oder 17 wär.

Doch mit 18 denkt er: Halt!
Was über 20 ist, ist alt!
Kaum ist die 20 knapp geschafft,
erscheint die 30 greisenhaft.

Und dann die 40, welche Wende!
Die 50 gilt beinah als Ende.
Doch dann, nach 50 – peu à peu –
schraubt man das Ende in die Höh'.

Die 60 scheint noch ganz passabel,
und erst die 70 miserabel.
Ab 70 aber hofft man still:
Ich werde 80, so Gott will.

Und wer die 80 überlebt,
zielsicher auf die 90 geht.
Dort angelangt, zählt man geschwind,
die Leute, die noch älter sind.

Wilhelm Busch

19.5.1 Gesundheit als individuelles Geschehen

Gesundheit ist laut WHO objektiv definierbar, subjektiv wird sie allerdings absolut unterschiedlich erlebt.

Der Wunsch nach einem **gesunden Neugeborenen** wird unterstützt durch Vorsorgeuntersuchungen und angepasste Lebensweise während der Schwangerschaft. Die nachfolgenden Angebote des Gesundheitswesens in Form von Präventivmaßnahmen vermitteln Sicherheit. Private Initiativen bieten Austausch für »Gleichbetroffene«. Die vorbildliche Entwicklung des eigenen Kindes findet man bestätigt in Mutter-Kind-Treffs. Für Sorgenkinder ist hierbei vielfach kein Platz. Gesundheit wird wichtig in und für die auf Erfolg orientierte Schulbildung. Ausbildung und Berufstätigkeit sind ebenfalls auf Funktionstüchtigkeit ausgerichtet und an Gesundheit im weitesten Sinne gebunden.

Die wissenschaftlich orientierte Medizin ist nach Meinung vieler Bürger in der Lage, alles und jedes zu »reparieren«, Krankheit passt nicht ins Klischee. »**Forever young**« suggerieren die Medien, und wer möchte dem nicht gerne folgen. Dennoch, unter Gleichaltrigen gesteht man sich vielleicht zunehmend notwendige Erholungsphasen zu, kleine »Zipperlein« werden akzeptiert. Die eigene Gesundheit wird möglicherweise definiert über den Vergleich mit Erkrankungen anderer: »Was geht es mir doch gut!« Mit zunehmendem Alter gewinnt der Vergleich innerhalb der Familie an Bedeutung, das Vertrauen in die »Erbmasse« wird positiv eingesetzt, selbst schwere, überstandene Erkrankungen sprechen für diese These.

Und wenn diese vergröbert dargestellte Sichtweise von Gesundheit nicht möglich ist? Wenn man sich selbst als defizitär erlebt in dieser auf Erfolg ausgerichteten Gesellschaft?

Die oben aufgeführte Version soll verdeutlichen, wie wenig zutreffend sich der persönlich erlebte Gesundheitszustand des Einzelnen (auch bei absoluter Erkenntnis von diversen Erkrankungen) objektivieren lässt.

19.5.2 Gesundheit in der Arbeitswelt

Arbeit und Gesundheit sind in multifaktorieller Weise miteinander verknüpft.

1839 gab es in Preußen die erste gesetzliche Regelung unter diesem Aspekt, es ging um die staatliche **Begrenzung** der **Kinderarbeit**.

Später (1853) wurde eine staatliche **Aufsichtsbehörde** geschaffen, aus der die heutige staatliche Gewerbeaufsicht hervorging. Damals ging es vorrangig um die Verhütung von Arbeitsunfällen. Der bestehende Anspruch auf Schadensersatz gegen den Arbeitgeber war eine individualrechtliche Regelung und in der Regel absolut unzureichend.

Im Rahmen der von Bismarck begründeten Sozialgesetzgebung brachte die gesetzliche **Unfallversicherung** (1884) große Fortschritte für den Arbeitnehmer. Über die Berufsgenossenschaften wurden die Ziele und Maßnahmen des Arbeitsschutzes bestimmt.

Seit 1951 sind die **Berufsgenossenschaften** paritätisch verwaltete Einrichtungen: Die Entscheidungen werden von Arbeitgeber- und Arbeitnehmervertretern getroffen. Der moderne Arbeitsschutz beschäftigt sich heute mit verschiedensten körperlichen Störungen bzw. Erkrankungen, aber auch in zunehmendem Maße mit psychovegetativen Erkrankungen. Durch die Europäische Union (EU) ist die Vereinheitlichung von Vorschriften zu einem weiteren Arbeitsfeld geworden.

Arbeitsschutz soll heute nicht nur der Verhütung von Berufskrankheiten und Arbeitsunfällen, sondern einem umfassenden, vorbeugenden Gesundheitsschutz am Arbeitsplatz dienen.

Faktoren, die **Gesundheit/Krankheit** während der beruflichen Tätigkeit **beeinflussen**, sind z. B.:

- zu hohes Arbeitstempo
- Zeit- und Termindruck
- schlechtes Betriebsklima
- Über- und Unterforderung
- Informationsmangel
- mangelnde Akzeptanz bei Kollegen und Vorgesetzten
- Angst vor Verlust des Arbeitsplatzes
- Mobbing
- Enttäuschung, fehlende Anerkennung (»Frust«)
- Konflikte mit Vorgesetzten
- gesundheitsgefährdende Einflüsse am Arbeitsplatz wie extreme körperliche Belastungen, Zwangshaltungen, Staub- und Lärmemissionen, Gefahrenstoffe, unzureichende Berücksichtigung von Arbeitsschutzbestimmungen
- Dauer der Arbeitszeit, Wechselschichten, Mehrarbeit, Überstunden

Diese Aufzählung macht bereits deutlich, dass sowohl physische als auch psychische Kriterien für das Wohlbefinden am Arbeitsplatz und damit wiederum für die Gesundheit des Berufstätigen von Bedeutung sind.

Erschwerend bzw. begünstigend für Erkrankungen kommen Konflikte im Privatleben und Mehrfachbelastungen hinzu.

Dieser Aufzählung gegenüber steht die Sichtweise vieler Bundesbürger, gesundheitliche Schäden aufgrund beruflicher Belastungen als natürlichen Verschleiß zu akzeptieren.

Das **öffentliche Gesundheitssystem** hat zwangsläufig zusammen mit den verschiedenen Kostenträgern ein Interesse

- zuallererst an der Erhaltung der Erwerbsfähigkeit (= Gesundheit?!) von Berufstätigen (Gesundheits- und Unfallschutz),
- die Erwerbstätigkeit wieder herzustellen (medizinische Rehabilitation) oder

- bei Erwerbsunfähigkeit finanziell einen Ausgleich zu schaffen.

Inwieweit ökonomische Interessen mit einer Humanisierung des Arbeitsplatzes parallel einhergehen können, bleibt zu diskutieren.

19.5.3 Alter und Gesundheit

 Die WHO definiert **Alter** wie folgt:
- alternde Menschen: 50–60 Jahre
- ältere Menschen: 61–75 Jahre
- alte Menschen: 76–90 Jahre
- sehr alte Menschen: 91–100 Jahre
- langlebige Menschen: über 100 Jahre

Während in der Übersetzung der WHO-Definition die grammatikalische Reihenfolge »alt – älter« eingehalten wird, bietet unser umgangssprachlicher Gebrauch mit diesem heiklen Adjektiv eine besondere Variante (»Alt sind diejenigen, die ein paar Jahre älter sind als ich!«) – vielleicht ein Ausdruck unseres gebrochenen Verhältnisses zum Alter?

Die deutsche Bevölkerung wird älter (Abb. 19.2):
- 1950 lag die Zahl der über 60-Jährigen bei 13,5 %.
- 1998 betrug sie bereits 21,8 %.
- 2040 werden es voraussichtlich 37 % sein.
- Um 2030 wird Deutschland nach Italien die zweitälteste Bevölkerung weltweit haben.

Die **durchschnittliche Lebenserwartung** lag 2007 in Deutschland für Frauen bei 82 Jahren, für Männer bei gut 76 Jahren.

Pro Jahr steigt die Lebenserwartung in Deutschland um 3 Monate. Schon heute hat jedes Neugeborene eine 50 %-ige Chance, 100 Jahre alt zu werden. Bis 2050 wird es 92.000 Menschen geben, die älter als 100 Jahre alt sind, gegenwärtig sind es knapp 9.000.

Mit der höheren Lebenserwartung der Bevölkerung nehmen **altersspezifische Erkrankungen** und **Probleme** zu. Zur Verdeutlichung:

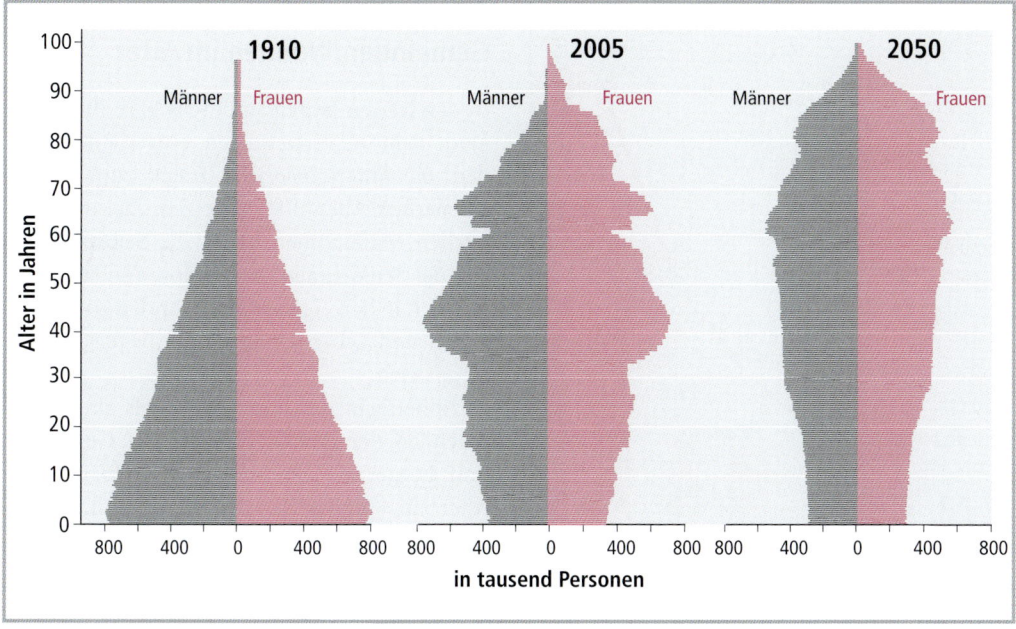

Abb. 19.2   Entwicklung des Bevölkerungsaufbaus in Deutschland; Angaben in tausend Personen; für das Jahr 2050 Prognose (Quelle: Statistisches Bundesamt)

- In Deutschland benötigten 2001 2,04 Millionen Menschen **ständige Pflege**, 2005 waren es bereits 2,13 Millionen. Der größte Teil dieser Menschen (1,45 Millionen) wurde durch Angehörige, vielfach mit Unterstützung ambulanter Pflegedienste, versorgt.
- Eine zunehmende Zahl osteuropäischer Pflege- und Haushaltskräfte übernimmt mittlerweile die Rundum-Betreuung im häuslichen Umfeld der Pflegebedürftigen. Zur Zeit sind es ca. 100.000 Pflegekräfte, Tendenz steigend. Verglichen mit Pflegediensten oder den Kosten für einen Platz im Heim sind sie mit einem Gehalt zwischen 1.300 und 1.800 Euro konkurrenzlos. Neben der Agentur für Arbeit vermitteln private Anbieter Pflegehilfskräfte zu Niedrigtarifen; etablierte Pflegedienste betrachten dies mit Sorge, da ihre Betreuung für diese Preise nicht zu haben ist.
- Menschen, die in **Alten-** oder **Pflegeheimen** versorgt werden, sind in überwiegendem Maße (zu zwei Drittel) auf Sozialhilfe angewiesen, die Kosten sind selbst bei hohem Altersruhegeld nicht selbst zu tragen.
- Ende 2005 hatte die Bundesrepublik rund 82,44 Millionen Einwohner, davon 14,06 Millionen Alleinlebende. Gerade in der Altersgruppe der 20- bis 30-Jährigen ist eine Zunahme dieser Lebensform zu verzeichnen. Bei alten und älteren Menschen ab 65 liegt der Anteil der Alleinlebenden bei etwa 34 % (s. Abb. 19.3).
- Ein zunehmendes Phänomen ist die **Altersarmut**. Wer über weniger als 60 % des Durchschnittseinkommens in Deutschland verfügt, gilt als von Armut bedroht. Nahezu 20 % der über 60-Jährigen gehören zu dieser Bevölkerungsgruppe, insbesondere alleinstehende Frauen sind davon häufig betroffen. (Zum Vergleich: In der Gruppe der unter 20-Jährigen sind ca. 33 % armutsbedroht.)

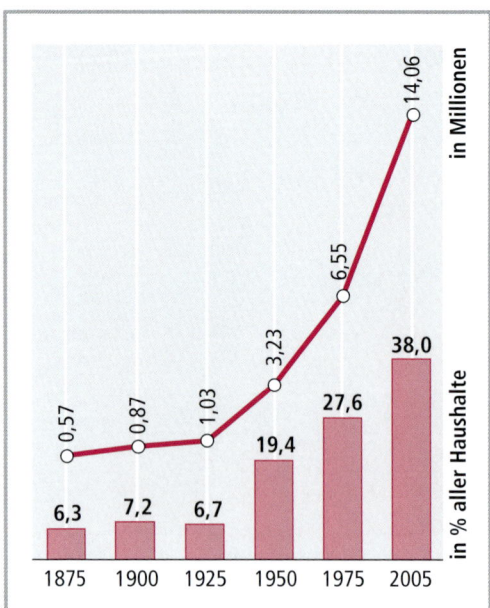

Abb. 19.3   1-Personen-Haushalte in Deutschland (Quelle: Statistisches Bundesamt)

Ohne auf spezifische Alterserkrankungen einzugehen, lässt sich bereits bei diesem eingegrenzten Überblick von Daten ableiten, dass **psychosoziale Defizite** für die Lebensqualität und damit auch wieder für die Gesundheit des alten Menschen mitbestimmend sind.

Altenhilfe wird organisiert über das Bundessozialhilfegesetz, ausführende Organe sind die Sozial- und Gesundheitsämter. Dazu kommen die Einrichtungen und Angebote der freien Wohlfahrtsverbände.

Altenpolitik in Städten und Gemeinden/Wohnen im Alter

In den letzten Jahren sind, teils parteiübergreifend, Seniorenvertretungen eingerichtet worden, die unterschiedliche Träger zum Thema Altenarbeit/Altenhilfe vernetzen. Ziel der zahlreichen Maßnahmen ist es, die Selbstständigkeit der Seniorinnen und Senioren so lange wie möglich in den eigenen vier Wänden zu ermöglichen und Lebensqualität ohne Vereinsamung zu erhalten.

In Anbetracht des höheren Anteils alter Menschen an der Bevölkerung ist die Gestaltung und Förderung alternativer Wohnformen im Alter ein weiteres Ziel der Altenpolitik geworden. Selbstorganisierte Wohngemeinschaften, Mehrgenerationenwohnungen, ambulant betreute Wohngruppen und Hausgemeinschaften mit angestellten Pflegekräften gibt es bereits, sie haben aber zahlenmäßig gegenwärtig noch Modellcharakter.

(vgl. www.bmfsfj.de; »Charta der Rechte hilfe- und pflegebedürftiger Menschen«)

Wirtschaft und alternde Bevölkerung

Auf der einen Seite Altersarmut, auf der anderen Seite wohlhabende Senioren mit vielseitigen Interessen, voller Vitalität und Lebensfreude: Mit Eintritt in das Rentenalter haben die Senioren, je nach Geschlecht, durchschnittlich noch 15 bzw. 20 Jahre zu leben. So ist auch das Interesse der Werbung an dieser Altersgruppe gestiegen, Senioren sind zu interessanten Konsumenten geworden, die über viel Kaufkraft verfügen. Nur ein Beispiel: Es gibt mittlerweile hochpreisige Motorräder mit Sitzheizung – ab Fabrik oder zum Nachrüsten.

20 Gesunde Lebensweise

Ursula Panther

Ist eine **gesunde Lebensweise** in dieser Welt **möglich**? Kann man nicht nur immer *relativ* gesund leben, eingebettet in die individuellen Möglichkeiten, die bestimmt werden durch unterschiedliche Ernährungsformen, persönliche finanzielle Abhängigkeit oder auch Unabhängigkeit?

Was nützen umgekehrt persönlich optimale Möglichkeiten, wenn z.B. **Belastungen** durch die **Umwelt** gesunde Lebensweise gar nicht zulassen?

Das **Verständnis** von **gesunder Lebensweise** ist ganz unterschiedlich. Gibt es streng wissenschaftlich »die gesunde Lebensweise«, auf die sich jeder einlassen kann, wonach er leben sollte, um gesund zu bleiben oder Gesundheit zu erlangen?

Nicht umsonst wird **Gesundheit** vielfach unter dem Gesichtspunkt der Anpassung definiert: Anpassung an die Gegebenheiten der Umwelt im positiven Sinne, ohne dass es zu seelischen oder körperlichen Störungen kommt.

In Abhängigkeit davon sind die verschiedenen Bestrebungen und **Programme** für die **Gesunderhaltung** und -förderung in einzelnen Ländern ganz unterschiedlich. Als Beispiel das Thema Ernährung:

Während in unseren Regionen die Überernährung (teilweise auch Mangelernährung) das Hauptproblem darstellt, wird in Entwicklungsländern gegen die Ursachen und Folgen von Mangel- und Unterernährung gekämpft.

20.1 Prävention – Prophylaxe

Prävention stammt aus dem Lateinischen und bedeutet Zuvorkommen. **Prophylaxe** stammt aus dem Griechischen und bedeutet Vorsorge.

Sämtliche Maßnahmen der Prävention lassen sich in mehrere große Bereiche unterteilen:

- **Primärprävention** umfasst Maßnahmen zum Schutze des gesunden Menschen, z.B. Bekämpfung und Verhütung von Infektionskrankheiten (s. Kap. 8 »Infektionsschutz durch Impfungen«, S. 121 ff.), Forschung, Lebensmittelüberwachung und anderes mehr. Es gilt, Krankheiten zu verhindern und die Gesundheit zu bewahren.
- **Sekundärprävention** stützt sich auf die Krankheitsfrüherkennung und deren rechtzeitige Behandlung, sie beinhaltet alle Maßnahmen der Vorsorgeuntersuchungen.
- **Tertiärprävention** widmet sich den Menschen mit bestehenden Erkrankungen; sie will das Fortschreiten der Krankheit oder gegebenenfalls Rezidive verhindern. In diesem Bereich fällt das große Gebiet der Rehabilitation.

Wie bereits bei der Beschreibung des öffentlichen Gesundheitswesens deutlich wurde, ist die Verwirklichung der oben genannten Ziele nur über verschiedenste Bereiche, sprich Personengruppen und Professionen möglich. Kenntnisse und Vermittlung allein genügen nicht, der Staat muss z. B. über gesetzliche Bestimmungen und Verordnungen die Umsetzung erforderlicher Maßnahmen möglich machen.

20.2 Zielgruppen der Präventivmedizin

Zu den Zielgruppen der Präventivmedizin gehört im Grunde jeder von uns:
- Schwangere
- Säuglinge, Kleinkinder, Schulkinder, Heranwachsende
- Berufstätige
- Senioren
- Behinderte, chronisch Kranke, Suchtkranke
- sozial Unterprivilegierte

20.3 Früherkennung von Erkrankungen

20.3.1 Schwangerenvorsorge

In der Schwangerschaft gibt es ein dichtes Untersuchungsprogramm, um Mutter und Kind vor Komplikationen zu bewahren. Für die berufstätige Schwangere hat der Gesetzgeber zusätzlich Schutzbestimmungen geschaffen, die eine Gefährdung von Mutter und Kind ausschließen sollen.

20.3.2 Vorsorgeuntersuchungen im Kindes- und Jugendalter

Seit 1971 sind in der Bundesrepublik Vorsorgeuntersuchungen im Kindes- und Jugendalter gesetzlich vorgeschrieben. Zunächst waren es acht Untersuchungen bis zum Alter von 4 Jah-

ren, später kam die U9 im Alter von 5 Jahren dazu. 1996 wurde das Programm um die J1 (Jugendgesundheitsberatung) zwischen dem 12.–15. Lebensjahr erweitert.
- **U1:** Neugeborenen-Erstuntersuchung
- **U2:** 3. bis 10. Lebenstag
- **U3:** 4. bis 6. Lebenswoche
- **U4:** 3. bis 4. Lebensmonat
- **U5:** 6. bis 7. Lebensmonat
- **U6:** 10. bis 12. Lebensmonat
- **U7:** 21. bis 24. Lebensmonat
- **U8:** 43. bis 48. Lebensmonat
- **U9:** 60. bis 64. Lebensmonat
- **J1:** mit 13 bis 14 Jahren

Das Vorsorgeprogramm dient der Überprüfung der Entwicklung des Kindes/des Jugendlichen mit altersentsprechenden Schwerpunkten und dem Aufbau des Impfschutzes.

Der Berufsverband der Kinder- und Jugendärzte (BVKJ) strebt ein erweitertes Konzept an. Demnach sollen zusätzliche Vorsorgetermine eingerichtet werden (bis zum 18. Lebensjahr), die zusammen mit der körperlichen Untersuchung auch der Früherkennung von Persönlichkeits- und Verhaltensauffälligkeiten dienen und es ermöglichen, auf gesundheitsschädigende Verhaltensweisen und deren mögliche Auswirkungen auf die weitere Lebensführung hinzuweisen. Im Gegensatz zu den o. g. Tests werden die Kosten für die folgenden Vorsorgeuntersuchungen bislang nicht von der gesetzlichen Krankenkasse übernommen:
- **U7 a:** mit 3 Jahren
- **U10:** mit 7 bis 8 Jahren
- **U11:** mit 9 bis 10 Jahren
- **J2:** mit 16 bis 18 Jahren

Aufgrund einer gehäuften Berichterstattung über Kindesvernachlässigungen und -tötungen fand im Dezember 2007 ein Spitzentreffen der Ministerpräsidenten und der Bundeskanzlerin statt, mit dem Ziel, ein Maßnahmenpaket zur Verbesserung des Kinderschutzes zu erstellen. In Zukunft sollen die Eltern verbindliche Einladungen zu den Vorsorgeuntersuchungen erhalten. Die vom BVKJ empfohlene U7a soll ins Vorsorgeprogramm aufgenommen werden.

Maßnahmen zur Verhütung von **Zahnerkrankungen** umfassen:

- **Gruppenprophylaxe**
  - Durchführung in Kindergärten, Behinderteneinrichtungen, Schulen
  - für Kinder, die das 12. Lebensjahr noch nicht vollendet haben
  - für Jugendliche bis zum 16. Lebensjahr, wenn das durchschnittliche Kariesrisiko überproportional hoch ist
  - die zahnärztliche Maßnahme beinhaltet Ernährungsberatung und Mundhygiene

- **Individualprophylaxe**
  - halbjährliche Untersuchung für Kinder/Jugendliche, die das 6., aber noch nicht das 18. Lebensjahr vollendet haben
  - Anspruch auf Fissurversiegelung der Molaren
  - Tipps für die Mundhygiene, Hinweis auf Maßnahmen zur Schmelzhärtung der Zähne

20.3.3 Krebsvorsorge

In Abhängigkeit vom Alter und Geschlecht des Menschen gibt es eine Häufung spezifischer Formen von Krebserkrankungen. Daran orientieren sich auch die gesetzlichen Leistungen zur Früherkennung von Krebserkrankungen (Tab. 20.1). Seit 2008 sind die Kassen verpflichtet, ihre Versicherten jedes Jahr auf empfohlene

Tab. 20.1 Gesetzliche Leistungen zur Früherkennung von Krebserkrankungen

		Vorsorgemaßnahme
Frauen	ab dem 20. Lebensjahr	• gezielte Anamnese • Untersuchung des äußeren und inneren Genitales • Entnahme von Untersuchungsmaterial (Portiooberfläche und Zervikalkanal) und zytologische Untersuchung
	ab dem 30. Lebensjahr	• Inspektion und palpatorische Untersuchung der Mammae und der benachbarten Lymphknoten • Anleitung zur Selbstuntersuchung der Brust • Anamnese zu Hautveränderungen
	ab Beginn des 45. Lebensjahres	zusätzlich: • digitale Austastung des Rektums • Test auf okkultes Blut im Stuhl
	ab 50.–69. Lebensjahr	• Mammographie-Screening
Männer	ab dem 45. Lebensjahr	• gezielte Anamnese • Inspektion und Palpation des äußeren Genitale • digitale Austastung des Rektums und Abtasten der Prostata vom After aus • Test auf okkultes Blut im Stuhl • Palpation regionaler Lymphknoten
Alle Versicherten	ab dem 35. Lebensjahr	• alle 2 Jahre Hautkrebsvorsorgeuntersuchung

Vorsorge- und Früherkennungsuntersuchungen hinzuweisen.

> Bei Vorliegen einer Krankheit oder Verdachtsmomenten muss eine weitergehende, gezielte Diagnostik (z. B. Mammographie) und gegebenenfalls Therapie eingeleitet werden!

Die Deutsche Krebshilfe schlägt Alarm: Die Möglichkeit der kostenlosen Krebsvorsorge wird dennoch nicht zufriedenstellend genutzt. Lediglich jede zweite Frau und jeder sechste Mann in Deutschland gehen regelmäßig zur Vorsorge.

Beispiel: 60 % der Männer mit Prostatakarzinom können nicht erfolgreich behandelt werden, da die Diagnose zu spät gestellt wird.

> **Mammographie-Screening:** Zertifizierte Zentren dienen speziell der Früherkennung von Brustkrebs. Ohne besondere Indikation werden Frauen zwischen dem 50. und 69. Lebensjahr in die Screening-Einheit in der näheren Umgebung eingeladen.

21 Sexualerziehung und Familienplanung

Ursula Panther

21.1 Sexualerziehung

Im Zusammenhang mit der Ausbildung in der Krankenpflege muss Sexualerziehung nicht besprochen werden. Fächer wie Anatomie/Physiologie und verschiedene Bereiche der Krankheitslehre bringen die fachlichen Inhalte.

> Wichtig wird der Punkt Sexualerziehung jedoch in Bezug auf das Patientenklientel. Verschiedene Generationen, mit unterschiedlichen Formen von Körperbewusstsein aufgewachsen, vertrauen sich uns an oder fühlen sich unserer Pflege ausgesetzt.

Was für die Pflegenden eine Selbstverständlichkeit ist, bedeutet für den Kranken eine Ausnahmesituation.

> Eine **einfühlsame Pflege** sowohl bei Erwachsenen wie bei Kindern muss die Antwort auf unterschiedliche Sozialisationen im Bereich der Sexualität sein. In erhöhtem Maße ist dies erforderlich, wenn wir Patienten pflegen, deren Sozialisation uns aufgrund ihrer Nationalität und Religion fremd ist.

Sexualerziehung in der **Familie** findet auch dann statt, wenn sie nicht verbalisiert wird. Viele Eltern vertrauen auf die **Schule** als aufklärende Instanz.

21.2 Familienplanung

> **Familienplanung** ist vom Verständnis vieler Menschen her in der heutigen Zeit in erster Linie gleichzusetzen mit Empfängnisverhütung (Kontrazeption). Sie dient der Geburtenregelung und ermöglicht die zeitliche Bestimmung von Schwangerschaften in Abstimmung mit den jeweiligen Lebensumständen.

Die **Geschichte** des Menschen zeigt, dass Familienplanung keineswegs ein neues Anliegen ist. Aus der Zeit der archaischen Hochkulturen sind uns diesbezüglich Überlieferungen erhalten, teilweise eingebettet in religiöse Lebensregeln. Familienplanung war und ist auch von **politischem Interesse**. Während in den meisten europäischen Ländern der Geburtenrückgang (Überalterung) mit Besorgnis registriert wird, versuchen andere Länder (z. B. China) über gesetzliche Reglementierungen der Bevölkerungsexplosion entgegenzuwirken.

Nationale und erst recht globale Interessen haben aber wohl kaum Einfluss auf die ganz **persönliche Familienplanung**. Konflikte mögen durch religiöse Einbindungen existieren, die westliche Welt hat sich aber weitestgehend davon distanziert.

In Deutschland überstiegen 2005, wie bereits in den Vorjahren, die Sterbefälle (830.200) die Lebendgeborenen (685.800). Statistisch gesehen brachte jede Frau im Alter von 15–45 Jahren 1,3 Kinder zur Welt (www.bmfsfj.de; Bundesministerium für Familie, Senioren, Frauen und Jugend).

Empfängnisverhütung wird hier zwar im Zusammenhang mit Familienplanung aufgeführt, ist jedoch genauso ein Anliegen **unverheirateter Paare**.

Die »Last« der Verhütung ist oftmals noch ungleichgewichtig verteilt, sie wird den Frauen vielfach stillschweigend überantwortet. Umgekehrt ist das Vertrauen in den männlichen Partner diesbezüglich gegenwärtig noch sehr gering.

21.2.1 Pearl-Index

 Die **Zuverlässigkeit einer Verhütungsmethode** wird nach ihrer Versagerquote (= Pearl-Index) beurteilt.

Die Berechnungen dazu wurden von dem Statistiker Raimund Pearl erhoben. 100 Paare benutzen ein Jahr lang eine bestimmte Verhütungsmethode. Ein Frauenjahr setzt sich aus 12 Zyklen zusammen, also liegen der Berechnung 1.200 Anwendungsmonate (= 100 Frauenjahre) zugrunde.

Pearl-Index =

$$\frac{\text{Anzahl der Schwangerschaften} \times 1200}{\text{Anzahl der Anwendungsmonate}}$$

Beispiel: Wenn 100 Paare ein Jahr lang eine Portiokappe zur Empfängnisverhütung benutzen und in dieser Zeit 7 Schwangerschaften eintreten, so ergibt dies einen Pearl-Index von 7.

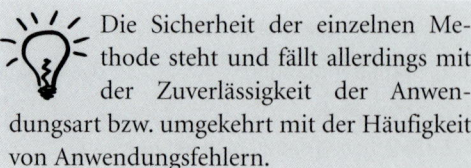 Die Sicherheit der einzelnen Methode steht und fällt allerdings mit der Zuverlässigkeit der Anwendungsart bzw. umgekehrt mit der Häufigkeit von Anwendungsfehlern.

Eine Übersicht mit Angaben zur **Sicherheit von empfängnisverhütenden Maßnahmen** findet sich in Tabelle 21.1.

Für den Anwender ist die Entscheidung für oder gegen eine Methode bestimmt nicht nur von der Zuverlässigkeit abhängig. Die **Akzeptanz** der Methode (mechanische, chemische oder hormonelle Kontrazeption) ist ebenfalls von entscheidender Bedeutung.

Die Wahl einer **natürlichen Form** (NFP = Natural Family Planning) der **Kontrazeption** kann wegen religiöser Vorbehalte gegen andere Methoden getroffen werden, aber auch als Entscheidung gegen körperfremdes Eingreifen. Periodische Enthaltsamkeit bzw. Abstinenz ist im Gegensatz zu allen anderen Methoden ungleich mehr auf partnerschaftliches Verhalten ausgerichtet. Außerdem dienen die natürlichen Formen als einzige der Verhütung einer Schwangerschaft *und* der Familienplanung. Denn während die bisher aufgeführten Formen der Familienplanung ausschließlich auf die Verhinderung einer Schwangerschaft ausgerichtet sind, dienen die natürlichen Methoden auch der Verwirklichung eines Kinderwunsches.

21.2.2 Methoden der Empfängnisverhütung

Umfassendes Verständnis für die Wirkungsweise der verschiedenen Methoden der Kontrazeption ist zumindest teilweise gekoppelt an Kenntnisse über anatomische und physiologische Gegebenheiten des weiblichen und männ-

Tab. 21.1   Sicherheit von empfängnisverhütenden Maßnahmen

Pearl-Index	Zuverlässigkeit	Verhütungsmethode
< 1	sichere Methode	<ul><li>Sterilisation</li><li>hormonale Verhütung (Ovulationshemmer »Pille«, Dreimonatspritze, Implantat)</li></ul>
1–5	relativ sichere Methode	<ul><li>Intrauterinpessare (Gebärmutterspirale)</li><li>Minipille</li><li>Basaltemperaturmethode</li><li>symptothermale Methode (Rötzer-Methode)</li><li>Kondom (gegebenenfalls bei erkennbarem Versagen die »Pille danach« einsetzen)</li><li>Scheidendiaphragma mit spermizider Creme</li><li>Spermizide als Schaumovulum</li></ul>
5–10	mittlere Zuverlässigkeit	<ul><li>Portiokappe mit spermizider Creme</li><li>Spermizide (Schaumspray)</li></ul>
10–30	unzuverlässige Methode	<ul><li>Knaus-Ogino (periodische Enthaltsamkeit)</li><li>Billings-Methode (Schleimstruktur)</li><li>Spermizide (Scheidentablette, Vaginaltablette, Vaginalcreme, Vaginalgel)</li><li>Coitus interruptus</li></ul>

lichen Organismus. Da die Beschreibung der Anatomie und Physiologie jedoch den Rahmen dieses Buches sprengen würde, verweisen wir auf entsprechende Lehrbücher.

Die **Wahl** einer bestimmten Methode von **Empfängnisverhütung** ist von vielen Gründen abhängig:

- gewünschte Kinderlosigkeit
- gesundheitliche Gründe
- Alter der Sexualpartner
- Stabilität der Beziehung
- geplante Familiengröße ist erreicht
- wirtschaftliche Aspekte

Im anschließenden Abschnitt erfolgt eine kurze Besprechung der gebräuchlichsten Formen der Verhütung. Differenzierte Angaben zur jeweiligen Wirkungsweise, Vor- und Nachteile inklusive Kontraindikationen unter medizinischen Aspekten werden hierbei nicht berücksichtigt, dies ist ein komplexes Thema im Rahmen der Geburtshilfe.

Hormonale Empfängnisverhütung

Geschichte: Bereits 1921 waren die theoretischen Kenntnisse zur hormonalen Ovulationshemmung bekannt, 1960 kam das erste Präparat auf den Markt.

Prinzip und Anwendung: Das Prinzip der hormonalen Verhütung beruht auf der Unterdrückung des monatlichen Eisprungs, Veränderung der Gebärmutterschleimhaut und Beeinflussung des Zervixschleims. Nach der hormonellen Zusammensetzung der »**Pille**« unterscheidet man:

- 1-Phasen-Präparate
- 2-Phasen-Präparate
- 3-Phasen-Präparate

Neben der täglichen oralen Einnahme der »Pille« gibt es **Depot-Kontrazeptiva**, die nach intramuskulärer Injektion eine Wirkungsdauer von 3 Monaten haben.

Als Sonderform der hormonalen Empfängnisverhütung gibt es noch die **Minipille**. Die kontrazeptive Wirkung erfolgt ohne Ovulationshemmung, die zyklusabhängige Veränderung der Viskosität des Schleimpfropfes im Gebärmutterhalskanal bleibt aus, das Eindringen der Spermien wird stark behindert bzw. ganz unmöglich gemacht. Die Zahl der Anwenderinnen ist, verglichen mit den anderen Präparaten, verschwindend gering.

Zuverlässigkeit: Bei Einhaltung der Anwendungsregeln kann mit einer 100 %igen Zuverlässigkeit gerechnet werden.

Verbreitung: Die gute Verträglichkeit, der geringe Aufwand und die hohe Zuverlässigkeit haben die »Pille« in Deutschland zur verbreitetsten Methode (über 55 %) der Verhütung werden lassen.
Die »Pille danach« ist ein Notfallverhütungsmittel, das nach ungeschütztem Geschlechtsverkehr eine Schwangerschaft verhindern kann. Diese hochdosierte Pille sollte nicht als regelmäßiges Verhütungsmittel eingesetzt werden. Rund 14 % der 20- bis 30-jährigen Frauen haben einmal oder mehrfach die »Pille danach« benutzt.

Implanon® (Pille unter der Haut)

Geschichte: Seit Frühjahr 2000 besteht mit Implanon® (»Pille unter der Haut«) eine weitere Möglichkeit der hormonalen Langzeitkontrazeption (3 Jahre).

Prinzip und Anwendung: Implantierung eines gestagenhaltigen Hormonstäbchens unter die Haut des nicht belasteten Oberarms (Innenseite). So klein wie ein Streichholz, ist das Implantat 4 cm lang mit einem Durchmesser von 2 mm. Da der Wirkstoff kontinuierlich in die Blutbahn abgegeben wird, kann die tägliche Hormondosis noch niedriger sein als bei der Pille, sie pendelt sich nach 5 bis 6 Wochen auf 40 µg pro Tag ein.

Zuverlässigkeit: Der Empfängnisschutz besteht gleich vom ersten Tag an. Da keine Unsicherheit bezüglich der Anwendungsregeln besteht, ist der Pearl-Index niedriger als bei der Pille. Bei übergewichtigen Frauen kann im dritten Jahr die kontrazeptive Wirkung nicht mehr ausreichend sein.

Verbreitung: Manche Frauen reagieren mit Akne, andere mit Abweichungen der Menstruation. Von daher empfehlen Gynäkologen, den gleichen Wirkstoff zunächst für einige Monate oral zuzuführen. Treten keine Abweichungen auf, sind auch nach der Implantation keine Probleme zu erwarten. Die Häufigkeit der Anwendung liegt bei 1 %.

Intrauterinpessare (IUP)

Geschichte: Das Einbringen von Gegenständen in die Gebärmutter zur Verhinderung einer Schwangerschaft ist schon sehr alt. Bereits Hippokrates beschrieb diese Form der Verhütung beim Menschen. Auf diese alte Methode geht der Name zurück:

 intrauterin = innerhalb der Gebärmutter
pessar (von griech.: »pessos«) = Spielstein

Der oft benutzte Begriff »**Spirale**« geht auf erste Versuche zu Beginn des 20. Jahrhunderts zurück. Damals wurden Silberspiralringe eingelegt, sie bewährten sich allerdings nicht. Seitdem gibt es in der Weiterentwicklung bereits Intrauterinpesssare der dritten und vierten Generation, die keine Ähnlichkeit mit Spiralen mehr haben.

Prinzip und Anwendung: Die Wirkungsweise ist letztendlich nicht geklärt, wahrscheinlich wird die Einnistung (Nidation) des befruchteten Eies in die Gebärmutterschleimhaut behindert. Ein anderer Gesichtspunkt ist die Behinderung der Verschmelzung von Ei- und Samen-zelle. Bei hormonhaltigen IUP kommt der Mini-pilleneffekt hinzu.

Die Einführung unter sterilen Bedingungen er-folgt durch den Gynäkologen, die ungestörte Verweildauer wird mit 2–5 Jahren angegeben.

Zuverlässigkeit: Untersuchungen über die Ver-sagerquote nach dem Pearl-Index ergaben in Abhängigkeit des verschiedenen IUP-Typs Wer-te zwischen 0,7 und 2,6.

Verbreitung: Die Anwendung von IUP zur Kontrazeption wird in Deutschland mit über 10 % angegeben. Weltweit liegt der Verbrei-tungsgrad über dem der »Pille«.

Kondome (Präservative)

Geschichte: Das Kondom als mechanische Me-thode der Kontrazeption ist ebenfalls bereits sehr alt:

- Aus den archaischen Kulturen ist z. B. der Ge-brauch von Fischblasen zur Verhütung über-liefert.
- Aus dem Mittelalter gibt es Angaben über den Einsatz von Kondomen vorrangig gegen die Verbreitung von Geschlechtskrankheiten.

Verschiedenste Materialien sind im Laufe der Zeit zum Einsatz gekommen, das moderne Kondom besteht aus hauchdünnem Latex.

Die Bandbreite der angebotenen Kondome hat sich im Rahmen der Safersex-Kampagnen enorm erweitert, sozusagen für jeden das richtige Kon-dom, allerdings nicht in Bezug auf die Größe. Hierbei gibt es nach der Deutschen Industrie-Norm (DIN) eine Standardgröße, die nicht alle Bedürfnisse abdeckt, Übergrößen sind in Apo-theken und Drogerien nicht immer erhältlich.

Zuverlässigkeit: Die Zuverlässigkeit des Kon-doms in der Kontrazeption wird durch die Kombination mit spermiziden Befeuchtungs-mitteln erhöht.

Verbreitung: Während 1985 rund 6 % aller Paare Kondome zur Kontrazeption einsetzten, führte die Angst vor Infektion mit HIV (AIDS) zu einem beträchtlichen Anstieg. Dieser Ge-sichtspunkt hat leider bei vielen Menschen in-zwischen wieder an Bedeutung verloren. In-zwischen setzen etwa 36 % das Kondom zur Kontrazeption ein.

Scheidendiaphragma

Geschichte: Das Scheidendiaphragma (griech. = Scheidewand, Umzäumung) oder auch Schei-denpessar genannt, wurde 1882 von dem deut-schen Arzt C. Hasse unter seinem Pseudonym Mensinga beschrieben. In England und den USA wurde es unter dem Namen »Dutch-cap« zur meist empfohlenen und praktizierten Ver-hütungsmethode.

Prinzip und Anwendung: Das Scheidendia-phragma besteht aus einer weichen Gummi-membran, die kuppelartig eine runde, elasti-sche Drahtspirale überzieht. Im Gegensatz zur Portiokappe reicht das Diaphragma vom hinte-ren Scheidengewölbe bis vorn in die Nische hinter dem Schambein und bedeckt dabei den Muttermund. In Anpassung an unterschied-liche anatomische Gegebenheiten gibt es ver-schiedene Größen. Die sichere Handhabung er-folgt über die Einweisung durch den Gynäkolo-gen. Die zeitlich begrenzte Verweildauer von maximal 12 Stunden macht eine selbständige Handhabung erforderlich. Durch Auftragung eines spermiziden Gels auf die dem Mutter-mund zugewandte Seite erhöht sich die Verläss-lichkeit dieser Methode.

Zuverlässigkeit: Die Versagerquote nach Pearl liegt zwischen 2 und 4.

Verbreitung: Erst mit Entwicklung und Ver-breitung der Pille in den 1960er-Jahren geriet das Diaphragma nahezu in Vergessenheit und wird mittlerweile kaum noch angewendet.

Portiokappe

Geschichte: Die Portiokappe wurde 1838 erstmals von dem deutschen Gynäkologen Friedrich Wilde beschrieben. Zunächst aus Kautschuk bestehend, später aus unterschiedlichen Metallen hergestellt, benutzt man heute Portiokappen aus Plastikmaterial oder Zelluloid.

Prinzip und Anwendung: Der Einsatz der den Muttermund verschließenden Portiokappe zur Kontrazeption ist nicht ganz unproblematisch. Frauen, die die Technik nicht beherrschen, müssen zyklusabhängig jeweils den Gynäkologen zur Anpassung der Kappe aufsuchen. Andere Empfehlungen geben aus Gründen der Infektionsgefahr eine maximale Liegezeit von 2 bis 3 Tagen an. Zur größeren Absicherung ist die Einbringung spermizider Cremes in die Portiokappe sinnvoll. Der zusätzliche Gebrauch von Kondomen empfiehlt sich in der »Einübungsphase«.

Zuverlässigkeit: Der Pearl-Index liegt zwischen 5 und 10.

Verbreitung: Der Aufwand, mögliche Unsicherheit in der Anwendung und damit Zweifel an der Zuverlässigkeit schließen eine weite Verbreitung der Portiokappe aus.

Natürliche Familienplanung

Prinzip: Die Methoden der natürlichen Familienplanung (NFP = Natural Family Planning) basieren auf der Beobachtung bzw. Berücksichtigung der natürlichen Vorgänge im Organismus der Frau. Zyklusabhängige Veränderungen (Körpertemperatur, Veränderungen des Zervixschleims) geben Anhaltspunkte über fruchtbare und unfruchtbare Tage.
Folgende NFP-Methoden gibt es:
- Basaltemperaturmethode
- Schleimstrukturmethode nach Billings
- symptothermale Methode nach Rötzer
- Baby-Computer
- Kalendermethode nach Knaus und Ogino
- Coitus interruptus: Abbruch der Kohabitation vor dem Samenerguss
- Bestimmung der fruchtbaren Tage mittels Urintests (Bestimmung des Hormonspiegels)

Zuverlässigkeit: Neben hoher Motivation und einem gewissen Maß an Selbstdisziplin ist eine geregelte Alltagssituation von entscheidender Bedeutung. Bei all diesen Methoden ist das Einverständnis beider Partner sehr wichtig.
Ohne auf sämtliche aufgeführten Methoden näher einzugehen (s. dazu Lehrbücher der Geburtshilfe) sind die Temperaturmethode und die symptothermale Methode als besonders zuverlässig hervorzuheben (immer unter der Voraussetzung der korrekten Durchführung). Der Pearl-Index wird hierbei nur noch durch die hormonale Kontrazeption übertroffen.

Temperaturmethode

Die täglich bestimmten Werte der Morgentemperatur (**Basaltemperatur**) ergeben einen typischen Kurvenverlauf, der die zeitliche Bestimmung des Eisprungs erlaubt. Bei einer typisch verlaufenden Kurve steigt die Temperatur in der Mitte des Zyklus und hält durchschnittlich 12 Tage an (**hypertherme Phase**). Als sicher unfruchtbar gilt der Zeitraum ab dem 3. Tag nach Beginn der hyperthermen Phase.

Symptothermale Methode (»double-check-method«)

Hierbei wird zusammen mit der Bestimmung der Basaltemperatur die **Konsistenz** des **Zervixschleims** zur Beurteilung herangezogen. Die sicher unfruchtbare Phase ist erreicht, wenn nach dem Verschwinden des flüssigen Zervixschleims 3 Tage mit höheren Temperaturwerten ermittelt worden sind.

Baby-Computer

Mittels Morgenurin und Stick werden die fruchtbaren Tage angezeigt (Reaktion auf Hormongehalt des Urins). Etwa 1 % der Paare setzt diese Methode ein.

Frauenkondom (Femidom)

Seit Mitte der 1980er-Jahre gibt es ein so genanntes Frauenkondom (Femidom). Anwendung kann dieses Femidon immer dann finden, wenn andere Methoden ausfallen und die Frau sich vor ungewollter Schwangerschaft, aber auch vor Infektionen schützen will.

Prinzip und Anwendung: Es handelt sich um einen kondomartigen Schlauch, der in Deutschland allerdings bisher nur in einer Standardgröße vorliegt. Von daher ist eine vorausgehende Anpassung durch den Gynäkologen nicht erforderlich. Die Einführung ist mit der Handhabung eines Tampons vergleichbar, die Stabilität wird durch einen elastischen Innenring gewährleistet. Ein zweiter, wesentlich weiterer Außenring verhindert das Hineinrutschen des Kondoms in die Vagina.

Zuverlässigkeit: Die Sicherheit bezüglich der Kontrazeption wird mit der des Kondoms gleichgesetzt.

Sterilisation

Wenn die Sterilisation (operative Durchtrennung der Eileiter bzw. der Samenleiter) als Methode der Kontrazeption auch einen hohen Sicherheitsgrad (99,5 %) besitzt, so ist sie am Schluss aufzuführen, weil die Endgültigkeit die-ser Maßnahme besonderer Überlegungen bedarf. Präzise, umfassende Aufklärung nimmt hierbei einen besonders hohen Stellenwert ein. Für 4 % der geschlechtsreifen Frauen und Männer ist die Sterilisation die Methode der Wahl.

> Im Bewusstsein, mit einer Sterilisation eine endgültige Entscheidung getroffen zu haben, darf neben praktischen Erwägungen (abgeschlossene Familienplanung) der emotionale Bereich sowohl für den Betroffenen und den Partner nicht vernachlässigt werden.

Prinzip: Teilweise Unkenntnis, aber auch gefühlsmäßige Widerstände führen bei uns dazu, dass in Relation wesentlich mehr Frauen als Männer diesen Eingriff durchführen lassen, obwohl der Eingriff beim Mann (Vasektomie) unkomplizierter ist als bei der Frau. Bei beiden Geschlechtern wird sozusagen die »Transportschiene« für Ei- bzw. Samenzellen operativ unterbrochen. Der Eingriff bleibt ohne Auswirkungen auf die Hormonproduktion, Hoden und Eierstöcke sind von ihrer Funktion her unbeeinträchtigt.

Die **Wiederherstellung** der **Fruchtbarkeit** (Refertilisierung) ist technisch zwar möglich, der Erfolg der Maßnahme ist allerdings nicht prinzipiell gewährleistet und von verschiedenen Faktoren abhängig.

Verbreitung: In anderen europäischen Ländern und den USA ist die Sterilisation eine Methode der Kontrazeption, die im Vergleich zu Deutschland häufiger und mit größerer Selbstverständlichkeit durchgeführt wird.

22 Drogen

Ursula Panther

22.1 Geschichte

Fast jede Gesellschaft kennt den Gebrauch von Drogen. Vielfach wurden die meist aus Pflanzen gewonnenen Drogen in sozial integrierte Verhaltensweisen einbezogen, teilweise bei der Durchführung kultischer, religiöser Rituale, aber auch zur Bewältigung körperlicher Erkrankungen und Belastungen eingesetzt.

Kaffee, Tee und **Tabak**, von den einen als Genussmittel gewertet, von anderen als Droge verschrieen, waren bei der Einführung in Europa heftig umstritten. Die Kaffeehäuser des 17. Jahrhunderts wurden mit Skepsis beobachtet, man sah in ihnen den Ausgangspunkt für oppositionelle Bewegungen.

Alkohol dagegen war damals schon lange gesellschaftlich anerkannt, die bekannten Auswirkungen von Alkoholabusus sind z. B. in der Malerei immer wieder zu entdecken.

Die heutige Gesellschaft kennt zahlreiche Drogen aus unterschiedlichen Kulturkreisen. Die technische Entwicklung hat die Möglichkeit hochkonzentrierter Aufbereitungen geschaffen, dazu kommen halb- und rein synthetische Drogen, die teilweise aus legalen Chemikalien hergestellt werden können.

22.2 Definitionen der Wirkung von Drogen

Drogen sind Substanzen, die auf das ZNS einwirken und Befindlichkeit, Bewusstsein und Stimmungen beeinflussen.

Drogenabhängigkeit (»drug dependence«) ist laut WHO ein Sammelbegriff für Zustände der psychischen (»drug habituation«) und physischen (»drug addiction«) Abhängigkeit von einem auf das ZNS wirkenden Stoff.

● Die **physische Abhängigkeit** liegt vor, wenn nach wiederholtem Konsum der Droge eine Toleranzentwicklung stattgefunden hat. Zur Erzielung des gleichen Effekts muss die Dosis erhöht werden, das Absetzen der Droge führt zu körperlichen Entzugssymptomen. Je nach Droge kann diese Entwicklung unterschiedlich schnell erfolgen.

- Die psychische Abhängigkeit ist gekennzeichnet durch ein maßloses, kaum beherrschbares Verlangen, über die Droge das gewünschte Wohlgefühl zu erzielen. Psychische Abhängigkeit ist ungeheuer schwer zu bewältigen. Entzugssymptome können Unruhe, Konzentrationsschwäche, Angstzustände, Gereiztheit und Depression sein.

22.3 Suchtmittel und Betäubungsmittelgesetz

Zu den **Suchtmitteln** zählen
- Morphin und dessen synthetische Derivate (Abkömmlinge), z. B. Heroin
- Barbiturate (Schlaf- und Beruhigungsmittel)
- Psychotonika (Amphetamine)
- Cannabis (Haschisch, Marihuana)
- LSD
- Crack usw.

Als Drogen sind im oben definierten Sinne auch Genussmittel wie Alkohol, Zigaretten, Kaffee oder Tee zu nennen.

Seit 1982 gibt es in Deutschland ein neues **Betäubungsmittelgesetz** (BtMG). In den Anlagen zum Gesetz sind etwa 150 verschiedene Stoffe definiert. Außerdem regelt es die Verschreibungsmodalitäten bestimmter Betäubungsmittel und ihre Überwachung. Das Gesetz geht auch auf den illegalen Umgang mit Betäubungsmitteln bzw. die daraus resultierende Straffälligkeit ein.

Für die **Bekämpfung** von **Drogenabhängigkeit** hat das Gesetz eine wichtige Möglichkeit geschaffen: Ein straffälliger Abhängiger, der eine Therapie beginnen will oder sich bereits in einer Therapie befindet, kann auf eine Zurückstellung der Strafvollstreckung oder sogar auf eine Einstellung des Verfahrens hoffen. So unkompliziert wie sich dies zunächst anhören mag, ist es in der Umsetzung allerdings nicht.

22.4 Häufig missbrauchte Drogen

22.4.1 Alkohol

Alkohol ist in unserem Kulturkreis eine tolerierte Droge. Die Gesellschaft vermittelt Regeln (z. B. Alter) bzw. Gelegenheiten (geselliges Beisammensein, besondere Ereignisse usw.) für den Umgang mit diesem Stoff, die Trinkmenge wird hierbei weniger berücksichtigt.

> Der leichte Zugang und die Akzeptanz von Alkohol in der Gesellschaft (Zugehörigkeit, Erwachsensein, Richtig-etwas-vertragen-können) machen Alkoholismus nach Nikotinabusus zur zweithäufigsten Suchterkrankung in Deutschland.

2007 tranken in der Bundesrepublik rund 10 Mio. Bürger Alkohol in so genannter »riskanter Weise«. Davon konsumierten 1,7 Mio. Menschen Alkohol »missbräuchlich und gesundheitsschädigend«; 1,6 Mio. Bürger galten als alkoholabhängig.

Der Konsum von Alkohol ist zwar absolut gesehen zurückgegangen (10,1 l reiner Alkohol pro Person und Jahr), das Trinkverhalten hat sich allerdings geändert. Diejenigen, die trinken, konsumieren zunehmend mehr. Zwischen 42.000–74.000 Menschen sterben jährlich bundesweit an Alkoholmissbrauch und den gesundheitlichen Folgeschäden.

Der Beginn einer Alkoholabhängigkeit ist schwer zu bestimmen, die Toleranz im sozialen Umfeld ist ebenfalls unterschiedlich.

Die Ursachen des Alkoholmissbrauchs sind vielschichtig, sie werden unter anderem zurückgeführt auf

- psychosoziale Stressfaktoren (»broken home«, sexuelle Unsicherheit)
- zunehmenden Leistungs- und Konsumdruck
- Jugendarbeitslosigkeit
- Zugehörigkeit zu unterprivilegierten sozialen Schichten oder ethnischen Minderheiten

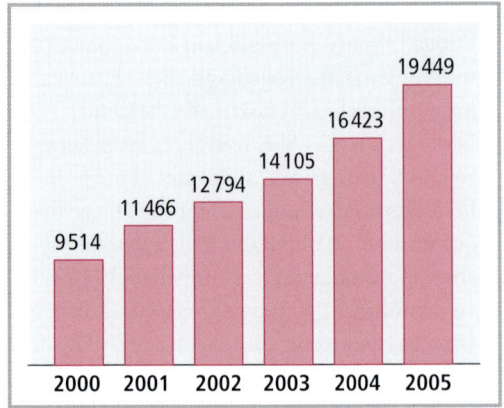

Abb. 22.1 Jugendliche (10- bis 20-Jährige) mit Alkoholvergiftung, die vollstationär betreut werden müssen (Quelle: Statistisches Bundesamt)

Selbst der **Arbeitsplatz** ist für etwa jeden 10. Arbeitnehmer keine Tabuzone für regelmäßigen Alkoholkonsum. Volkswirtschaftlich bleibt das natürlich nicht ohne Folgen, der Schaden wird auf 20 Mrd. Euro pro Jahr geschätzt. Die Zahl großer Betriebe, die an ihre betriebsärztliche Versorgung eine Suchtberatung angegliedert haben, hat zugenommen.

Als Besonderheit sind die so genannten »**Alkoholberufe**« hervorzuheben. Gemeint sind Berufsbilder, die mit der Herstellung und/oder dem Vertrieb von Alkohol befasst sind. Der damit nahezu immer erhöhte Alkoholkonsum birgt zwangsläufig eine stärkere Suchtgefährdung. Außerdem gibt es eine Vielzahl anderer Berufe (z. B. in Baubetrieben), in denen Alkoholkonsum nicht nur billigend akzeptiert wird, sondern sogar in den Arbeitsprozess (Geschäftsabschlüsse, Kontaktaufnahme usw.) einbezogen wird.

> ! Angeborene Fehl- bzw. Missbildungen sowie Hirnschädigungen werden jährlich bei Tausenden von Neugeborenen festgestellt. Etwa 4.000 Fälle werden auf Alkoholmissbrauch der Mutter zurückgeführt.

Weitaus größer ist die Zahl der Kinder, bei denen die Erkrankung in schwächerer Form (sog. **Alkoholeffekte**) auftritt und deshalb oft erst im Vorschul- oder Schulalter sichtbar wird.

 Deutschland zählt weltweit zu den 5 Nationen mit dem höchsten Alkoholkonsum!

> ! 10 % der jährlich behandelten Vergiftungen von Kindern gehen auf Alkohol zurück.
> Bis zu 50 % aller tödlichen Autounfälle sind alkoholbedingt, die Altersgruppe der 15- bis 25-Jährigen ist dabei häufiger betroffen als alle anderen Altersgruppen zusammen.
> Bei 10–30 % aller Arbeitsunfälle wird Alkohol nachgewiesen.

Die **psychischen Beeinträchtigungen** durch Alkoholmissbrauch sind in vielen Untersuchungen nachgewiesen worden. Ebenso werden nahezu alle menschlichen **Organe** durch Alkohol **geschädigt**. Eine Vielzahl von Erkrankungen ist direkt an die Sucht gekoppelt, andere werden durch Alkohol in ihrer Entstehung begünstigt (s. Lehrbücher der Krankheitslehre).

Eine besondere Form der Schädigung durch Alkohol ist die **Alkoholembryopathie**: Das ungeborene Kind wird durch den Alkoholkonsum der Mutter in gravierender Weise in Mitleidenschaft gezogen. Gifte, die in der Embryonalzeit auf das Kind einwirken, führen zu massiven Schädigungen.

Konsum bei Jugendlichen

Es gibt zwar immer mehr Jugendliche, die mit Alkohol nichts zu tun haben wollen, gleichzeitig greifen jedoch einige immer früher und intensiver zur Flasche. Wie Abbildung 22.1 zeigt, hat sich die Zahl der Kinder und Jugendlichen, die im Vollrausch stationär versorgt werden müssen, innerhalb von 5 Jahren verdoppelt.

So betrinkt sich jeder vierte Jugendliche mindestens einmal im Monat; 7 % der 12- bis 14-Jährigen trinkt jede Woche Alkohol, bei den 15- bis 17-Jährigen sind es rund 31 %. Die mittlerweile verbotenen »Flatrate-Partys« haben neue Trinkgewohnheiten hervorgerufen: Im privaten Bereich wird »vorgetrunken«, Lokale bieten sehr niedrige Einheitspreise für gängige alkoholische Getränke an.

»Alcopops« als süßliches, alkoholisches Mixgetränk (Fruchtlimonade mit Wodka, Rum, Whiskey, Alkoholgehalt 3–5,5 %) sind bei sehr jungen Leuten, insbesondere bei Mädchen, beliebt. Da sie als Einstiegsdroge gefürchtet sind, folgte Deutschland 2004 dem Vorbild Frankreichs, wo eine Sondersteuer den Konsum von Alcopops stark verringerte: Mit der Verteuerung des Preises um fast 1 Euro pro Flasche reduzierte sich der Konsum schlagartig um 65 %. Allerdings greifen die Jugendlichen seitdem verstärkt auf preiswertere bier- und weinbasierte Mixgetränke zurück. Die Deutsche Hauptstelle für Suchtfragen (DHS) kritisiert die Fülle der Produkte, die den bitteren Alkoholgeschmack mit süßen Limonaden überdecken.

Fachleuten zufolge ist der Alkoholkonsum eine Reaktion auf Stress und Leistungsdruck in Schule und sozialem Umfeld.

Prävention und Therapie

Durch die große Verbreitung der legalen Droge Alkohol haben für Kinder und Jugendliche vorbeugende Maßnahmen einen besonderen Stellenwert. **Vorbilder** wie Eltern, Lehrer, geliebte Stars und bewunderte Sportler tragen diesbe-

§§ Jugendschutzgesetz

Kinder unter 12 Jahre

- keine Computerspiele, keine Videos und kein Besuch von Filmen, die erst ab 12 Jahren freigegeben sind (Ausnahme ab 6 Jahren beim Kinobesuch in Begleitung der Eltern)

Kinder unter 13 Jahre

- keine Beschäftigung (auch nicht Ferienarbeit)

Kinder unter 14 Jahre

- keine Strafmündigkeit, d.h. Fehlverhalten ist ausschließlich erzieherisch zu begegnen
- kein alleiniger Besuch von Gaststätten* (Ausnahmeregeln bestehen)
- keine sexuellen Kontakte erlaubt

Jugendliche unter 15 Jahre

- keine Beschäftigung außerhalb der Kinderarbeitsschutzverordnung

Jugendliche unter 16 Jahre

- kein Bier- und Weinkonsum in der Öffentlichkeit (Ausnahme ab 14 in Begleitung der Eltern)
- keine Computerspiele, keine Videos und kein Besuch von Filmen, die erst ab 16 Jahren freigegeben sind

Jugendliche unter 18 Jahre

- kein Alkoholverkauf (auch nicht in Mixgetränken) und kein öffentlicher Konsum (Ausnahme Bier, Wein u.Ä. ab 16 Jahren)
- kein Zugang zu Tabakwaren und kein Rauchen in der Öffentlichkeit
- kein alleiniger Diskobesuch, Gaststättenbesuch, Kinobesuch nach 24 Uhr*
- keine Computerspiele, keine Videos und kein Besuch von Filmen, die für Jugendliche nicht freigegeben sind
- kein Waffenerwerb (Ausnahmen können zugelassen werden)

* Unter alleinigem Besuch wird ein Besuch ohne Begleitung einer personensorgeberechtigten oder erziehungsbeauftragten Person verstanden.

Abb. 22.2   Gesetze zum Kinder- und Jugendschutz (Quelle: www.familienhandbuch.de)

züglich eine große Verantwortung. »Sein wie …« kann eine sehr starke Motivation bedeuten, beinhaltet natürlich auch Gefahren.

Für die **Prävention** notwendige **Maßnahmen** sind:

- jugendgesetzliche Bestimmungen (s. Abbildung 22.2)
- Preissenkung alkoholfreier Getränke (Das Bier darf nicht billiger sein!)
- keine alkoholischen Getränke auf Klassenfahrten, am Arbeitsplatz usw.

 Einsicht statt Verbot als pädagogisches Ziel muss auch bei der Kontrolle des Alkoholkonsums Einzug halten.

Negative gesellschaftliche Rahmenbedingungen, die es zu ändern gilt, sind ein weites Feld, auf das hier nicht näher eingegangen werden kann.

Bei Alkoholkranken beginnt die Chance einer **Therapie** mit der Einsicht in die Hilfsbedürftigkeit. In Deutschland ist die Therapie ausgerichtet auf stationären Aufenthalt. Ambulante Betreuungsmöglichkeiten existieren nur in geringem Umfang.

Eine große Unterstützung für den »trockenen« Alkoholiker sind in der Folgezeit **Abstinenzverbände** wie das Blaue Kreuz und Selbsthilfegruppen wie die Anonymen Alkoholiker oder der Kreuzbund. Nachsorge kann je nach Situation auch bedeuten, dass eine Umschulungsmaßnahme durchgeführt oder eine neue Form des Wohnens gewählt wird.

 Der Abschluss der Therapie bedeutet keinesfalls das Ende der Auseinandersetzung mit der Droge Alkohol.

22.4.2 Amphetamine

Zur Arzneimittelgruppe der Psychotonika zählen vor allem die Amphetamine (Psychostimulanzien, Weckamine, Speed).

Rausch: Amphetamine bewirken vorübergehend:

- Leistungssteigerung
- Zunahme des Selbstwertgefühls
- Beseitigung von Schlafbedürfnis, Hunger und Ermüdung

Abhängigkeit: Zur Erzielung der gewünschten Euphorie (**psychische Abhängigkeit**) benötigt der Süchtige eine immer höhere Dosierung, erholsamer Schlaf ist dabei kaum noch möglich. **Physische Folgen** sind Appetitlosigkeit, Tachykardien, Schlaflosigkeit, Tremor.

 Achtung: **Appetitzügler** können in abgeschwächter Form Wirkungen wie Amphetamine verursachen.

22.4.3 Barbiturate

Die meisten der verschriebenen Schlafmittel sind barbiturathaltig, sie beinhalten deshalb ein gewisses Suchtpotenzial. Die Gefahr der Gewöhnung an Schlafmittel ist sehr groß.

Rausch: Der Missbrauch von Schlafmitteln läuft vielfach in Verbindung mit Alkohol ab, eine Kombination, die stimulierend, aber auch entspannend wirkt.

Barbiturathaltige Medikamente (Hypnotika, Schlaf- und Beruhigungsmittel) werden von Drogenabhängigen oft als Ersatzstoff benutzt.

22.4.4 Crack

Crack (Derivat des Kokains) ist ein Beispiel für die zunehmende Flut verschiedenster Designerdrogen.

Herkunft: Die synthetischen Drogen haben einen besonderen Stellenwert in der Drogenkriminalität eingenommen. Ehemalige Einfuhrländer von Drogen wurden zu Produzenten.

Herstellung: Durch Änderung der Molekülstruktur wird Crack z. B. aus Arzneimitteln wie Analgetika hergestellt. Diese Präparate sind weitaus billiger als herkömmliche, natürliche Drogen.

Rausch: Die Rauschwirkung von Crack ist unberechenbar und wirksamer als Heroin.

Schädigende Wirkung: Crack ist massiv gesundheitsschädigend für ZNS, Lunge und Herz. »**Crack-Babys**« sind schwerstgeschädigte Säuglinge abhängiger Mütter. Am häufigsten treten Chromosomendefekte, Fehlbildungen des Genitale, Fehlfunktionen des Hirns und allgemeine Schwäche des Immunsystems auf.

22.4.5 Cannabis (Haschisch, Marihuana)

Zu den ältesten Kulturpflanzen der Menschen zählt die Hanfpflanze, sie wurde z. B. in China bereits vor Beginn der neuen Zeitrechnung als Droge gegen verschiedenste Erkrankungen eingesetzt. 190 nach Beginn der neuen Zeitrechnung gab es einen Chirurgen, der zur Betäubung Haschisch oder Stramonium einsetzte. Cannabis wurde zur Stärkung von Milz, Magen und Gedärm eingesetzt. Neben seiner eingesetzten Wirkung als Sedativum wurde es zur Verhütung einer Darmatonie nach schweren Erkrankungen benutzt.

Herkunft: Anbaugebiete sind z. B. Mexiko, Guatemala, Kolumbien, Iran, Pakistan, Afghanistan und Thailand.

Herstellung: Haschisch und Marihuana werden heute aus verschiedenen Bestandteilen der indischen Hanfpflanze gewonnen.
Verglichen mit der Konzentration des Wirkstoffes THC (Tetrahydrocannobinol) in den 1970er-Jahren enthalten die hochgezüchteten Gewächshausprodukte heute die bis zu 7-fache Menge an THC (»Turbogras«).

Rausch: In der Wirkung ist reines Haschisch erheblich stärker als Marihuana. Die Wirkung ist von der Persönlichkeitsstruktur und der individuellen Stimmungslage des Konsumenten abhängig. Unter Drogeneinfluss verändern sich **Sinneswahrnehmungen**, es treten z. B. Licht- und Farbenvisionen auf, Raum- und Zeitsinn gehen verloren. Die erwünschte **angst**- und **spannungslösende Wirkung** kann bereits bei einmaligem Gebrauch in **Furcht**- und **Panikzustände** umschlagen.

Schädigende Wirkung: Die krebserzeugende Wirkung von Cannabisrauch ist höher als die des Tabakrauchs. Beeinträchtigung des Immunsystems und der Sexualorgane sind nachgewiesen. Bei sehr jungen Konsumenten fallen im schulischen Bereich Störungen des Kurzzeitgedächtnisses auf, so dass die Lernfähigkeit nachlässt und die Schulleistungen absinken.

Abhängigkeit: Der regelmäßige Cannabiskonsum führt zu psychischer Abstumpfung und Apathie.

22.4.6 Heroin

Während z. B. Haschisch zu den »weichen« Drogen zählt, wird Heroin den »harten« Drogen zugeordnet.

Herkunft: Anbauländer sind Mexiko, Guatemala, Iran, Pakistan, Afghanistan, Birma, China, Laos und Thailand.

Herstellung: Heroin entsteht durch eine chemische Reaktion von Morphin und Essigsäure. Das Morphin wird aus dem eingetrockneten Milchsaft der unreifen Fruchtkapsel des Schlafmohns (Rohopium) gewonnen.

Rausch: In der **Medizin** sind synthetisch zugängliche Derivate des Morphins zur Bekämpfung schwerer Schmerzzustände von großer Bedeutung.

Für den **Suchtkranken** sind die gewünschten Wirkungen der Heroininjektion:

● Blockierung von Schmerz- und Angstgefühlen
● subjektives Wohlbefinden
● Herabsetzung oder Verschwinden von Hunger und Müdigkeit

Schädigende Wirkung: Neben den direkten gesundheitlichen Schäden durch das Heroin ist der Drogenabhängige zusätzlich einer Vielzahl gesundheitlicher Gefährdungen ausgesetzt: schlechter Ernährungszustand, gegebenenfalls Obdachlosigkeit, Infektionen über unsauberes Spritzenbesteck, verunreinigtes, gestrecktes Heroin, Prostitution. Ein großer Teil der HIV-positiven Menschen kommt aus der Drogenszene.
Im Jahr 2006 starben in Deutschland 1.296 Menschen an den Folgen von Heroin, Kokain und anderen Rauschmitteln. Das sind 17,5 % weniger als im Jahr 2001 (Drogenbericht 2006). Die Bundesregierung führt dies auf verbesserte Hilfsangebote zurück, aber auch auf mehr Prävention und Aufklärung.

Abhängigkeit: Die psychische und physische Abhängigkeit ist gekennzeichnet durch eine **Toleranzentwicklung**: Größere Mengen der Droge müssen zur Erzielung der gewünschten Wirkung beschafft werden, was wegen der hohen Kosten der Droge zur **Beschaffungskriminalität** führt.

22.4.7 Kokain

Kokain (Koks, Schnee usw.) zählt ebenfalls zu den harten Drogen.

Herkunft: Die Hauptanbauländer sind Kolumbien, Peru und Bolivien. Dort werden die Kokablätter von der armen Bevölkerung größtenteils zur Betäubung des Hungergefühls gekaut.

Herstellung: Aus den Blättern des Kokastrauches wird in Verbindung mit Wasser und Kalk Kokain hergestellt. Als Kokainhydrochlorid war es das erste bedeutende Lokalanästhetikum (1862) und wurde in der Augen- und Zahnmedizin eingesetzt.

Rausch: Kokain hat eine stark aufputschende, schmerzbetäubende, leistungssteigernde Wirkung. Die Hochgefühle weichen einer abgespannten, negativen Stimmung.

Abhängigkeit: Außer starker psychischer Abhängigkeit führt langfristiger Konsum von Kokain zu Halluzinationen, besonders Verfolgungswahn, tiefen Depressionen, Schlaflosigkeit und körperlichem Verfall.

22.4.8 LSD

LSD (Abkürzung für Lysergsäurediethylamid, Trips) zählt ebenfalls zu den harten Drogen.
Die halluzinogene Wirkung wurde in den 1940er-Jahren entdeckt. LSD kam früher als Therapeutikum (z. B. in der Psychotherapie) zum Einsatz. Mitte der 1960er-Jahre fand LSD in der Hippie-Kultur großen Anklang. 1966 wurde es vom Markt genommen, seitdem wird es illegal produziert.

Herkunft: LSD ist ein Mutterkornbestandteil (Mutterkorn ist die Frucht eines Schlauchpilzes) und wird halbsynthetisch hergestellt.

Rausch: Die Wirkungen (**Halluzinationen**) sind sehr vielfältig und unterschiedlich. Ausgehend von der Befindlichkeit des Konsumenten wirkt LSD eher anregend oder depressiv. Der so genannte **Echorausch** (Echoeffekt, Flash-back) kann kurze oder längere Zeit nach dem Konsum von LSD auftreten. Er ist verbunden mit Angstzuständen, Wahnvorstellungen, Schmerzen und Psychosen. Der gefürchtete Horror-Trip kann nach Drogeneinnahme für kurze Zeit auftreten, aber auch Tage bis Wochen dauern (ewiger Trip). Tödliche Unfälle oder Suizide sind in diesem Zusammenhang nicht selten.

Schädigende Wirkung: Häufiger LSD-Konsum kann zu Persönlichkeitsveränderungen führen, die intellektuelle Leistungsfähigkeit sinkt. Geistige Verwirrtheitszustände sind beobachtet worden.

Abhängigkeit: Der lang anhaltende Konsum von LSD führt zu **psychischer** Abhängigkeit.

22.4.9 Schnüffelstoffe (chemische Lösungsmittel, Sniffing)

Herkunft: Leicht flüchtige Kohlenwasserstoffe kommen als Lösungsmittel in vielen kommerziellen Produkten vor, z. B. Klebstoff, Nagellack, Farben. Diese Wirkstoffe sind in nahezu allen Haushalten vorhanden, sie sind im Handel frei verkäuflich, und – als weiteres Kriterium für ihre Gefährlichkeit – sie sind im Vergleich zu illegalen Drogen preiswert.

Rausch: Die Inhalation dieser Stoffe führt zu einem schnellen Rausch. Gesteigerte Sinneswahrnehmungen und Bewusstseintrübung liegen dicht beieinander.

Schädigende Wirkung: Bei kontinuierlichem Missbrauch kommt es zu Schädigungen des ZNS, der Leber und der Niere. Todesfälle treten auf als Folge einer Atemlähmung oder eines akuten Herz-Kreislauf-Versagens.

Abhängigkeit: Der Konsum von Lösungsmitteln bewirkt **psychische** Abhängigkeit. Entzugssymptome nach Absetzen der Droge treten selten auf.

22.4.10 Tabak, Kaffee, Tee

Tabak, Kaffee und Tee werden als Genussmittel bezeichnet. Die **körperlichen Schädigungen** exzessiven Konsums wie Schlaflosigkeit, Nervo- sität, Magenbeschwerden und erhöhte Disposition für Herzinfarkte werden dadurch verharmlost. Die Gefahren des Nikotinmissbrauchs sind längst erwiesen:

Tabak

Maßnahmen wie Nichtraucherprojekte für Schulklassen, Werbeeinschränkungen, Altersanhebung für den erlaubten Konsum auf 18 Jahre sowie massive Steuererhöhungen veränderten in den letzten Jahren das Rauchverhalten. Die Raucher wichen auf legale Einfuhren aus den Grenzregionen, Schmuggelware oder preiswerte Steckzigaretten aus. Nachdem der Europäische Gerichtshof 2005 den steuerlichen Vorteil für Steckzigaretten aufgehoben hatte, reagierte die Tabakindustrie mit einer verstärkten Vermarktung von Stopfgeräten für losen Tabak. Auf diese Weise hergestellt, kosten 20 Zigaretten nur rund 2 Euro. Der Fabrikzigarettenkonsum betrug 2005 nach mehreren Steuererhöhungen 97 Mrd. Stück (2002: 143 Mrd.).

Nach Angaben des Drogenberichtes der Bundesregierung rauchen rund 33 % der Erwachsenen. An den Folgen aktiven Tabakkonsums sterben jährlich 140.000 Bürger, dazu kommen etwa 33.000 Tote durch Passivrauchen. Folgeerkrankungen verursachen pro Jahr Kosten in Höhe von ca. 17 Mrd. Euro.

Jugendliche Raucher

30 % der Jugendlichen in Deutschland zwischen 11 und 20 Jahren rauchen, davon konsumiert fast ein Drittel mehr als 10 Zigaretten täglich. Etwa die Hälfte aller rauchenden Jugendlichen kommt aus »Raucherfamilien«. Auch die Freunde spielen eine wichtige Vorbildfunktion. Dennoch wünschen sich zwei Drittel der Jugendlichen weniger oder gar nicht mehr zu rauchen. Jugendliche rauchen, um:
- sich besser zu fühlen
- sich leichter konzentrieren zu können
- nicht nervös zu werden

- keine Freunde zu verlieren
- nicht zuzunehmen (vorrangig Mädchen)

Passivraucher

Das Nichtraucherschutzgesetz erreicht nicht immer das erwünschte Ziel, gerade Kinder in Raucherhaushalten sind einer immensen Schadstoffbelastung ausgesetzt. Im Zigarettenqualm kann man ca. 4.000 chemische Substanzen nachweisen, 60 davon gelten als krebsverdächtig: Cotinin beispielsweise kann seit Beginn der 1990er-Jahre bei Kindern aus Raucherhaushalten in gefährlichen Dosierungen im Urin nachgewiesen werden. Raucht ein Elternteil, so zeigen 27 % der Kinder eine Überschreitung des Grenzwertes. Wenn beide Eltern rauchen, können bis zu 46 % der Kinder betroffen sein.

Benzol, als krebserregender Stoff beim Autofahren abgegeben, wird auch in Raucherwohnungen nachgewiesen, manchmal sogar mit Überschreiten der Freiluft-Grenzwerte.

> Die rauchende Schwangere schädigt ihr Kind bereits im Mutterleib. »Small-for-date-babys« (Mangelgeborene) – dieser Begriff trifft für viele dieser Neugeborenen zu.

Mögliche **Folgen des Passivrauchens** sind allgemein:

- ein bis zu 25–30 % erhöhtes Risiko für Herz-Kreislauf-Erkrankungen
- ein bis zu 20–30 % erhöhtes Risiko für Lungenkrebs
- Veränderungen des Erbguts
- Gefährdung der Fortpflanzung

Nichtraucherschutz

Nach zähem Ringen haben die Bundesländer mittlerweile Nichtraucherschutzgesetze erlassen, die sich in ihrer Ausgestaltung jedoch erheblich unterscheiden.

Bis zum Jahr 2007 bildete Deutschland im europäischen Vergleich beim Nichtraucherschutz das Schlusslicht. So gab es bereits Ende 2007 erste übereinstimmende Beobachtungen aus Irland, Schottland und Italien, die zeigten, dass Mitarbeiter in Pubs und Bars weniger Atemwegserkrankungen hatten und dass sich ihr Lungenvolumen selbst nach langjährigem Passivrauchen nach kurzer Zeit verbesserte.

Oktober 2007: Die Spitze des Europaparlaments beschloss für 200.000 Euro Raucherzonen mit Luftfiltern auf Kosten des Steuerzahlers einzurichten!

22.4.11 Tranquilizer

Tranquilizer gehören zu den am häufigsten verschriebenen Medikamenten und stehen stellvertretend für die Sichtweise, über Medikamente Störungen der somatischen und psychischen Befindlichkeit zu beherrschen bzw. zu unterdrücken.

Rausch: Von ihrer Wirkung her sind die Tranquilizer (Sedativa) den Barbituraten sehr ähnlich, allerdings ist ihre narkotisierende Wirkung nicht so ausgeprägt. Darin liegt auch ihre besondere Suchtgefahr: Sie ermöglichen ein »Funktionieren« im Alltag. Tranquilizer wirken angst- und spannungslösend, allerdings auch reduzierend auf Konzentration und Reaktion.

Abhängigkeit: Bei Dauergebrauch entwickelt sich psychische und physische Abhängigkeit. Die Zahl der Medikamentenabhängigen (vorrangig Frauen) beträgt ca. 1,9 Mio. Menschen, sie ist damit fast so hoch wie die der Alkoholabhängigen.

22.4.12 Psychische Abhängigkeiten

Abschließend soll nicht unerwähnt bleiben, dass es nicht nur stoffgebundene Suchtformen gibt, sondern auch rein psychische Abhängigkeiten. Dies sind z. B.:

- Spielsucht
- Ess-/Brechsucht
- Magersucht
- Fitnesssucht (tritt auch in Koppelung mit Magersucht auf)
- Arbeitssucht (Workaholic)
- Computersucht

22.4.13 Shisha (Wasserpfeife)

Shisha ist nicht als Droge aufzulisten, aber als Möglichkeit, Drogen zu sich zu nehmen. Der Genuss von Wasserpfeifen hat bei Jugendlichen zugenommen, weil das gemeinsame Rauchen aromatisierter Fruchttabake als Form der Geselligkeit genossen wird.

Verglichen mit der Zigarette ist Shisha-Rauch weitaus schadstoffreicher. Da das Wasser den Rauch abkühlt, kann im Gegensatz zur Zigarette (800–900 °C Brenntemperatur) mit der Wasserpfeife viel tiefer inhaliert werden. Schadstoffe wie Nikotin, Arsen, Blei und Teer erreichen auf diese Weise untere Lungenabschnitte und schädigen das Gewebe.

Suchtrisiko: Durch die Form des Konsums fühlen sich auch Nichtraucher angesprochen, so dass sich eine neue Konsumentengruppe entwickeln könnte. Zudem birgt die tiefere Inhalation von Nikotin ein höheres Suchtpotenzial als beim Zigarettenkonsum.

 Wasserpfeifen können auch zum Konsum von z. B. Marihuana oder Haschisch genutzt werden.

22.5   Drogenhilfen (Drogenberatung und Drogentherapie)

Ausstieg ist das Zauberwort, ein Ziel, das nur wenige Betroffene ohne professionelle Hilfe erreichen können. Die vorhandenen Kapazitäten stehen allerdings nach Meinung von Experten, Betroffenen und Angehörigen nicht in Relation zum tatsächlichen Bedarf: Der Ausstieg bleibt schwierig.

Die Suchtarbeit unterteilt Sucht in verschiedene Bereiche. Zusammen bilden sie eine **therapeutische Kette**. Im Einzelnen gehören dazu:

- **Kontaktarbeit**: Streetworker, Teestuben
- **Beratungsarbeit**: Hier können Betroffene und Angehörige Informationen und Hilfestellung finden. Das Angebot ist anonym und kostenlos. In Gesprächen wird versucht, die Ursachen der Schwierigkeiten herauszufinden und einen für den Betroffenen umsetzbaren Lösungsansatz zu finden.
- **Entgiftungsarbeit**: Vor der eigentlichen Therapie muss der Entzug stattfinden. Wie bereits beim Alkoholismus beschrieben, erfolgt dies üblicherweise im Rahmen eines stationären Aufenthalts. Bisher gibt es nur wenige so genannte »ambulante Kompakttherapieplätze«, die dem Suchtkranken das Verbleiben in gewohnter Umgebung ermöglichen. Je nach »Suchtkarriere« ist der Patient mehr oder weniger entwurzelt, so dass diese Möglichkeit gar nicht besteht.
- **Rehabilitationsarbeit**: Nach dem körperlichen Entzug erfolgt die Phase der Rehabilitation. Wartezeiten unterschiedlicher Länge zwischen Entgiftung und Rehabilitationsarbeit bewirken oftmals einen erneuten Rückfall. Je nach therapeutischem Konzept wird diese Wartezeit auch als Überprüfung der Ernsthaftigkeit des angestrebten Ausstiegs angesehen. Die nun intensive Behandlung wird in Gruppen- oder Einzeltherapie durchgeführt. Die Behandlungsdauer ist unterschiedlich: Bedarfsorientiert gibt es Kurzzeitprojekte (ca. ein halbes Jahr), andere Suchtkranke benötigen eine langfristige Rehabilitation nach erster erfolgter Neuorientierung.

Eine besondere Form der Drogentherapie für Heroinabhängige ist die **Substitution**: die Verabreichung des umstrittenen Ersatzstoffes

Methadon unter ärztlicher Kontrolle. Die Suchtkranken stehen nicht mehr unter dem permanenten Druck, sich Drogen beschaffen zu müssen. Die Abhängigen, die auf diese Weise therapiert werden sollen, werden nach bestimmten Kriterien ausgewählt: Alter, fester Wohnsitz, Grad und Dauer der Abhängigkeit.

> Ziel des **Methadonprogramms** ist die Resozialisierung bzw. Entkriminalisierung und Einschränkung der gesundheitlichen Risiken für die Suchtkranken.

Methadon macht zwar auch körperlich abhängig, es ist aber weder bewusstseinsverändernd noch euphorisierend und stoppt den körperlichen Verfall. Dieser »Freiheitsgrad« hat einem Teil der mit Methadon versorgten Abhängigen möglich gemacht, wieder einem Beruf nachzugehen. Um dieses Ergebnis einschätzen zu können, sollten wir uns nochmals verdeutlichen, was es heißt, süchtig zu sein:

> **Sucht** wird bestimmt durch ein unkontrollierbares Verlangen nach einem bestimmten Erlebniszustand, der Verstand unterliegt diesem Verlangen. Die freie Entfaltung der Persönlichkeit wird durch die Sucht beeinträchtigt, die Einbindung in soziale Beziehungen wird gefährdet oder zerstört, das Morgen (Zukunftsperspektive) wird dem Heute (Suchtbefriedigung) geopfert.

2002 wurde in 7 Städten ein Modellprojekt zur heroingestützten Behandlung von Abhängigen gestartet. Initiiert wurde die so genannte Heroinstudie 1999 vom Bundesgesundheitsministerium, den Bundesländern Hessen, Niedersachsen und Nordrhein-Westfalen sowie den Städten Essen (später Bonn), Frankfurt/Main, Hamburg, Hannover, Karlsruhe, Köln und München. Neben der **kontrollierten, kostenlosen Heroinabgabe** (in Form von Dia-

morphin) steht die gesundheitliche und psychosoziale Betreuung der über 1.000 teilnehmenden Schwerstabhängigen im Mittelpunkt. Im Vergleich zum Methadonprogramm erweisen sich soziale Stabilität und Gesundheitszustand der Abhängigen als besser.

Seit Februar 2000 besteht bundesweit die Möglichkeit, **Fixerstuben** legal einzurichten. Hier haben Drogenabhängige die Möglichkeit, sich unter hygienischen Bedingungen den nächsten »Schuss« zu setzen. Die Gefahr von Zusatzerkrankungen durch mehrfach benutztes »Besteck« wird hierdurch ausgeschlossen. Städte, die solche Drogenkonsumräume anbieten, konnten einen Rückgang der Drogentoten durch Überdosis verzeichnen. In der Drogenpolitik sind diese Einrichtungen sehr umstritten.

22.6 Anschriften

Al-Anon Familiengruppen
Al-Anon/Alateen Gruppen für Angehörige und Jugendliche
Zentrales Dienstbüro
Emilienstr. 4
45128 Essen
Tel.: 02 01/77 30 07
www.al-anon.de

Anonyme Alkoholiker Interessengemeinschaft e.V.
Gemeinsames Dienstbüro
Waldweg 6
84177 Gottfrieding-Unterweilnbach
Tel.: 0 87 31/3 25 73-0
www.anonyme-alkoholiker.de

Sächsische Landesstelle gegen die Suchtgefahren e.V.
Glacisstr. 26
01099 Dresden
Tel.: 03 51/8 04 55 06
www.slsev.de

Blaues Kreuz in Deutschland e.V. (BKD)
Freiligrathstr. 27
42289 Wuppertal
Tel.: 02 02/62 00 3-0
www.blaues-kreuz.de

Deutsche Hauptstelle für Suchtfragen
(DHS) e.V.
Westenwall 4
59065 Hamm
Tel.: 0 23 81/9 01 5-0
www.dhs.de

Guttempler in Deutschland
Adenauerallee 45
20097 Hamburg
Tel.: 0 40/24 58 80
www.guttempler.de

Gesamtverband für Suchtkrankenhilfe
im Diakonischen Werk der EKD e.V.
Altensteinstr. 51
14195 Berlin
Tel.: 0 30/84 31 23-55
www.sucht.org

Kreuzbund e.V.
Münsterstr. 25
59065 Hamm
Tel.: 0 23 81/67 27 20
www.kreuzbund.de

Caritas Suchthilfe e.V. CaSu
Bundesverband der Suchthilfeeinrichtungen
im Deutschen Caritasverband
Karlstr. 40
79108 Freiburg
Tel.: 07 61/20 03 63
www.vabs.caritas.de

Paritätischer Wohlfahrtsverband
Fachbereich Gefährdetenhilfe
Oranienburger Str. 13−14
10178 Berlin
Tel.: 0 30/24 63 63 17
www.der-paritaetische.de

Bundesverband für stationäre
Suchtkrankenhilfe e.V.
Wilhelmshöher Allee 273
34131 Kassel
Tel.: 05 61/77 93 51
www.suchthilfe.de

Teil IV
Umwelthygiene

Ursula Panther

23 Umwelthygiene – eine Einstimmung

Ursula Panther

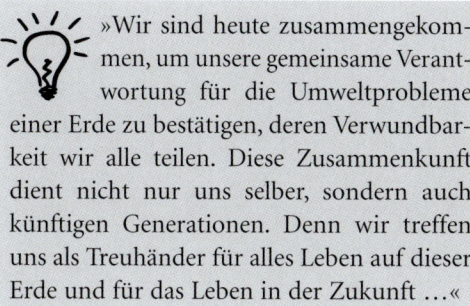

> »Wir sind heute zusammengekommen, um unsere gemeinsame Verantwortung für die Umweltprobleme einer Erde zu bestätigen, deren Verwundbarkeit wir alle teilen. Diese Zusammenkunft dient nicht nur uns selber, sondern auch künftigen Generationen. Denn wir treffen uns als Treuhänder für alles Leben auf dieser Erde und für das Leben in der Zukunft ...«

Diese Eröffnungsrede hielt der Kanadier Morris Strong, Generalsekretär der Vereinten Nationen (UNO), auf der ersten weltweiten **Umweltkonferenz** in **Stockholm** am 5. Juni 1972.
»**Nur die eine Erde**« – so lautete das Thema der Konferenz, an der 113 Staaten mit 1.200 Delegierten beteiligt waren. Schweden hatte 1968 mit Unterstützung der USA die Initiative für diese Konferenz ergriffen. Der 5. Juni gilt seither international als Umwelttag.
Nach 11 Tagen zähen Ringens kam es am 16. Juni 1972 zur Verabschiedung einer **Grundsatzdeklaration zum Umweltschutz**, zusammen mit einem ersten globalen Aktionsprogramm. Der Beginn der Stockholmer Deklaration lautete:

> »Der Mensch hat ein Grundrecht auf Freiheit, Gleichheit und angemessene Lebensbedingungen in einer Umwelt, die so beschaffen ist, dass sie ein Leben in Würde und Wohlergehen ermöglicht, und hat die Pflicht, die Umwelt für gegenwärtige und künftige Generationen zu schützen und zu verbessern ...«

25 weitere Artikel forderten auf, Luft, Wasser, Boden, Pflanzen- und Tierwelt zu schützen. Der **Aktionsplan** enthielt mehr als 100 Empfehlungen zu drei großen Bereichen:

- **Datensammlung** über Umweltprobleme durch verbesserte Beobachtungs- und Forschungstätigkeit
- **Umweltmanagement**, das heißt die Formulierung von Zielen, Kriterien und Standards
- **unterstützende Maßnahmen** durch Umwelterziehung, Öffentlichkeitsarbeit und Finanzierung

In Deutschland gab es zu diesem Zeitpunkt noch kein Umweltministerium (Bayern richtete als erstes Bundesland ein Umweltministerium ein). Etwaige Belange waren dem Innenministerium unterstellt, ein Problembewusstsein für die Umwelt gab es weitestgehend noch nicht. Nach Stockholm wurden in vielen Staaten **Umweltministerien** eingerichtet.
1973 wurde das **Washingtoner Artenschutzabkommen** verabschiedet.
1982 verabschiedete die UN-Vollversammlung die weiterentwickelte **Weltcharta für die Natur**.
Der Erde geht es aber nicht besser, im Gegenteil: Jede Sekunde werden 2.000 Quadratmeter Wald gerodet, jede Minute wird eine Tier- oder Pflanzenart vernichtet. Problemstellungen wie Vernichtung des Ozonschildes und Klimaveränderungen waren 1972 noch nicht existent, sie wurden noch nicht einmal erahnt.
Indira Gandhi (damalige Regierungschefin in Indien) sagte 1972 in Stockholm:

»Wir wollen die Umwelt keineswegs weiter verschlechtern, doch wir können nicht für einen Augenblick die grausame Armut einer großen Zahl von Menschen vergessen. Sind nicht Armut und Not die größten Umweltverschmutzer? Solange wir nicht in der Lage sind, Beschäftigung und Kaufkraft für die Menschen zur Verfügung zu stellen, können wir sie nicht davon abhalten, den Wald nach Nahrungsmitteln zu durchkämmen, die Vegetation zu zertrampeln und zu zerstören. Wenn sie sich selber bedroht fühlen, wie können wir sie dann drängen, die Tiere zu schützen. Das Leben ist eins und wir haben nur diese eine Erde, alles ist miteinander verknüpft, Bevölkerungsexplosion, Armut Unwissenheit, Krankheit, Umweltverschmutzung. Die Ansammlung von nuklearen, biologischen und chemischen Waffen – ein Teufelskreis, jedes Thema ist wichtig. Aber es wäre vergebliche Mühe, jedes einzeln zu behandeln.«

Inzwischen hat es eine Vielzahl von Gipfeltreffen gegeben, überwiegend zum Thema »Klima«. Immer wieder wurden weiterführende Beschlüsse gefasst, die vor allem die CO_2-Emission reduzieren sollen. Allerdings wurden auch Sonderregelungen für einzelne Staaten getroffen, die sich damit nicht an die strengen Vorgaben halten mussten. Andere Verursacher unterschrieben z. B. das Abkommen auf dem Klimagipfel in Kyoto/Japan 1997 gar nicht. Deutschland hatte sich in der EU zur Erfüllung der Kyoto-Ziele verpflichtet. So soll der CO_2-Ausstoß bis 2012 um 21 Prozent verringert werden. Zum UN-Klimagipfel auf Bali im Dezember 2007 kam die Bundesrepublik mit guten Ergebnissen und weiteren ehrgeizigen Klimaschutzzielen.

Dennoch wird jedes Jahr erneut zum Rekordjahr der Naturkatastrophen erklärt. Verglichen mit den 1960er-Jahren hat sich die Zahl der Katastrophen stark erhöht. Sie werden ausgelöst durch Erdbeben (z. B. in Kaschmir 2005 mit 86.000 Toten), Stürme, Überschwemmungen und Dürreperioden. Im Jahr 2007 forderten Naturkatastrophen 16.500 Todesopfer und verursachten einen volkswirtschaftlichen Schaden in Höhe von 51,7 Milliarden Euro. 200 Millionen Menschen waren von Stürmen, Erdbeben und Überschwemmungen betroffen.

Neben der Klimaveränderung spielen auch der Anstieg der Weltbevölkerung und die zunehmende Verstädterung eine Rolle.

In Anbetracht dieser rasanten Entwicklung hat die Gesellschaft für deutsche Sprache den Begriff Klimakatastrophe zum »Wort des Jahres« 2007 erklärt.

Naturkatastrophen forderten zwischen 1997 und 2007 ca. 1,2 Mio. Todesopfer, alleine beim Tsunami in Süd-Südostasien 2004 kamen 230.000 Menschen ums Leben.

24 Klima

Ursula Panther

Unter **Klima** versteht man den langfristigen Mittelwert des Wettergeschehens einer Region. Dabei sind neben den Mittelwerten auch Größe und Häufigkeit von Extremwerten sowie Bodenformation und Bodenbewuchs für die Aussage über ein Klima entscheidend.

Bestimmend für ein Klima sind so genannte **Klimaelemente** wie:
- Luftfeuchtigkeit
- Niederschläge
- Bewölkung
- Luftdruck
- Windrichtung und -stärke
- Sonnenscheindauer

24.1 Klimazonen

Die Unterscheidung der Klimazonen wird aufgrund der **mittleren Jahrestemperatur** getroffen:
- Polarzonen (Arktis, Antarktis)
- gemäßigte Zonen
- subtropische Zonen
- tropische Zonen

Dies ist eine mögliche Form der Klimaeinteilung. Die **Land-** bzw. **Meeresverteilung** ergibt allerdings noch weitere Unterteilungen, z. B.:
- Kontinentalklima (Landklima, Binnenklima)
- Seeklima (Küstenklima)
- Höhenklima (Gebirgsklima)

24.2 Natürlicher Treibhauseffekt

Die lebensfreundliche Durchschnittstemperatur auf der Erde resultiert aus dem Vorhandensein von CO_2 und anderen Spurengasen (**Treibhausgase**). Sie sind in der Erdatmosphäre vergleichbar mit den Glasscheiben eines Gewächshauses. Während die Treibhausgase das Sonnenlicht fast ungehindert zur Erdoberfläche durchlassen, bilden sie umgekehrt eine Barriere für die von der Erde reflektierenden Strahlen. Ohne dieses Phänomen lägen die Temperaturen auf der Erde bei −15 °C.

Mit wachsender Erdbevölkerung, steigender Energiegewinnung und Landwirtschaft erhöht sich auch die Konzentration der Treibhausgase. Der primär notwendige Effekt wird heute zum Problem.

24.3 Klimabeeinflussung durch Luftverunreinigungen

Inzwischen wird am Zusammenhang von CO_2-Gehalt (verstärkt durch treibhauswirksame Spurengase) und **Temperaturveränderungen** kaum noch gezweifelt. Der weitere Anstieg des CO_2-Gehalts zusammen mit anderen klimawirksamen Spurengasen wird die zukünftige Entwicklung des Klimas entscheidend beeinflussen. Eng gekoppelt ist diese Problematik an die weltweite Energiepolitik und die Nutzung fossiler Brennstoffe.

24.3.1 Spurengase (Treibhauseffekt)

Der **Treibhauseffekt** wird auf die oben beschriebenen Ursachen zurückgeführt. In Abhängigkeit vom Umfang der Treibhausgase steigt die Temperatur auf der Erdoberfläche. Als Folgen der **Temperaturerhöhung** erwartet man:

- die Zunahme von Hitzewellen
- ein Ansteigen des Meeresspiegels durch abschmelzendes Eis
- eine Verschiebung der Vegetationszonen
- eine Ausbreitung von Wüstenregionen
- ein »Versauern« der Ozeane
- die Verbreitung von wärmeliebenden Schädlingen und Krankheitserregern

> Messungen haben ergeben, dass sich die Weltmitteltemperatur seit 1860 (Beginn der industriellen Entwicklung) etwa um 0,74 °C auf 15,4 °C erhöht hat. Bis 2100 wird eine weitere Steigerung um 1,4 bis 3,5 °C erwartet. Als Folge wird mit einem Abschmelzen des Packeises und der meisten Gletscher gerechnet. Der Meeresspiegel könnte bis zu 30 cm steigen, Klimazonen könnten sich verschieben (z. B. Ausdehnung der Wüstenregionen).

Als Indiz für die Erwärmung werden die auch bei uns häufiger auftretenden Stürme gewertet, ebenso veränderte Niederschlagsmengen in bestimmten Regionen.

Auf der 1997 in Kyoto, Japan, stattfindenden 3. **UN-Klimakonferenz** wurden erstmals rechtlich verbindliche Reduktionsziele für Treibhausgase beschlossen. Allerdings ratifizierten nicht alle Industrienationen (z. B. USA, Australien) das Kyoto-Protokoll, das 2012 ausläuft. Auch bei den nachfolgenden Klimagipfeln (u. a. Bali 2007) konnte keine internationale Übereinstimmung bei allen angestrebten Zielen erreicht werden.

> Die Auswirkungen der nachfolgend besprochenen Schadstoffe sind nicht nur nach gegenwärtigen Gesichtspunkten zu beurteilen. Durch ihre teilweise **erhebliche Verweildauer** in der Atmosphäre kommt es selbst dann noch zu einer Steigerung der klimawirksamen Spurengase, wenn ihre Emissionen auf der Erdoberfläche tatsächlich reduziert würden.

Wasserdampf (H_2O)

Wasserdampf ist mit einem Anteil von 65 % das wichtigste klimabeeinflussende Spurengas in der Atmosphäre.

Entstehung: Der Umfang des verdunstenden Wassers (hauptsächlich Oberflächenwasser der Ozeane) ist abhängig von:

- der Wassertemperatur
- der Windgeschwindigkeit
- der Luftfeuchtigkeit

Über die Verdunstung des Wassers wird Wärme gebunden, die bei Kondensation des Wasserdampfs zu Wassertröpfchen wieder freigesetzt wird. Durch die allgemeine Erwärmung der Erdoberfläche hat die Verdunstung, besonders über den tropischen Ozeanen, zugenommen.

Die Zunahme der Verdunstungsrate ist eine natürliche Folge des Anstiegs der übrigen Spurengase und verstärkt so den vom Menschen ausgelösten Treibhauseffekt. Der eine Prozess wird durch den anderen begünstigt: Es entsteht eine **positive Rückkoppelung.**

Kohlendioxid (CO$_2$)

Wie die anderen Spurengase beeinflusst Kohlendioxid den Strahlungshaushalt der Erde. Einzelheiten über Eigenschaften und Emission dieses Gases finden Sie in Kapitel 25 »Luft« (S. 337 f.).

Methan (CH$_4$)

Entstehung: Methan, auch Sumpfgas genannt, entsteht bei natürlichen **Fäulnis-** und **Gärungsprozessen.** Der jährliche Anstieg der Methankonzentration von 1 bis 2 % geht jedoch im Wesentlichen auf **menschliche Aktivitäten** zurück, er steht in engem Zusammenhang mit der Zunahme der Weltbevölkerung. Ursachen für die Entstehung von Methangas sind z. B.
- der Reisanbau
- Mülldeponien
- intensive Landwirtschaft und Tierhaltung
- Brandrodung (jährlich ca. 200.000 km^2)
- die Gewinnung von Brennstoffen wie Kohle oder Erdgas

Der Anstieg von Methangas in der Atmosphäre in den letzten vier Jahrzehnten wird mit 40 % angegeben.
An zwei Beispielen soll der durch menschliche Aktivitäten bedingte Anstieg der Methanemission verdeutlicht werden:
- **Massentierhaltung:** Die Methanproduktion stammt zum größten Teil aus dem anaeroben Abbau von Zellulose in Wiederkäuermägen von Rindern. 60 bis 100 Millionen Tonnen Methan werden allein in den entwickelten Ländern aus der Tierhaltung emittiert, deutsche Rinder produzieren davon rund 500.000 Tonnen pro Jahr. Seit 1950 hat sich die Fleischproduktion auf der Erde vervierfacht, die Erdbevölkerung dagegen »nur« verdoppelt.
  Der **Rinderboom** stellt auch aus anderen Gründen eine enorme Umweltbelastung dar. Etwa ein Drittel der Weltproduktion an Getreide landet in Kuhmägen. Bezogen auf ein halbes Kilo gewonnene Nahrungsmittel benötigen Rinder verglichen mit anderen fleischliefernden Tieren das meiste Trinkwasser und das meiste Futter. Ernährungswert und Herstellungskosten stehen in keinem Verhältnis. Die »Abgase« einer Milchkuh sind in etwa so klimaschädlich wie die eines Pkw, der 18.000 km im Jahr gefahren wird. Der WWF fordert deshalb eine Emissionssteuer für Landwirte.
- **Reisanbau:** So genannter Nassreisanbau wird überwiegend (zu 90 %) in den tropisch und subtropisch gelegenen Ländern Asiens, der kleinere Anteil in Lateinamerika, Afrika und Australien durchgeführt. Wegen der überfluteten Böden der Reisfelder wird die organische Masse unter anaeroben Bedingungen durch spezielle Bakteriengruppen abgebaut. Als Stoffwechselprodukt entsteht Methan in einem Umfang von 20 bis 100 Millionen Tonnen pro Jahr. Der Bedarf an Reis wird wegen des Bevölkerungszuwachses ansteigen, intensivierter Anbau führt wiederum zur Erhöhung der Methanemission.

Wirkung: Methan wirkt nicht nur als Treibgas (40-mal schädlicher als CO$_2$), es trägt zudem zur Bildung von Ozon und Kohlendioxid bei.

Distickstoffoxid (Lachgas, N$_2$O)

Entstehung: Lachgas wird von Kleinstlebewesen in Böden gebildet, unterstützt durch übermäßige Stickstoffdüngerzufuhr von Seiten der Landwirtschaft.

Wirkung: Besonders in den unteren Luftschichten verstärkt Lachgas den Treibhauseffekt. Bei allmählichem Aufstieg in höhere Luftschichten ist es neben FCKW der wichtigste Ozonzerstörer.

Fluorchlorkohlenwasserstoffe (FCKW)

Entstehung: Die halogenierten Kohlenwasserstoffe lassen sich in vollhalogenierte (**FCKW**) und teilhalogenierte Kohlenwasserstoffe (**H-FCKW**) unterteilen. Sie sind ausschließlich industrieller Herkunft.

Wirkung: Kohlenwasserstoffe sind sowohl am Treibhauseffekt als auch an der zunehmend schnelleren Zerstörung der stratosphärischen Ozonschicht beteiligt (s. auch Kap. 25 »Luft«, S. 338).

Halone

Entstehung: Halone sind bromierte Fluorkohlenwasserstoffe, die vorwiegend als Feuerlöschmittel eingesetzt werden.

Wirkung: Kleine Mengen sind für den Menschen nicht schädlich. Bei der Zerstörung der Ozonschicht sind die Halone jedoch noch aggressiver als FCKW, allerdings ist die Gesamtemission der Halone geringer als die von FCKW.

24.4   Das Ozonloch

In Höhen von 10 bis 50 km über der Erdoberfläche befindet sich die **Ozonschicht**. Sie hält die für uns gefährlichen UV-B-Strahlen (Wellenlängenbereich 290–320 nm) der Sonne zurück.

Seit den 1970er-Jahren wurde eine **Abnahme** des **Ozonschildes** beobachtet. 1987 hatte das Ozonloch über dem Südpol eine Ausdehnung von 2,8 Millionen km^2, 11 Jahre später hatte es sich fast verzehnfacht (27 Millionen km^2). Laut der US-Raumfahrtbehörde NASA war das Ozonloch Ende 2007 mit 27,5 Mio. km^2 so groß wie nie zuvor. Diese Fläche ist größer als die Gesamtfläche Nordamerikas.

Nach Schätzungen der Weltwetterorganisation soll das Ozonloch bis Mitte des Jahrhunderts zurückgehen, da erste positive Auswirkungen der Reduzierung der Treibhausgase zu erwarten sind.

Zur **Entstehung** des **Ozonlochs** gibt es zahlreiche, teilweise widersprüchliche Hypothesen:

- Als gesicherte Ursache werden die langlebigen **FCKW** und **Halone** genannt. Sie steigen in die Ozonschicht auf, wo die UV-Strahlung das darin enthaltene Chlor freisetzt. Dieses wandelt die Ozonmoleküle in Sauerstoffmoleküle um, die die UV-Strahlung ungehindert zur Erde durchdringen lassen.
- **Wetterverhältnisse** (Häufung von Hochdruckwetterlagen)
- **geringere Temperaturen** an den Polen
- der **Ausbruch** des **Vulkans Pinatobu** 1991 auf den Philippinen: Zirka 20 Millionen Tonnen SO_2 wurden dabei emittiert.

24.4.1   Auswirkungen des Ozonlochs

Obwohl die **UV-B-Strahlen** nicht einmal 1 % der Strahlungsenergie der die Erde erreichenden Sonnenenergie ausmachen, üben sie eine große biologische Wirkung aus.

Wenn durch die Reduzierung des Ozonschutzschildes die UV-B-Strahlen ungehindert auf die Erdoberfläche auftreffen können, werden deshalb verschiedenste **Auswirkungen** befürchtet:

- Anstieg von Hautkrebserkrankungen (Melanome)
- Veränderung des Erbmaterials
- Schwächung des Immunsystems

- Ernteeinbußen durch Störung der Photosynthese im Blattgrün und der Stickstoffversorgung (abweichende Untersuchungsergebnisse)
- Rückgang der Kleinstlebewesen (Plankton) in den Meeren, dadurch empfindliche Störung der marinen Nahrungskette, eine Katastrophe für Küstenländer, die überwiegend vom Fischfang leben. Plankton bindet außerdem Milliarden Tonnen von Kohlendioxid.

Hautkrebserkrankungen

Aus **Australien** erreichten uns in den 1980er-Jahren die ersten alarmierenden Meldungen über den Anstieg von Hautkrebserkrankungen. Betroffen von den Ausläufern des antarktischen Ozonlochs kam es dort zu einem Anstieg von Hautkrebs um 30 bis 40 %.

Der Zusammenhang zwischen Abnahme des Ozonschilds, Anstieg der UV-B-Strahlen und häufigerem Auftreten von Hautkrebs konnten inzwischen in verschiedensten Untersuchungen weltweit nachgewiesen werden.

In **Deutschland** erkranken gegenwärtig jedes Jahr über 140.000 Menschen an Hautkrebs. Je nach Krebstyp in unterschiedlichem Umfang sollen im Durchschnitt rund 70 % auf die Wirkung des UV-Lichtes zurückgeführt werden können. Bräune der Haut wird mit Gesundheit und Vitalität gleichgesetzt. Die »knackige« Urlaubsbräune reicht vielen nicht aus, rund 12 Millionen nutzen regelmäßig Solarien.

Zum Schutz vor Hautkrebs soll Kindern und Jugendlichen der Besuch von Sonnenstudios verboten werden.

Das Bundesamt für Strahlenschutz hat Grenzwerte für Solarien festgelegt. Eine daraus abgeleitete freiwillige Zertifizierung »geprüftes Sonnenstudio« hatten Ende 2007 erst ca. 7.500 Solarien.

Bleibt die Vorstellung von »gesunder« knackigbrauner Haut erhalten, und vergrößert sich das Ozonloch weiter, wird mit einem zunehmenden Anstieg der Hautkrebserkrankungen gerechnet.

Aufklärung, Gegenmaßnahmen

- Die Deutsche Krebshilfe initiiert jährlich gemeinsam mit der Arbeitsgemeinschaft Dermatologische Prävention (ADP) Kampagnen zur Hautkrebsprävention.
  Außerdem stellt die Deutsche Krebshilfe Unterrichtsmaterialien zum Thema »Sonne und Hautkrebs« für Lehrer und Schüler verschiedener Altersstufen zur Verfügung.
  Informationen unter www.krebshilfe.de oder www.unserehaut.de
  Adresse: Arbeitsgemeinschaft Dermatologische Prävention e.V. (ADP), Postfach 10 07 45, 20005 Hamburg
- Textilien mit eingesponnenem Lichtschutzfaktor: Mit einem LSF von 50 wird der derzeit höchstmögliche Schutz erreicht, er soll 98 % der schädlichen UV-Strahlen blocken.
- Eingearbeitete UV-Meter im Stoff, die über eine Farbskala anzeigen, wie stark die UV-Strahlenbelastung ist.

25 Luft

Ursula Panther

25.1 Geschichte

Zusammen mit Feuer, Wasser und Erde wurde die Luft in der **Antike** als eines der vier Grundelemente bezeichnet.

Bis zum Ende des **18. Jahrhunderts** hielt die Wissenschaft die Luft für ein einheitliches Element. Über Experimente fand man dann heraus, das dies nicht der Fall ist, ohne allerdings zunächst sämtliche Bestandteile benennen zu können.

25.2 Die Atmosphäre

Als Atmosphäre wird die Gashülle eines Planeten bezeichnet. Die Erdatmosphäre wird durch die Erdanziehung zusammengehalten.

Die Erdatmosphäre (Abb. 25.1) wird **unterteilt** nach:

- ihren chemischen und elektrischen Eigenschaften
- der Temperaturverteilung
- ihrer Zusammensetzung

25.2.1 Die Temperaturverteilung

Die **Troposphäre** ist der Teil der Erdatmosphäre, in der sich das Wetter abspielt. Eingebettet in die Troposphäre ist die **Bio-/Ökosphäre**. Hier befindet sich der Lebensraum für Menschen, Tiere und Pflanzen.

Pro Kilometer Höhe nimmt die Temperatur um 6 °C ab.

Die Obergrenze der Troposphäre wird **Tropopause** genannt. Sie liegt über dem Äquator bei etwa 16 bis 17 km, über den Polen in etwa 8 km Höhe.

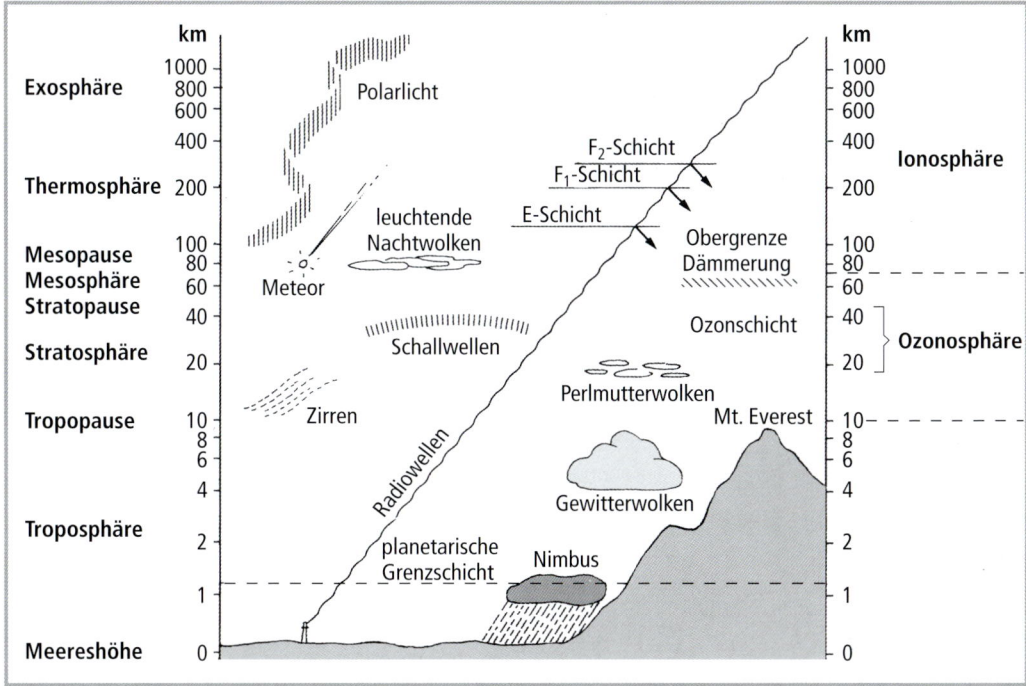

Abb. 25.1 Aufbau der Erdatmosphäre

Die **Stratosphäre** schließt an die Troposphäre an. In der so genannten **unteren Stratosphäre** (etwa 10–20 km Höhe) bleiben die Temperaturen nahezu stabil (−50 bis −60 °C = Isothermie), nur in den Polarregionen gibt es jahreszeitliche Schwankungen zwischen −40 bis −80 °C.

In der **oberen Stratosphäre** (bei 50 km Höhe) steigen die Temperaturen wegen der Absorption (= aufsaugen, aufzehren) der UV-Sonnenstrahlung durch Ozon wieder bis zu einem Maximum von +10 °C an. Die **Stratopause** stellt die Grenze zwischen oberer Stratosphäre und der darüber folgenden Mesosphäre dar.

In der **Mesosphäre** (bis 80 km Höhe) sinken die Temperaturen wieder rasch bis −90 °C. Die **Ozonschicht** (s. Kap. 24 »Klima«, S. 326 f.) reicht von der oberen Stratosphäre bis zur mittleren Mesosphäre. An die Grenze der Meso-

sphäre (= **Mesopause**) schließt die so genannte Thermosphäre an.

In der **Thermosphäre** – eine Obergrenze für die Thermosphäre existiert nicht – bestehen bei 500 km Höhe Temperaturen um +1.200 °C.

Bei der **Einteilung** der Atmosphäre nach ihrer **Zusammensetzung** beginnt der oberste, nicht mehr begrenzte Teil, **Exosphäre** genannt, ab 400 km Höhe.

25.3 Zusammensetzung der Luft

Vollkommen reine, trockene Luft hat in Meereshöhe die in Tabelle 25.1 aufgeführten Bestandteile. Bei einigen dieser Bestandteile, wie z. B. Kohlendioxid und Methan, ist ein Mengenanstieg zu beobachten.

Tab. 25.1 Zusammensetzung der Luft

		Anteil in Vol.-%
Hauptbestandteile	Stickstoff (N_2)	78,08
	Sauerstoff (O_2)	20,95
Hauptspurenelemente	Argon (Ar)	0,93
	Kohlendioxid (CO_2)	0,034
	Neon (Ne)	0,0018
	Helium (He)	0,0005
	Methan (CH_4)	0,00016
	Krypton (Kr)	0,00011
	Wasserstoff (H_2)	0,00005
	Distickstoffoxid (N_2O)	0,00003
	Kohlenmonoxid (CO)	0,00002
	Xenon (Xe)	0,000009

Luft enthält außerdem in wechselnder Konzentration:

- Wasser in allen drei Aggregatzuständen
- Stickstoff- und Schwefeldioxid
- gewerbliche Abgase
- Staub und Schwebstoffe
- pflanzliche und tierische Mikroorganismen
- Ozon
- organische Halogenverbindungen u. a.

25.4 Luftdruck

 Die uns umgebende Atmosphäre übt einen erheblichen Druck aus. Dieser **Luftdruck** wird mit dem Barometer gemessen und in mbar angegeben. In Meereshöhe (NN) beträgt der Luftdruck im Mittel 1010 mbar (1 mbar = 100 Pascal). Er schwankt je nach Wettervorgängen und nimmt mit zunehmender Höhe ab.

Für den Menschen ist der schwankende Luftdruck von Bedeutung, weil die Lunge bei abnehmendem Luftdruck immer weniger Luft und damit weniger Sauerstoff aufnehmen kann.

Wird der menschliche Organismus kurzfristig einer solchen **Luftdruckminderung** ausgesetzt, kommt es zur so genannten **Höhenkrankheit**. Dagegen erfolgt bei Menschen, die dauerhaft in großen Höhen leben, eine Akklimatisation. Die Zahl der Erythrozyten nimmt zu, die Vitalkapazität ist erhöht. Im Leistungssport macht man sich dieses Prinzip zunutze: Die Trainingsphase erfolgt in größerer Höhe als der Wettkampf, so dass die Kondition der Sportler noch besser ist.

Auch wenn wir nicht alle 1000er-Berge erklimmen, so haben viele **im Flugzeug** bereits erste Symptome von Luftdruckminderung, insbesondere während der Steig- und Landungsphase, erfahren. Schluck- und Kaubewegungen schaffen hierbei den erforderlichen Druckausgleich. Bei einer Flughöhe von 10.000 m liegt der Luftdruck in der Kabine etwa bei 780 mbar, das entspricht einer Höhe von 2.000 m.

Bei zu **hohem Luftdruck** bzw. zu schneller Druckentlastung (Dekompression) reagiert der menschliche Organismus ebenfalls. Nach ihrem Vorkommen wird die Reaktion auch **Taucherkrankheit** (Pressluftkrankheit, Caissonkrankheit) genannt. Bei erhöhtem Luftdruck wird zunächst Stickstoff in den Geweben gebunden.

Bei zu raschem Aufstieg aus großen Tauchtiefen perlt der Stickstoff aus, erscheint als Gasbläschen in Geweben, Gelenken und Blut, wodurch es zu Embolien, Lähmungen und Gewebsrissen kommen kann. Folgende Schädigungen können auftreten:

- Die häufigsten Verletzungen betreffen das Mittelohr. Anhaltender Schwindel, Hörverlust und laute Ohrgeräusche sind ein Hinweis auf Beteiligung des Innenohrs.
- Am zweithäufigsten sind die Nasennebenhöhlen von Druckverletzungen betroffen. Meist kommt es zu starken Schmerzen sowie Nasenbluten.
- An dritter Stelle stehen Risse des Lungengewebes.

Während diese Erkrankung, wie der Name sagt, früher nur bei Tauchern beobachtet wurde, kennt man sie heute auch in der modernen Luftfahrt. Bei zu schnellem Aufstieg zum Höhenflug ohne Druckausgleich in der Kabine treten die gleichen Symptome auf.

25.5 Luftfeuchtigkeit

In Abhängigkeit von der Temperatur kann die Luft unterschiedlich viel Wasserdampf aufnehmen:

 Je höher die Temperatur, desto größer die Wasserdampfmenge, die die Luft aufnehmen kann.

Man unterscheidet:
- **absolute Luftfeuchtigkeit**: Sie entspricht der tatsächlich in der Luft vorhandenen Wasserdampfmenge (g/m^3).
- **maximale Luftfeuchtigkeit**: Darunter versteht man die in Relation zur Temperatur höchstmöglich aufnehmbare Wasserdampfmenge.

- **relative Luftfeuchtigkeit**: Hierbei wird die absolute Luftfeuchtigkeit in Relation zur maximalen Feuchtigkeit gesetzt. Die für den Menschen angenehme Luftfeuchtigkeit liegt z. B. zwischen 40 und 60 % (der maximalen Feuchtigkeit).

Niedrige Luftfeuchtigkeit (oftmals in klimatisierten Räumen) wird als unangenehm trocken empfunden, insbesondere an den Schleimhäuten.

Hohe Luftfeuchtigkeit lässt selbst in unseren Regionen Wärme belastend werden. Sie wird als Schwüle empfunden. Im Extremfall kommt es zur Störung der körpereigenen Thermoregulation bis hin zum so genannten Hitzschlag.

25.6 Luftbewegung

Temperatur- und Luftdruckunterschiede führen zur Entstehung von Winden. Die Luftströmungen bewegen sich aus Hochdruckgebieten in Richtung auf Regionen mit niedrigerem Luftdruck. Aus den Wetterberichten kennen wir die Angabe der **Windgeschwindigkeit** in so genannten **Windstärken** bzw. Kilometerangaben. Die Einteilung der Windstärken nach Beaufort reicht von 0–12. Während mit Stärke 0 die Windstille gemeint ist (0–0,2 m/s), beginnt die Orkanstärke 12 bei 32,6 m/s (= 117 km/h und mehr).

Neben See- und Landwinden, Berg- und Talwinden gibt es im Süden Deutschlands eine besondere Form, den **Fallwind** oder **Föhn**. Viele Menschen reagieren auf diesen trockenen, warmen und böigen Wind mit psychovegetativen Symptomen wie Kopfschmerz bis zur Migräne, Reizbarkeit, Schlafstörungen oder Unlustgefühlen. Untersuchungen wiesen einen Anstieg von Unfällen und Suiziden bei Föhnwetterlage nach.

25.7   Luftverunreinigungen

✎ Zu den Luftverunreinigungen zählt man alle Schadstoffe, die umwelt- und gesundheitsgefährdend sind (z. B. Stickoxide, Schwefeldioxide, Kohlendioxid).

Auf Luftverschmutzung führt man die Klimaveränderungen, den Treibhauseffekt, das Waldsterben, den Smog, Boden- und Wasserverschmutzung zurück.

Nicht alle Formen der Luftverschmutzung sind auf den Menschen zurückzuführen:

- Verwesungs- und Verwitterungsprozesse setzen verschiedene luftbelastende Stoffe frei.
- Vulkanausbrüche schleudern Asche, Schwefelgase und Staub in die Luft.
- Bei Waldbränden werden organische Stoffe in die Luft abgegeben.

Diese immer wieder auftretenden Störungen brachten die Ökosysteme allerdings nie langfristig ins Ungleichgewicht. Radikaler wirkte und wirkt das **menschliche Leben** auf die Natur ein. Waren in früheren Zeiten die Auswirkungen nur von lokaler Bedeutung, brachten die Zunahme der Weltbevölkerung und die industrielle Entwicklung nicht nur landesweite, sondern sogar kontinentale Auswirkungen der Luftverschmutzung.

25.7.1   Definitionen

✎ Die Luftverunreinigung bzw. Anreicherung der Luft mit Dämpfen, Gasen, flüssigen und festen Stoffen (Aerosole), die z. B. aus einem Schornstein, aus dem Auspuff eines Kfz oder aus natürlichen Quellen in die Atmosphäre gelangen, werden Emissionen genannt (lat. *emittere* = aussenden; ebenfalls eingesetzt für die Abgabe von Geräuschen, Strahlen, Wärme und Erschütterungen).

Die Einwirkung von Luftverschmutzungen (Geräuschen, Erschütterungen, Strahlen und Wärme) auf Menschen, Tiere, Pflanzen und Materialien wird Immission (lat. *immittere* = hineinsenden) genannt.

Transmission ist die Stufe zwischen Emission und Immission: die Verteilung von emittierten Stoffen. Lage und Verteilung der Luftschadstoffe verändern sich unter Einfluss chemischer, physikalischer und meteorologischer Einflüsse.

Die maximale Emissionskonzentration (MEK) meint den Gehalt der luftverunreinigenden Stoffe im Abgas- oder Abluftvolumen eines der oben genannten Emittenten. Die Messung erfolgt in mg/m^3 oder ppm (parts per million). Festgelegte MEK-Werte regeln technische Erfordernisse und deren Überwachung.

Die maximale Immissionskonzentration (MIK) bestimmt die Konzentration von Luftschadstoffen in der freien Atmosphäre. Die Festlegung der jeweiligen Grenzwerte orientiert sich an derzeitigen Kenntnissen über die Schädlichkeit der einzelnen Stoffe auf den Menschen, Tiere und Pflanzen. Sie sind ausgerichtet auf eine lebenslange Belastung und umschließen alle Altersgruppen sowie Risikogruppen.

Die maximale Arbeitsplatzkonzentration (MAK) bestimmt die zugelassene Konzentration von luftverunreinigenden Stoffen am Arbeitsplatz. Die erlaubten Höchstwerte orientieren sich an einer achtstündigen täglichen Arbeitszeit, ausgeübt über einen längeren Zeitraum. Allerdings gilt die angenommene Belastbarkeit nur für gesunde Menschen. Verglichen mit den MIK-Werten sind diese Werte sehr viel höher.

25.7.2   Emissionen

Als **Emissionsquellen** lassen sich drei große Gruppen auflisten:

- Emissionen, die unbeeinflusst durch den Menschen ablaufen, z. B. Vulkanausbrüche, Gewitter.
- Emissionen, die durch Eingriffe des Menschen in die Natur verursacht werden, z. B. Landbau, Tierhaltung, Brandrodung.
- Emissionen, die durch den Menschen direkt verursacht werden, wie viele industrielle Entwicklungen, Benutzung fossiler Brennstoffe zur Energiegewinnung, im Verkehr und im privaten Bereich zu Heizzwecken.

Nicht nur der einzelne Schadstoff für sich ist mehr oder weniger gefährlich, sondern auch der Umfang der Emission und die Dauer der Einwirkung. Dazu kommen das Zusammenwirken mit anderen Stoffen und chemische Umwandlungsprozesse.

> Im Laufe eines Tages atmet ein erwachsener Mensch etwa 28.000-mal ein und aus. Allein daraus lässt sich erkennen, wie bedeutungsvoll Luftverschmutzungen und deren Bekämpfung sind. Schäden an der die Erde umhüllenden Atmosphäre sind eine Gefahr für alle Lebewesen und Pflanzen, aber auch für die unbelebte Materie.

Im Folgenden werden einige luftverunreinigende Stoffe vorgestellt. Da in unserem Ökosystem alles mit allem zusammenhängt, wurden einzelne Gase schon im Kapitel 24 »Klima« (S. 323 ff.) besprochen.

Schwefeldioxid (SO$_2$)

Entstehung: Schwefeldioxid entsteht bei der **Nutzung fossiler Brennstoffe**, hauptsächlich in Kraftwerken, in der Industrie und in privaten Haushalten. Anteilig sind die Kraftwerke die größten SO$_2$-Emittenten, allerdings haben gerade in diesem Bereich Staubfilter, Entschwefelungs- und Entstickungsanlagen und die Nutzung anderer Energieträger wie Wasserkraft

und Kernkraft große Fortschritte im Sinne der Luftreinhaltung erbracht.

Wirkungen: Schwefeldioxid wirkt **beim Menschen** auf die Atemwege, reizt Haut und Schleimhäute, schädigt das Flimmerepithel und führt in höheren Konzentrationen zu Atembeschwerden. Wetterbedingte Anreicherungen von Schwefeldioxid bewiesen die extreme Gefährlichkeit für chronisch Kranke.
In der **Atmosphäre** oxidiert Schwefeldioxid teilweise zu Schwefelsäure.
- Dadurch werden die Niederschläge angesäuert.
- Dies lässt den Waldboden versauern,
- tötet Mikroorganismen ab und
- beeinträchtigt die Nährstoffversorgung der Bäume.
- Endergebnis ist das **Waldsterben**.

Wegen der vorherrschenden Windrichtung wurde dieses Phänomen zunächst in den skandinavischen Ländern in großem Ausmaß registriert. Seit 1984 wird auch in Deutschland jährlich eine Schadensbilanz ermittelt. Für das Jahr 2007 ermittelte der Waldschadensbericht folgende Zahlen:
- Etwa ein Drittel der Bäume ist gesund.
- Von 100 Bäumen sind 45 schwach geschädigt.
- Von 100 Bäumen sind 25 deutlich geschädigt.
- Am stärksten betroffen sind Laubbäume wie Eichen und Buchen (Eichen: 49 %, Buchen: 39 % deutliche Schädigung).

> Der europäische Waldschadensbericht von 2006 stellte fest, dass jeder vierte Baum deutlich geschädigt ist.

Schädigung von **Sachgütern** wird ebenfalls durch Schwefeldioxid hervorgerufen. Am auffälligsten sind Schäden an Bauwerken und Skulpturen aus kalkhaltigem Naturstein. Die Schädigung kann so weit gehen, dass Fassaden oder andere Bauteile ganz zerstört werden und für immer verloren gehen. Die Schädigung

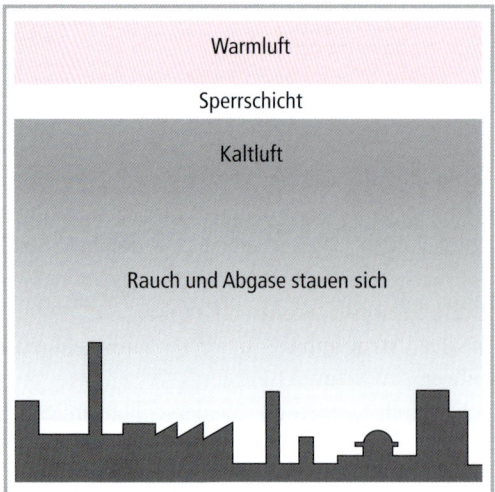
Warmluft
Sperrschicht
Kaltluft
Rauch und Abgase stauen sich

Abb. 25.2   Die Entstehung von Smog

- Anstieg der Krankheitshäufigkeit
- erhöhte Sterblichkeit, insbesondere bei Säuglingen (**Pseudo-Krupp**) und älteren Menschen
- Erkrankungen der Atemorgane, des Herzens und des Kreislaufs

Stickoxide (NO$_X$, angegeben als NO$_2$)

 Stickoxid (NO$_X$) ist ein Sammelbegriff für neun chemische Verbindungen von Stickstoff mit Sauerstoff. Im allgemeinen Sprachgebrauch sind Stickoxide eine zusammenfassende Bezeichnung für Stickstoffmonoxid (NO) und Stickstoffdioxid (NO$_2$).

durch Schwefeldioxid begrenzt sich allerdings nicht auf Steine; Metalle korrodieren, Anstriche verfärben sich und weichen auf, Gummi verliert an Festigkeit, Farben bleichen aus, bei Glas und Keramik kommt es zur Oberflächenzersetzung. Schwefeldioxid verursacht die **Bildung** von **Smog** (Smog: ein Kunstwort aus smoke = Rauch und fog = Nebel). 1952 trat die erste Smog-Katastrophe in London auf. Damals starben dort mehrere tausend Menschen, weil sich der SO$_2$-Gehalt der Luft auf das Doppelte seines Normalwerts gesteigert hatte. Smog kann bei bestimmten winterlichen Hochdruckwetterlagen auftreten und hat folgende **Ursachen** (Abb. 25.2): Normalerweise nimmt die Lufttemperatur von unten nach oben ab. Bodennahe, wärmere und deshalb leichtere Luft steigt nach oben, mit ihr die darin enthaltenen Verunreinigungen. Bei einer Temperaturumkehr werden bodennahe kalte, dichte Luftschichten von warmen Luftmassen überlagert (**Inversionswetterlage**). Der vertikale Auftrieb der Luft ist so nicht möglich, es kommt zur Ansammlung von Schadstoffen in Bodennähe. In Smog-Perioden durchgeführte Untersuchungen ergaben folgende **Auswirkungen** auf den **menschlichen Organismus**:

Entstehung: Stickoxide entstehen fast ausschließlich bei **Verbrennungsvorgängen** in Kraftwerken und Industrie (31,6 %), in Privathaushalten und Kfz-Motoren (53,9 %), wobei sich der Stickstoff des Brennmaterials und der Verbrennungsluft zu Stickstoffoxiden umwandelt.

Wirkungen: Atemwegserkrankungen wie Bronchitis und Asthma können sich verschlimmern, Infektionen der Atmungsorgane treten häufiger auf und breiten sich stärker aus.
Stickoxide tragen zur Bildung des **sauren Regens** bei.
Durch photochemische Prozesse begünstigen Stickoxide zusammen mit Kohlenwasserstoffen, Wärme und Sonneneinstrahlung die **Entwicklung** von **Ozon** (O$_3$) in den unteren Luftschichten = **Sommersmog**.

 Pilotprojekt: Einige deutsche Flughäfen führten 2008 eine Stickoxidgebühr ein. Pro kg Stickoxid, das bei Start und Landung ausgestoßen wird, muss die Fluggesellschaft 3 Euro zahlen.

Sommersmog

Ozon dient in den hohen Luftschichten (Stratosphäre) als lebensnotwendiges Schutzschild gegen UV-Strahlen.

In sehr geringer Konzentration ist O_3 auch ein natürlicher Bestandteil der Troposphäre, hohe O_3-Konzentrationen führen dort jedoch zu schädlichen Auswirkungen auf Menschen, Tiere und Pflanzen.

Der Ozongehalt wird in Mikrogramm per Kubikmeter angegeben = μ/m^3.

 Der Sommersmog hat nichts mit dem Ozonloch (s. Kap. 24 »Klima«, S. 326 f.) zu tun, Entstehung und Auswirkungen sind unterschiedlich, allerdings sind beide Probleme durch Menschen verursacht.

Entstehung: In Jahreszeiten mit intensiver Sonneneinstrahlung wird aus den Stickoxiden ein Sauerstoffatom aktiviert, das sich zusammen mit dem Luftsauerstoff zu Ozon verbindet.

Durch das große Verkehrsaufkommen in den Ballungsgebieten beginnt die Erhöhung der Ozonkonzentration in den Morgenstunden, erreicht ihren Höhepunkt in den frühen Nachmittagsstunden und sinkt mit nachlassender Sonneneinstrahlung ab. Paradoxerweise wird das Ozon während der Nachtstunden in den Ballungsgebieten durch Reaktionen mit anderen Luftschadstoffen weiter abgebaut. In weniger schadstoffbelasteten Regionen können dagegen längere Zeit hohe Ozonwerte erhalten bleiben, weil hier dieser Abbauprozess fehlt.

> Bei Ozon-Konzentrationen über 360 μ/m^3 wird von einem Aufenthalt im Freien abgeraten.

Während der durchschnittliche O_3-Wert zwischen 30 und 60 μ/m^3 liegt, wurde z. B. 1990 an 40 Tagen der WHO-Schwellenwert von 120 μ/m^3 überschritten. Diese Entwicklung setzte sich weiter fort bis zum Einsatz des Dreiwegekatalysators. Bis 2001 mussten alle Autos nachgerüstet werden oder sie wurden stillgelegt.

Die Einführung des Dreiwegekatalysators führte zu einer Reduzierung der Abgase um bis zu 50 %. 1998 fuhren bereits 90 % der 41,75 Mio. Kfz in Deutschland mit Kat. So ging die Zahl der Tage mit O_3-Spitzenwerten kontinuierlich zurück. Eine langanhaltende Hitzewelle wie im August 2003 brachte allerdings Ozonwerte bis zu 265 μ/m^3.

Wirkungen: Individuell unterschiedliche Auswirkungen auf den menschlichen Organismus können in Abhängigkeit von den Werten, der Dauer der Exposition und der Art der körperlichen Belastung sein:

- Reizungen der Konjunktiven
- Kopfschmerzen
- Schwindel
- Übelkeit
- Reduzierung der Vitalkapazität
- Zunahme der Häufigkeit von Asthmaanfällen
- Abnahme der Leistungsfähigkeit usw.

Gesetzliche Bestimmungen

Die 33. Verordnung zur Durchführung des Bundes-Immissionsschutzgesetzes vom 13. Juli 2004 gibt neue Zielwerte zur Verminderung von Sommersmog (hier Auszüge) vor:

- Das »**langfristige Ziel**« zum Schutz der menschlichen Gesundheit vor bodennahem Ozon beträgt 120 μ/m^3 als höchster 8-Stunden-Mittelwert während eines Tages.
- Die »**Informationsschwelle**« beträgt 180 μ/m^3 als 1-Stunden-Mittelwert der Ozonkonzentration in der Luft. (Risiko für die Gesundheit besonders empfindlicher Bevölkerungsgruppen)
- Die »**Alarmschwelle**« für bodennahes Ozon beträgt 240 μ/m^3 als 1-Stunden-Mittelwert der Ozonkonzentration in der Luft. (Risiko für die Gesundheit der Gesamtbevölkerung)

Diese Werte sind ab »dem 1. Januar 2010 so weit wie möglich einzuhalten«.

Feinstaub

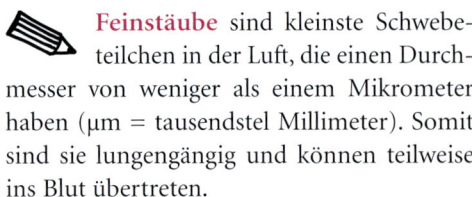 **Feinstäube** sind kleinste Schwebeteilchen in der Luft, die einen Durchmesser von weniger als einem Mikrometer haben (μm = tausendstel Millimeter). Somit sind sie lungengängig und können teilweise ins Blut übertreten.

Quellen: Hauptverursacher der Feinstaubemissionen sind Kraftwerke und die Industrie. Neben dem Verkehr mit 25 % sind auch Privathaushalte von Bedeutung.

Wirkungen: Mögliche Folgen sind Erkrankungen des Herz-Kreislauf-Systems und der Atemwege bis hin zu Lungenkrebs. Nach Angaben der EU sterben jährlich bis zu 370.000 Menschen an Erkrankungen, die durch Feinstaub hervorgerufen werden.

Grenzwert: Der EU-Grenzwert von 50 μm pro Kubikmeter Luft darf an höchstens 35 Tagen pro Jahr überschritten werden. 2006 wurden in nahezu 70 Kommunen Überschreitungen dieses Limits angezeigt, Stuttgart belegte mit 175 Tagen den Spitzenplatz. 2007 wiesen bereits nach dem ersten Quartal die Messdaten in zahlreichen Ballungsgebieten Nordrhein-Westfalens Überschreitungen an mehr als 35 Tagen auf.

Plakettenverordnung: Zum 1. März 2007 trat die Feinstaubplakettenverordnung in Kraft. Zeitgleich durften in Deutschland »Umweltzonen« eingerichtet werden, bestimmt durch die zuständige Kommune.
Um innerhalb dieser Zonen fahren zu dürfen, benötigt der Autofahrer in Anlehnung an seine Fahrzeugdaten die entsprechende Plakette. Die Farbe Grün steht für die günstigsten Werte,

Gelb für höhere und Rot für den höchsten Ausstoß an Feinstäuben.
Zukünftig erwarten den Autofahrer in den Großstädten sicherlich »Kernzonen«, in denen eine grüne Plakette benötigt wird. Köln, Hamburg und Berlin haben zum 1. Januar 2008 den Anfang gemacht, zum 31. März 2008 folgten weitere Städte und Regionen.

Rußpartikelfilter: Im April 2007 wurde die Kfz-Steuer für Dieselfahrzeuge ohne Rußpartikelfilter beträchtlich erhöht (um 1,20 Euro pro cm³ Hubraum). Umgekehrt wurde die Nachrüstung mit einem einmaligen Steuernachlass von 330 Euro bezuschusst. Die angestrebte Feinstaubreduzierung erfüllten zunächst nicht alle Systeme.

> **Osterfeuer:** Unter dem Deckmantel des Brauchtums dient das Osterfeuer oft zur illegalen Entsorgung von Müll. In Herne (NRW) wurden in der Osternacht 2007 Feinstaubwerte von 430 Mikrogramm pro Quadratmeter Luft gemessen. Illegale Abfallbeseitigung kann mit einer Geldstrafe von bis zu 50.000 Euro geahndet werden!

Kohlenmonoxid (CO)

Der korrekte Name ist **Kohlenstoffmonoxid**, da die Verbindung ein Oxid des Elements Kohlenstoff und nicht der Kohle ist. Der Ausdruck Kohlenmonoxid ist jedoch gebräuchlich.

Entstehung: Kohlenmonoxid entsteht vor allem bei **unvollständiger Verbrennung** unter Sauerstoffmangel, besonders in der Warmlaufphase von Verbrennungsmotoren.

Emissionsmengen: Den größten Teil produziert der Verkehr, gefolgt vom Kleinverbraucher, gemeint sind Heizungsanlagen, die »schlecht ziehen«. Die Industrie liegt hier unter den Verschmutzern an dritter Stelle. Durch motortechnische Verbesserungen im Kfz-Bereich wird im Vergleich zu den 1970er-Jahren 75 % weniger Kohlenmonoxid emittiert.

Wirkungen: Für den Menschen ist dieses geruchlose Gas toxisch, weil es zum Hämoglobin der Erythrozyten eine größere Affinität als der Sauerstoff hat. Der durch Kohlenmonoxid beeinträchtigte Sauerstofftransport kann zu Erstickungssymptomen führen.

Kohlendioxid (CO_2)

Der korrekte Name ist **Kohlenstoffdioxid**, der Ausdruck Kohlendioxid (oder sogar Kohlensäure) ist jedoch gebräuchlich.

Entstehung: Kohlendioxid ist ein unbrennbares, unsichtbares und nicht riechendes Gas. Auf natürliche Art und Weise entsteht es z.B. bei Vulkanausbrüchen, bei Verwesung und der Atmung. Darüber hinaus entsteht Kohlendioxid heute vor allem bei Verbrennung fossiler Energieträger wie Öl und Kohle. Ein weiterer, mittlerweile nicht zu unterschätzender CO_2-Emittent bildet die Brandrodung in den tropischen Regenwäldern.

Emissionsmengen: In den letzten 10–15 Jahren hat ein Wandel stattgefunden. Wirtschaftlicher Aufschwung in Ländern wie China und Indien führt dort zur Steigerung des Energiebedarfs und damit auch zu hohen CO_2-Emissionen. Der Individualverkehr hat enorm zugenommen; so kämpfte China als Ausrichter der Olympischen Spiele 2008 gegen Dauersmog in Peking. Die zeitweilige Stilllegung von 1,3 Millionen Autos verbesserte die Luftqualität kaum. Fahrradfahrer mit Atemmasken sind heute in den Städten kein seltenes Bild mehr.
An erster Stelle der CO_2-Emittenten stehen allerdings nach wie vor die USA (Abb. 25.3).
In Deutschland ist es gelungen, den CO_2-Ausstoß seit 1990 um etwa 16 % zu verringern.

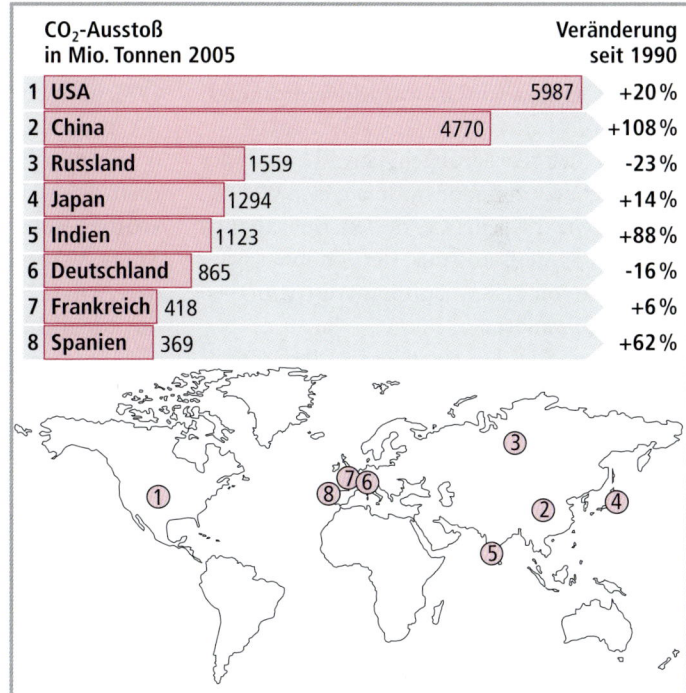

Abb. 25.3 CO_2-Emissionen weltweit (Quelle: Vereinte Nationen)

Wirkungen: Zusammen mit anderen gasförmigen Luftverunreinigungen (sog. Treibgasen), wie Fluorchlorkohlenwasserstoffen (FCKW), Methan, Ozon und Distickstoffoxid, beeinflusst Kohlendioxid den Strahlungshaushalt der Erde. Ihre zunehmende Konzentration führt zur weltweiten Erwärmung und trägt damit zum **Treibhauseffekt** bei (s. auch Kap. 24 »Klima«, S. 324 ff.).

Fluorchlorkohlenwasserstoffe (FCKW)

Entstehung: Fluorchlorkohlenwasserstoffe sind organische Verbindungen, die weltweit unter anderem als Kältemittel, Treibgase für Sprays, bei Kunststoffverschäumung und als Lösemittel, z. B. in Reinigungen zur Anwendung kommen.

Emissionsmengen: 1976 wurden in Deutschland 457 Millionen Spraydosen mit FCKW gefüllt, sie wurden vorrangig im Privathaushalt genutzt. 1987 wurden in Deutschland noch 10 % der Weltjahresproduktion von FCKW hergestellt, in den folgenden Jahren kam es stufenweise zur Reduzierung (s. auch Kap. 25 Abschnitt »Chemikalien-Ozonschichtverordnung«, S. 340).
Entgegen den Forderungen der EU und der Umweltschutzverbände wurde auf der Weltklimakonferenz 1992 in Rio de Janeiro lediglich beschlossen, den Ausstoß der Treibhausgase und damit von FCKW auf den Wert von 1990 zurückzuschrauben.
Seit 1995 wurde der Ausstieg aus der FCKW-Produktion in Europa realisiert, in den USA seit 1996. Einige Länder, unter anderem China und Indien, dürfen aus Kostengründen bis zum Jahr 2010 FCKW für den Verbrauch im Land herstellen. Weltweit ging die Produktion von FCKW in den 1990er-Jahren um 81 % zurück.
Für die Applikation spezieller Medikamente (z. B. Asthmasprays) gibt es Sondergenehmigungen, da eine gleichwertige Alternative derzeit nicht vorhanden ist.

Wirkungen: Wegen ihrer chemischen Stabilität (Lebensdauer bis zu 50.000 Jahre) sind FCKWs in der Lage, die atmosphärische Ozonschicht anzugreifen (s. auch Kap. 24 »Klima«, S. 326).

25.8 Gesetzliche Bestimmungen zur Luftreinhaltung

Die Sorge um eine saubere Luft ist schon seit vielen Jahrhunderten nicht nur ein privates Anliegen, sondern fand in verschiedenen gesetzlichen Bestimmungen ihre Beachtung. Im Zuge der Industrialisierung wurde deutlich, dass durch verschiedene Industriebereiche Gefahren für die Allgemeinheit entstehen können, unter anderem auch durch schadstoffbelastete Luft. Zunächst waren es polizeirechtliche Vorschriften und die Gewerbeordnung, die in Verbindung mit einer »**Technischen Anleitung** (TA)« ein geordnetes Handeln bei Genehmigungsverfahren ermöglichen sollten. Die »Technische Anleitung«, zunächst nur ausgerichtet auf Bekämpfung von Staubimmissionen, wurde erst 1974, nach etwa 70 Jahren Gültigkeit, durch die **TA Luft** abgelöst. Als besonders stark industrialisiertes Bundesland verabschiedete Nordrhein-Westfalen 1962 das erste **Immissionsschutzgesetz** und 2 Jahre später die erste **Smog-Verordnung**. Mit einer Anfügung an den Artikel 74 Nr. 24 des Grundgesetzes wurde die Möglichkeit einer einheitlichen Regelung auf Bundesebene geschaffen. 1974 trat das Gesetz in Kraft, die letzte Novellierung erfolgte 2007.
Als weitere Bundesgesetze mit spezifischem Immissionsschutz zum Bereich Luft sind in diesem Zusammenhang noch das **Benzinbleigesetz** (**BzBlG**, s. auch S. 339 f.) und die **Chemikalien-Ozonschichtverordnung** (**ChemOzonSchichtV**) (s. auch S. 340) zu erwähnen.

25.8.1 Bundes-Immissionsschutz-gesetz (BImSchG)

Das Bundes-Immissionsschutzgesetz – Gesetz zum Schutz vor schädlichen Umwelteinwirkungen durch Luftverunreinigungen, Geräusche, Erschütterungen und ähnliche Vorgänge formuliert in § 1 seinen **Zweck**:

- Menschen, Tiere und Pflanzen sowie der Boden, das Wasser, die Atmosphäre, Kultur- und Sachgüter sollen vor schädlichen Umwelteinwirkungen geschützt werden.
- Dem Entstehen schädlicher Umwelteinwirkungen soll vorgebeugt werden.

Diese **Ziele** werden durch anlagen-, gebiets-, verkehrs- und produktbezogene Regelungen **umgesetzt**:

- **Anlagenbezogener Immissionsschutz:** Er beschäftigt sich mit genehmigungsbedürftigen Betrieben, die bestimmten Anforderungen des Umweltschutzes Rechnung tragen müssen (z. B. Kraftwerke, chemische Fabriken, Hühnerzuchtbetriebe, automatische Autowaschanlagen, Abfallentsorgungsanlagen).
- **Gebietsbezogener Immissionsschutz:** Er umfasst die Pflichten der Behörden mit dem Ziel einer wirksamen Reduzierung von Luftverunreinigungen in benannten Belastungsgebieten. Dazu gehören kontinuierliche Messungen, ihre Auswertung und die Erstellung von Luftreinhalteplänen, die verbessernde Maßnahmen enthalten müssen.
- **Verkehrsbezogener Immissionsschutz:** Er unterscheidet aktive und passive Maßnahmen. Während der **aktive** Schutz z. B. über technische Auflagen der Verkehrsmittel jeglicher Art und Verhalten der Verkehrsteilnehmer (z. B. Geschwindigkeitsbegrenzung) die Ursachen der Umweltbelastung bekämpft, reduziert sich der **passive** Schutz auf Schadensbegrenzung in einzelnen Bereichen (z. B. Entlastung der Bürger in verkehrsreichen Regionen durch Umleitung von Straßenverkehr).

- **Produktbezogener Immissionsschutz:** Er enthält Regelungen, die Anforderungen an die Produktion so genannter Massengüter umfassen (z. B. Brenn- und Treibstoffe, Maschinen).

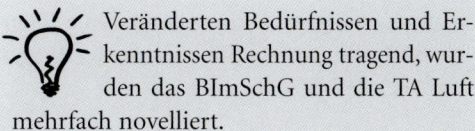 Veränderten Bedürfnissen und Erkenntnissen Rechnung tragend, wurden das BImSchG und die TA Luft mehrfach novelliert.

25.8.2 Technische Anleitung zur Reinhaltung der Luft (TA Luft)

Die TA Luft, eine allgemeine Verwaltungsvorschrift zum BImSchG, konkretisiert Begriffe, die im BImSchG relativ unbestimmt aufgeführt werden müssen. Sie enthält **Emissions**- und **Immissionswerte** vornehmlich für genehmigungspflichtige Anlagen. Seit der Novellierung 1986 sind **Sanierungskonzepte** und Vorgaben zur Nachrüstung für Altanlagen hinzugekommen. Mit der neuen TA Luft 2002 wird eine bundeseinheitliche Praxis bei Genehmigung, wesentlichen Änderungen und Sanierung genehmigungsbedürftiger Anlagen sichergestellt. Je nach Gefährlichkeit und Menge der emittierten Schadstoffe sind unterschiedliche Fristen für die Sanierung festgelegt.

25.8.3 Benzinbleigesetz (BzBlG)

Das Benzinbleigesetz, das Gesetz zur Verminderung von Luftverunreinigungen durch Bleiverbindungen in Ottokraftstoffen für Kraftfahrzeugmotoren, wurde 1971 verabschiedet und zuletzt 2006 geändert. Neu produzierte Kraftfahrzeuge müssen seit 1988 mit einem Katalysator ausgestattet sein. Auf Grundlage einer EU-Richtlinie ist bleihaltiges Benzin – mit Ausnahmeregelungen für Oldtimer – seit Anfang 2005 in der Europäischen Union verboten. Deutschland kam diesem Verbot anteilig bereits in den 1990er-Jahren nach. Die technischen Weiterentwicklungen in der Autoindustrie und der Mineralölverarbeitung machten dies möglich.

Ausgehend von 5.000 t Blei-Emissionen im Jahr 1984 waren es Mitte der 1990er-Jahre nur noch 400 t. Möglich machte dies die Zumischung so genannter Additive (Zusatzstoffe ohne Blei), auch heute für eine geringe Zahl alter Wagen ein notwendiger Zusatz.

25.8.4 Chemikalien-Ozonschichtverordnung (ChemOzonSchichtV)

Diese Verordnung löste 2006 die FCKW-Halon-Verbotsverordnung (FCKWHalonVerbV) ab, die mit dem Ziel einer stufenweisen Einschränkung von FCKW und Halonen in Kraft trat. Als Alternative wurden teilhalogenierte (H-FKW) und vollständig halogenierte Fluorkohlenwasserstoffe (FKW) eingesetzt, die zwar der Ozonschicht nicht schaden, aber dennoch Treibhausgase sind. Laut EU sind diese Stoffe bis 2015 erlaubt. Die Chemikalien-Ozonschichtverordnung legt Verwendungsbeschränkungen und -verbote von Halogenkohlenwasserstoffen, die die Ozonschicht schädigen, fest.

25.8.5 Smog-Markt

In Kalifornien gab es 1993 den ersten Smog-Markt (**R**egional **C**lean **A**ir **I**ncentives **M**arket – **Reclaim**) der Welt. Das Prinzip ist bis heute gleich geblieben: Innerhalb festgesetzter Grenzen können Betriebe Lizenzen pro Pfund Stickoxid, Schwefeldioxid und Kohlendioxid kaufen. Firmen, die ihre Rechte nicht ausschöpfen, können diese »verkaufen«.

Die EU führte den **Emissionshandel** (Allokationshandel) 2005 ein, die Planung ist ausgerichtet auf die Ziele des Klimaschutzprotokolls von Kyoto. Nationale Interessen, politische Kontroversen und EU-Vorgaben gilt es in Einklang zu bringen. In Deutschland werden die CO_2-Emissionen in Leipzig an der Strombörse gehandelt (www.eex.de; www.bmu.de/emissionshandel).

25.9 Energie sparen – der Umwelt und uns zuliebe

Alle in diesem Kapitel aufgeführten Luftverunreinigungen sind vorrangig Produkte aus der Verbrennung fossiler Energieträger. Während in Europa der **Energieverbrauch pro Kopf** stagniert bzw. geringfügig abnimmt, nimmt der Energieverbrauch weltweit langsam, aber stetig zu. Würde dabei der derzeitige deutsche Energieverbrauch erreicht, käme es zu einer mehrfachen Steigerung des Gesamtverbrauchs. In Anlehnung an die bisherigen Auswirkungen und bei Fortführung der gewohnten Energienutzung wären die Auswirkungen katastrophal.

Ein Vergleich dazu: Indien hat mit 1,1 Milliarden Menschen mehr als 13-mal so viele Einwohner wie Deutschland. Demgegenüber bläst es nur etwa die Hälfte der CO_2-Menge in die Atmosphäre wie wir. Die industrielle Weiterentwicklung eines Landes geht jedoch automatisch mit einer Erhöhung des Energieverbrauchs einher. Und jedes Land hat ein Recht auf die Erhöhung seines Wohlstands. Unsere Forderung muss deshalb sein, den europäischen **Pro-Kopf-Energieverbrauch** zu **senken**. Dazu gibt es auch **im privaten Bereich** Möglichkeiten. Beispiele im häuslichen Bereich sind:

- **Thermostatventile** an den Heizungen gehören zu jeder Neuanlage, aber auch die Nachrüstung alter Anlagen ist mittlerweile gesetzlich vorgeschrieben. Die Unkosten sind schnell über geringere Heizkosten ausgeglichen. Die Raumtemperatur kann über solche Ventile individuell eingestellt werden.
- Abgedeckte oder sogar zugestellte Heizkörper lassen die Wärme nicht in den Raum. Unnötigerweise wird deshalb oft das Thermostat höher gestellt. Halten Sie also Ihre **Heizkörper frei**.
- Große Fensterflächen geben mehr Wärme ab, **Roll**- oder **Fensterläden** verhindern, bei

Dunkelheit geschlossen, einen wesentlichen Teil des Energieverlustes.

- **Dauerlüften** ist nicht erforderlich und reine Energieverschwendung. Gezieltes **Stoßlüften** (5 Minuten bei abgestellter Heizung) ist sinnvoller.
- Beim **Kochen** kann die Auswahl der **Geräte** bereits energiesparend sein. Energiesparend sind:
  - der Topf mit plangeschliffenem Boden
  - der Schnellkochtopf
  - Töpfe mit Einsätzen zur gleichzeitigen Garung verschiedener Essensbestandteile
  Der geschlossene Deckel sollte selbstverständlich sein.
- Neue **Haushaltsgeräte** (Waschmaschine, Trockner, Geschirrspülmaschine) sollten gleichberechtigt neben Funktionalität grundsätzlich nach **energiesparenden** und damit umweltschonenden Gesichtspunkten ausgewählt werden. Die Verbraucherberatung kann dabei eine Orientierungshilfe sein. Außerdem sind Neugeräte in der Regel mit Angaben zur so genannten »Effizienzklasse« versehen (Effizienz = Wirtschaftlichkeit).
- Der **Kühlschrank** soll zur Vermeidung eines Wärmestaus nie direkt an der Wand stehen (5–10 cm Abstand). Unter gleichem Aspekt soll er auch nicht neben dem Herd platziert werden. Regelmäßiges Abtauen (sofern nicht selbst abtauend) spart ebenfalls Energie.
- Der **Stand-by-Stromverbrauch** ließe sich bundesweit in Privathaushalten um rund 13 Milliarden kWh pro Jahr verringern. Die Ausstattung dieser Geräte nach dem neuesten Stand der Technik würde den CO_2-Ausstoß um bis zu 14 Millionen Tonnen verringern. Trotz Stand-by-Einrichtung sind solche Geräte immer noch auszuschalten! Gleiches gilt für viele Büros in Deutschland. Etwa 500 Mio. Kilowattstunden werden jährlich verschwendet, weil sich viele Drucker und Computer nicht ausschalten lassen, obwohl es technisch möglich wäre.

- Die klassische **Glühbirne** setzt nur 5 % der investierten Energie in Licht um, 95 % werden als Wärme abgestrahlt. **Halogenglühlampen** liegen nur etwa 10 % unter dem Energieverbrauch einer normalen Glühbirne, sind aber deutlich teurer. Bei der **Energiesparlampe** ist das Verhältnis von 25 % Licht zu 75 % Wärme bereits günstiger. Der höhere Anschaffungspreis wird durch die längere Lebensdauer und den geringeren Energieverbrauch mehr als ausgeglichen. Die **Leuchtstoff-Energiesparlampe LED** (Light Emitting Diode = Leuchtdiode) setzt 95 % der Energie in Licht um. Noch ist die LED vor allem in Taschen- und Fahrradlampen zu finden, da die Technik für den massenhaften Einsatz im Wohnbereich noch nicht ausgereift ist.
- **Müllvermeidung** ist gleichzusetzen mit Energieersparnis (s. Kap. 28 »Müll«, S. 370 ff.).
- Als **Hausbesitzer** hat man noch weitaus mehr Möglichkeiten, angefangen über eine **Wärmedämmung** der Außenwände, die Doppelverglasung der Fenster, ein den Erfordernissen angepasstes Heizungssystem bis zur Auswahl der **Energiequelle** und vieles mehr. Verordnungen einerseits (z. B. Wärmeschutzverordnung, Verordnung für Kleinfeuerungsanlagen) geben detaillierte Vorgaben, andererseits gibt es seit 1973 Förderprogramme zum Thema Energiesparen. Ergänzend gibt es seit 2007 die **Energiesparverordnung** (EnEV). Bei Neuvermietung von Wohnungen, Häusern und Bürobauten benötigt man seit 2008 einen Wärmeschutznachweis (Energiepass). Die EnEV beinhaltet die Beurteilung von Dächern, Wänden, Fenstern und Heizungsanlagen. Mittels Infrarotkamera zeigen die Farbabstufungen, wo das Haus »Wärme verliert« (Thermografie). Für die Umsetzung wärmedämmender Maßnahmen werden vom Bund Fördermittel über das CO_2-Sanierungsprogramm zur Verfügung gestellt. Gegenwärtig entfallen 20 % der CO_2-Emissionen in Deutschland auf

Wohn- und Bürogebäude. Diese Werte gilt es zu reduzieren.

Folgen und Vorteile der Energiesparverordnung für Vermieter und Mieter:
– höherer Verkaufswert
– niedrigere Heizkosten
– geringere Nebenkosten für den Mieter

● Ist man auf den eigenen **Pkw** angewiesen, so kann bei der Auswahl eines Fahrzeugtyps bereits Energie eingespart werden. Die **Fahr**weise bestimmt ebenfalls den Verbrauch, eine regelmäßige **Wartung** genauso. **Fahrgemeinschaften** sind ein nächster Schritt, Benutzung **öffentlicher Verkehrsmittel** (so weit realisierbar) würde noch mehr Energie einsparen. Vielleicht reicht ja auch das **Fahrrad** als Verkehrsmittel!

Welche Möglichkeiten des Energiesparens kennen Sie außerdem?

26 Wasser

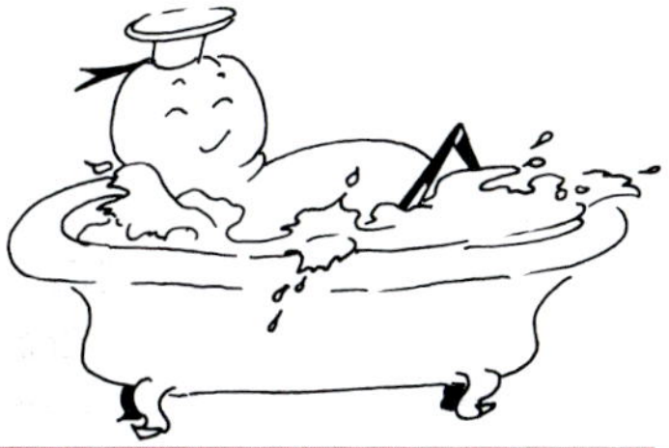

Ursula Panther

26.1 Wasser – Quelle des Lebens

 Die Verbindung von zwei Atomen Wasserstoff und einem Atom Sauerstoff bildet die unentbehrliche Lebensgrundlage für Mensch, Tier und Pflanze: H_2O = Wasser.

Der Organismus eines Erwachsenen besteht zu ca. 70 % aus Wasser. Die verschiedenen Gewebe enthalten Wasser in unterschiedlich großem Maße, z. B.:
- Blut ca. 80 % Wasser
- Knochen ca. 30 % Wasser

Wasser dient dem menschlichen Organismus als Transport- und Lösungsmittel. Der Zellstoffwechsel wäre ohne Wasser nicht möglich.

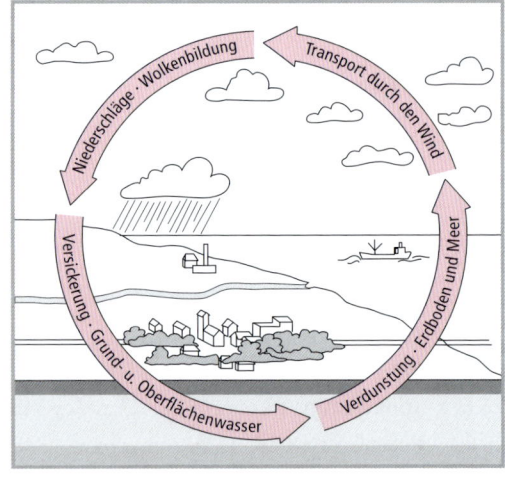

Massiver Wasserverlust (z. B. als Folge einer Diarrhö; s. Kap. 2 »Bakterien«, S. 40 ff.) kann zur lebensbedrohlichen Situation werden, vollständiger Wasserentzug führt in wenigen Tagen zum Tode.

Hohe Umgebungstemperaturen beschleunigen den Tod durch Wasserentzug. Hungerzustände dagegen kann der menschliche Organismus über mehrere Wochen verkraften.

26.2   Wasserverteilung auf der Erde

Abb. 26.1   Der Kreislauf des Wassers auf der Erde

Fotos, die im Weltraum gemacht werden, zeigen die Erde als **blauen Planeten**, als eine Wasserkugel.

Tatsächlich sind rund zwei Drittel der Erdoberfläche von Wasser bedeckt, das feste Land beträgt nur etwa ein Drittel.

Dennoch wird Wasser als das »kostbare Nass« bezeichnet, denn der Anteil des **genießbaren Süßwassers** liegt bei nur knapp 3 %.

26.3   Wasserkreislauf

Die **Wassermenge** auf der Erde ist konstant, das heißt, sie ist nicht vermehrbar, sie ist begrenzt.

Nach Abzug des gebundenen Süßwassers an den Polen und des Gletschereises in den Hochgebirgen verbleiben nur ganze 0,6 % der Wassergesamtmenge zur Nutzung für den Menschen.

Im Einzelnen verteilt sich das Wasser auf der Erde wie in Tabelle 26.1 dargestellt.

Diese konstante Wassermenge befindet sich in einem stetigen **Kreislauf** (Abb. 26.1):
- Aus Ozeanen, Flüssen und Seen **verdunsten** pro Minute rund eine Milliarde Kubikmeter Wasser zu Wasserdampf. Dabei wird das Wasser entmineralisiert.
- Der Wasserdampf steigt hoch und verdichtet sich (**Kondensation**) infolge Abkühlung zu Wolken.

Tab. 26.1   Verteilung des Wassers auf der Erde

Wasserquelle	Anteil an der Gesamtwassermenge	Absolute Wassermenge
Ozeane	97,2 %	1.321.890.000 km³
Polar- und Gletschereis	2,15 %	29.190.000 km³
Grundwasser	0,632 %	8.595.000 km³
Oberflächenwasser	0,017 %	230.000 km³

- Ein Teil der Wolken wird mit dem Wind über Land getrieben, sie entleeren sich je nach Jahreszeit in Form von **Regen**, **Schnee** oder **Hagel**.
- Die **Niederschläge** nehmen verschiedene **Wege**:
  - oberirdisch über Flüsse und Bäche zum Meer zurück
  - Versickerung im Boden, Umwandlung zu Grundwasser
  - Auffüllung von Grundwasserdepots
  - unterirdischer Abfluss in Flüsse bzw. Meer
  - oberirdischer Abfluss über eine Quelle
- Der **Mensch nutzt** das Grund- und Oberflächenwasser für:
  - Landwirtschaft, Bewässerung (75 %)
  - Industrie (20 %)
  - Haushalte (5 %)
- **Nach** der **Nutzung** wird das Wasser gereinigt und über die Flüsse zum Meer und damit in den großen Kreislauf zurückgeführt.

26.4 Zustandsformen des Wassers

Aus dem Wasserkreislauf sind uns auch die verschiedenen Zustandsformen des Wassers vertraut:

- flüssige Form
- Eis, Schnee und Hagel
- Wasserdampf

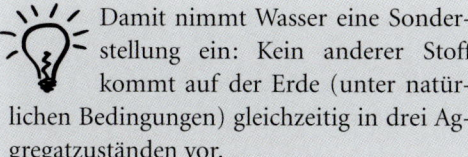 Damit nimmt Wasser eine Sonderstellung ein: Kein anderer Stoff kommt auf der Erde (unter natürlichen Bedingungen) gleichzeitig in drei Aggregatzuständen vor.

Wasser dehnt sich im **gefrorenen Zustand** um 9 % aus, das spezifische Gewicht verringert sich dadurch. Für alle Lebewesen im Wasser ist dies von existentieller Bedeutung. Wenn die Wasseroberfläche gefriert, sinkt das spezifisch schwerere Wasser nach unten und sichert so die Möglichkeit zum Überleben im flüssigen Milieu. Andere Stoffe ziehen sich beim Übergang von flüssigem zu festem Zustand zusammen und werden dabei schwerer. Versuchen Sie, sich eine Welt auszumalen, in der das Eis schwerer als Wasser ist.

Gerade die Ausdehnung des Wassers als Eis hat für unsere technisierte Umwelt jedoch auch nachteilige Konsequenzen:

- Ohne Frostschutzmittel gefriert das Motorkühlwasser. Der Kühler kann durch das sich bildende Eis platzen.
- Unzureichend isolierte Wasserleitungen platzen.
- Die vergessene Wasserflasche im Tiefkühlfach platzt.

26.5 Wasservorkommen in Deutschland

Deutschland gehört zu den wasserreichen Ländern mit einer recht hohen jährlichen Niederschlagsrate. Auf 1.000 km² kommen ca. 800 Millionen m³ Regenwasser nieder, das entspricht rund 830 mm Niederschlag jährlich.

Von dieser Wassermenge kehren in den Wasserkreislauf zurück:

- 324 Millionen m³ durch Verdunstung der Pflanzen
- 100 Millionen m³ durch Boden- und Oberflächenverdunstung
- 10,4 Millionen m³ über Verdunstung aus Seen und Flüssen

Insgesamt sind dies 434,4 Millionen m³ Wasser. Von der verbleibenden Wassermenge fließt der größte Teil oberirdisch ab.

Die Zahlen dieser Aufstellung sind nur Durchschnittswerte für Deutschland. Zu- und Abfluss von Wasser über Flüsse aus und in benachbarte Länder sind nicht berücksichtigt.

26.6 Trinkwasser

»… **Wasser für den menschlichen Gebrauch** muss so beschaffen sein, dass durch seinen Genuss oder Gebrauch eine Schädigung der menschlichen Gesundheit, insbesondere durch Krankheitserreger, nicht zu besorgen ist.«
(Infektionsschutzgesetz, § 37, Absatz 1)

Die **Trinkwasserqualität** in Deutschland wird durch die Trinkwasserverordnung, die im Januar 2003 in Kraft trat, geschützt. Sie legt u. a. Grenzwerte für Schadstoffe und Kriterien für die Wasseraufbereitung fest.

Nach einem Bericht der WHO sind Trinkwasserverunreinigungen weltweit die Hauptursache für Erkrankungen und Todesfälle.

Trinkwasser kann theoretisch aus den folgenden **Quellen** gewonnen werden:
- Regenwasser
- Oberflächenwasser
- Grundwasser
- Quellwasser
- Meerwasser

Inwieweit diese Quellen tatsächlich genutzt werden können, soll nun besprochen werden.

26.6.1 Regenwasser

Regenwasser ist in vielfältigster Weise verunreinigt. Es kann verschiedene **pathogene Keime** und Partikel von **Vogelkot** enthalten.
In Regenwasser enthaltene **Luftschadstoffe** sind z. B. (s. auch Kap. 25 »Luft«, S. 328 ff.):
- Schwefeldioxid
- Stickoxid
- Stäube

Besonders die Schwefeldioxidemissionen sind uns unter dem Schlagwort »**saurer Regen**« bekannt.

 Die genannten und viele weitere Verunreinigungen des Regenwassers machen es für den Menschen als Trinkwasser unbrauchbar.

26.6.2 Oberflächenwasser

Oberflächenwasser wird unterteilt in:
- **natürliche Gewässer**
  - Ströme
  - Flüsse
  - Bäche
  - Seen
- **künstlich angelegte Gewässer**
  - Wasserstraßen
  - Talsperren
- **Abwasserkanäle**

Die **Qualität** der **Oberflächengewässer** ergibt sich zum einen aus der Zusammensetzung des Regenwassers, das in sie fließt, zum anderen führt die Nutzung durch den Menschen zu einer weiteren Qualitätsverschlechterung (s. auch S. 347 f.), z. B. durch:
- Schiffsverkehr
- Abwassereinleitungen aus Privathaushalten, Industrie und Landwirtschaft
- intensive Landwirtschaft an Gewässerrändern (s. S. 353 f.)
- unsachgemäße Ablagerung von Abfallstoffen an Gewässern
- Kühlwasser aus Wärmekraftwerken
- Umweltvergehen

Fließgewässer

Aufgrund verstärkter und optimierter Abwasserreinigungsmaßnahmen ist es in den letzten Jahren gelungen, die biologische Güte der Gewässer zu optimieren. Die im Dezember 2000 in Kraft getretene EU-Wasserrahmenrichtlinie hat sich zum Ziel gesetzt, die Verschmutzung der Gewässer weiter einzudämmen.

Bei der Untersuchung der Gewässer werden u.a. **physikalische** und **chemische Daten** ermittelt, z.B.:

- Temperatur
- pH-Wert
- biochemischer O_2-Bedarf
- O_2-Gehalt
- Nickel-(Ni-)Gehalt
- Gesamtphosphor-(P-)Gehalt
- Nitrat-(N-)Gehalt
- Cadmium-(Cd-)Gehalt
- Blei-(Pb-)Gehalt
- Chrom-(Cr-)Gehalt

Beispiele für Umsetzungen der Wasserrahmenrichtlinie in Deutschland:

Durch den Bau neuer Kläranlagen und verbesserter Filtersysteme konnte die Einleitung verschiedenster Schadstoffe in den Rhein um 70 bis teilweise 100 % gesenkt werden. Der Fischbestand, der in den 1970er-Jahren verschwunden war, hatte sich bereits 2003 auf einen Bestand vergleichbar dem von 1900 erholt.

Bereits in den 1990er-Jahren wurden an der Elbe sowohl auf tschechischer als auch auf deutscher Seite eine Vielzahl kommunaler Kläranlagen gebaut; bestehende Anlagen wurden den aktuellen Erfordernissen angepasst. Auch durch diverse Pilotprojekte konnte die Wasserbelastung z.B. mit Phosphor, Stickstoff und Quecksilber um 30–80 % gesenkt werden.

Im November 2005 wurden an der Donau zwischen Neuberg und Ingolstadt die Grundlagen für ein großes Auwaldprojekt gelegt. 2100 ha Auwald sollen in einen naturnahen Zustand versetzt werden. Das Naturschutzgebiet soll zukünftig auch als Flutungsbereich bei Hochwasser dienen.

Schadstoffe – Verursacher – mögliche Folgen

Die möglichen Schadstoffe, die zur Verunreinigung von Oberflächengewässern beitragen, lassen sich in sechs Gruppen unterteilen:

I. Gruppe

Schadstoff: Fäkalien, Essensreste

Verursacher: Privathaushalte

Mögliche Folgen: Die Überdüngung führt zur Sauerstoffzehrung. Der dadurch entstehende Sauerstoffmangel kann zum Fischsterben führen.

II. Gruppe

Schadstoff: Schwer abbaubare Stoffe wie organische Chlorverbindungen, Pflanzenschutzmittel u.a.

Verursacher: Verschiedene Verursacher kommen in Frage.

Mögliche Folgen: siehe S. 353 f.

III. Gruppe

Schadstoff: Salze und Streusalze

Verursacher: Salze aus Bergbau, chemischer Industrie, Landwirtschaft (Düngesalze), Streusalze aus Gemeinden, Kommunen usw.

Mögliche Folgen: Salze werden im Wasser nicht abgebaut, höhere Salzkonzentrationen zerstören die Lebensgemeinschaft im Wasser.

IV. Gruppe

Schadstoff: Schwermetalle wie Eisen (Fe), Mangan (Mn), Quecksilber (Hg), Zink (Zn),

Chrom (Cr), Kupfer (Cu), Blei (Pb) u. a. m. finden sich in gelöster oder an Feststoffe gebundener Form im Wasser.

Verursacher: Verursacher sind z. B. Metallhütten, chemische Industriebetriebe und Beizereibetriebe.

Mögliche Folgen: Während einige der Schwermetalle als Spurenelemente für Mensch, Tier und Pflanze lebensnotwendig sind, wirken sie in höheren Konzentrationen toxisch. Folgewirkungen können Wachstums- und Stoffwechselstörungen sein.

V. Gruppe

Schadstoff: Phosphate und Nitrate

Verursacher: Sie werden von Privathaushalten (Waschmittel) und aus der Landwirtschaft (Düngemittel) in die Gewässer geleitet.

Mögliche Folgen: Wenn sie auch primär als Nährstoffe für das Pflanzenwachstum in den Gewässern dienen, führen sie in großen Mengen zur Überdüngung und damit zur Wucherung von Wasserpflanzen. Der anschließende Fäulnisprozess führt wiederum zu Sauerstoffzehrung. Fischsterben wäre auch hier wieder ein Indiz für unzureichende Sauerstoffwerte.

VI. Gruppe

Schadstoff: Erwärmung der Flüsse über Kühlwasser

Verursacher: Kraftwerke

Mögliche Folgen: Zusammen mit den bereits aufgeführten Belastungen (z. B. Nährstoffe) fördert die erhöhte Wassertemperatur Algen- und Pflanzenwachstum. Die Sauerstoffzehrung führt schließlich zum Absterben vieler Organismen, das ökologische Gleichgewicht ist zerstört.

Seen

Viele deutsche Seen sind durch Zufluss sauerstoffzehrender Stoffe stark verschmutzt. Ihre Sanierung ist weitaus schwieriger als bei Fließgewässern, da die Verweildauer der Schadstoffe in den Seen länger ist. So können sie z. B. ihre düngende und damit sauerstoffzehrende Wirkung voll entfalten. Moderne Methoden der Gewässersanierung leiten allmählich eine Genesung verschiedener Seen ein. Die Nutzung als Trinkwasserquelle ist von See zu See sehr verschieden.

Talsperren und Stauseen

Mit der Industrialisierung und den damit entstandenen Ballungsgebieten im letzten Jahrhundert wuchs der Energie- und Wasserbedarf in bestimmten Regionen. Parallel dazu wuchs die Notwendigkeit ganzjährig schiffbarer Wasserstraßen in Unabhängigkeit von unterschiedlichen Niederschlagsmengen. Zu Beginn des 20. Jahrhunderts entstanden in Deutschland deshalb zahlreiche Flussstauseen. Ihre **Aufgaben** bestanden in:

- Trink- und Brauchwasserversorgung
- Speisung von Kanälen, Anreicherung von Flüssen bei Niedrigwasser
- Elektrizitätserzeugung
- Erholung und Freizeitgestaltung (im 19. Jahrhundert sekundär)

 Wird aus einer Stauanlage unmittelbar Trinkwasser entnommen, so spricht man von einer **Trinkwassertalsperre**.

Zahlreiche Schutzbestimmungen sorgen für die Erhaltung bestmöglicher Wasserqualität. Die Platzierung solcher Trinkwassertalsperren in waldreichen Regionen soll die Wasserqualität günstig beeinflussen, die Schadstoffemission über die Luft ist heutzutage aber erheblich. Der prozentuale Anteil an der Trinkwasserversorgung durch Talsperren ist in den einzelnen Bundesländern unterschiedlich.

26.6.3 Grundwasser

Die **Bildung** von **Grundwasser** erfolgt über Versickerung von Niederschlägen in das Erdreich. Das Wasser sammelt sich dicht unter der Erdoberfläche oder in großer Tiefe in Bodenhohlräumen. Die Erdschichten (Sand und Kies), die auf dem Weg in die Tiefe liegen, wirken als mechanische und absorbierende (aufsaugende) Filter.

Während das Regenwasser primär schon belastet ist, führt der Kontakt mit den oberen Bodenschichten zur weiteren Verunreinigung. Dennoch hat das Wasser durch die **Reinigung** in den **Erdschichten** bereits in einer Tiefe von 6 bis 8 Metern größtenteils Trinkwasserqualität (s. S. 346). Es ist klar, frisch, kühl, rein, appetitlich und weitgehend keimfrei.

Der Weg des Wassers endet auf einer wasserundurchlässigen Schicht (Fels, Ton, Mergel). Es sammelt sich auf der so genannten **Grundwassersohle**. Genau wie bei Oberflächengewässern bildet sich ein Wasserspiegel, der **Grundwasserspiegel**. In Abhängigkeit von den Niederschlägen steigt bzw. fällt der Grundwasserspiegel, allerdings zeitlich verzögert. Bei einer normalen Verteilung der Niederschlagsmengen ist der Grundwasserspiegel im Herbst am niedrigsten, im Frühjahr am höchsten.

Störungen der **Grundwasserbildung** und **-qualität** können vielfältige Ursachen haben:

- **Versiegelung** des **Bodens** durch fortschreitende Bebauung
- **Störung** von **Untergrundströmungen** durch tiefe Baufundamente
- **Flussbegradigungen**: Das Flussbett wird vertieft, die Geschwindigkeit des Oberflächenwassers erhöht sich, die Auffüllung der Grundwasserdepots wird durch die geringere Versickerungsmenge gefährdet, der Grundwasserspiegel fällt.

- **Förderung** von Kohle, Sand und Kies
- **Überdüngung** in der Landwirtschaft überfordert die Filtrationsfähigkeit der Erdschichten. Nitrat gelangt in das Grundwasser, somit letztendlich auch in unser Trinkwasser.
- **Mülldeponien** als gegenwärtige aber auch zukünftige Gefährdung. Niederschlagswasser löst schädliche Stoffe. In der Vergangenheit nicht sachgerechte Abdichtungen von Deponien, oder auch »wilde« Deponien können zur Verunreinigung des Grundwassers führen.
- **Unfälle** bei der **Lagerung** wassergefährdender Stoffe. Am häufigsten gelangen leichtes Heizöl und Dieselkraftstoff, andere Mineralölprodukte (z. B. geplatzte Pipelines) und Altöl durch Unglücke in das Grundwasser.

26.6.4 Quellwasser

 Wenn Grundwasser an der Erdoberfläche austritt, spricht man von **Quellwasser**.

Quellwasser bildet sich vor allem an Schnittpunkten des Grundwasserspiegels mit der Erdoberfläche. Nach der Bewegungsrichtung unterscheidet man:

- absteigende oder Auslaufquellen
- Schichtquellen
- Überlaufquellen
- aufsteigende Quellen

Bei der **aufsteigenden Quelle** steht das Wasser unter Druck und tritt nach oben aus. Das bekannteste Beispiel sind die **artesischen Quellen**. Bei ihnen sammelt sich das Wasser zwischen muldenförmig nach unten gebogenen, wasserundurchlässigen Bodenschichten. Mittels Bohrungen wird das Wasser durch seitlichen Druck hochgetrieben und kommt als Springquelle an die Oberfläche. Dieses technische Verfahren wurde bereits im 12. Jahrhundert in der französischen Landschaft Artois angewendet, daher auch der Name »artesischer Brunnen«.

Die Wasserabgabe von Quellen nennt man **Schüttung**. Man unterscheidet:

- ständig fließende Quellen
- periodische oder intermittierende Quellen

Zu der letzteren Form gehören die als Naturereignisse bewunderten **Geysire**.

Weitere Beurteilungskriterien von Quellwasser sind Wassertemperatur (z. B. **Thermalquellen**) und chemische Inhaltsstoffe (**Mineralquellen**).

 Der Anteil des Quellwassers an der Trinkwasserversorgung beträgt etwa 9 %.

26.6.5 Meerwasser

Nordsee

Die Nordsee ist ein flaches Randmeer des Atlantischen Ozeans. Zahlreiche Anliegerstaaten wie Deutschland, Belgien, Niederlande, Frankreich und die skandinavischen Länder machen die Nordsee in vielerlei Hinsicht zu einem **stark genutzten** und beanspruchten **Gewässer** durch:

- Schifffahrtswege/Transportweg
- Förderung von Öl, Gas und Kies
- Ansiedlung verschiedenster Industrieanlagen in Küstenregionen
- Tourismus

Benutzung bedeutet leider auch **Belastung**. Verstärkend kommen all die Schadstoffe hinzu, die über die Fließgewässer in die Nordsee gelangen. Somit sind auch Nichtanrainerstaaten an der Verschmutzung der Nordsee beteiligt. In erheblichem Maße trägt außerdem der Schadstofftransport über die Atmosphäre zur Verschmutzung der Nordsee bei.

Internationale Nordseekonferenzen (INK) hatten sich bereits in den 1980er-Jahren die Lösung der bekannten Probleme zur Aufgabe gestellt. Hier einige **Schwerpunkte**:

- Bis 1995 sollte die **Gesamteinleitung toxischer**, nicht abbaubarer **Stoffe** gegenüber

1985 um 50 % verringert werden. Gleiches gilt für Nährstoffe wie Nitrat und Phosphor, die für das explosionsartige Algenwachstum verantwortlich sind.

- Die **Abfallverbrennung** auf See wurde stufenweise bis 1994 beendet.
- Die **Einleitung** von **Industrieabfällen**, insbesondere die Dünnsäureverklappung, wurde Ende 1989 eingestellt. Nur Großbritannien, Frankreich und Spanien durften mangels anderer Möglichkeiten bis 1992 Dünnsäure einleiten. (**Dünnsäure** ist schwach konzentrierte Schwefelsäure. Sie fällt als Abfallprodukt bei der Herstellung von Farben, Lacken, Kleiderstoffen, aber auch von Arzneimitteln an.)
- Verstärkung der **Luftüberwachung**
- Verbesserung der **Entsorgung** der **Schiffsabfälle** in den Häfen
- Verstärkter Schutz der **Wattenmeergebiete**

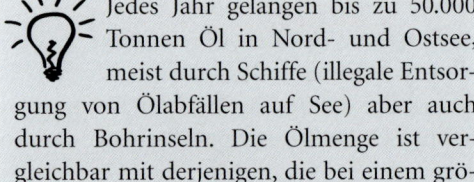 Jedes Jahr gelangen bis zu 50.000 Tonnen Öl in Nord- und Ostsee, meist durch Schiffe (illegale Entsorgung von Ölabfällen auf See) aber auch durch Bohrinseln. Die Ölmenge ist vergleichbar mit derjenigen, die bei einem größeren Tankerunglück austritt.

1990 fand bereits die dritte INK-Konferenz statt. Sie diente vorwiegend der Überprüfung der bislang umgesetzten Forderungen und der Vereinbarung zusätzlicher Beschlüsse.

Im September 1992 einigten sich die europäischen Umweltminister auf ein weiteres Abkommen zum Schutze der Nordsee. Grundsätzlich sah das Abkommen ein Verbot der Abfallbeseitigung in der Nordsee vor.

Ostsee

Durch die geographische Lage der Ostsee erfolgt der Wasseraustausch mit dem Atlantischen Ozean noch sehr viel langsamer als bei der Nordsee, so dass die Wirksamkeit verschiedenster Schadstoffe wesentlich effektiver ist und damit die Bedrohung für das ökologische Gleichgewicht noch größer.

 Für Nord- und Ostsee gilt die Aussage: Meeresschutz beginnt im Binnenland. Hier liegt zusammen mit der Luftüberwachung die große Verantwortung der Anrainer.

Für die **Trinkwassergewinnung** spielen Nord- und Ostsee direkt keine Rolle. Die bereits aufgeführten Wasservorkommen sichern eine ausreichende Versorgung. Die Bemühungen um eine Verbesserung der Wasserqualität sind im gesamtökologischen Kontext zu sehen.
Prinzipiell ist die Trinkwassergewinnung aus Salzwasser mittels Entsalzungsanlagen möglich.

26.7 Gesetzliche Bestimmungen zum Wasser

Die bereits erwähnte EU-Wasserrahmenrichtlinie verfolgt das Ziel, bis zum Jahr 2015 einen guten ökologischen Zustand für alle Gewässer der EU zu erreichen. Erste Erfolge zeigt der Rückgang starker Verschmutzungen bei Flüssen seit 2002.

- Das **Wasserhaushaltsgesetz** (WHG) als Bundesgesetz: Es schafft die Rahmenbedingungen für die Umsetzung in Landeswassergesetze.
- **Landeswassergesetze:** Sie legen z. B. Wasserschutzgebiete fest oder schaffen auch Erlaubnis- und Bewilligungsverfahren für Gewässerbenutzungen.
- **Abwasserabgabengesetz** (AbwAG): Hiermit wurden wirtschaftliche Anreize zur Abwasserreduzierung für Betriebe geschaffen. Primär finanzielle Aspekte (Kostenreduzierung) führen so gegebenenfalls zum Einsatz umweltschonender Technologien.
- **Wasch- und Reinigungsmittelgesetz** (WRMG): Die Besonderheit dieses Gesetzes besteht darin, dass bereits auf die Produktion

von Wasch- und Reinigungsmitteln eingewirkt wird und nicht nur auf deren Gewässereinleitungen. Es nimmt Einfluss auf die Zusammensetzung der Mittel, fordert sachliche Herstellerinformationen für die Verbraucher und beschränkt bzw. verbietet bestimmte Inhaltsstoffe.

Außerhalb der wasserwirtschaftlichen Bundesgesetze und der jeweiligen Landeswassergesetze gibt es eine Vielzahl gesetzlicher Regelungen, die sich mittelbar oder unmittelbar mit der Wasserqualität beschäftigen bzw. sich auf die Wasserqualität auswirken:

- Lebensmittel-, Bedarfsgegenstände- und Futtermittelgesetzbuch
- Infektionsschutzgesetz
- Die Trinkwasserverordnung (TrinkwV 2001) regelt die Qualitätsanforderungen an Trinkwasser und legt Grenzwerte für Inhaltsstoffe fest. Dazu gehören:
  - Bestimmungen zur bakteriologischen Überwachung (Trinkwasser muss frei von Krankheitserregern sein)
  - sensorische und chemisch-physikalische Nenngrößen
  - Grenzwerte für organische und anorganische Substanzen. Selbst nicht ausdrücklich aufgeführte Inhaltsstoffe dürfen laut Trinkwasseraufbereitungsverordnung nur in nicht gesundheitsschädlichen Konzentrationen enthalten sein.

Daneben gibt es eine Vielzahl weiterer gesetzlicher Regelungen, die nicht ausschließlich unter wasserökologischen Gesichtspunkten verfasst wurden:

- Bundes-Immissionsschutzgesetz
- Baugesetzbuch
- Landesplanungsgesetze
- Pflanzenschutzgesetz
- Pflanzenschutzmittelanwendungsverordnung

Diese Auflistung von gesetzlichen Bestimmungen hat keinen Anspruch auf Vollständigkeit, sie soll aber zeigen, in welch vielfältiger Weise der Gewässerschutz berücksichtigt werden muss.

Die persönliche Betroffenheit und Haftung eines jeden Bürgers macht das **Wasserhaushaltsgesetz** deutlich:

> »Jeder, der ein Gewässer verschmutzt, ist zum Ersatz des Schadens verpflichtet, der einem anderen daraus entsteht, etwa durch Vernichtung seiner Fischzucht oder Verseuchung seines Brunnens. Bei einigen besonders umweltgefährdenden Tätigkeiten wird hierfür nicht einmal Verschulden verlangt« (§ 22 WHG).

Der »Brunnenvergifter« wurde früher dem Mörder gleichgesetzt, die Ahndung war entsprechend.

Für die **Einhaltung** der **gesetzlichen Bestimmungen** ist der Betreiber des jeweiligen Wasserwerkes verantwortlich. Die staatliche Kontrolle ist an die zuständigen Gesundheitsämter delegiert. Aus persönlichem Interesse übersteigen die betriebseigenen Kontrollen oft die gesetzlichen Bestimmungen. Die labortechnischen Möglichkeiten der Wasserwerke sind oft größer als die der jeweiligen Gesundheitsämter. Die kontinuierliche Qualitätsüberwachung wird so erleichtert. Es erfolgen

- mikrobiologische,
- physikalische und
- chemische Untersuchungen.

26.8 Chemische Verunreinigungen von Wasser

 Jahrhundertelang waren in Europa die Bemühungen um sauberes Trinkwasser gleichzusetzen mit dem Kampf gegen Krankheitserreger. Das Problem der modernen Wasserwerke sind nicht mehr Bakterien, sondern chemische Verbindungen.

26.8.1 Asbest

Quelle: Asbest kann als natürlich vorkommende Mineralfaser im Gestein durch Auswaschung auch in das Trinkwasser gelangen. In Deutschland sind in der Vergangenheit Asbestzementrohre als Wasserleitungen verlegt worden. Bei bestimmten chemischen Reaktionen, die durch Inhaltsstoffe des Wassers ausgelöst werden, können Asbestfasern freigesetzt werden.

Wirkungen: Die Krebs erzeugende Wirkung bei Inhalation von Asbest gilt mittlerweile als wissenschaftlich erwiesen. Da die so aufgenommenen Asbestfasern nicht in der Lunge verbleiben, sondern den Körper durchwandern, wird eine kanzerogene Wirkung auch von oral aufgenommenen Asbestfasern angenommen.

Gegenmaßnahmen: Vor diesem Hintergrund ist es 1993 zu einem Herstellungsverbot von Asbestzementrohren gekommen, seit Ende 1994 dürfen diese Rohre nicht mehr eingebaut werden.

26.8.2 Blei

Quelle: Früher wurden Wasserrohre teilweise aus Blei hergestellt.

Wirkungen: Langzeitstudien in Boston und Edinburgh hatten alarmierende Ergebnisse erbracht: Kinder, deren Blut überhöhte Bleiwerte aufwiesen, erzielten in vergleichenden Intelligenztests deutlich schlechtere Ergebnisse als Kinder ohne diese Belastung. Kontrolluntersuchungen 15 Jahre später zeigten bei der ersten Gruppe immer noch Intelligenzdefizite. Die Gefährdung zeigte sich dort als besonders wesentlich, wo weiches Wasser durch die Leitungen floss: Weiches Wasser löst überdurchschnittlich große Mengen des giftigen Schwermetalls aus Bleileitungen heraus.

Gegenmaßnahmen: Die Trinkwasserverordnung schreibt eine maximale Bleikonzentration von 0,01 mg/l vor. In der Bundesrepublik begannen die Wasserversorgungsunternehmen bereits in den 1980er-Jahren mit dem Austausch der Bleirohre gegen Leitungen aus anderen Materialien.

26.8.3 Nitrat

Quelle: Für Pflanzen ist Nitrat als Stickstoffverbindung lebensnotwendig. Die Landwirtschaft hat sich diesen Mechanismus zunutze gemacht. Nitrat wird in Form von Gülle oder als Mineraldünger zur Erzielung höherer Erträge eingesetzt. Eine zeitlich falsch eingesetzte oder auch mengenmäßig überzogene Düngung übersteigt die Aufnahmekapazität der Nutzpflanzen. Aber auch die meisten Klein- und Hausgärten sind absolut überdüngt, hier liegt ein Stück Verantwortung bei Millionen von Hobbygärtnern. Das überschüssige Nitrat wird mit dem Regen aus dem Erdreich ausgeschwemmt und gelangt letztendlich in das Grundwasser.

Wirkungen: Nitrat an sich ist vergleichsweise ungiftig. Problematisch sind die Stoffe, die daraus im Stoffwechsel des menschlichen Organismus durch Bakterien im Gastrointestinaltrakt entstehen können.

Gegenmaßnahmen: Ein vernünftiger, das heißt sparsamer Einsatz von Dünger vermeidet, dass Nitrate ins Grundwasser gelangen.

26.8.4 Nitrit und Nitrosamine

Quelle: Nitrite und Nitrosamine können sich aus Nitrat und anderen Nahrungsbestandteilen bilden.

Wirkungen: Die toxische Wirkung von **Nitrit** beruht auf seiner Fähigkeit, Hämoglobin zu Methämoglobin zu oxidieren. Das Hämoglobin fällt dadurch für den Sauerstofftransport aus.

Für den jungen Säugling kommt erschwerend hinzu, dass das in seinem Blut dominierende Hämoglobin F (HbF) wesentlich empfindlicher auf Nitrit reagiert als das HbA beim älteren Kind bzw. Erwachsenen. Wird die Flaschennahrung mit stark nitrathaltigem Wasser zubereitet, so kann es im Extremfall zur so genannten **Methämoglobinämie** kommen. In Abhängigkeit vom Grad der Methämoglobinämie zeigen sich Leistungsschwäche, Zyanose, Dyspnoe und Tachykardie. Einige **Nitrosamine** gelten als Krebs erregend. Auf den menschlichen Organismus übertragen ist die Krebs erregende Eigenschaft wissenschaftlich nicht nachgewiesen.

Gegenmaßnahmen: Die Reduktion von Nitrat im Grundwasser bringt gleichzeitig reduzierte Nitrit- und Nitrosaminmengen mit sich. Die in der Trinkwasserverordnung festgeschriebene Höchstmenge von 50 mg Nitrat pro Liter Trinkwasser haben entsprechend die Gefahr einer Methämoglobinämie gebannt. Nachweislich ist seit Jahrzehnten in Deutschland kein Säugling mehr an Methämoglobinämie verstorben.

26.8.5 Pflanzenschutzmittel

Quelle: Pflanzenschutzmittel, Unkrautvernichtungsmittel (Herbizide), Insektizide und Fungizide wurden über Jahrzehnte vorwiegend in der Landwirtschaft, zwecks Pflegeleichtigkeit in öffentlichen Anlagen, an Straßenrändern, an Bahngleisen, aber auch im privaten Garten recht kritiklos mit steigender Tendenz angewendet. Für mögliche Folgeschäden gab es in der Breite der Bevölkerung kein Bewusstsein, wissenschaftliche Erkenntnisse über Langzeitfolgen liefen nicht immer parallel zur Effektivität der »Wunderwaffen« gegen Unkraut und Schädlinge oder wurden nicht ausreichend ernst genommen. Zugelassen sind gegenwärtig rund 270 Wirkstoffe, die in 1.700 verschiedenen Zusammensetzungen im Handel angeboten werden. Die **Zulassung** von Pflanzenschutzmitteln erteilt das Bundesamt für Verbraucherschutz und Lebensmittelsicherheit in Zusammenarbeit mit weiteren Behörden: Wirksamkeit, praktischer Nutzen und Anwendbarkeit der Mittel werden vom Julius Kühn-Institut bewertet. Die gesundheitlichen Auswirkungen für Mensch und Tier überprüft das Bundesinstitut für Risikobewertung. Das Umweltbundesamt gibt seine Zustimmung, wenn keine Schäden für die Umwelt zu erwarten sind.

Wirkungen: Pestizide sind im Verdacht, Krebs begünstigend oder Krebs auslösend zu sein. Unter diesem Aspekt ist 1991 das Pestizid »Atrazin« verboten worden.
Atrazin führte dosisabhängig im Tierversuch zur Überhäufigkeit von Brustdrüsenadenomen und -karzinomen, andere Versuche erbrachten allerdings auch negative Ergebnisse. Trotzdem wurde Atrazin als für den Menschen möglicherweise Krebs erzeugend eingestuft.

Gegenmaßnahmen: Nach der Trinkwasserverordnung gilt für die Summe aller Pestizide ein Grenzwert von 0,5 µg/l.

26.9 Wasserwirtschaft

Wasserwirtschaft hat eine historische Tradition, z. B. erbauten die **Römer** über viele Kilometer exakt berechnete Abwasser- und Trinkwasserleitungssysteme. Ein Beispiel ist die Versorgung der Stadt Köln über eine über 70 km lange Wasserleitung mit Wasser aus der Hocheifel. Die tägliche Versorgung mit rund 20.000 m^3 Quellwasser wurde so gewährleistet. Aber auch andere Kulturen entwickelten bereits in vorchristlicher Zeit hervorragend funktionierende Wasserversorgungssysteme.
Diese Kenntnisse gingen verloren, so dass die zentrale Wasserversorgung als eine Errungenschaft des Industriezeitalters gewertet wird. Noch zu Beginn des **19. Jahrhunderts** versorgte sich die ländliche Bevölkerung entweder über

den hauseigenen Brunnen mit Wasser, man schöpfte das Wasser aus Quellen oder aus offenen Gewässern. Die Städte hatten eine Vielzahl von Brunnen, manchmal wurden auch Zisternen genutzt, Gruben, in denen das Niederschlagswasser gesammelt wurde. Die **Einzelversorgung** mit Wasser dominierte.
Mit Aufkommen der **Industrie** entstand in größeren Städten wieder die **zentrale Wasserversorgung**. Um 1885 waren 15 % der Bevölkerung des damaligen Deutschen Reiches an die zentrale Versorgung angeschlossen. Heute versorgen mehr als 6.000 Wasserwerke rund 99 % der Bürger mit qualitativ gutem und gesundheitlich unbedenklichem Trinkwasser.
Regional zwar sehr unterschiedlich, **setzt** sich das **Trinkwasser** insgesamt wie folgt **zusammen**:

- 64 % Grundwasser
- 9 % Quellwasser
- 27 % aus Oberflächenwasser wie Seen, Talsperren, Uferfiltrat von Flüssen

Die **Arbeit** der **Wasserwerke** kann man in vier große Bereiche unterteilen:
- Wassergewinnung
- Wasseraufbereitung
- Wasserspeicherung
- Wasserverteilung

26.9.1 Wassergewinnung

Die **Form** der **Wassergewinnung** richtet sich nach dem jeweiligen Wasserangebot:
- **Grundwasser** wird aus Brunnen gefördert, je nach Erfordernissen mit Hilfe von Horizontal- oder Vertikalbrunnen (Abb. 26.2).
  Horizontalbrunnen werden zur Gewinnung nicht zu tief gelegenen Grundwassers genutzt, sie werden oft in Reihen hintereinander in so genannten Brunnengalerien angelegt, verbunden durch Sammelleitungen.
  Vertikalbrunnen dagegen können Grundwasser aus mehreren hundert Meter Tiefe fördern: Von einem breiten Schacht ausgehend

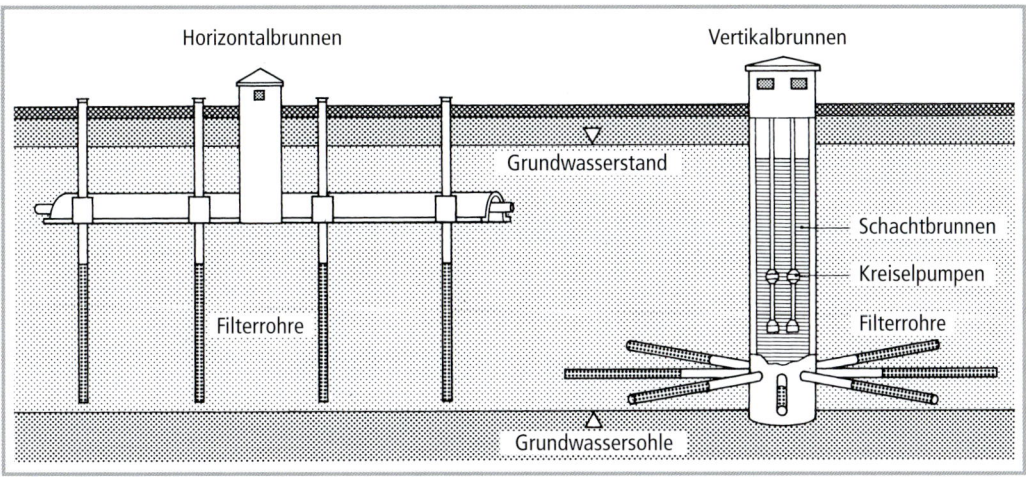

Abb. 26.2 Schemata von Horizontal- und Vertikalbrunnen

verteilen sich horizontal verlegte Filterrohre, wodurch die Förderleistung gesteigert wird. Mittels Elektropumpen wird das Grundwasser gefördert.

- Während viele Regionen ihre Wasserversorgung ausschließlich mit Grundwasser abdecken können, müssen andere Wasserwerke auf **Oberflächenwasser** zurückgreifen.

Aus Seen und Talsperren entnommenes Wasser bedarf in unterschiedlichem Maße einer **Aufbereitung**, um der Qualität von Grundwasser gleichzukommen und letztendlich als Trinkwasser genutzt werden zu können:

Unter **Uferfiltrat** versteht man Oberflächenwasser, das durch Sohle und Ufer eines Flusses oder Sees in den Untergrund versickert, sich mit Grundwasser vermischt und nach kurzer Bodenpassage in Ufernähe gefördert wird. Der Weg durch das Erdreich hat wieder einen filternden Effekt, Mikroorganismen bauen im Wasser enthaltene Stoffe ab. So erfolgt eine biologische, natürliche Reinigung. Eine andere Methode der Wasserreinigung sowohl für See-, Talsperren- und Flusswasser läuft wie folgt ab: Nach Ableitung des Wassers schließt sich eine grobe mechanische Reinigung mit anschließender Sedimentierung

an. Die Weiterführung des Wassers erfolgt in ein unter der Erdoberfläche gelegenes Sickerbecken von unterschiedlicher Länge und Breite. Die Auskleidung mit einer Sandschicht hat ebenfalls einen reinigenden Effekt. Das Wasser versickert, durchdringt weitere filternde und absorbierende Erdschichten und vermischt sich mit natürlichem Grundwasser.

- **Quellwasserversorgung** findet man in kleineren Siedlungen, meistens in Gebirgen gelegen.

Für die **Trinkwasserqualität** muss zusätzlich ein Schutz vor Verunreinigungen gewährleistet sein, außerdem ein Ausgleichbecken bestehen, um die Verfügbarkeit und den erforderlichen Druck bei der Abnahme durch den Verbraucher zu garantieren.

26.9.2 Wasseraufbereitung

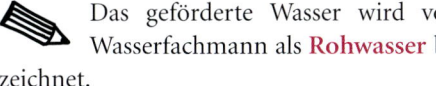 Das geförderte Wasser wird vom Wasserfachmann als **Rohwasser** bezeichnet.

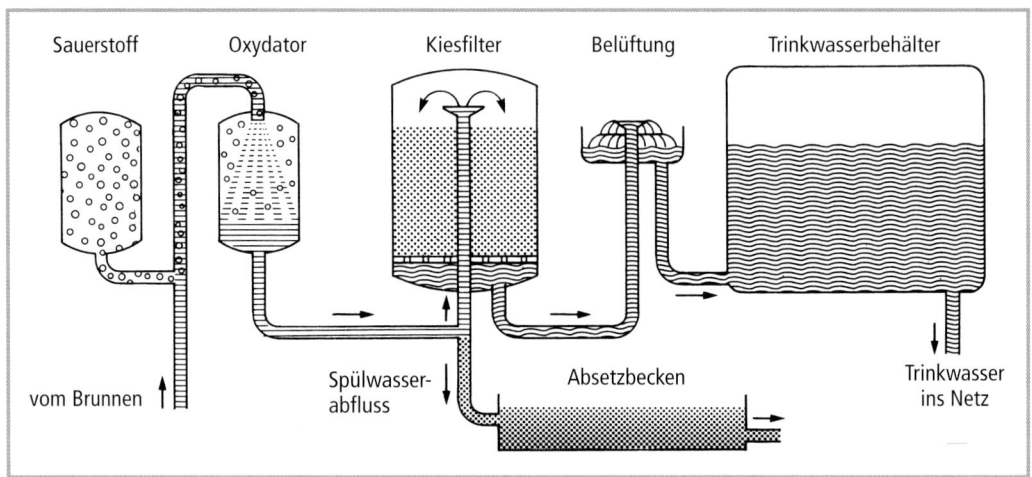

Sauerstoff Oxydator Kiesfilter Belüftung Trinkwasserbehälter

vom Brunnen Spülwasser-abfluss Absetzbecken Trinkwasser ins Netz

Abb. 26.3 Die Wasseraufbereitung im Wasserwerk

Vor der Weiterleitung an den Verbraucher muss die natürliche **Reinigung** der Bodenschichten oft durch gezielte Aufbereitung im Wasserwerk ergänzt werden (Abb. 26.3). Dabei handelt es sich bei weitem nicht vorrangig um eigentliche Schadstoffe.

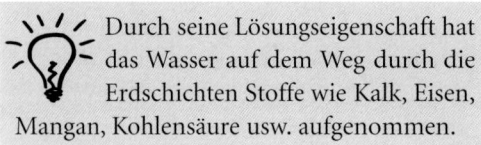 Durch seine Lösungseigenschaft hat das Wasser auf dem Weg durch die Erdschichten Stoffe wie Kalk, Eisen, Mangan, Kohlensäure usw. aufgenommen.

Am häufigsten stellt sich das Problem eines zu hohen Eisen- und Mangananteils. Wenn auch nicht primär gesundheitsgefährdend, würde es auf Dauer zu Ablagerungen im Rohrnetz kommen, was wiederum einer Verkeimung des Trinkwassers Vorschub leisten würde. Außerdem kommt es durch zu hohe Eisen- und Manganwerte zu geschmacklichen Beeinträchtigungen, was laut Trinkwasserverordnung nicht zulässig ist.

Zur **Entfernung** von **Eisen** und **Mangan** wird das Rohwasser zunächst durch feine Düsen zerstäubt. Das Eisen oxidiert und flockt aus, ebenso verwandelt sich das Mangan in eine unlösliche Form. Das vorher klare Wasser ist nun milchig bis schmutzig-braun geworden. In geschlossenen Behältern können beide Stoffe problemlos herausgefiltert werden.

Zur **Reinigung** werden bei stärker belastetem Wasser in Wasserwerken auch **Chlor, Chlordioxid** oder **Ozon** eingesetzt. Auch mit dieser Methode werden unerwünschte Stoffe so verändert, dass sie mittels Filter entfernt werden können. In vielen Wasserwerken wird z. B. Chlor nach Abschluss der Aufbereitungsphase nur unter prophylaktischen Gesichtspunkten eingesetzt, um die Keimarmut auch im Rohrnetz zu gewährleisten.

Eine weitere wirksame Filterung kann je nach Bedarf mit **Aktivkohle** vorgenommen werden. Sie absorbiert die meisten der im Wasser gelösten organischen Stoffe, unter anderem auch chlorierte Kohlenwasserstoffe.

Es gibt allerdings auch Rohwasser, das nur eine Aufbereitungsstufe braucht: die **Entkarbonisierung = Entkalkung**. Beim Durchfließen der verschiedenen Erdschichten nimmt das Wasser neben anderen natürlichen Stoffen auch Kalzium (Kalk) und Magnesium auf. Kalkhaltiges Wasser gilt als gesundheitsfördernd, wird vom Verbraucher aber nicht besonders geschätzt (z. B. verkalkte Armaturen, verkalkte Haushaltsgeräte).

Je nach Rohwasserqualität kommen also die verschiedenen Methoden der Filtration zum Einsatz. Entsprechend kostengünstig oder auch teuer kann es für den Verbraucher werden bzw. ist es bereits: Die **Wassergebühren** schwanken (2004) bundesweit von 1,35 Euro bis zu 4,20 Euro pro m^3 Wasser, darin enthalten sind auch immer die Abwassergebühren.

26.9.3 Wasserspeicherung

Der Prozess der Wasserförderung und -aufbereitung erfolgt nach Möglichkeit in den Nachtstunden. Das geförderte Wasser wird gespeichert. So wird gewährleistet, dass tagsüber die benötigte Wassermenge zur Verfügung steht, die dem Lebensrhythmus der Benutzer entspricht. Dazu kommen auch betriebswirtschaftliche Überlegungen: Nachtstrom ist preiswerter, davon profitiert der Betreiber und letztendlich auch der Verbraucher.

Eine Wasserspeicherung ist auch deshalb wichtig, da auch am Tage extreme **Schwankungen** des **Wasserverbrauchs** auftreten: Am Werktag ist der Bedarf höher als am Feiertag. Außerdem gibt es jahreszeitlich bedingte Unterschiede im Wasserverbrauch.

Es gibt zwei **Formen** von **Wasserspeichern:**
● Erdbehälter
● Wassertürme

Wassertürme werden seltener gebaut, da sie teurer in der Herstellung sind und ein geringeres Fassungsvermögen haben.

26.9.4 Wasserverteilung

Die Wasserverteilung bis hin zum einzelnen Verbraucher stellt den aufwendigsten und gegenwärtig kostspieligsten Teil der Arbeit der Wasserwerkbetreiber dar. In Zukunft wird allerdings eine Verschiebung erfolgen, da Gewinnung und Aufbereitung wegen der zunehmend schlechteren Rohwasserqualität kostenintensiver werden.

Alle Leitungen sind frostsicher in einer erschütterungsfreien Tiefe von ca. 1,5 m verlegt. Das ganze System soll eine reibungslose Versorgung der Abnehmer mit Wasser garantieren. Laut Trinkwasserverordnung muss z. B. auch überall ein bestimmter Wasserdruck (bis 6 bar) vorhanden sein. Sackgassen im Leistungssystem dürfen nicht existieren, das Wasser würde dort stillstehen, was zumindest eine geschmackliche Beeinträchtigung nach sich ziehen würde.

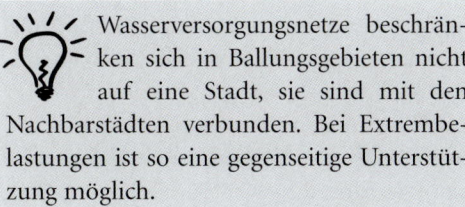 Wasserversorgungsnetze beschränken sich in Ballungsgebieten nicht auf eine Stadt, sie sind mit den Nachbarstädten verbunden. Bei Extrembelastungen ist so eine gegenseitige Unterstützung möglich.

Im Straßenbild uns allen vertraut sind die zahlreichen **blauweißen Hinweisschilder**, die die Lage von **Hydranten** kennzeichnen. Bei Bränden kann so schnell effektive Hilfe geleistet werden.

Das sind nur Teilaspekte der technischen Erfordernisse zur Wasserverteilung mit dem Versuch, die Gesamtzusammenhänge etwas zu verdeutlichen.

26.10 Wasserverbrauch und -verschmutzung

In der vorindustriellen Zeit wurden pro Tag und Bürger zwischen 10 und 30 l Wasser benutzt. Um 1950 lag der **Wasserverbrauch** schon bei 85 l, 40 Jahre später war der Verbrauch auf 145 l gestiegen. Zahlreiche Faktoren spielten dabei eine Rolle:
● die Verfügbarkeit des Trinkwassers
● die Ausstattung der Privathaushalte mit sanitären Einrichtungen
● das veränderte Verständnis von Körperhygiene
● der zunehmend technisierte Haushalt, also der wachsende Wohlstand der Bundesbürger mit zunehmendem Komfort

Seit Beginn der 1990er-Jahre ist der Wasserverbrauch in deutschen Haushalten kontinuierlich gesunken. So betrug der Verbrauch 2004 nur noch 126 l pro Tag und Einwohner. In dieser Zahl sind 11 l Wasserverbrauch im Kleingewerbe enthalten.

Als Grund für das Absinken des Wasserverbrauchs werden mehr Sparsamkeit aufgrund der höheren Wasserpreise sowie neue wassersparende Techniken angegeben. Diese kommen beispielsweise bei Wasch- und Spülmaschinen und im Badezimmer bei Armaturen und Toilettenspülungen zum Einsatz. Bei Neubauten ist dies fast die Regel.

Umgekehrt müssen mittlerweile immer häufiger die Wasser- und Abwasserleitungen durchgespült werden, dies wiederum erhöht die Wasserkosten.

Üblicherweise wird der Wasserverbrauch der kommunalen Einrichtungen auf den einzelnen Bürger umgelegt. Daraus ergab sich für Deutschland ein **Durchschnittsverbrauch** von 126 l pro Bürger und Tag. In Kubikmeter ausgedrückt sieht die **Verteilung** des **Wasserverbrauchs** wie folgt aus:

- Die öffentliche Wasserversorgung fördert jährlich etwa 5 Milliarden m³ Rohwasser.
- Davon entfallen ca. 3 Milliarden m³ auf den privaten Verbraucher.
- 2 Milliarden m³ gehen an die kommunalen Einrichtungen, Kleingewerbe und Industrie.
- Die Industrie einschließlich Großverbraucher Wärmekraftwerke benötigt insgesamt ca. 37 Milliarden m³ Wasser pro Jahr. Mehr als 90 % des Bedarfs werden dabei durch Eigengewinnung gedeckt.

Wie verteilen sich nun die 126 l Wasser im täglichen Verbrauch?
- 36 % auf Waschen, Duschen und Baden
- 27 % auf WC-Spülung
- 18 % auf Geschirrspülen und Wäschewaschen
- 6 % auf Putzarbeiten, Autopflege und Garten
- 4 % auf Trinken und Kochen
- 9 % Kleingewerbeanteil

Eine merkwürdig anmutende Verteilung, wenn wir noch einmal zur Ausgangssituation zurückgehen.

 »Wasser als wichtigstes Lebensmittel«: Alle Anstrengungen der Wasserwirtschaft orientieren sich an dieser Vorgabe. Dagegen benutzen wir Wasser bis auf einen kleinen prozentualen Rest für unsere Vorstellungen von Hygiene an uns und unserer nächsten Umgebung.

Die Industrie als Großverbraucher hat schon viele Mechanismen entwickelt, um kostengünstiger und damit **sparsamer mit Wasser umzugehen**. Im Privathaushalt liegt es in unserer Hand, verantwortlicher und umweltbewusster den Wasserverbrauch und die Belastung des Schmutzwassers zu beeinflussen. Einige **Beispiele**:

- **Waschen, Duschen** und **Baden** stellen den größten Anteil am Wasserverbrauch dar. Das Vollbad benötigt je nach Wannengröße zwischen 150 und 300 l Wasser. Begnügt man sich mit einem Duschbad (außerdem hygienischer), kommt man mit 40 bis 80 l Wasser aus. Während des Einseifens könnte außerdem der Hahn zugedreht werden oder, falls vorhanden, das Druckstopventil betätigt werden. Besonders wirtschaftlich für sämtliche Wasserentnahmestellen sind gut schließende, wassersparende Armaturen, z. B. so genannte Ein-Hebel-Armaturen mit Thermostat, die Heiß- und Kaltwasser regulieren, wodurch lange Vorlaufzeiten wegfallen.
- Laufen muss das Wasser auch nicht, wenn man sich die **Zähne putzt**. Der gefüllte Zahnbecher reicht aus, das Becken kann im Anschluss mit weitaus weniger Wasser gereinigt werden.
- Mit dem **tropfenden Wasserhahn** verschwinden pro Monat etwa 150 l hochwertiges Trinkwasser in die Kanalisation.
- Bei der **Toilettenspülung** rauschen pro Spülgang bis zu 14 l Wasser durch die Leitung. Das

ist aber nur in wenigen Fällen erforderlich, moderne Spüleinrichtungen und entsprechende Becken kommen mit ca. 6 l aus. Nur bedingt ist durch das Anbringen eines Sparhebels eine Nachrüstung möglich. Der Ziegelstein im Spülkasten zwecks Reduzierung der Spülmenge kann allerdings zu einer teuren Angelegenheit werden: Alte Toilettenbecken benötigen größere Spülmengen, bei geringerer Spülmenge kann es zur Rohrverstopfung kommen.

- **Spülmaschinen** sollen nur angestellt werden, wenn sie wirklich voll sind. Bei Neukäufen soll wasser- und energiesparenden Modellen der Vorzug gegeben werden. Ein höherer Anschaffungspreis zahlt sich durch den langjährigen Kosten sparenden Betrieb aus. Vielfach wird auch normal verschmutztes Geschirr vorgespült, damit unterschätzen die Verbraucher die Leistung ihrer Spülmaschine. Falls Vorspülen erforderlich sein sollte, bitte nicht unter laufendem Wasser. Nicht zuletzt bieten Spülmaschinen bedürfnisorientiert unterschiedliche Programme an, wodurch ebenfalls Wasser und Energie gespart werden kann.

- Für **Waschmaschinen** gilt ebenfalls: Sie sollen nur angestellt werden, wenn sie voll sind. Bei wenig verschmutzter Wäsche kann auf die Vorwäsche verzichtet werden. Wassersparende Programme sind vorzuziehen. Neben der absoluten Wassermenge spielt die Menge des verwendeten **Waschpulvers** für die Wasserbelastung eine wesentliche Rolle. Für die Dosierung von Waschpulver ist der **Härtegrad** (= Kalkgehalt) des Wassers von Bedeutung.

Ein **deutscher Härtegrad** (dH) entspricht dem Gehalt von 10 g Kalk in 1.000 l Wasser. Nach neueren Bestimmungen gilt für die Wasserhärte die internationale Einheit **millimol pro Liter** (mmol/l): Ein deutscher Härtegrad entspricht 0,179 mmol/l.

Den Härtegrad kann man beim Wasserwerk erfragen, üblicherweise wird er auch einmal pro Jahr veröffentlicht. Die Härtetabelle reicht von 1 bis 4: von sehr weichem Wasser, über weiches bis hin zu mittelhartem und zuletzt sehr hartem Wasser. Je höher der Härtegrad, desto mehr Waschmittel wird benötigt. Leider führt das in der Regel zu einer höheren Dosierung sämtlicher Inhaltsstoffe, wobei es ja ausschließlich um einen Enthärter (Weichmacher) geht. **Waschmittel im Baukastensystem** könnten dieses Problem differenzierter handhaben, sind aber in der Einübungsphase etwas zeitintensiver. Hierbei sind sämtliche Wirkstoffe gezielt einzusetzen, bei richtiger Handhabung eine ganz wesentliche Entlastung für die Wasseraufbereitung.

Bei der Auflistung der Schadstoffe wurden auch die **Phosphate** erwähnt, sie dienen als Enthärter im Waschvorgang. Wegen der starken Gewässerbelastung durch Phosphate haben die Hersteller sie weitgehend gegen vermeintlich weniger belastende Wirkstoffe ausgetauscht.

Ähnliches wird aktuell im Bereich der waschaktiven Substanzen (**Tenside**) forschungsmäßig vorangetrieben. Anfang 1993 wurde das erste **Waschmittel mit Palmöl** als Tensid angekündigt. Die Vorzüge gegenüber den bisherigen Tensiden aus Erdöl verblassen neben den großen Nachteilen, die sich »vor Ort« abspielen:

- Regenwälder werden abgeholzt, Monokulturen werden angelegt (Palmölplantagen).
- Das Aussterben von Pflanzen- und Tierarten wird billigend in Kauf genommen.
- Verbliebene Kleingruppen von Urvölkern sind in ihrer Existenz bedroht.
- Die Urwaldriesen als CO_2-Speicher entfallen als Regulativ für das Weltklima.

- Das **Sprengen** des **Gartens** sollte, wenn irgend möglich, mit Regenwasser erfolgen. Trinkwasser sollte nur im äußersten Notfall und dann auch gezielt verwendet werden.

Die Möglichkeiten der **Wasserverschmutzung** sind ebenfalls vielfältig. Im Folgenden wollen wir Sie auf einige Probleme und ihre Vermeidung hinweisen.

26.10.1 Reinigungs- und Putzmittel

Unser Hygienebewusstsein drückt sich in einem nicht unerheblichen Maße im Gebrauch von Putzmitteln aus. Eine Vielzahl verschiedener Präparate verspricht individuelle Höchstleistung bei der Reinigung der verschiedenen Problemzonen im Haushalt. Vielfach wurde und wird nach dem Prinzip »**mehr leistet mehr**« verfahren. Allerdings hat in den letzten Jahren eine Veränderung im Bewusstsein vieler Verbraucher stattgefunden.

Die Einschränkung auf möglichst wenige Putzmittel liegt im Trend. Dazu kommt die Forderung nach schadlosem **Abbau** ohne bleibende Rückstände. In viele Haushaltungen haben spezielle Putztücher Einzug gehalten, die ohne weitere Zusätze hygienische Sauberkeit versprechen. Alte, bewährte Methoden (Essigzusatz im Putzwasser) machen auch ein gutes Gewissen, sind preiswerter, umweltfreundlicher und ebenfalls effektiv.

Für alle, die noch auf dem Weg sind, ein Hinweis auf ein besonders **aggressives Reinigungsmittel**: **Rohrreinigungsmittel** bestehen hauptsächlich aus Ätznatron, Natriumnitrit und Natriumhypochlorid. Diese Mittel können die Hausinstallation und die Kanalisation schädigen, außerdem sind diese Verbindungen wasserschädlich. Mechanischen Methoden ist also ohne Einschränkung der Vorzug zu geben.

26.10.2 Öle und Fette

Öle und Fette gehören nicht in den Abfluss. Sie verkleben die Leitungen, können zu Verstopfungen führen und machen die Abwasserreinigung problematischer. Umweltfreundlicher ist das Ausreiben der Pfanne mit einem Haushalts-

tuch und anschließender Entsorgung mit dem Hausmüll. Größere Fettmengen (z. B. nach Frittieren oder Fondue) sind in geschlossenen Behältnissen bei der Sammlung von Sondermüll abzugeben.

Altöl aus dem **Kraftfahrzeugbereich** darf ebenfalls nicht in das Abwasser gelangen.

 1 Liter Öl kann 1 Million Liter Wasser verschmutzen.

Hierzu hat der Gesetzgeber aber eine gesonderte Regelung getroffen: Die Verkaufsstellen von Mineralölen sind zur Rücknahme von Altöl verpflichtet.

26.10.3 Autowäsche

Falls die Autowäsche mit dem Schlauch durchgeführt wird, braucht man etwa 200 bis 300 l Wasser, mit dem Putzeimer dagegen nur 20 bis 30 l. Aber auch diese vergleichsweise geringe Wassermenge darf anschließend nicht in Hof- oder Straßengullys geschüttet werden. Falls ein getrenntes Ableitungssystem vorliegt, kann es sein, dass das Schmutzwasser über die Zuleitung in die Regenwasserkanäle und unter Umgehung der Klärwerke direkt in die Gewässer gelangt. Umweltfreundlicher sind Autowaschplätze, deren Technik entsprechend ausgerüstet ist und die z. B. über Ölabscheider verfügen.

26.10.4 Medikamente und Arzneimittelrückstände

Dass Medikamente nicht in die Toilette gegeben werden dürfen, ist für die meisten Bürger zum Selbstverständnis geworden. Sowohl in der Apotheke als auch zu Sondermüllterminen können Medikamente abgegeben werden. Je nach regionalem Müllentsorgungsplan werden die Medikamente der Müllverbrennungsanlage zugeführt oder auf einer Hausmülldeponie abgelagert. Wichtig ist bei der zweiten Möglichkeit, dass jeglicher Medikamentenmissbrauch auszuschließen ist.

Wirkstoffe eingenommener Medikamente gelangen teilweise bis zu 95 % über Urin und Stuhl ins Abwasser. Es handelt sich vorrangig um Cholesterinhemmer, Schmerzmittel und Röntgenkontrastmittel. Da die biologischen Aufbereitungsmethoden nicht ausreichend sind, gelangen diese Stoffe in das Trinkwasser. In Pilotprojekten werden gegenwärtig in Deutschland Verfahren getestet, die die Rückstände auf ein unschädliches Maß reduzieren sollen.

26.10.5 Farbreste und Lösungsmittel

Farbreste und Lösungsmittel sind auch Sonderabfälle und müssen als solche gesammelt werden.

26.10.6 Feste Abfälle

Aus Bequemlichkeit und Gedankenlosigkeit wandern verschiedenste Abfälle vorzugsweise in die Toilette:

- Lebensmittelreste
- Kaffeesatz
- Zigarrenreste
- Zigarettenreste
- Einmalwindeln
- Tampons
- Binden
- Slipeinlagen
- Watte
- Wattestäbchen
- Kleintierstreu
- kleinere Schachteln
- Verpackungen

Diese Aufzählung ließe sich bestimmt noch erweitern, die Unachtsamkeit von Verbrauchern ist hier unerschöpflich.

Feste Abfälle im Abwasser erfordern einen gesonderten Arbeitsgang: Mit Hilfe eines rotierenden Rechens werden sie aus dem Wasser »herausgekämmt«.

26.10.7 Streusalz

Streusalz wird auch im kommunalen Bereich nur noch bedingt eingesetzt. Im privaten Bereich ist der Einsatz von Schaufel und Sand eine vollkommen ausreichende und zugleich umweltschonende Methode.

26.10.8 Regenwasser-Nutzanlagen

Zum Schluss sei noch auf eine alternative Versorgungsmöglichkeit mit Wasser hingewiesen, die Regenwasser-Nutzanlagen. Über das Fallrohr der Regenrinne läuft das Regenwasser in einen Tank. Von dort aus wird es bei Bedarf in einem Rohrsystem elektrisch hochgepumpt. Befindet sich der Tank auf dem Hausdach, erspart man sich das Pumpsystem und damit Energiekosten. **Genutzt** wird das **Regenwasser** z. B. für:

- die Toilettenspülung
- die Waschmaschine
- das Sprengen des Gartens

26.10.9 Wasserrecycling im Haushalt

Eine andere Alternative, Wasser zu sparen, besteht darin, das in unterschiedlich starkem Maße verschmutzte Trinkwasser innerhalb eines Hauses erneut zu nutzen. Das Duschwasser kann z. B. ohne weiteres für die Toilettenspülung verwendet werden.

 Dies waren nur einige Beispiele für Defizite einerseits und leicht zu handhabende Möglichkeiten andererseits im Umgang mit unserem wichtigsten Lebensmittel Wasser. Es sind also längst nicht immer nur die anderen, jeder von uns kann in seinem privaten Bereich einiges tun. Die Untätigkeit anderer Mitbürger entlastet uns dabei nicht.

26.11 Abwasserreinigung

In früheren Zeiten reichte die Selbstreinigungskraft von Flüssen und Seen aus, um anfallende Abwässer nicht nur aufzuarbeiten, sondern auch für den eigenen Kreislauf sinnvoll zu nutzen. Bestimmte Arten von Würmern, Bakterien, Pilzen und Algen sind in der Lage, organische Stoffe im Wasser abzubauen und zu mineralisieren. Ein zu großes Angebot, insbesondere an leicht abbaubaren Nährstoffen (z. B. Fäkalien, Essensreste) bedeutet Sauerstoffzehrung in großem Umfang. Anderen Lebewesen wird dadurch die Existenzgrundlage entzogen, es kann unter anderem zum Fischsterben kommen.

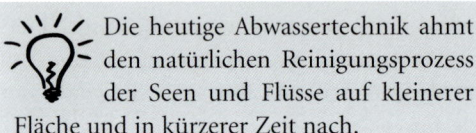 Die heutige Abwassertechnik ahmt den natürlichen Reinigungsprozess der Seen und Flüsse auf kleinerer Fläche und in kürzerer Zeit nach.

Bei der Auflistung des Wasserverbrauchs (s. S. 358) wurde die **Industrie** als größter Konsument aufgeführt. Etwa die Hälfte der dort anfallenden Abwässer werden der kommunalen Kläranlage zugeführt (teilweise nach innerbetrieblicher Vorbehandlung). Die andere Hälfte der industriellen Abwässer wird in betriebseigenen Anlagen behandelt und von dort aus direkt in die Gewässer eingeleitet. Vorab gilt es, nicht nur Schadstoffe in unschädliche Verbindungen umzuwandeln, sondern zurückgewonnene Wertstoffe teilweise wieder in den Produktionsprozess einzubinden.

Mengenmäßig reduziert sich die Arbeit der kommunalen Klärwerke damit auf den geringeren Teil des Schmutzwassers.

Gerade in den neuen Bundesländern wurde in den letzten Jahren wasserwirtschaftlich viel Arbeit erbracht.

26.11.1 Die Arbeit der Klärwerke

Bei der **Sammlung** von **Schmutzwasser** gibt es zwei unterschiedliche Systeme:

- Beim **Mischsystem** werden Regenwasser und Schmutzwasser aus Haushaltungen und Industrie gemeinsam dem Klärwerk zugeleitet. Dieses System ist am häufigsten vorzufinden, es ist preiswerter und besser überprüfbar.
- Das **Trennsystem** leitet Schmutzwasser aus Haushalten und Gewerbebetrieben zusammen ab. Dagegen gibt es für das ablaufende Regenwasser von Dächern, Straßen und Plätzen getrennte Kanalisationen. Wie im Zusammenhang mit der Autowäsche bereits erwähnt, wird dieses Wasser direkt den Gewässern zugeführt. Die zum Teil erheblichen Schmutzmengen im Regenwasser (z. B. Mineralölreste, Streusalz) machen dieses Verfahren nicht gerade umweltfreundlich.

Die eigentliche Arbeit im **Klärwerk** umfasst drei **Reinigungsstufen** (Abb. 26.4):
- mechanische Abwasserreinigung (Rechen, Sandfang, Vorklärbecken)
- biologische Abwasserreinigung (Belebungsbecken, Tropfkörper, Nachklärbecken)
- chemische Abwasserreinigung (Flockungsbecken, Nachklärbecken)

Nach der Zuleitung erfolgt im Klärwerk als erste Maßnahme die mechanische Abwasserreinigung.

Mechanische Abwasserreinigung

Hierbei werden größere Schmutzteile mit Hilfe eines **Rechens** zurückgehalten, anschließend mit einem automatischen Abstreifer aus dem Schmutzwasser entfernt.

Im **Sandfang** verbreitert sich der Abflusskanal, folglich verlangsamt sich der Wasserstrom, wodurch sich grobe mineralische Stoffe wie Kies und Sand am Boden absetzen.

Im **Vorklärbecken** wird das Wasser begrenzte Zeit festgehalten, so können sich im Wasser schwebende Stoffe als Rohschlamm am Boden absetzen, von dort abgesaugt, eingedickt und in einen Faulraum weitergeleitet werden. Fette,

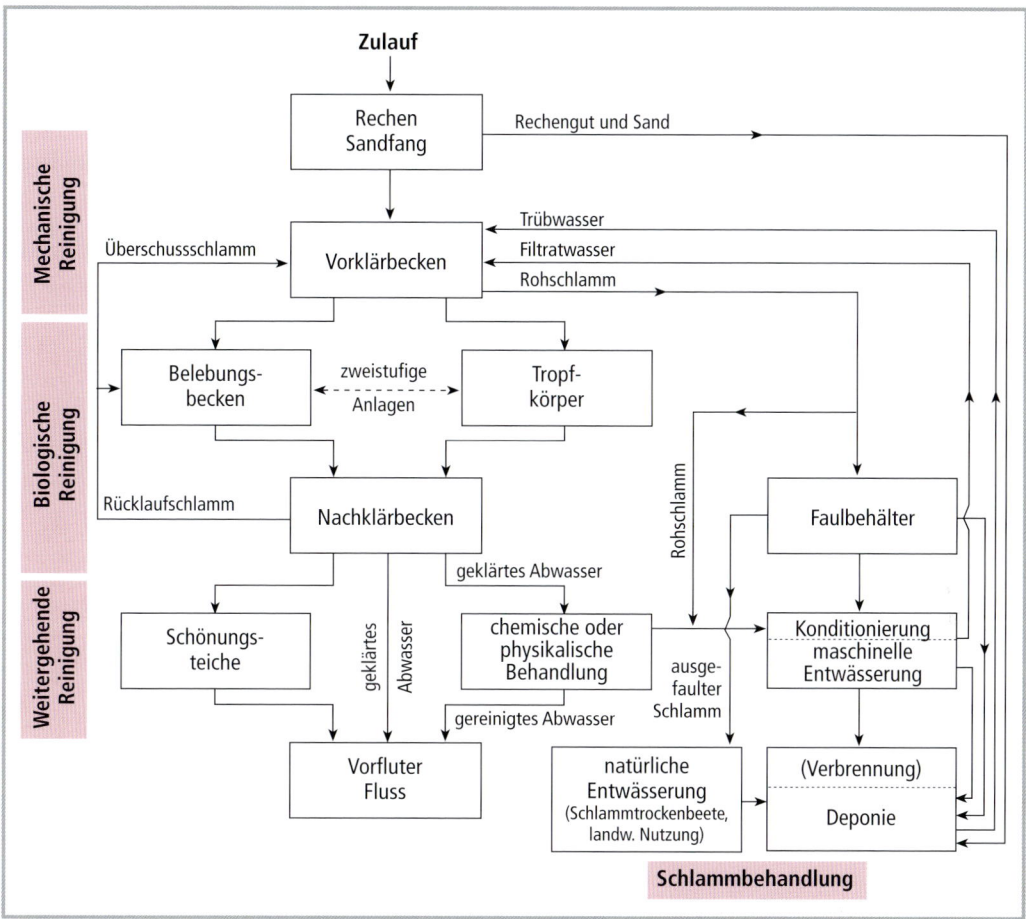

Abb. 26.4   Übersicht über die verschiedenen Reinigungsstufen in einem Klärwerk

Mineralöle und leichte Kunststoffe (Leichtstoffe, sie verbleiben an der Wasseroberfläche) werden in einen gesonderten Behälter abgelassen. Damit ist die mechanische Klärstufe abgeschlossen, etwa 30 % der Schmutzanteile sind hiermit bereits entzogen.

Biologische Abwasserreinigung

Das vorgereinigte Abwasser fließt im Anschluss an die mechanische Reinigung in die biologische Abteilung der Kläranlage. In Nachahmung der Natur werden dort Mikroorganismen eingesetzt, die gelöste organische Stoffe unter Einbeziehung von Sauerstoff in anorganische Verbindungen wie Kohlendioxid, Wasser und Salze umwandeln. Um also den Mikroorganismen bestmögliche »Arbeitsbedingungen« zu schaffen, ist die reichliche Zufuhr von Luft eine wichtige Vorbedingung. Dies geschieht im so genannten **Belebungsbecken**.

Kleinere Kläranlagen benutzen statt dessen oft so genannte **Tropfkörper**. Dies sind runde Betonkessel, die zur Vergrößerung der Oberfläche angefüllt sind mit porösen Gesteinsbrocken. So können sich Bakterien als »biologischer Rasen« ansiedeln, die Abwässer werden darüber verregnet und durch die Bakterien gereinigt.

Zusammen mit den Schmutzstoffen bilden die Bakterien regelrechte Flocken, die nun in das **Nachklärbecken** geschwemmt werden.

Wenn man diesen Prozess auf natürliche Gewässer umdenkt, so kann man sich gut vorstellen, dass bei der Einleitung von zu viel Schmutzstoffen das Nahrungsangebot für die Mikroorganismen zwar sehr gut wird, der für den Abbau notwendige Sauerstoff allerdings den anderen Lebewesen verloren geht. Die Lebensgrundlage wird ihnen entzogen, ein Gewässer »kippt um«, ist biologisch tot.

 Die mechanische und biologische Abwasserreinigung erbringen zusammen etwa 90 % der Reinigung.

Chemische Abwasserreinigung

Das Ergebnis von mechanischer plus biologischer Abwasserreinigung kann durch die chemische Reinigung verbessert werden. Aus dem Nachklärbecken wird das Wasser zunächst in das so genannte **Flockungsbecken** geleitet. Unter Zusatz von Chemikalien flockt der Restschmutz (z. B. Phosphat) aus. In einem weiteren Nachklärbecken setzen sich diese Partikel ab und können nach Wasserentzug dem Faulturm zugeführt werden. Theoretisch kann das gereinigte Wasser jetzt wieder den natürlichen Gewässern und damit dem Wasserkreislauf zugeleitet werden.

Schwieriger ist allerdings die Entfernung von Stickstoffverbindungen. Zur Erinnerung: Sie entstanden in der biologischen Reinigungsstufe beim Abbau organischer Abfälle. Nur wenige Kläranlagen haben bisher die chemische Reinigungsstufe zur **Denitrifikation**. Zur Entlastung der Nord- und Ostsee wäre dies aber von größter Wichtigkeit.

Schlammbehandlung

Nachdem das gereinigte Wasser abgeleitet worden ist, bleibt der Schlamm aus dem Vorklär-

Tab. 26.2 Klärschlamm-Verordnung: Grenzwerte für Schadstoffe im Klärschlamm, der als Dünger verwendet werden soll

Schadstoff	Grenzwert (mg/kg Trockenmasse Klärschlamm)
Zink	2500
Blei	900
Chrom	900
Kupfer	800
Organische Halogenverbindungen	500
Nickel	200
Cadmium	10
Quecksilber	8
PCB	0,2
Dioxine, Furane	0,0001

und dem Nachklärbecken zurück. Der Schlamm besteht bis zu 98 % aus Wasser, also gilt es, zur Volumenreduzierung zunächst Wasser zu entziehen. Der eingedickte Schlamm wird in den abgeschlossenen **Faulbehälter** gepumpt, in dem ein Gärprozess stattfindet: Verschiedene anaerobe Bakterien zersetzen die organischen Stoffe weiter, dadurch reduziert sich das Schlammvolumen nochmals. Bei Temperaturen um 35 °C entwickelt sich **Faulgas** (zwei Drittel Methangas, ein Drittel Kohlendioxid). Das Gasgemisch wird abgezogen und kann zur Beheizung der Faultürme genutzt werden. Nach etwa drei Wochen ist der Schlamm ausgefault und nahezu geruchlos. Der Wasseranteil ist allerdings immer noch recht hoch: Eine natürliche Entwässerung kann im Anschluss auf **Schlammtrockenbeeten** erfolgen.

Der **getrocknete Schlamm** kann, falls er nicht zu sehr mit Schwermetallen belastet ist, in der Landwirtschaft als **Düngemittel** eingesetzt werden. Klärschlamm enthält wichtige Mineralien und Humus bildende Stoffe. Eine Tonne **Klärschlamm enthält** etwa:

- 72 kg Kalk
- 38 kg Gesamtstickstoff
- 36 kg Phosphat
- 10 kg Magnesium
- 4 kg Kalium

Leider ist Klärschlamm meist derartig mit organischen Schadstoffen und Schwermetallen belastet, dass die **Klärschlammverordnung** novelliert werden musste. Sie legt **Grenzwerte** (Tab. 26.2) für Klärschlamm fest, der als Dünger zur Anwendung kommen soll.

Bei Überschreitung der Grenzwerte ist Klärschlamm als Giftmüll einzustufen. Soll der Klärschlamm auf Deponien gelagert werden, dürfen nur maximal 5 bis 10 % organische Stoffe im Gesamtgewicht enthalten sein.

In Leipzig wurde 2002 eine neuartige Kläranlage mit Biomembranfiltern in Betrieb genommen. Weitere spezielle Techniken, vorrangig in Deutschland entwickelt, widmen sich besonderen Problemstellungen (Entfernung von Pflanzenschutzmitteln, giftigen Arsenverbindungen usw.).

Die putzmunteren Forellen im Nachklärbecken von Kläranlangen (z. B. bei Unternehmen der Chemischen Industrie zu besichtigen) dürfen aber nach wie vor nicht vom großen Problem der Entsorgung des Klärschlamms ablenken. Der im Fachjargon übliche und umgangssprachlich übernommene Begriff der »Entsorgung« kann uns nicht »sorgenfrei« machen.

27 Boden

Ursula Panther

Für Geologen ist der **Boden** die oberste Verwitterungsschicht der festen Erdrinde.

Als vor 2 bis 3 Milliarden Jahren die erstarrte Erdkruste entstand und sich auf ihr das erste flüssige Wasser niederschlug, begann die immer noch anhaltende Zerstörung/Verwitterung der Gesteine. Je nach Zusammensetzung unterscheidet man verschiedenste Bodentypen. Als Teil des Naturhaushaltes sind sie ein prägendes Element der Natur und Landschaft.

Der Boden ist Träger des gesamten menschlichen, pflanzlichen und tierischen Lebens. Neben Wasser und Luft stellt er die dritte **unersetzbare Lebensgrundlage** dar.

Tab. 27.1 Prozentuale Verteilung der Bodennutzung in Deutschland

Landwirtschaft	53 %
Wald	30 %
Siedlungen	13 %
Wasserfläche	2 %
Sonstige	2 %

Seine Funktionen sind in gleichem Maße schutzbedürftig. Boden ist ein unvermehrbarer, unbeweglicher Bestandteil unserer Umwelt.

27.1 Bodenfunktionen

Der Boden dient den Menschen in vielfältigster Form. Er ist:

- Anbaufläche für Nahrungsmittel und pflanzliche Rohstoffe für Mensch und Tier
- Siedlungsfläche mit Infrastruktur und Produktionsstätten
- Erholungsraum
- Grundwasserspeicher
- Entsorgungsfläche für Abfälle sowie Filter und Puffer für Schadstoffe, die sonst in Wasser, Luft und Nahrung gelangen würden
- Lagerstätte für Bodenschätze und Energiequellen
- Archiv der Natur- und Kulturgeschichte

Die prozentuale Verteilung der Bodennutzung in Deutschland ist in Tabelle 27.1 dargestellt.

27.2 Bodenbelastungen

Deutschland ist ein hoch industrialisiertes Land und zusammen mit seiner Bevölkerungsdichte eines der Länder mit der höchsten Umwelt- und

Ressourcenbeanspruchung. Dies bleibt auch für den Boden nicht ohne Folgen. Er ist **Auffangbecken** für zahlreiche Substanzen aus der Umwelt, keineswegs nur für Stoffe aus land- oder forstwirtschaftlicher Nutzung. Bodenflora und -fauna werden dabei beeinträchtigt. Besonders offensichtlich bzw. publik werden solche Probleme, wenn die **Belastbarkeit** des Bodens als Filter für das Regenwasser **überschritten** wird, toxische Stoffe in das Grundwasser übertreten können und so eine direkte Gefährdung des Menschen zustande kommt.

27.2.1 Formen der Bodenbelastung

Bodenversiegelung

Bodenflächen werden in Ballungsgebieten wegen des benötigten privaten Wohnraums, durch Industrie, Verkehr und Abfallentsorgung bebaut und dadurch **versiegelt**.

Mit zunehmendem Wohlstand stiegen die Flächenansprüche im Bereich Wohnen, Gewerbe, Freizeit, Erholung und zugehöriger Infrastruktur. Diese Entwicklung geht zu Lasten der so genannten Freiräume: Bereiche, die bisher nicht in oben genannter Form in Anspruch genommen wurden. Der Boden wird so seiner natürlichen Funktionen dauerhaft beraubt: Der Parkplatz vor einem Einkaufszentrum oder einer Sportanlage lässt kein Pflanzenwachstum mehr zu; der Boden unter einer Straße kann kein Regenwasser mehr aufnehmen.

2006 wurden in Deutschland täglich 115 ha Boden bebaut. Ein Naturschutzgutachten fordert, diesen Wert bis zum Jahr 2020 auf 30 ha zu begrenzen.

Bodenverdichtung, Erosion und Pestizide

In der Landwirtschaft begünstigt der Anbau so genannter **schlecht deckender Kulturen** wie Mais, Hopfen und Zuckerrüben die **Bodenverdichtung** und in ihrer Folge die **Erosion**: Bei Niederschlägen kann das Wasser nicht schnell genug versickern, es fließt über die Oberfläche unter Mitnahme von Boden ab. Verstärkt wird dieser Mechanismus durch die Anlage riesiger Felder, die wiederum schwere Landmaschinen zur Bewirtschaftung benötigen. In der Forstwirtschaft entstehen durch die Anpflanzung großer Monokulturen ähnliche Probleme, so dass der Wind vielfach verheerend wirksam werden kann.

In **Gebirgsregionen** kommt es durch intensiven **Tourismus** zur Bodenverdichtung. Der gestörte (je nach Region auch unerwünschte) Pflanzenwuchs macht den Boden wiederum anfällig für Abtragungen, so dass es bei entsprechenden Wetterbedingungen zu regelrechten Erdrutschen und Schlammlawinen kommen kann. Als weitere Ursache werden allerdings auch die schadstoffgeschädigten Wälder mit oft zu hohem Schalenwildbestand (Wild mit Hufen wie Rotwild, Rehe, Stein-, Gams und Schwarzwild) aufgeführt.

Gegenmaßnahmen: Kleinschrittig, aber wirkungsvoll sind Aktionen wie »Stopp den Trampelpfaden«, die erstmals bei Oberstdorf eingerichtet wurde.

Rund 55 % der Gesamtfläche Deutschlands werden landwirtschaftlich genutzt, etwa 30 % forstwirtschaftlich. Im Rahmen dieser Bodennutzung wird der Boden durch **Überdüngung** und Einsatz von **Pflanzenschutzmitteln** (Pestizide) belastet. Vielfach stimmt das Gleichgewicht zwischen tatsächlichem Nährstoffverbrauch und Düngemitteln nicht. Zu hohe Düngung stellt eine Bodenbelastung dar, Filter- und Stoffabbauvermögen des Bodens sind dem nicht mehr gewachsen. Regional zunehmende Nitratwerte im Grundwasser sind ein Beweis dafür. Pflanzenschutzmittel schützen die Kulturpflanzen vor Schädlingsbefall, sie verhindern außerdem das Wachstum von nicht nutzbringenden Pflanzen. Der Nachweis von Pflanzenschutzmitteln im Grundwasser ist hierbei ein deutliches Signal für die Belastung des Bodens. **Gegenmaßnahmen:** Der »**integrierte Pflanzenanbau**« trägt diesen Problemen Rechnung. Hierbei wird nach dem Prinzip verfahren: »So wenig wie möglich, so viel wie nötig.« Ökologische und ökonomische Gesichtspunkte werden in Einklang gebracht, alte, bewährte bäuerliche Erfahrungen werden zusammen mit neuen Erkenntnissen Gewinn bringend und umweltfreundlich eingesetzt.

Altlasten

Altlasten sind nach der Bodenschutzkonzeption:
- verlassene und stillgelegte Ablagerungsplätze mit kommunalen und gewerblichen Abfällen
- wilde Ablagerungen
- Aufhaldungen und Verfüllungen mit umweltgefährdenden Produktionsrückständen
- ehemalige Industriestandorte
- Korrosion von Leitungssystemen
- defekte Abwasserkanäle
- abgelagerte Kampfstoffe
- unsachgemäße Lagerung wassergefährdender Stoffe
- andere Bodenkontaminationen

In Deutschland gibt es rund 271.000 Altlastenverdachtsflächen. Von allen gehen in mehr oder weniger großem Maße Bedrohungen für die menschliche Gesundheit und die Umwelt aus. Die jeweiligen Schadstoffe können zu Luftverschmutzung, Boden- und Grundwasserverunreinigung führen. **Gegenmaßnahmen:** Zur Beseitigung giftiger Rückstände aus belasteten Flächen (**Bodensanierung**) stehen verschiedene Verfahren zur Verfügung:
- thermische Methode
- Bodenwäsche

- biologische Methode
- Versiegelung des verseuchten Bodens

Alle Verfahren haben ihre Nachteile wegen verbleibender Reststoffe, die wiederum einer Entsorgung als Giftmüll bedürfen. Die Versiegelung des Bodens beseitigt nichts, verhindert aber nach heutigem Erkenntnisstand eine weiter greifende Kontamination des Erdreichs.

Streusalz

Auftaumittel, die auf Verkehrsflächen zur Anwendung kommen, schädigen die Böden und damit die Lebensgrundlage für Pflanzen und Tiere. Der Übertritt in das Grundwasser gefährdet außerdem das Trinkwasser. **Gegenmaßnahmen:** Bodenschonendere und damit umweltfreundlichere Alternativen (Sand, Split) sind seit Jahren vielfach im Einsatz, auch wenn sie die bisherigen Auftaumittel nicht ganz verdrängen konnten.

Schadstoffe aus dem Kfz-Verkehr

Autoabgase führen an Straßenrändern zu erheblichen Schadstoffanreicherungen im Boden. Es handelt sich teilweise um so genannte **persistente** (= nicht oder nur über langen Zeitraum abbaubare) **Schadstoffe**. **Gegenmaßnahmen:** Alle in Deutschland zugelassenen Kraftfahrzeuge müssen sich in regelmäßigen Abständen der Abgasuntersuchung (AU) unterziehen. Ziel ist es, die Abgase auf einem konstant niedrigen Niveau zu halten. Ab 2010 ersetzt die Umweltverträglichkeitsprüfung im Rahmen der Hauptuntersuchung die AU.

Saure Niederschläge

Luftverunreinigende Stoffe (s. Kap. 25 »Luft«, S. 332 ff.) führen zu einer Ansäuerung der Niederschläge. Der **saure Regen** schädigt nicht nur die Vegetation (Waldsterben), sondern auch in starkem Maße den Boden und führt:

- zu einer Verarmung an wichtigen Pflanzennährstoffen wie Kalzium, Kalium und Magnesium
- zu einer Vermehrung toxischer Aluminiumionen mit schädlichen Auswirkungen auf die Vegetation
- zur Abtötung von Mikroorganismen
- zur Veränderung und Reduzierung des Artenspektrums
- zur Beeinträchtigung der Nährstoffversorgung von Pflanzen insgesamt

Besonders augenfällig ist für uns alle die Schädigung der Bäume – das **Waldsterben**.

27.3   Gesetzliche Bestimmungen

Aus der Vielfältigkeit der Bodennutzung durch den Menschen erklären sich auch die Schwierigkeiten für einheitliche, übergreifende Maßnahmen zum Schutze des Bodens.
1999 trat das **Bundes-Bodenschutzgesetz** (BbodSchG) mit folgenden Schwerpunkten in Kraft, die letzte Novellierung erfolgte 2004:
- bundeseinheitliche Grenzwerte für Schadstoffe im Boden

- Vorgaben für die Sanierung von belasteten Böden (Flächenrecycling)
- Vermeidung von Bodenverdichtung und Erosion in der Landwirtschaft über entsprechende Nutzungsmethoden.

Ergänzend zum Bodenschutzgesetz sind **weitere Gesetze** von Bedeutung:
- Bundes-Immissionsschutzgesetz (BImSchG)
- Kreislaufwirtschafts- und Abfallgesetz (KrW-/AbfG)
- Wasserhaushaltsgesetz (WHG)
- Bundesnaturschutzgesetz (BNatSchG)
- Baugesetzbuch (BauGB)
- Flurbereinigungsgesetz (FlurbG)
- Bundesberggesetz (BBergG)
- Chemikaliengesetz (ChemG)
- Pflanzenschutzgesetz (PflSchG)
- Umweltstraf- und -haftungsrecht

Eingegrenzt auf die jeweiligen Bundesländer setzt sich die Gesetzgebung über entsprechende Landesgesetze bis in die Kommunen fort.
Die Auflistung der Bundesgesetze erhebt keinen Anspruch auf Vollständigkeit, soll aber die vielen Interessenkonflikte verdeutlichen, die den Bodenschutz in unserem Land so schwierig gestalten.

28 Müll

Ursula Panther

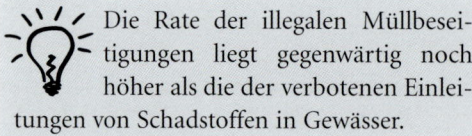

Man schwärmt für bess're Welten sehr,
Was dafür tun will selten wer!

Eugen Roth

»**Ex und hopp**« hieß der Slogan vergangener Jahrzehnte, der gleichbedeutend war für Wohlstandsgesellschaft, für Konsum und Fortschritt. In den 1960er-Jahren wurde die Plastiktüte geradezu zum Symbol moderner Lebenshaltung. Damals machte sich wohl kaum jemand darüber Gedanken, was aus diesem Kunststoff auf der Mülldeponie würde. Der individuelle Wohlstand wuchs, die Müllberge allerdings auch.

> Die Rate der illegalen Müllbeseitigungen liegt gegenwärtig noch höher als die der verbotenen Einleitungen von Schadstoffen in Gewässer.

Die Abfallbeseitigung wurde in den 1980er-Jahren zur Abfallwirtschaft, die Beseitigung wurde verbal vom Gesetzgeber umgewandelt in Entsorgung. Dies ist aber genauso wenig möglich wie z. B. bei der Abwasserentsorgung.

Müllentsorgung im weitesten Sinne ist zum **Gewinn bringenden Geschäft** geworden.
Es stinkt uns – Müll stinkt auch, vielleicht unter anderem ein ganz simpler Grund, weshalb die Sensibilität der Bevölkerung für das Müllproblem recht groß ist. Viele Bürger sortieren mit Vehemenz ihren Müll, das Vertrauen in die anschließende Entsorgung oder Wiederaufbereitung ist allerdings gering.

28.1 Gesetzliche Bestimmungen

1972 wurde erstmals mit dem »**Gesetz über die Beseitigung von Abfällen**« (AbfG) bundesweit versucht, Gefahren für Mensch und Umwelt zu begegnen, die von Abfällen und deren ungeordneter Beseitigung ausgehen können. Mit diesem Gesetz wurde die Beseitigung von **Hausmüll und hausmüllähnlichem Abfall** geregelt.
1976 kam es zur Novellierung des AbfG: **Abfälle aus Gewerbe und Industrie** und deren Beseitigung werden geregelt.

1986 »Gesetz über Vermeidung und Entsorgung von Abfällen«: Die Zielsetzung hatte sich notwendigerweise gewandelt, Grundsätze moderner Abfallwirtschaft wurden festgelegt:

- Abfälle sollten möglichst bereits bei der Herstellung von Produkten vermieden werden.
- Nicht vermeidbare Abfälle sollen in möglichst großem Umfang verwertet werden (Recycling).
- Nicht verwertbare Abfälle sollen gegebenenfalls vorbehandelt und schadlos gelagert werden.

1996 wurde das **Kreislaufwirtschafts- und Abfallgesetz** verabschiedet. Im § 1 heißt es: »Zweck des Gesetzes ist die Förderung der Kreislaufwirtschaft zur Schonung der natürlichen Ressourcen und die Sicherung der umweltverträglichen Beseitigung von Abfällen.«

Die drei Hauptziele des Kreislaufwirtschaftsgesetzes sind:
- Stufe 1: Vermeidung
- Stufe 2: Verwertung
- Stufe 3: Beseitigung

Die wesentliche Abweichung zum Gesetz von 1986 ist die Erweiterung der **Produktverantwortung**: Hierbei geht es um Rücknahme, Verwertung oder Beseitigung von Produkten nach deren Gebrauch (= **Altprodukte**). Es wurde die Basis zum Erlass weiterer Verordnungen bezüglich spezieller Altprodukte wie Altautos, Altbatterien und Altelektrogeräte geschaffen.
Das Kreislauf- und Abfallgesetz wird durch eine Reihe von Rechtsverordnungen des Bundes konkretisiert, wobei die entsprechenden EU-Richtlinien eine maßgebende Rolle spielen:

- Abfallverbringungsverordnung
- Abfallbestimmungsverordnung
- Verordnung über Betriebsbeauftragte für Abfall (auch in Krankenhäusern erforderlich)
- Klärschlammverordnung
- Altölverordnung
- Verordnung über die Vermeidung von Verpackungsabfällen (VerpackV)
- Verordnung über die Rücknahme und Pfanderhebung von Getränkeverpackungen aus Kunststoffen
- Altautoverordnung
- Elektroaltgeräteverordnung
- Batterieverordnung
- Bioabfallverordnung

In Anlehnung an § 4 Abs. 5 AbfG ist die Bundesregierung ermächtigt, alle Verwaltungsvorschriften über Anforderungen an die Entsorgung von Abfällen, vor allem von Sonderabfällen, nach dem jeweiligen Stand der Technik zu erlassen. Daraus resultiert die **Technische Anleitung (TA) Abfall**. Im Vordergrund stehen dabei Sicherheitsüberlegungen zum langfristigen Verhalten der Stoffe bei Ablagerungen auf Deponien. Eine Konsequenz daraus ist die zunehmende Vorbehandlung von Abfällen, um in verschiedenen Abfällen enthaltene Schadstoffe weitgehend unschädlich zu machen.

Vor In-Kraft-Treten des bundesweit gültigen AbfG gab es bereits kommunale Bestimmungen. Nahezu zeitgleich wurden in einigen Bundesländern **Landesabfallgesetze (LAbfG)** verabschiedet. Die Landesabfallgesetze stellen eine Ergänzung zum AbfG des Bundes dar. Sie regeln bzw. setzen die Vorgaben des AbfG um: Sie bestimmen z. B. die öffentlich-rechtlichen Körperschaften, die zur Abfallentsorgung verpflichtet sind. Außerdem enthalten die Landesabfallgesetze ergänzende Bestimmungen in Einzelfragen, wie die Erstellung kommunaler Abfallentsorgungspläne.

28.2 Konsequenzen für den Bürger

Während die meisten der oben genannten Verordnungen ohne direkte Mitwirkung oder auch Betroffenheit des Bürgers umgesetzt werden, ist die **Verpackungsverordnung** (Tab. 28.1) etwas, was jeden Haushalt betrifft. Deshalb zunächst die einzelnen Stufen dieser Verordnung:

- **Stufe I:** Ab Dezember 1991 war der Handel bzw. der Hersteller verpflichtet, Transportverpackungen (z.B. Kisten, Fässer, Paletten) zurückzunehmen und wieder zu verwerten.
- **Stufe II:** Die zweite Stufe vom April 1992 betraf Umverpackungen (z.B. Folien, Kartonagen), die vom Handel zurückgenommen werden mussten.
- **Stufe III:** Ab Januar 1993 musste der Handel alle gebrauchten Verkaufsverpackungen zurücknehmen (z.B. Kartons, Dosen, Flaschen).
- **Stufe IV:** Seit August 1998 in Kraft. Ziele der Novelle sind: Anpassung an die EU-Verpackungsrichtlinie und Intensivierung der Vermeidungs- und Verwertungserfolge.
- **Dosenpfand:** Am 01. 01. 2003 wurde in Deutschland ein Pflichtpfand von 0,25 bis 0,5 Euro auf Einweg-Getränkeverpackungen für Cola, Mineralwasser, Bier und Limonade eingeführt. 2006 wurde das Pflichtpfand erweitert. Händler mussten nun alle Arten von Einwegverpackungen zurücknehmen. Dazu zählen nun auch kohlensäurefreie Erfrischungsgetränke. Rücknahmeautomaten haben weitestgehend die »Riesensäcke« neben den Kassen abgelöst. Von der Pfandpflicht befreit sind auch jetzt noch Spirituosen, Milch, Säfte und umweltfreundliche Getränkekartons.

 Pfandflaschen verursachen gegenüber Einwegdosen

- 11 × weniger Abfall
- 4 × weniger Treibhausgase
- 10 × weniger Verkehrslärm durch Transport

 **Auswirkungen des Dosenpfandes:**

- einige Handelsketten nahmen Pfanddosen vollständig aus dem Sortiment
- die Mehrwegquote stieg enorm an: bei Bier Anstieg von 75 auf 91 %; bei Cola und Limonade von 51 auf 76 %; bei Mineralwasser von 68 auf 79 % (Quelle: Bundesministerium für Umwelt, Arbeitsgemeinschaft Verpackung und Umwelt)

Der Handel reagierte bereits 1991 auf die Verpackungsverordnung (VO) mit der Gründung des **Dualen Systems Deutschland (DSD)**. Über die Vergabe von Lizenzen an die Hersteller werden deren Produkte mit dem Grünen Punkt versehen. Der **Grüne Punkt** signalisiert dem Verbraucher, dass es sich um wiederverwertbares Material handelt (Wertstoffe).

Tab. 28.1 Wiederverwertung von Verpackungsmüll nach der Verpackungsverordnung 2002 (Quelle: Gesellschaft für Verpackungsmarktforschung, Globus)

Material	Verbrauch (in Mio. t)	Recyclingquote
Papier, Pappe, Karton	6,19	89 %
Glas	3,20	85 %
Aluminium	0,11	71,3 %
Weißblech	0,71	77,3 %
Verbundmaterial	0,22	65,5 %
Kunststoffe	2,06	51,2 %

Die Kosten der Entsorgung werden über einen Preisaufschlag an den Verbraucher weitergegeben, 1999 zahlte jeder Einwohner auf diesem Wege etwa 23 Euro.

Kommunale Träger und Privatunternehmen haben großflächig im Auftrag des DSD den Abtransport der Wertstofftonnen oder gelben Säcke übernommen.

Bereits Mitte 1993 **überstieg** jedoch die eingesammelte Müllmenge die **Wiederaufbereitungskapazitäten** (dazu zählen auch die Zwischenlager). Die Bürger hatten wesentlich mehr Verpackungsmüll gesammelt als erwartet. Allerdings zeigten vereinzelte Studien auch, dass der Anteil von Restmüll in den gelben Säcken oder Tonnen bis zu 30 % betrug. In den Städten sortiert der Bürger weniger sorgfältig als auf dem Land. In den Säcken ist weniger Restmüll als in den Tonnen.

 Von Seiten der Verbraucher werden häufig folgende Fehler gemacht:

- Papier mit dem Grünen Punkt gehört in die Papiertonne, nicht in den Gelben Sack.
- Verschiedene Verpackungen dürfen nicht ineinander gestapelt werden, eine Trennung unterschiedlicher Wertstoffe wird erschwert.
- Deckel (z. B. von Joghurtbechern) müssen immer abgelöst werden, das Aluminium wird durch Plastikanteile verunreinigt.

Weitere Informationen zum Grünen Punkt:
- **1995:** 16.200 Produzenten verwenden bereits den Grünen Punkt oder sind Antragsteller.
- **»Pro Europa«:** Gründung einer europäischen Organisation mit dem Ziel eines einheitlichen Verpackungsrecyclings. Fast die Hälfte der Bevölkerung hält inzwischen den Grünen Punkt für eine gute Sache. Weitere Länder der EU wie Belgien, Frankreich und Österreich nutzen den Grünen Punkt als Lizenzzeichen.
- **1997:** Die DSD GmbH wird zur Aktiengesell-

schaft, eine Gesamtmenge von 5.446.662 Tonnen Verkaufsverpackungen werden einer Verwertung zugeführt.
- **1998:** Der Vertrag des DSD und der deutschen Entsorgungswirtschaft wurde von der Europäischen Kommission nicht akzeptiert. Mittlerweile gibt es vier weitere Unternehmen, die eine bundesweite Zulassung erhalten haben.
- **2003:** Das Bundeskartellamt verhängt gegen das DSD sowie weitere Handels- und Entsorgungsunternehmen Bußgelder von insgesamt 4,4 Millionen Euro. Der Vorwurf lautet auf »Boykottaufrufe« bezüglich anderer Wettbewerber.
- Durch das Dosenpfand rechnet das Duale System zukünftig mit Mindereinnahmen von 300 bis 400 Millionen Euro.

 Die Marke »Der Grüne Punkt« ist weder ein Umweltzeichen noch ein Recyclingsymbol, sondern eine reine »Finanzierungs- und Beteiligungsmarke«.

28.3   Müllaufkommen

Nach Angaben des Statistischen Bundesamtes setzte sich das **Müllaufkommen** von insgesamt 339 Millionen Tonnen 2004 in Deutschland wie folgt zusammen:
- 55,2 % Bau- und Abbruchabfall
- 14,8 % Bergematerial aus dem Bergbau
- 15,6 % aus Produktion und Gewerbe
- 14,4 % Siedlungsabfall, davon 43,1 Millionen Tonnen Haushaltsabfall (Siedlungsabfall ohne Straßenkehricht, Marktabfälle, Garten- und Parkabfälle z. B. von Friedhöfen)

28.3.1   Hausmüll

Statistisch gesehen produziert jeder Bundesbürger pro Jahr rund 456 kg Müll (Stand: 2005). Tabelle 28.2 gibt ein ungefähres Bild der **Zusammensetzung** von **Hausmüll** und von seiner Wiederverwertung in Prozentangaben.

Tab. 28.2 Zusammensetzung des Haushaltsabfalls und Anteile der Wiederverwertung (Quelle: Statistisches Bundesamt, 2005)

Art	Menge (in Mio. t)	Davon wiederverwertet
Hausmüll/Restmüll	15,5	7 %
Organische Abfälle (Biomüll, Gartenabfälle)	7,8	99 %
Altpapier, Pappe	7,7	99 %
Sperrmüll	2,6	32 %
Leichtverpackungen/Kunststoffe	4,7	84 %
Altglas	3,1	100 %
Sonstiges (Metalle, Verbunde, Textilien)	1,2	97 %

28.4   Müllentsorgung

2005 wurde der Hausmüll wie folgt entsorgt:
- 58 % wurden verwertet.
- 22 % wurden Verbrennungsanlagen zugeführt.
- 19 % landeten auf Deponien.
- 1 % konnte in Kompostierungsanlagen verwertet werden.

Die **Entsorgungspflicht** des Hausmülls und hausmüllähnlicher Gewerbeabfälle liegt bei den kommunalen Körperschaften. Da sie sich aber dabei Dritter bedienen dürfen, werden vielfach private Entsorgungsunternehmen damit beauftragt (Fremdentsorger). Die Weitergabe entbindet die Kommunen allerdings nicht von ihrer abfallrechtlichen Verantwortung.
Die **Abfallentsorgung** umfasst folgende **Schritte**:
- Einsammeln
- Befördern
- Lagern
- Behandeln
- Verwerten
- Ablagern (Endlagerung)

28.4.1   Einsammeln

 Unter **Einsammeln** versteht man das Abholen und Zusammentragen der vom Besitzer überlassenen Abfälle.

In bewährter Form geschieht dies durch die **Müllabfuhr**. Die Vorsortierung durch den Bürger (siehe kommunaler Müllentsorgungsplan) erleichtert die geplante **Müllverwertung** (Recycling). Hierbei geht es um die Trennung von Wertstoffen und Restmüll. Für die Wertstoffe gibt es wiederum Hol- und Bringsysteme. Während beim **Holsystem** die Wertstoffe (s. auch S. 372 f.) direkt in den Haushalten abgeholt werden (inklusive Sperrmüll), existieren für das **Bringsystem** zentral aufgestellte Behältnisse. Am weitesten verbreitet sind hier die Glas- und Papiersammelbehälter.
Nach dem Prinzip des Bringsystems bieten die Kommunen ebenfalls Sammlungen von **Problemstoffen** (Sonder-/Giftmüll) an. Hierbei werden schadstoffhaltige Abfälle wie Altfarben und Lacke, Holzschutzmittel, Lösungsmittel, Altmedikamente, Batterien, Säuren und Laugen, Altöle, Ölfilter, Leuchtstoffröhren und anderes mehr entgegengenommen.
Grünabfälle werden sowohl im Hol- wie auch Bringsystem entsorgt.

28.4.2 Befördern

Unter **Befördern** ist nicht nur der Transport des Mülls zu sehen, auch zeitweilige Aufenthalte im Verlauf der Beförderung gehören dazu.

Die Abgrenzung zum Lagern und Behandeln ist nicht immer eindeutig, da z.B. manchmal eine Zerkleinerung der Abfälle bereits während des Transportes erfolgt.

28.4.3 Lagern

Das **Lagern** ist als zwischengeschaltete Stufe in der Abfallwirtschaft vorgesehen. Sie dient der Zwischenlagerung mit dem Ziel der späteren Beseitigung (Ablagerung/Endlagerung) oder der Verwertung.

Gerade bei der Verwertung zeigt sich die gegenwärtige Problematik in der Umsetzung der AbfG. Die vorhandenen Kapazitäten entsprechen nicht dem Müllaufkommen bzw. die Methoden sind noch nicht ausgereift.

28.4.4 Behandeln

Zur Behandlung des Abfalls zählen Methoden mechanischer, thermischer, chemischer und/oder biologischer Art. Sie dienen zur:
- Verkleinerung
- Verdichtung
- Entwässerung
- Entgiftung
- Kompostierung
- Verbrennung

Die Behandlung kann sowohl der Verwertung als auch der Ablagerung (Endlagerung) dienen.

 Hervorzuheben ist, dass auch das Verbrennen von Abfall als Methode der Verwertung gilt, da hierbei Energie entsteht.

28.4.5 Verwerten

Zur Erinnerung sei nochmals auf § 3 Abs. 2 des AbfG hingewiesen: »Die Abfallverwertung hat Vorrang vor der sonstigen Entsorgung, wenn sie technisch möglich ist, die hierbei entstehenden Mehrkosten im Vergleich zu anderen Verfahren der Entsorgung nicht unzumutbar sind und für die gewonnenen Stoffe oder Energie ein Markt vorhanden ist oder insbesondere durch Beauftragung Dritter geschaffen werden kann.« Beispiele für bereits funktionierende Bereiche der Verwertung sind die folgenden.

Altglas

Die **Altglasmenge** in der Behälterproduktion betrug 2002 3,3 Millionen Tonnen. Der in der ersten Stufe **vorgeschriebene Verwertungsanteil** von 42 % Altglas war 1991 mit 60 % und 1992 mit 65 % bereits mehr als erfüllt. Bereits vor den Aktivitäten des DSD bestand auf diesem Gebiet ein gut funktionierendes System.

Altpapier

Der **Papierverbrauch** in verschiedensten Bereichen betrug 2002 pro Bundesbürger 230,1 kg. Der Papierverbrauch verteilte sich wie folgt:
- Hygienepapiere 12,8 kg
- technische und Spezialpapiere 13,9 kg
- Kartons und Verpackungen 96,1 kg
- Druck- und Pressepapiere 107,3 kg

Für die Papierindustrie stellte das **Altpapier** schon seit Jahrzehnten einen nicht unerheblichen **Rohstoff** dar. 2003 wurden in Deutschland rund 13,8 Millionen Tonnen Altpapier gesammelt. Die geforderte stufenweise Anhebung der Recyclingquote (1997: 70 %) hat mittlerweile 99 % erreicht.

Alttextilien

Der Handel mit Alttextilien hat schon eine lange Tradition. Freie Wohlfahrtsverbände führen nach wie vor **Altkleidersammlungen** durch. Dabei werden Textilien in gutem Zustand einem neuen Verwendungszweck zugeführt. Fragwürdig wird das zunächst vernünftig erscheinende Sammeln von Altkleidern (gegebenenfalls über freie Wohlfahrtsverbände) jedoch durch den **Aufkauf** durch **kommerzielle Betreiber** und anschließenden Vertrieb in Dritte-Welt-Ländern. Die einheimische Textilindustrie kann dem Wettbewerb mit Billigstprodukten nicht standhalten, wertvolle Arbeitsplätze gehen so möglicherweise verloren.

In Deutschland gibt es mittlerweile auf kommerzieller Ebene nahezu überall **Secondhandläden**, die besonders für Kinderbekleidung und bei jungen Erwachsenen Zuspruch gefunden haben. Auch das Weiterreichen von getragener Kleidung im privaten Bereich wird von vielen Bürgern als vernünftig erachtet und hat nicht mehr den Beigeschmack von »sich etwas nicht leisten können«. **Nicht mehr tragfähige Textilien** können auch noch weiterverwendet werden: Putzlappen und Flickenteppiche sind eine Möglichkeit. Zunehmend Anklang findet auch Damen- und Herrenoberbekleidung, die ausschließlich aus sortierten Alttextilien hergestellt wird.

Die Zunahme bedürftiger Bevölkerungsanteile hat eine weitere Form von Secondhandläden entstehen lassen. Noch preiswerter als die kommerziellen Betreiber sind »Kaufhäuser« in Trägerschaft der Wohlfahrtsverbände.

Elektroschrott

2005 entfielen auf jeden Bundesbürger etwa 13 kg Elektroschrott, insgesamt also 1,1 Millionen t. Davon waren 72 % Haushaltsgroßgeräte, 21 % Computer und Unterhaltungselektronik und 7 % weitere Geräte. Seit 2006 sind Unternehmen zur **kostenlosen Rücknahme** der Geräte verpflichtet, an Sammelstellen erfolgt eine weitere Aufteilung (weitere Informationen: www.bmu.de/elektroschrott, www. stiftung-ear. de).

Kunststoffe

Das Hauptproblem des Kunststoffrecyclings liegt in der **Vielfältigkeit** der im Haushaltsmüll enthaltenen **Kunststoffe**. Die bisherige Verwertung erstreckt sich von daher fast ausschließlich auf **sortenreinen Abfall**. Rund um den Abfall- und den Gartenbereich gibt es allerdings Anwendungsbereiche für gemischte Kunststoffabfälle. Kompostbehältnisse, Gartenbänke, Zaunpfosten, Blumenkübel und Abfallbeutel können mittlerweile daraus hergestellt werden. Kritiker sehen hier allerdings Grenzen, diese Spirale der Wiederverwertung sei eben nicht unendlich fortzusetzen. Dazu kommen die unzureichenden Kapazitäten zur Wiederverwertung (s. auch S. 373).

Müllverbrennung

Zwei verschiedene Verfahren werden angewendet:
- Verbrennung auf dem Rost
- Schwel-Brenn-Verfahren

Verbrennung auf dem Rost

Die Verbrennung auf dem Rost ist bisher in allen 72 Hausmüllverbrennungsanlagen in Deutschland üblich. Unter Zufuhr von Luft wird der Müll bei über 850 °C verbrannt. So werden nicht ganz 33 % des Hausmülls entsorgt (auf das Gesamtmüllaufkommen übertragen nimmt die Verbrennung rund 8 % ein). Nach Aussagen des Bundesumweltministers habe die moderne Abfallverbrennung einen sehr hohen **Umweltstandard** erzielt, sie sei damit umweltfreundlicher als die bisher in Deutschland überwiegend praktizierte Ablagerung auf Hausmülldeponien.

In der Schweiz beträgt der Anteil des verbrannten Hausmülls 80 %, in Japan 72 %, in Schweden 55 %.

Für die Methode der **Verbrennung** sprechen die Reduzierung des Abfalls um rund 80 % und die Gewinnung von Strom und Fernwärme. Die Brennbarkeit des Restmülls reicht allerdings nicht immer aus, so dass der Zusatz von Primärenergien wie Öl erforderlich wird.

Gegenwärtig ist der **Widerstand gegen Müllverbrennungsanlagen** in der Bevölkerung jedoch recht hoch. Die vielfache Sorglosigkeit als Müllverursacher einerseits und die Vehemenz gegen die Stationierung einer Verbrennungsanlage in der Nähe sind durchaus gleichberechtigt vorzufinden.

Aus den Augen, aus dem Sinn – das klappt leider nicht immer, beim Müll eben auch nicht. Wir haben Angst vor den Schadstoffen, die bei der Verbrennung entstehen, insbesondere vor dem so genannten **Dioxin** (TCDD = Tetrachlordibenzoparadioxin). Die ab 1996 erlaubten Maximalwerte von 1 ng/m^3 (= 0,000000001 g) Abluft werden von den meisten Anlagen nicht erfüllt. Gegenwärtig liegt der tolerierte Höchstwert bei 10 ng/m^3. Selbst wenn die Filteranlagen nach altem Modus die vorgegebenen Maximalwerte erzielen, so verbleiben hoch belastete Kohlefilter, die zum Sondermüll gehören. Neben Dioxin enthalten die Filter unter anderem Furane (PCDF), Salzsäure, Schwermetalle wie Blei, Cadmium, Quecksilber und Arsen.

In der Dormagener Verbrennungsanlage wurde ein **Katalysator** eingesetzt. Er dient zur **Oxidation** von **Dioxin**: Endprodukte sind Kohlendioxid und Wasser.

Schwel-Brenn-Verfahren

Das Schwel-Brenn-Verfahren ist eine Methode zur **Zersetzung** der **organischen Substanzen**, die sich im Abfall befinden. Vom Namen her abzuleiten, umfasst dieses Verfahren zwei **Phasen** der Müllbehandlung:

- Bei der **Verschwelung**, das heißt Vergasung des organischen Müllanteils, entstehen Brennstoffe wie Schwelgas und Kohlenstoffstaub. Materialien wie Steine, Glas und Metalle werden sortenrein und keimfrei der weiteren Verwertung zugeführt.
- Die angefallenen Brennstoffe werden bei ca. 1.300 °C **verbrannt**, organische Stoffe wie Dioxine und Furane werden dabei sicher zerstört.

Als **Restmüll** verbleibt ein **glasartiges**, umweltneutrales **Granulat**, das im Straßenbau verwertet werden kann. Wie bei der konservativen Müllverbrennung kann die **Abwärme** zur Verstromung oder als Fernwärme genutzt werden.

Kompostierung

Als altbewährtes System dient die Kompostierung zur Behandlung organischer Abfallstoffe mit dem Effekt der Müllreduzierung (um 30 %) und einer anschließenden sinnvollen Verwendung als Bodenverbesserungsmaterial.

Die Kompostierung kann als **private Eigenkompostierung** oder über **zentrale Kompostierwerke** in die kommunale Abfallwirtschaft integriert werden. Die technischen Voraussetzungen sind ausgereift und betriebssicher.

Problematisch ist der teilweise hohe Gehalt an **Schwermetallen**. Die mit dem Umweltengel versehenen Bodenverbesserungsmittel stehen für gute Qualität und Überprüfung des Schadstoffgehalts. Bei der privaten Kompostierung ist zwar die Schwermetallbelastung kein Problem, dagegen bestehen vielfach Verunsicherung bezüglich der Durchführung und Ängste wegen Ungeziefer.

28.4.6 Endlagerung

Trotz aller aufgeführten Bestrebungen steht für einen großen Teil des Hausmülls (2005 ca. 19 %) die Deponierung als Endglied in unserem Abfallwirtschaftskonzept. Denn nahezu alle Verfahren und Maßnahmen der Verwertung erbringen Neben- oder Restprodukte. Außerdem sind Wertstoffe nicht in einem unendlichen Kreislauf wiederverwendbar.

In kommunaler Verantwortung sind folgende Deponien von Bedeutung:
- Hausmülldeponie
- Interstoffdeponie
- Klärschlammdeponie
- Zwischenlager für Sonderabfälle

Hausmülldeponie

Von den 377 Mülldeponien in Deutschland wurden bis 2006 rund 200 geschlossen, da sie nicht mehr den verschärften Umweltschutzrichtlinien entsprachen. Bereits seit 2005 durfte, nach einer Übergangsfrist von zwölf Jahren, ohne Vorbehandlung kein Müll mehr auf den Deponien gelagert werden. Zwecks Mengenreduzierung musste der Müll vorher verbrannt oder mechanisch-biologisch behandelt werden. **Forderungen** (Deponierichtlinie der EU, 03/2002) für die **sichere Anlage** einer Deponie (geordnete Deponie) sind (Abb. 28.1):

- Eine Lagerung ist nur als Halde auf der Geländeoberkante zulässig: Hiermit wird der **Kontakt zum Grundwasser** ausgeschlossen. Niederschlagswasser durchläuft zwar den Deponiekörper, kann aber wesentlich unproblematischer als Sickerwasser aufgefangen und gereinigt werden.
- Die **Dichtigkeit** der **Deponiebasis** muss gewährleistet sein. Die Abdichtung wird entweder mit natürlichen mineralischen Schichten vorgenommen oder auch mit künstlichen Dichtungen. Wichtig ist die Absicherung über eine Doppeldichtung.
- **Schlacke** und andere Abfallstoffe werden **getrennt gelagert**: Die gemeinsame Ablagerung ist schädlich, da sich die verschiedenen Stoffe unterschiedlich absetzen, eine spätere Abdichtung deshalb nicht so optimal erfolgen kann.

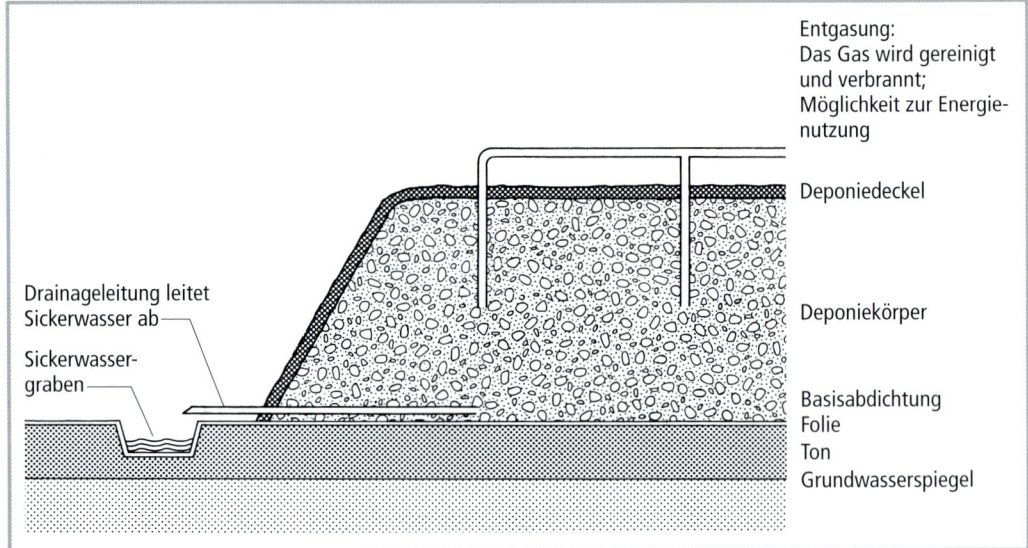

Abb. 28.1 Aufbau einer sicher angelegten Mülldeponie

- Die Deponie ist gereinigt zu **entgasen**, das Gas wird teilweise zur Wärmeerzeugung oder Verstromung genutzt.
- Die Halde ist nach Ende der Bewirtschaftung gegen Niederschlag abzudichten, diese **Deckelung** besteht z. B. aus Ton. So ist eine Auswaschung der Deponie nicht möglich, die Überprüfung des Sickerwassers wird somit zur Dichtigkeitskontrolle.
- Ab 01.06.2005 werden Mülldeponien ohne ausreichend Sickerwasserabdeckung geschlossen.
- Unbehandelter Abfall (direkter Transport zur Deponie ohne weitere Zwischenbehandlung) darf seit Mitte 2005 nicht mehr deponiert werden.

28.4.7 Kosten der Müllentsorgung

Da die Müllentsorgung durch die Kommunen vorgenommen wird, schwanken die Gebühren von Ort zu Ort. Die Kosten für die Entsorgung einer Tonne Hausmüll sind in den letzten Jahren gestiegen und liegen durchschnittlich bei 200–300 Euro.

Die Ursachen hierfür sind vielschichtig:
- Die Müllmenge wurde geringer, aber hohe Festkosten der Anlagen bestehen auch ohne Auslastung der Kapazitäten.
- Die Zufuhr von »Sekundärenergie« wird erforderlich, da der Brennwert des Restmülls zu gering ist.

28.4.8 Glossar zur Müllentsorgung (EU-Richtlinie)

- **Abfälle zur Beseitigung:** Abfälle, die gegenwärtig weder wirtschaftlich noch schadlos verwertet werden können und deshalb deponiert oder ohne Energiegewinn verbrannt werden müssen.
- **Haushaltsabfälle:** Über die öffentliche Müllabfuhr entsorgte Abfälle aus den Haushalten (wie Biotonne, Glas, Papier, Kunststoffe, Restmüll, Sperrmüll).
- **Siedlungsabfälle:** Haushaltsabfälle und hausmüllähnliche Gewerbeabfälle, wie Garten-, Friedhofsabfälle, Marktabfälle, Straßenkehricht.
- **Mechanisch-biologische Behandlung:** Verfahren, die Abfall mechanisch sortieren und teilweise einer biologisch beschleunigten Verrottung zuführen. Danach kann ein Teil stofflich oder energiegewinnend verwertet werden.
- **Energetische Verwertung:** Abfall wird in Kraftwerken oder Industrieanlagen als Brennstoff genutzt. Das Abfallgemisch muss einen Mindestbrennwert haben.
- **Stoffliche Verwertung:** Wiedergewinn von Rohstoffen aus Abfall, Herstellung neuer Produkte.
- **Chemische Abfallentsorgung:** Verbrennung von Abfall ohne Nutzung der freigesetzten Energie. Reste (Asche, Schlacke) werden dem Bergbau zugeführt (zum Verfüllen), kommen im Straßenbau zur Verwendung oder müssen deponiert werden.

29 Lärm

Ursula Panther

Musik wird oft nicht schön gefunden,
weil sie stets mit Geräusch verbunden!

Wilhelm Busch

Lärm ist ein zunehmendes Problem in unserer technisierten Umwelt.
Wir schaffen diese Belastung teilweise selbst in unserem ganz privaten **Wohnbereich** (Haushaltsgeräte, Radio, Fernsehen usw.), setzen dies fort über gewünschte bzw. erforderliche **Beweglichkeit** (Pkw zum Arbeitsplatz, für die Freizeit, den Urlaub) und sind vielleicht durch unseren Wohnort so genanntem **Industrielärm** ausgesetzt.
Psychovegetative Störungen und Erkrankungen sind die Folge. **Lärmschwerhörigkeit** als anerkannte Berufskrankheit nimmt zahlenmäßig zu. Privater Missbrauch akustischer Medien, selbst im Kindergartenalter, lässt immer mehr Kinder tatsächlich schwer hören.
Die Bewältigung dieser Gesamtproblematik liegt in der **Prävention**:
- Lärmemission und Lärmimmission so niedrig wie möglich halten
- Lärmschutz für die betroffenen Berufstätigen
- nicht zuletzt im privaten Bereich Sensibilität entwickeln – für den schonenden Umgang mit einem wichtigen Sinnesorgan

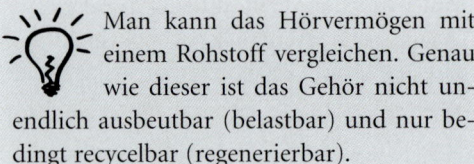 Man kann das Hörvermögen mit einem Rohstoff vergleichen. Genau wie dieser ist das Gehör nicht unendlich ausbeutbar (belastbar) und nur bedingt recycelbar (regenerierbar).

Was bereits Wilhelm Busch als Lebensweisheit erkannte, hat auch heute noch Gültigkeit, allerdings in weitaus größerem Umfang.

29.1 Grundbegriffe zum Thema Lärm

- **Geräusch:** Schallereignis ohne definierte Tonhöhe und Klangfarbe, hervorgerufen durch periodische Schwankungen
- **Schall:** Eine mechanische Schwingung, die vom menschlichen Ohr wahrgenommen wird. Die Anzahl der Schwingungen pro Sekunde (= **Frequenz**) wird mit der Einheit **Hertz** angegeben. 1 Hertz (Hz) ist also gleichbedeutend mit einer Schwingung pro Sekunde. Die Frequenz bestimmt die gehörte **Tonhöhe**. Hochfrequente Schwingungen werden als hohe Töne gehört, niedrigfrequente Schwingungen als tiefe Töne. Das menschliche Ohr nimmt Töne zwischen 16 und 20.000 Hz wahr, der Bereich des besten Hörens liegt zwischen 1.000 und 4.000 Hz (2.000–5.000 Hz).
- **Lärm:** Beliebiger Schall, der geeignet ist, Menschen zu belästigen, gesundheitlich zu

beeinträchtigen bzw. zu schädigen. Die subjektive Einstellung spielt hierbei eine große Rolle.

- **Dezibel:** Kurzzeichen dB, die Maßeinheit für den **Schalldruck** (als Lautstärke empfunden). Wichtig zu wissen ist:

 Bei der Maßeinheit Dezibel ist eine Zunahme von 3 dB gleichbedeutend mit einer Verdoppelung des Schalldruckes (Lautstärke).

- **Dezibel (A):** Während dB den Schalldruck (Lautstärke) als solches misst, ist mit dem Zusatz (A) die Angleichung an das menschliche Hörempfinden gemeint.
- **Ton:** Gehörempfindung, ausgelöst durch eine harmonische (sinusförmige) Schallwelle. Gekennzeichnet wird ein Ton durch die **Tonhöhe** und **Tonstärke** (als Lautstärke empfundener Schallpegel).
- **Emission/Immission:** Zwei bereits bekannte Begriffe (s. auch Kap. 25 »Luft«, S. 332), die auch in Bezug auf Lärm einmal die **Ursache** (Entstehung) des Lärms (= Emission) und die **Auswirkungen** des Lärms (= Immission) meinen.

29.2   Schall im Alltagsleben

Das Ohr zählt zu den Sinnesorganen des menschlichen Organismus, das Hören wiederum hat eine wichtige Funktion im Zusammenspiel mit den anderen Sinnesorganen. Es ermöglicht uns die **Orientierung** in unserer Umwelt, einschließlich der sozialen **Kommunikation**.

Nicht umsonst wird eine Einschränkung oder sogar der **Verlust** der **Hörfähigkeit** subjektiv als massive Behinderung empfunden und vom Gesetzgeber auch als solche anerkannt.

Geräusche gehören in zunehmendem Maße zu unserem Alltag, wir produzieren sie selbst, sind ihnen aber auch in starkem Maße passiv ausgesetzt.

Nach Angaben der Berufsgenossenschaften sind etwa 3 Millionen Beschäftigte Lärm ausgesetzt. Pro Jahr werden rund 6.000 Fälle einer Lärmschwerhörigkeit durch Arbeitslärm anerkannt, dies entspricht einem Drittel aller anerkannten Berufskrankheiten.

 Ab wann Geräusche zu Lärm werden, ist ein persönlich ganz unterschiedliches Empfinden.

Zum Beispiel kann die eigene Lieblingsmusik nicht laut genug sein, dagegen das Singen des Nachbarn in der Badewanne zu einer absolut nervtötenden Lärmbelästigung werden. Dennoch, unabhängig vom subjektiven Empfinden, zeigt der menschliche Organismus bei steigenden dB(A)-Werten **psychovegetative Reaktionen**, vorübergehende Störungen bis hin zu bleibenden Schäden (Tab. 29.1).

Wesentliche **Emissionsquellen** sind Flugzeuge, Pkws, Lkws, Busse, Motorräder und Züge.

Zur Freizeit, die ja der Erholung dienen sollte, gehören in Deutschland über 100 Millionen **Radioapparate** und Stereoanlagen – oft viel zu laut eingestellt.

 Der Anteil unwiederbringlich hörgeschädigter Kinder und Jugendlicher ist enorm gestiegen.

Diese Problematik verstärkt sich im Jugendalter durch Besuche von **Diskotheken** und Rockkonzerten. Hier werden weit über die von Fluglärm hinausgehende Lautstärkenspitzenwerte erreicht. Für viele Menschen ist der **MP3-Player** ein ständiger Begleiter, der manchmal scherzhaft als Arbeitsbeschaffungsmaßnahme für HNO-Ärzte bezeichnet wird.

Überlegen Sie sich, was Ihnen noch an Beispielen für Alltagsgeräusche und deren Auswirkungen auf den menschlichen Organismus einfällt.

Tab. 29.1 Beispiele für Alltagsgeräusche und deren Auswirkungen auf den menschlichen Organismus

dB(A)	Situationen	Auswirkungen
40	verkehrsberuhigte Wohnstraße	Schlafstörungen und Beeinträchtigungen der Entspannungsphasen
50	Unterhaltungssprache Straßenverkehrslärm in 30 m Abstand hinter geschlossenen Fenstern	
60	Bürogeräusche	Behinderung der Kommunikation und Abnahme der akustischen Umweltorientierung
70	Pkw in 10 m Abstand Schreibmaschine in 1 m Abstand	Behinderung und Störung bestimmter Leistungen
80	Motorrad mit Schalldämpfer U-Bahn stärkerer Straßenverkehr MP3-Player	Blutdruck-Beeinflussung, Herzfrequenzveränderungen, Kopfschmerz, Nervosität, vorzeitige Ermüdung
90	schwerer Lkw in 5 m Abstand laute Fabriksäle Motorrad ohne Schalldämpfer	Schädigung und Zerstörung der schallempfindlichen Zellen des Innenohrs (bereits ab 80 dB(A) nachgewiesen)
100	Autohupe	EEG-Veränderungen
105	Presslufthammer	Lärmschwerhörigkeit in Abhängigkeit von der Einwirkungsdauer
110	Diskomusik mit Verstärker MP3-Player (amerikanische Modelle)	unmittelbare, evtl. bleibende Zerstörung des Hörorgans
120	Auto-/Motorradrennstrecken Rockkonzert Probelauf von Düsenflugzeugen	

70–90 dB(A) = am häufigsten vertretener Lärmbereich

Laut Untersuchungen im Auftrag des Umweltbundesamtes (UBA) fühlten sich 2001 mehr als 80 % der Deutschen oft oder zeitweise durch Lärm belästigt. Bestätigt fand sich auch die Vermutung, dass Herz-Kreislauf-Erkrankungen bis hin zum Infarkt durch Lärm begünstigt werden.

29.3 Folgezustände nach Lärmeinwirkung

- **Lärmkrankheit:** Darunter fallen alle **psychovegetativen Störungen**, wie in Tabelle 29.1 aufgeführt. Verursacht durch Lärm ab 80 dB(A).
- **Vorübergehende Lärmschwerhörigkeit:** Verursacher ist hier eine akute Einwirkung von Lärm mit mehr als 120 dB(A), z.B. bei

einem Diskobesuch oder Rockkonzert. Die Gehörzellen (Haarzellen) werden geschädigt, können sich aber wieder erholen. Allerdings kommt es auf Dauer durch Wiederholung dieser Lärmtraumen zu bleibenden Schäden und damit zur Lärmschwerhörigkeit.

- **Lärmschwerhörigkeit:** Eine **dauerhafte Innenohrschädigung**, resultierend aus dem Lärm, dem z. B. Berufstätige über längeren Zeitraum ausgesetzt sind.

29.4 Arbeit und Lärm

Rund 3 Millionen Arbeitnehmer sind permanent gehörschädigendem Lärm ausgesetzt. 10.000 Arbeitnehmer leiden unter Lärmschwerhörigkeit als anerkannter Berufskrankheit.

Die Situation der Arbeitnehmer macht ein Auszug aus der »**Verordnung über Arbeitsstätten**« (ArbStättV) deutlich:

»In Arbeitsstätten ist der Schalldruckpegel so niedrig zu halten, wie es nach der Art des Betriebes möglich ist. Der Beurteilungspegel am Arbeitsplatz in Arbeitsräumen darf auch unter Berücksichtigung der von außen einwirkenden Geräusche höchstens 85 dB (A) betragen; soweit dieser Beurteilungspegel nach der betrieblich möglichen Lärmminderung zumutbarerweise nicht einzuhalten ist, darf er bis zu 5 dB (A) überschritten werden.«

29.5 Maßnahmen zur Lärmbekämpfung

Man kann die Fülle möglicher Maßnahmen in drei große Gruppen einteilen:

- Methoden, die die **Entstehung** von Lärm (= Emission) einschränken
- Methoden, die die **Auswirkungen** von Lärm (= Immission) einschränken
- Methoden, die den einzelnen Menschen vor den schädlichen Auswirkungen des Lärms **schützen**

Entstehung von Lärm einschränken: Die Minderung der Lärmemission umfasst die Förderung der Entwicklung Lärm vermeidender Technologien und den Einsatz bereits vorhandener Produkte und Verfahren, z. B. lärmarme Baumaschinen, lärmarme Rasenmäher usw.

Auswirkung von Lärm einschränken: Die Herabsetzung der Lärmimmission umfasst alle Maßnahmen der **Lärmdämmumg** um den Verursacher herum. Das können sein:

- lärmdämmende Baumaterialen, Doppelverglasung (verschiedene Bundesländer bezuschussen lärmdämmende Verglasung für den Privathaushalt, die Überprüfung der Lautstärke erfolgt in der Regel durch das Straßenbauamt)
- Aufschüttung von Lärmschutzwällen und Errichtung von Lärmschutzwänden, Anpflanzung von Gehölzen
- Eintunnelung von Verkehrswegen
- Straßenführung außerhalb der Wohngebiete
- verkehrsberuhigte Zonen, Schall schluckende Straßenbeläge usw.

Den Einzelnen vor Lärm schützen: Der individuelle Schutz vor Lärmimmission muss immer dann zum Einsatz kommen, wenn die vorgenannten Maßnahmen nicht ausreichen, sei es im privaten oder beruflichen Bereich. In Abhängigkeit von der Lärmstärke kommen Gehörschutzstöpsel, Gehörschutzkapseln, Helme bis hin zu Schallschutzanzügen zum Einsatz.

29.5.1 Gesetzliche Grundlagen

Folgende Gesetze, Verordnungen und Richtlinien befassen sich mit der Problematik Lärm und sollen somit der Gesundheit eines jeden dienen:

- **Bundes-Immissionsschutzgesetz** (BImSchG): »Gesetz zum Schutz vor schädlichen Umwelteinwirkungen durch Luftverunreinigungen, Geräusche, Erschütterungen und ähnliche Vorgänge.« Mit Hilfe von Lärmkarten und Lärmaktionsplänen sollen die Belastungen für die Bevölkerung minimiert werden.

- **Gesetz zum Schutz gegen Fluglärm** von 1971. In der Fassung vom Juni 2007 wurden die Grenzwerte für Lärmschutzzonen verschärft und Nachtschutzzonen festgelegt, um Anwohner von zivilen und militärischen Flughäfen besser zu schützen.
- Technische Anleitung zum Schutz gegen Lärm (**TA Lärm** von 1998): von der Bundesregierung herausgegebene allgemeine Verwaltungsvorschrift zum Bundes-Immissionsschutzgesetz. Sie enthält Bestimmungen über genehmigungsbedürftige Anlagen und Richtwerte für Geräuschimmissionen.
- **VDI-Richtlinien** (Vereinigung deutscher Ingenieure)

Zur Ausfüllung der bundesgesetzlichen Vorschriften haben die **Länder** eigene Gesetze und Verordnungen erlassen, z. B.:

- Bayerisches Immissionsschutzgesetz
- Landes-Immissionsschutzgesetz Berlin
- Landes-Immissionsschutzgesetz Nordrhein-Westfalen

Teil V
Grundzüge der Ernährungslehre

**Rainer Klischies, Ursula Panther,
Vera Singbeil-Grischkat**

30 Ernährung im Bewusstsein der Bevölkerung

Vera Singbeil-Grischkat

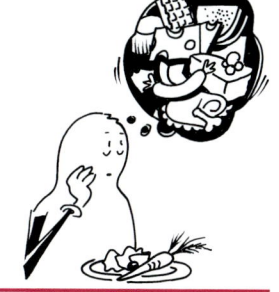

30.1 Die Nationale Verzehrsstudie II

Essen und Trinken sind Grundbedürfnisse des Menschen und lebensnotwendig. Das Ernährungsverhalten ist wichtiger **Bestandteil einer gesunden Lebensführung**.

Noch nie war der Kenntnisstand über Nahrungsmittel und ihre Wirkung größer. Dies gilt nicht nur für Diäten, sondern auch für die ganz alltägliche Ernährung. **Empfehlungen und Regeln** für eine gesunde Ernährung begegnen uns überall. Wie die Ergebnisse der Nationalen Verzehrsstudie II vom Januar 2008 zeigen, setzt der Bürger von diesem Wissen allerdings zu wenig um:

»Die Deutschen sind zu dick, zwei Drittel der Männer und die Hälfte der Frauen sind übergewichtig. Jeder Fünfte ist sogar adipös mit einem Body-Mass-Index von über 30 kg/m^2.«

Für diese Studie wurden im Zeitraum von November 2005 bis Januar 2007 bundesweit 20.000 Personen zwischen 14 und 80 Jahren zu ihrem Ernährungsverhalten befragt, gewogen und vermessen. Dabei wurden u.a. Daten zu Ernährungswissen, Lebensstilfaktoren, Einkaufsverhalten, Kochfertigkeiten und körperlicher Aktivität ermittelt.

Seit Anfang 2008 liegt der erste Ergebnisbericht vor, nachfolgend einige wesentliche Daten:

- Bereits im Alter zwischen 14 und 17 Jahren sind 18,1 % der Jungen und 16,4 % der Mädchen übergewichtig. Allerdings wurde bei jüngeren Personen auch Untergewicht erfasst: So sind im Alter von 17 Jahren 10 % der Mädchen untergewichtig.
- Ein deutlicher Anstieg Übergewichtiger ist bei jungen Erwachsenen zu verzeichnen: 28 % der 18- und 19-jährigen Männer und 23 % der gleichaltrigen Frauen sind übergewichtig.
- Deutlich ist der Zusammenhang zwischen Körpergewicht und Bildung. Bei Hauptschülern liegt der Anteil der Übergewichtigen fast doppelt so hoch wie bei Schülern mit Abitur.
- Adipositas ist insbesondere ein Problem von Männern und Frauen der sozial schwachen Schichten. Während hier 35 % der Frauen adipös sind, sind es in der Oberschicht nur noch 10 %. Mit steigendem Pro-Kopf-Nettoeinkommen zeigt sich bei Männern und Frauen ein Absinken des BMI.
- Auch der Familienstand spielt eine Rolle, so sind z.B. ledige Männer und Frauen zu einem größeren Anteil normalgewichtig als verheiratete, geschiedene oder verwitwete Personen.
- Nur 8 % der erwachsenen Deutschen können ihren persönlichen Energiebedarf richtig einschätzen. Ein Großteil der Befragten trifft dazu keine Aussage.
- Die Frage nach der Bedeutung der Kampagne »5 am Tag« konnten nur 29 % der Teilnehmer beantworten.

- Bei der Risikowahrnehmung für allgemeine Gesundheitsgefahren liegen Nahrungsmittel und Getränke auf Platz 9 von 10 angegebenen Risiken. Fast alle anderen Gefährdungen, wie z. B. Zigaretten, Stress, Radioaktivität und Verkehr, werden häufiger genannt.
- In Deutschland sind zu 65,4 % die Frauen und zu 28,6 % die Männer für den Einkauf verantwortlich. Die häufigste gewählte Einkaufsstätte ist der Supermarkt gefolgt von Discountern und Lebensmittelfachgeschäften.
- Zwei Drittel der Frauen und ein Drittel der Männer schätzen ihre Kochfähigkeiten mit sehr gut bis gut ein.
- 27,6 % der Deutschen nehmen regelmäßig so genannte Supplemente, also Nahrungsergänzungsmittel oder mit Vitaminen oder Mineralien versetzte Arzneimittel ein.
- Insgesamt halten 12 % der Befragten eine Diät ein, davon 7 % aufgrund einer Erkrankung und 5 % um ihr Gewicht zu reduzieren.

(Quelle: Nationale Verzehrsstudie II, Ergebnisbericht 1; Bundesministerium für Ernährung, Landwirtschaft und Verbraucherschutz (www. bmelv.de), Max Rubner-Institut – Bundesforschungsinstitut für Ernährung und Lebensmittel 2008)

Als Schlussfolgerung aus dieser Studie wird das Bundesministerium für Ernährung, Landwirtschaft und Verbraucherschutz (BMELV) weiterhin auf Information und Aufklärung der Bevölkerung setzen. So sollen nach einem Vorschlag der EU-Kommission in Zukunft abgepackte Lebensmittel deutlich und gut sichtbar den Gehalt an Zucker, Fett, gesättigten Fettsäuren, Salz und den Nährwert ausweisen. Andere favorisieren das »Ampelsystem« zur Kennzeichnung. Rot steht dabei für einen besonders hohen, grün für einen geringen Gehalt der Lebensmittel an Fett, gesättigten Fettsäuren, Zucker und Salz. In Großbritannien erfolgt bereits freiwillig die Kennzeichnung nach dem Ampelsystem.

Um ein Umdenken in der Bevölkerung zu erreichen, werden seit einigen Jahren folgende Projekte durch das BMELV in Zusammenarbeit mit der Deutschen Gesellschaft für Ernährung (DGE) gefördert:
- Besser essen. Mehr bewegen. Kinderleicht.
- Schule + Essen = Note 1
- Job&Fit – Mit Genuss zum Erfolg!
- Fit im Alter – Gesund essen, besser leben

30.2   Übergewicht – Entwicklung einer Volkskrankheit?

Die Weltgesundheitsorganisation schlägt schon seit Jahren Alarm: In den westlichen Industrienationen sei Übergewicht inzwischen eine »Epidemie«.

Das Robert Koch-Institut hat im Rahmen der **KiGGS-Studie** (Studie zur Gesundheit von Kindern und Jugendlichen in Deutschland) von 2003–2006 über 17.000 Kinder und Jugendliche befragt und untersucht. Im Rahmen der Studie zeigte sich, dass insgesamt 15 % der Kinder und Jugendlichen im Alter von 3–17 Jahren übergewichtig sind, 6 % sind sogar adipös (= fettleibig) (Abb. 30.1). Diese Prozentzahlen entsprechen etwa 1,9 Millionen übergewichtigen bzw. 800.000 adipösen Kindern und Jugendlichen.

Die Studie kam auch zu folgendem Ergebnis: »Verglichen mit den Jahren 1985–1999 gibt es heute 50 % mehr Kinder und Jugendliche mit Übergewicht und doppelt so viele mit Adipositas. Alarmierend ist auch, dass der Anteil der übergewichtigen Kinder mit zunehmendem Alter weiter steigt. […] Kinder und Jugendliche aus Familien mit niedrigem Sozialstatus sind von Übergewicht und Adipositas besonders häufig betroffen. Kinder mit Migrationshintergrund gehören ebenfalls zur Risikogruppe. […] Fettleibigkeit tritt außerdem häufiger bei Kin-

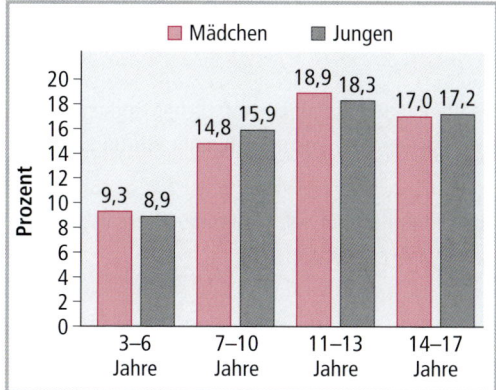

Abb. 30.1   Verbreitung von Übergewicht bei Kindern und Jugendlichen nach Altergruppen und Geschlecht. Erste Ergebnisse der KiGGS-Studie zur Gesundheit von Kindern und Jugendlichen in Deutschland (Quelle: Robert Koch-Institut)

dern auf, deren Eltern ebenfalls übergewichtig oder adipös sind« (aus: KIGGS – Erste Ergebnisse der KiGGS-Studie zur Gesundheit von Kindern und Jugendlichen in Deutschland, Robert Koch-Institut 2006, S. 29).

Als Risikofaktoren wirken verändertes Essverhalten sowie zu fett- und kohlenhydratreiche Ernährung und Bewegungsmangel.

Gesundheitliche Folgen des Übergewichts und falscher Ernährung sind u. a.:

- Herz-Kreislauf-Erkrankungen
- Bluthochdruck
- Diabetes mellitus
- Gelenkerkrankungen
- Darm- und Brustkrebs
- Gicht
- Karies

Durch falsche Ernährung verursachte Krankheiten sind zu einem gewichtigen **Kostenfaktor** im deutschen Gesundheitswesen geworden. Das Verbraucherschutzministerium hat berechnet, dass die gesetzlichen Krankenkassen jährlich insgesamt rund 30 Milliarden Euro für die Behandlung ernährungsbedingter Erkrankungen ausgeben.

Experten sind sich einig, dass die Grundlagen falscher Essgewohnheiten in der Kindheit gelegt werden. Ein 7-jähriger übergewichtiger Junge mit schlanken Eltern bleibt mit einer Wahrscheinlichkeit von 37 % auch als Erwachsener zu dick. Das Risiko erhöht sich sogar auf 71 %, wenn ein Elternteil übergewichtig ist.

Aufklärungsarbeit ist notwendig, um dem Einzelnen seine Verantwortung für die eigene Gesundheit, deren Entwicklung und Erhalt zu verdeutlichen. Das primäre Lernumfeld für ein Kind ist zunächst die Familie, praktizierte Verhaltensweisen wie Essgewohnheiten, Bewegungsaktivitäten und -umfang werden hier gelernt. »Bildungsangebote« zu Ernährung und Bewegung sollten bereits in Kindergarten und Schule erfolgen.

30.3   Gesunde Ernährung – Was sollte dazugehören?

Seit über 50 Jahren informiert die Deutsche Gesellschaft für Ernährung e.V. (DGE) über neue Erkenntnisse und Entwicklungen auf dem Gebiet der Ernährung. Ebenso lange gibt es die »**10 Regeln der DGE**« für eine gesunde Ernährung, die regelmäßig aktualisiert werden.

Vollwertig essen und trinken nach den 10 Regeln der DGE

1. **Vielseitig essen**
   Die abwechslungsreiche Auswahl der Lebensmittel, die Kombination von nährstoffreichen und energie-armen Lebensmitteln und die angepasste Menge ermöglichen eine ausgewogene Ernährung.

2. **Reichlich Getreideprodukte – und Kartoffeln**
   Brot, Nudeln, Reis, bevorzugt aus Vollkorn, und Kartoffeln enthalten viele Vitamine, Mineralstoffe, Spurenelemente, Ballaststoffe und sekundäre Pflanzenstoffe, aber kaum Fett.

3. **Gemüse und Obst – Nimm »5 am Tag«**
   5 Portionen Gemüse und Obst sollten über den Tag verteilt werden, roh oder kurz gegart, zu den Hauptmahlzeiten oder als Snack zwischendurch. Gemüse und Obst ist reich an Vitaminen, sekun-dären Pflanzenstoffen (z. B. Carotinoide, Flavonoide), Mineral- und Ballaststoffen.

4. **Täglich Milch und Milchprodukte**
   und 1- bis 2-mal wöchentlich (See-)Fisch, denn damit ist die Aufnahme von Calcium, Jod, Selen und Omega-3-Fettsäuren gesichert. Fleisch, Wurstwaren und Eier sollten in Maßen verzehrt werden. Eisen und die Vitamine B_1, B_6 und B_{12} sind im Fleisch enthalten, hier genügen schon Mengen von 300–600 g Fleisch und Wurst in der Woche, um den Bedarf zu decken. Besonders bei Fleisch- und Milchprodukten sollten fettarme Produkte bevorzugt werden.

5. **Wenig Fett und fettreiche Lebensmittel**
   Fett liefert essentielle Fettsäuren, ist besonders energiereich und kann bei zu hoher Zufuhr Überge-wicht fördern. Ein Zuviel an gesättigten Fettsäuren erhöht das Risiko für Fettstoffwechselstörungen und in der Folge für Herz-Kreislauf-Erkrankungen.
   Es sollten pflanzliche Öle und Fette und daraus gewonnene Streichfette bevorzugt werden. Fleischerzeugnisse, Milchprodukte, Süßwaren und Fertigprodukte enthalten unsichtbare Fette. 60–80 g Fett pro Tag sind für einen Erwachsenen ausreichend.

6. **Zucker und Salz in Maßen**
   Zucker, zuckerhaltige Lebensmittel und Getränke sollten nur gelegentlich verzehrt werden. Salz sollte sparsam verwendet werden. Jodiertes Speisesalz mit Zusatz von Fluorid ist zu bevorzugen.

7. **Reichlich Flüssigkeit**
   Wasser ist lebensnotwendig, die empfohlene Trinkmenge liegt bei 1,5 Litern pro Tag. Bevorzugt werden sollten Wasser und kalorienarme Getränke. Alkoholische Getränke sollten nur gelegentlich und in kleinen Mengen konsumiert werden.

8. **Schmackhaft und schonend zubereiten**
   Das Garen der Speisen bei niedrigen Temperaturen, möglichst kurz, mit wenig Wasser und wenig Fett schont die Nährstoffe und verhindert die Bildung schädlicher Verbindungen.

9. **Nehmen Sie sich Zeit, genießen Sie Ihr Essen**
   Bewusstes Essen hilft, richtig zu essen, und fördert das Sättigungsgefühl.

10. **Achten Sie auf Ihr Gewicht und bleiben Sie in Bewegung**
    Ausgewogene Ernährung sowie körperliche Bewegung und Sport (30–60 Minuten am Tag) gehören zusammen. Das Körpergewicht bewegt sich in normalen Grenzen und die Gesundheit wird gefördert.

31 Energiegewinnung und Energiebedarf

Vera Singbeil-Grischkat

31.1 Energiegewinnung

Jede lebende Zelle und damit auch der gesamte menschliche Organismus stehen in einem ständigen Stoff- und Energieaustausch mit der Umwelt. Die Aufnahme energiereicher Nährstoffe ist zur Aufrechterhaltung unserer Lebensvorgänge erforderlich, z. B. von

- Körperwärme,
- körperlichen Funktionen wie Muskeltätigkeit,
- geistigen Funktionen,
- Wachstum und
- Stoffwechseltätigkeiten.

Kohlenhydrate, Eiweiße und Fette sind die Grundnährstoffe, aus denen der Organismus Energie gewinnt. Nach Verdauung der Nährstoffe und Aufnahme ihrer Grundstoffe in das Blut erfolgt entweder die Weiterverarbeitung in körpereigene Substanzen oder es findet eine sofortige Verbrennung der Grundsubstanzen zur Energiegewinnung statt.

Aus den Abbauprodukten von Kohlenhydraten, Eiweißen und Fetten entsteht unter Verbrauch von Sauerstoff Energie. Diese Energiegewinnung findet in den Mitochondrien, den eigentlichen Energielieferanten der Zelle, statt. Der hier erzeugte Brennstoff ist das **ATP** (Adenosintriphosphat), daneben entsteht, wie für alle Stoffwechselvorgänge typisch, Wärme, die für uns lebensnotwendige Körperwärme. Als Endprodukte entstehen Kohlendioxid, Wasser und stickstoffhaltige Substanzen.

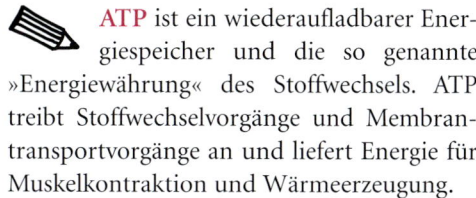

ATP ist ein wiederaufladbarer Energiespeicher und die so genannte »Energiewährung« des Stoffwechsels. ATP treibt Stoffwechselvorgänge und Membrantransportvorgänge an und liefert Energie für Muskelkontraktion und Wärmeerzeugung.

Die Energieausbeute oder der Brennwert der Grundnährstoffe wird in der Maßeinheit Joule (internationale Maßeinheit) oder Kalorien angegeben. Eine Kilokalorie (kcal) entspricht 4,184 Kilojoule (kJ). Umgekehrt entspricht 1 kJ 0,239 kcal.

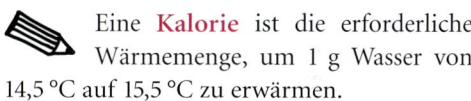

Eine **Kalorie** ist die erforderliche Wärmemenge, um 1 g Wasser von 14,5 °C auf 15,5 °C zu erwärmen.

So liefert die Oxidation von:

- 1 g Kohlenhydrat 17,2 kJ bzw. 4,1 kcal
- 1 g Eiweiß 17,2 kJ bzw. 4,1 kcal
- 1 g Fett 38,9 kJ bzw. 9,3 kcal

31.2 Energiebedarf

Zur Ermittlung des täglichen Energiebedarfs eines Menschen müssen zunächst **Grund-** und **Leistungsumsatz** unterschieden werden.

31.2.1 Grundumsatz

 Als Grundumsatz (Ruhe-Nüchtern-Umsatz) bezeichnet man die Energiemenge, die ein Mensch
- in entspanntem Zustand bei völliger körperlicher Ruhe im Liegen
- 12 Stunden nach der letzten Nahrungsaufnahme
- leicht bekleidet in einem Raum mit einer Temperatur von 20 °C

durchschnittlich benötigt.

Der **Grundumsatz** ist die Energiemenge, die bei genannten Bedingungen zur Aufrechterhaltung des Grundstoffwechsels, also dem für die Lebensvorgänge der Zellen erforderlichen Erhaltungsumsatz, und der Körpertemperatur benötigt wird. Normalerweise wird der Grundumsatz für 24 Stunden berechnet.

Die **indirekte Kalorimetrie** ist ein Messverfahren, mit dessen Hilfe der Grundumsatz eines Menschen präzise bestimmt werden kann. Dabei analysiert ein spezielles Gerät die Atemgase (Sauerstoff und Kohlendioxid) über einen definierten Zeitraum. Etwas einfacher ist die Ermittlung des Grundumsatzes durch folgende **Faustformel**: Grundumsatz = 4,2 Kilojoule oder 1 Kilokalorie (kcal) pro Kilogramm Körpergewicht und Stunde. Für einen Menschen mit einem Gewicht von 60 Kilogramm Körpergewicht ergibt sich innerhalb von 24 Stunden ein Grundumsatz von 6048 Kilojoule oder 1440 kcal (vereinfachend verwenden wir nachfolgend die Maßeinheit kcal). In der Praxis legt man Referenzwerte zugrunde, die in Tabelle 31.1 aufgeführt sind.

Der **Grundumsatz** ist abhängig von folgenden Faktoren (Abb. 31.1):
- **Alter**: Mit zunehmendem Alter verlangsamen sich Stoffwechselvorgänge, demzufolge haben ältere Menschen einen geringeren Grundumsatz als jüngere.
- **Geschlecht**: Bei gleicher Körpermasse und gleichem Alter ist der Grundumsatz bei Männern um 6–9 % höher als bei Frauen, da Männer mehr Muskelmasse (= aktives Gewebe) haben als Frauen. Bei Frauen ist der Fettgewebsanteil (= passives Gewebe) höher.
- **Größe und Gewicht (Körperoberfläche)**: Die Gewebsmasse, die versorgt werden muss, ergibt sich aus der Körpergröße und dem Körpergewicht. Der Grundumsatz steigt entsprechend, im Weiteren erhöht sich bei einer größeren Körperoberfläche auch der Wärmeverlust. Der Grundumsatz steigt aber nicht proportional zum Übergewicht, da bei Übergewichtigen vorwiegend passives Gewebe aufgebaut wird.

Tab. 31.1 Durchschnittliche Höhe des Grundumsatzes in Abhängigkeit vom Alter und vom Körpergewicht (Quelle: D-A-CH-Referenzwerte für die Nährstoffzufuhr)

Alter	Körpergewicht in kg		Grundumsatz (kcal/Tag)	
	männlich	weiblich	männlich	weiblich
15–19 Jahre	67	58	1820	1460
19–25 Jahre	74	60	1820	1390
25–51 Jahre	74	59	1740	1340
51–65 Jahre	72	57	1580	1270
65 Jahre und älter	68	55	1410	1170

- **Hormone**, insbesondere Schilddrüsenhormone wie Thyroxin und Triiodthyronin, verändern den Grundumsatz. Eine Überfunktion der Schilddrüse steigert, eine Unterfunktion senkt den Grundumsatz.
- **Individuelle Faktoren** wie Stress, Fieber, Depressionen und Medikamente haben ebenso Einfluss. So kann bei Stress und Fieber der Grundumsatz erhöht, bei Depressionen und z. B. durch Einnahme von Schmerzmitteln reduziert sein. Bei einer Schwangerschaft ist der Grundumsatz ab der 22. Schwangerschaftswoche um 10 % erhöht. Durch längeres Fasten mit Gewichtsreduktion kann der Grundumsatz abgesenkt werden.
- Ebenso ist das **Klima** von Bedeutung, da sich der Körper durch die Wärmeproduktion an das vorliegende Klima anpasst. So ist der Grundumsatz in tropischen Gebieten geringer als in gemäßigten Klimazonen.

31.2.2 Leistungsumsatz

Jede weitere Leistung oder Aktivität, die ein Mensch vollbringt, verbraucht zusätzlich Energie. Die Energiemenge, die über den Grundumsatz hinaus benötigt wird, bezeichnet man als Leistungsumsatz. Dieser ergibt sich aus dem Arbeits- und Freizeitumsatz.

Der **Leistungsumsatz** wird maßgeblich durch die Muskeltätigkeit und die Arbeitsleistung bestimmt, denn wird der Körper bewegt, steigt sein Energieverbrauch. Wärmebildung, vermehrter Sauerstoffverbrauch und vermehrte Kohlendioxidabgabe gehen damit einher. Der Leistungsumsatz ist im Weiteren abhängig von der Umgebungstemperatur, den Leistungen des Nervensystems und der Verdauungsarbeit. Jede Muskeltätigkeit, aber auch konzentrierte geistige Tätigkeit erfordert somit zusätzliche Energie (Abb. 31.1). Aber wie viel? Durch Atemgasmessungen kann der zusätzliche Energiebedarf für verschiedene körperliche Aktivitäten bestimmt werden. In Faktoren ausgedrückt erhalten wir für die körperliche Aktivität den so

Tab. 31.2 Einteilung der PAL-Werte »Arbeitsschwere und Freizeitverhalten« (Quelle: Deutsche Gesellschaft für Ernährung e. V.)

Belastung	PAL-Wert
ausschließlich sitzende/liegende Lebensweise, z. B. alte, gebrechliche Menschen	1,2
ausschließlich sitzende Tätigkeit wenig/keine körperliche Aktivität in der Freizeit, z. B. Büroangestellte, Feinmechaniker	1,4–1,5
sitzende Tätigkeit, zusätzlicher Energieaufwand für zeitweilige gehende/stehende Tätigkeiten, z. B. Laboranten, Kraftfahrer, Studierende, Fließbandarbeiter	1,6–1,7
überwiegend gehende/stehende Tätigkeit, z. B. Hausfrauen, Verkäufer, Kellner, Mechaniker, Handwerker	1,8–1,9
körperlich anstrengende berufliche Arbeit, z. B. Bauarbeiter, Landwirte, Waldarbeiter, Bergarbeiter, Leistungssportler	2,0–2,4
für regelmäßige körperliche Aktivitäten (30–60 Minuten Sport pro Tag) müssen zusätzlich noch etwa 0,3 PAL-Einheiten zugerechnet werden	

genannten »PAL-Wert« (engl. »physical activity level«). Dieser wird mit dem Grundumsatz multipliziert, um den Gesamtenergiebedarf zu berechnen. Welcher PAL-Wert für Sie zutrifft, können Sie Tabelle 31.2 entnehmen.

Der Leistungsumsatz ist in den letzten Jahren, z. B. durch veränderte Arbeitsplatzgestaltung sowie gezielten Maschineneinsatz, deutlich gesunken. So üben 78 % der Bevölkerung eine leichte, 13 % eine mittelschwere und nur 9 % eine schwere oder schwerste Arbeit aus. Vielfach sind jedoch die Essgewohnheiten nicht dem realen Bedarf angepasst, so dass sich aus dem

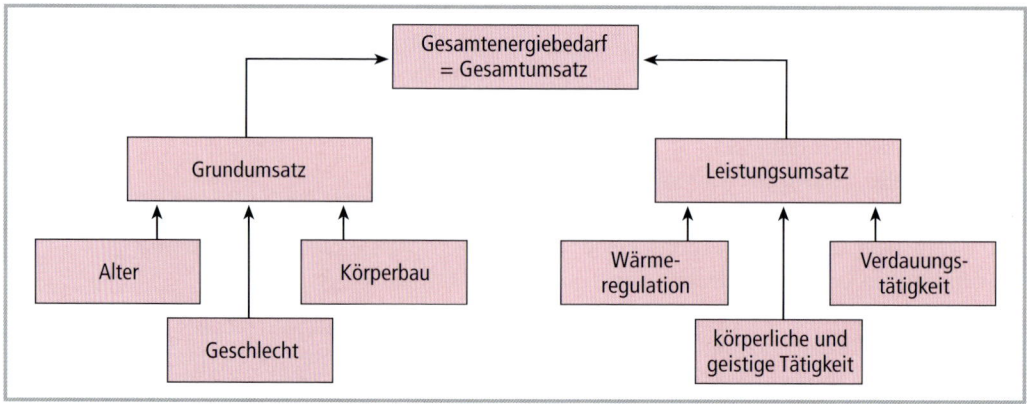

Abb. 31.1   Beeinflussungsfaktoren von Gesamt-, Grund- und Leistungsumsatz

Energieüberangebot das Problem des Übergewichts ergibt. Unterhalten wird dieses Problem
häufig durch ein körperlich inaktives Freizeit-
management.

31.2.3   Berechnung des Energiebedarfs

Zur Ermittlung des individuellen Energiebedarfs
sind zwar aufwendige messtechnische Verfahren
möglich, aber routinemäßig nicht nutzbar.
Normalerweise wird der Bedarf nach Referenz-
werten abgeschätzt. Diese Referenzwerte beziehen sich auf das **Normalgewicht**. Das Normalgewicht lässt sich mit der Formel nach Broca
berechnen:

   Normalgewicht in kg = Körpergröße
in cm minus 100

Eine günstigere Einschätzung des Normalge-
wichts bietet gesundheitsbezogen nach heutiger Sicht der **Body-Mass-Index (BMI)**. Dabei
wird das Körpergewicht in Kilogramm im Verhältnis zum Quadrat der Körpergröße in Metern beurteilt.

Tab. 31.3   Body-Mass-Index bei Kindern (Quelle: Arbeitsgemeinschaft Adipositas i. Kindes- u. Jugendalter)

Alter	Normalgewicht		Übergewicht		Adipositas	
	Mädchen	Jungen	Mädchen	Jungen	Mädchen	Jungen
6	15,4	15,5	18,0	17,9	19,7	19,4
8	16,0	16,0	19,3	19,0	21,5	21,1
10	16,9	16,9	20,8	20,6	23,5	23,4
12	18,2	18,0	22,5	22,2	25,5	25,4
14	19,6	19,3	24,0	23,7	27,0	27,0
16	20,6	20,5	24,9	24,9	27,7	28,0

Body-Mass-Index (BMI) =

$$\frac{\text{Körpergewicht in kg}}{\text{Körpergröße im Quadrat}}$$

Das Normalgewicht wird bei Frauen mit einem BMI von 19–24, bei Männern mit einem BMI von 20–25 angegeben.

Nach Berechnungen von Forschern der Universität Jena und der Arbeitsgemeinschaft Adipositas im Kindes- und Jugendalter gelten für Kinder andere Regeln. Tabelle 31.3 zeigt den BMI hinsichtlich Normalgewicht, Übergewicht und Adipositas bei Mädchen und Jungen.

Zur Berechnung des **Energiebedarfs** wird zunächst der Grundumsatz mit 1 kcal pro kg Körpergewicht und Stunde angegeben und im Weiteren mit dem Faktor für die körperliche Aktivität, dem PAL-Wert, multipliziert.

Anzustreben ist eine ausgeglichene Energiebilanz, denn sie dient der Erhaltung des normalen Körpergewichtes und im Weiteren der Gesunderhaltung unseres Körpers, da sowohl Energiemangel als auch Energieüberschuss gesundheitliche Auswirkungen haben.

In Abhängigkeit von Grundumsatz und körperlicher Aktivität (PAL-Wert) vermittelt Tabelle 31.4 Richtwerte für die tägliche Energiezufuhr.

 Berechnungsbeispiel
Für eine 25-jährige Gesundheits- und Krankenpflegerin mit einem Körpergewicht von 60 kg ergibt sich damit folgende Berechnung:
Grundumsatz: 1440 kcal (60 kcal × 24 h)
Leistungsumsatz:
- **Arbeitsumsatz:** PAL-Wert: 1,8
- **Freizeitumsatz:** treibt leider keinen Ausgleichssport

Gesamtumsatz: 1440 kcal × 1,8 = 2592 kcal

 Eine Energiebilanz ergibt sich aus Energiezufuhr und Energieverbrauch. Eine negative Energiebilanz liegt vor, wenn der Energieverbrauch höher ist als die zugeführte Kalorienmenge. Der Körper muss auf seine mobilisierbaren Energiereserven (Glykogen, Fettdepots) zurückgreifen, es ergibt sich eine Gewichtsabnahme. Bei einer positiven Energiebilanz durch ständige Überernährung wird die überschüssige Nahrungsenergie in Form von Fettdepots gespeichert – Übergewicht droht.

Tab. 31.4 Richtwerte für die tägliche Energiezufuhr in Abhängigkeit vom altersbezogenen Grundumsatz und steigender körperlicher Aktivität (= PAL-Werte) (Quelle: Deutsche Gesellschaft für Ernährung e.V.)

Altersgruppe	Körperliche Aktivität in kcal/Tag					
	PAL-Wert 1,4		PAL-Wert 1,6		PAL-Wert 1,8	
	Männer	Frauen	Männer	Frauen	Männer	Frauen
15–19 Jahre	2500	2000	2900	2300	3300	2600
19–25 Jahre	2500	1900	2900	2200	3300	2500
25–51 Jahre	2400	1900	2800	2100	3100	2400
51–65 Jahre	2200	1800	2500	2000	2800	2300
65 Jahre und älter	2000	1600	2300	1800	2500	2100

Bei Schwangeren erhöht sich der Wert über die gesamte Schwangerschaft unabhängig vom PAL-Wert um 255 kcal/Tag.

32 Eiweiße, Kohlenhydrate und Fette

Ursula Panther

Eiweiße, Kohlenhydrate und Fette sind die Hauptbestandteile unserer Nahrung. Der menschliche Organismus benötigt sie als Bau- und Betriebsstoffe.

Baustoffe dienen dem Wachstum und der Zellerneuerung des Organismus.
Betriebsstoffe dienen der Energieversorgung für innere Arbeit (z. B. Organfunktionen, Erhaltung der Körpertemperatur) und äußere Arbeit (jede Körperbewegung).

Bei einer ausgewogenen Ernährung sieht die prozentuale **Verteilung** der einzelnen **Nahrungsbestandteile** etwa wie folgt aus:
- 50–60 % Kohlenhydrate
- 30 % Fette
- 10–15 % Eiweiß

32.1 Eiweiße

Eiweiße sind unentbehrliche Grundstoffe der Ernährung. Während Kohlenhydrate und Fette einander als Energiespender vertreten und auch weitgehend ineinander umgewandelt werden können, ist Eiweiß als wichtigster **Baustoff** des menschlichen Organismus durch keinen anderen Nährstoff ersetzbar.
Eiweiße sind **Makromoleküle**, die aus Aminosäuren (Abb. 32.1) bestehen.

Übertragen auf das Körpergewicht (KG) eines Menschen kann man folgende Formel für den **Eiweißbedarf** des Menschen aufstellen:

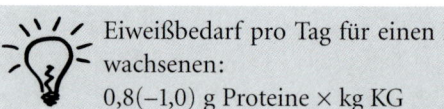

Eiweißbedarf pro Tag für einen Erwachsenen:
0,8(–1,0) g Proteine × kg KG

Der **Mindestbedarf** an **Eiweiß** wird mit 30 g pro Tag angegeben. Hierbei werden ausschließ-

$$NH_2-CH-COOH$$
$$|$$
$$HC-CH_3$$
$$|$$
$$CH_3$$

Abb. 32.1   Strukturformel von Valin als Beispiel für eine Aminosäure

lich die Eiweißabgaben des Körpers (über Hautabrieb, Stuhl, Urin und Schweiß) berücksichtigt. Dennoch sind diese 30 g Mindestzufuhr ein nicht erreichtes Ziel in jenen Ländern, in denen viele Menschen unter dauerhafter Hungersnot leiden. Ausgehend von der oben genannten Formel benötigen wir in bestimmten Lebensphasen bzw. Ausnahmesituationen eine **erhöhte Eiweißzufuhr**:

- Wachstumsphasen (der Säugling verdoppelt sein Körpergewicht in 6 Monaten!)
- Schwangere, stillende Frauen
- der alternde Mensch
- während/nach Erkrankungen
- bei großem Eiweißverlust, z. B. Blutungen, Verbrennungen, große Dekubiti

32.1.1   Chemischer Aufbau der Eiweißstoffe

Eiweiße bestehen aus den Elementen:
- Kohlenstoff (C)
- Sauerstoff (O)
- Wasserstoff (H)
- Stickstoff (N)
- Schwefel (S)
- teilweise Phosphor (P)

Um sich diese Elemente zu merken, kann man aus den Symbolen das Wort »COHNSP« bilden. Grundelement der Eiweiße sind die **Aminosäuren**. Diese können sich untereinander zu **Peptiden** und **Proteinen**, aber auch mit anderen Stoffen zu **Proteiden** verbinden. Die Unterschiede dieser Verbindungen werden weiter unten erklärt.

Tab. 32.1   Bezeichnungen von verschieden großen Aminosäureverbindungen

Verbindung von	Bezeichnung
2 Aminosäuren	Dipeptid
3 Aminosäuren	Tripeptid
4 Aminosäuren	Tetrapeptid
bis zu 10 Aminosäuren	Oligopeptid
unter 100 Aminosäuren	Pepton
über 100 Aminosäuren	Protein (Polypeptid)

In Anlehnung an die Anzahl der verbundenen Aminosäuren ergeben sich die in Tabelle 32.1 aufgelisteten Bezeichnungen.

Proteine

Proteine, auch einfach Eiweiße genannt, sind reine Eiweißkörper, sie bestehen ausschließlich aus Aminosäuren.

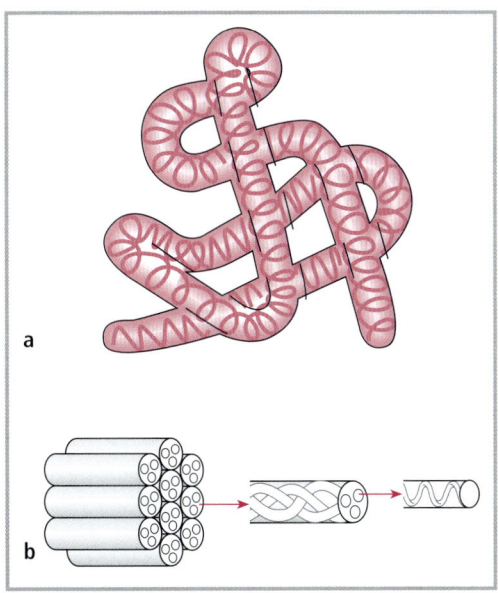

Abb. 32.2   Struktur globulärer (**a**) und fibrillärer (**b**) Eiweißstoffe

Nach ihrer Struktur unterscheidet man zwei Gruppen von Proteinen:

- die globulären Proteine
- die fibrillären Proteine

Globuläre Proteine

 Unter **globulären Proteinen** versteht man Eiweißstoffe, die in engen, kompakten Kugelformen angeordnet sind (Abb. 32.2 a).

In Tabelle 32.2 sind Beispiele für globuläre Proteine zu finden.

Fibrilläre Proteine

Fibrilläre Proteine sind faserförmig angeordnet, ihre spezifische Eigenschaft ist die hohe Zugfestigkeit (Abb. 32.2 b).

Beispiele für fibrilläre Proteine sind in Tabelle 32.3 zu finden.

Tab. 32.2   Beispiele für globuläre Proteine

Bezeichnung	Vorkommen	Eigenschaften
Albumine	Eier, Fisch, Fleisch, Blut, Hülsenfrüchte, Kartoffeln, Spinat	wasserlöslich, Gerinnung (= Koagulation) bei ca. 70 °C
Globuline	Blut, Ei, Fisch, Fleisch, Milch, Nüsse, Hülsenfrüchte, Getreide; wenig in: Kartoffeln, Spinat, Pilzen, Tomaten, Getreidesamen	in verdünnter Salzlösung löslich, Koagulation bei 70 °C
Gluten (Klebereiweiß) (Gliadin als alkohollösliche Fraktion)	Getreide wie Gerste, Hafer, Roggen, Weizen	wasserlöslich, sehr quellfähig, von daher stark wasserbindend, elastisch, Koagulation bei ca. 70 °C

Tab. 32.3   Beispiele für fibrilläre Proteine

Bezeichnung	Vorkommen	Eigenschaften
Kollagene	Haut, Knochen, Knorpel, Bindegewebe, Sehnen (für die menschliche Ernährung nur von geringer Bedeutung)	erst nach langem Kochen löslich, Gewinnung von Gelatine und Leim
Keratine (Harnstoffe)	Wolle, Nägel, Haare, Federn	unlöslich, absolut unverdaulich
Myosin, Actin	wichtigster Baustein der Muskulatur	in verdünnter Salzlösung löslich
Elastin	wie Kollagene in Bindegewebe und Sehnen	weder durch langes Kochen noch durch Säure löslich, ergibt keine Gelatine

Proteide

 Im Gegensatz zu den Proteinen sind **Proteide** zusammengesetzte Eiweiße, an ihrem Aufbau sind außer den Aminosäuren nichteiweißhaltige Gruppen (**prosthetische Gruppen**) beteiligt.

Der nichteiweißhaltige Anteil findet sich im Namen wieder. Beispiele für Proteide sind in Tabelle 32.4 zu finden.

32.1.2 Biologische Wertigkeit des Eiweißes

 Die **biologische Wertigkeitszahl** sagt aus, wie viel Gramm Körpereiweiß durch 100 g Nahrungseiweiß aufgebaut werden können.
Beispiel: Aus 100 g Rindfleischeiweiß können 76 g Körpereiweiß aufgebaut werden – die biologische Wertigkeit beträgt also 76 %.

Proteine mit **hoher biologischer Wertigkeit** sind in Milch, Eiern und Fleisch. **Geringere Wertigkeit** besitzen die Proteine in Bohnen, Mais und Weizen.

 Je ähnlicher ein Nahrungseiweiß unserem Körpereiweiß in seiner Zusammensetzung ist, desto höher ist sein Wert für den menschlichen Organismus.

Körpereiweiß kann nur dann aufgebaut werden, wenn alle dazu benötigten Aminosäuren im richtigen Verhältnis vorhanden sind. Es reicht also nicht, viele Nahrungsmittel mit hoher biologischer Wertigkeit zu essen, es kommt genauso auf die Zusammensetzung der Aminosäuren an.
Der menschliche Organismus unterscheidet zwischen **essenziellen** und **nichtessenziellen Aminosäuren**.

Tab. 32.4 Beispiele für Proteide

Bezeichnung	Vorkommen	Eigenschaften/Funktion
Chromoproteide (Protein + *Farbstoff*)	Blutfarbstoff, Muskelfarbstoff	O_2-Transport innerhalb des Organismus (*Hämoglobin*), O_2-Versorgung der Muskulatur (*Myoglobin*)
Glykoproteide, Mucine oder Schleimstoffe genannt (Protein + *Kohlenhydrate*)	Speichel, Magen- und Darmschleim, in Gelenkkapseln und Sehnenscheiden	schützen die Schleimhäute, dienen als Gleit- und Schmiermittel
Lipoproteide (Protein + *Fett*)	Blut, Lymphe	Transport und Weitergabe von Fetten und Lipoiden (fettähnliche Substanzen), Transport fettlöslicher Vitamine
Nukleoproteide (Protein + *Nukleinsäure*)	Zellkerne, in zahlreichen Fischsorten, Innereien, Hülsenfrüchten	insbesondere am Aufbau der Gene beteiligt, Träger der Erbsubstanzen
Phosphoproteide (Protein + *Phosphorsäure*)	Milch, Milchprodukte	Gerinnung im Magen, durch Säure und Labenzym

Essenzielle Aminosäuren können vom menschlichen Körper nicht selbst aufgebaut werden, sind für den Aufbau des Körpers aber unbedingt notwendig. **Nichtessenzielle Aminosäuren** sind genauso notwendig, werden aber vom Körper selbst gebildet.

Acht Aminosäuren sind essenziell. Sie müssen über die Nahrung aufgenommen werden, da sie für den Aufbau von Körpereiweiß unentbehrlich sind.

Die für den menschlichen Körper **essenziellen Aminosäuren** sind:

- Isoleucin
- Leucin
- Lysin
- Methionin
- Phenylalanin
- Threonin
- Tryptophan
- Valin

Die vereinzelt als essenziell aufgeführte Aminosäure **Histidin** muss im Säuglingsalter zugeführt werden, später kann sie vom menschlichen Organismus selbst synthetisiert werden.

Umgesetzt auf die biologische Wertigkeit kann man sagen, dass die am wenigsten vorhandene essenzielle Aminosäure den Umfang der Umwandlung in Körpereiweiß bestimmt. Der Mangel an einer der essenziellen Aminosäuren führt also zum selben Ergebnis wie der Mangel an Eiweiß überhaupt, es kann kein Körpereiweiß aufgebaut werden.

Bei einer **gemischten Ernährungsform** ergänzen sich die Aminosäuren der verschiedenen Lebensmittel, sie können gemeinsam zum Aufbau von Körpereiweiß genutzt werden – die biologische Wertigkeit des einzelnen wird durch die gleichzeitige Aufnahme eines anderen Eiweißstoffes erhöht (**biologischer Ergänzungswert**). So kann auch der strenge Vegetarier, der ausschließlich pflanzliche Eiweiße zu sich nimmt, seinen Eiweißbedarf decken.

32.1.3   Eiweißüberangebot und Eiweißmangel

Überangebot an Eiweiß

Ein Überangebot an Eiweiß kann bei entsprechender Veranlagung zur Auslösung von **Gicht** führen. Außerdem soll dadurch die Entstehung des **Herzinfarkts** begünstigt werden. Das jedenfalls schließt man aus der geringeren Herzinfarktrate in Japan, wo weniger Eiweiß mit der Nahrung aufgenommen wird als bei uns.

Eiweißmangel

In Abhängigkeit von Umfang und Dauer der Eiweißunterversorgung können folgende Symptome auftreten:

- Müdigkeit
- Leistungsminderung
- Muskelhypotonie
- verlangsamte Wundheilung
- Anämie
- erhöhte Infektanfälligkeit

Speziell im **Wachstumsalter** sind folgende Mangelerscheinungen zu finden:

- Wachstumsverlangsamung
- Wachstumshemmung
- körperliche und geistige Entwicklungsstörung

Als Extremform ist das Symptombild des in den Tropen vorkommenden **Kwashiorkor** zu nennen. Zu den Kennzeichen gehören:

- dünne Extremitäten
- Ödem- und Aszitesbildung (Hungerödem)

32.2 Kohlenhydrate

Kohlenhydrate (KH) setzen sich aus den Elementen Kohlenstoff (C), Wasserstoff (H) und Sauerstoff (O) zusammen. Sie werden in den Pflanzen unter Ablauf der **Photosynthese** gebildet (Abb. 32.3):

- Die Pflanze nimmt aus der Luft **Kohlendioxid** (CO_2) auf.
- Aus der Erde nimmt die Pflanze **Wasser** (H_2O) auf.
- In den Blattgrünkörperchen (Chloroplasten) wird durch das Blattgrün (Chlorophyll) und mit Hilfe von Sonnenergie aus den Elementen Wasserstoff, Sauerstoff und Kohlenstoff zunächst **Traubenzucker** ($C_6H_{12}O_6$) aufgebaut. Bei diesem Vorgang wird von der Pflanze **Sauerstoff** (O_2) abgegeben. Durch die Photosynthese der gegenwärtigen Pflanzenwelt wird der durch die Atmung aller tierischen Organismen verbrauchte Sauerstoff ständig regeneriert.

Kohlenhydrate sind die bevorzugte Energiequelle vieler Organismen und nehmen in der menschlichen Ernährung ca. 50–60 % der Gesamtmenge ein. Die für die Ernährung des Menschen **wichtigsten Verbindungen** sind:

- **Monosaccharide** (z. B. Glukose = Traubenzucker)
- **Disaccharide** (z. B. Laktose = Milchzucker)
- **Polysaccharide** (z. B. Stärke)

In Form von **Glukose** können unsere Zellen Kohlenhydrate zur unmittelbaren Energiegewinnung nutzen.

32.2.1 Biologisch wichtige Kohlenhydrate

Monosaccharide – Einfachzucker

In Tabelle 32.5 sind wichtige Monosaccharide beschrieben.

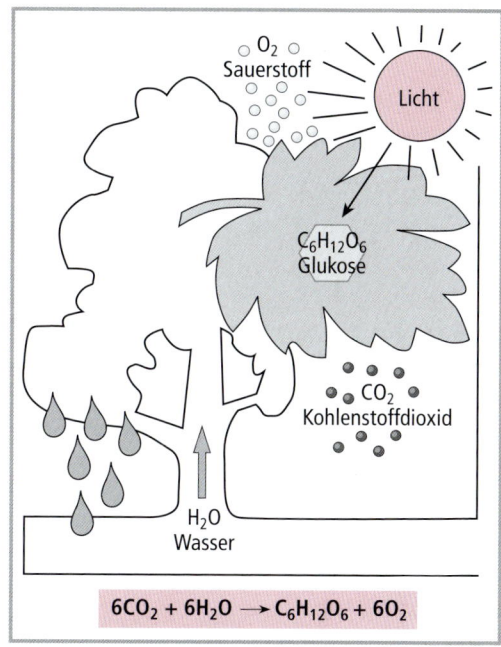

$$6CO_2 + 6H_2O \rightarrow C_6H_{12}O_6 + 6O_2$$

Abb. 32.3 Schematische Darstellung der Grundvorgänge der Photosynthese

Disaccharide – Doppelzucker

In Tabelle 32.6 sind Beispiele für Disaccharide zu finden.

Polysaccharide

Polysaccharide entstehen durch die chemische Verknüpfung vieler Monosaccharidmoleküle (100 bis mehrere 1.000 Monosaccharidmoleküle).

Während mit den Mono- und Disacchariden ausschließlich verdauliche Kohlenhydrate besprochen wurden, kann man die Polysaccharide in verdauliche (Stärke und Glykogen) und unverdauliche (Zellulose) unterteilen (Tab. 32.7). Die unverdauliche **Zellulose**, auch **Ballaststoff** genannt, hat dennoch eine wichtige Aufgabe im Organismus. Die Vorzüge einer ballaststoffrei-

Tab. 32.5   Beispiele für Monosaccharide

Name	Eigenschaften	Vorkommen	Aufnahme im menschlichen Organismus	Chemische Formel
Glukose = Traubenzucker	kommt frei vor; süß	Obst, Honig, Süßigkeiten	wasserlöslich, diffundiert durch die Zellwand, benötigt keinen Abbau, Blutzucker (BZ) beträgt 70–120 mg%, also etwa 1 g Glukose pro 1 l Blut	
Fruktose = Fruchtzucker	kommt nur in gebundener Form vor (Saccharose); sehr süß	Obst, Honig, Süßigkeiten	wasserlöslich, diffundiert langsamer als Glukose, wird in der Leber als Glykogen eingelagert (falls der Energiebedarf geringer ist als die Fruktoseaufnahme), belastet den BZ-Spiegel nicht wie andere Kohlenhydrate, deshalb für Diabetiker als Glukoseersatz geeignet	
Galaktose = Schleimzucker	kommt nur in gebundener Form vor (Laktose); kaum süß	Milch, Milchprodukte	wasserlöslich, Abbau in der Leber über Glukose, Synthese im Milchdrüsengewebe bei der Laktosebildung	

Tab. 32.6   Beispiele für Disaccharide

Name	Bestandteile	Vorkommen	Eigenschaften
Maltose = Malzzucker	Glukose + Glukose	Gerste, Weizen, Baustein der Stärke, Ausgangsprodukt zur Bierherstellung	geringe Süßkraft, wasserlöslich
Saccharose = Rüben-/Rohrzucker	Glukose + Fruktose (»Haushaltszucker«)	Zuckerrübe, Zuckerrohr, Früchte, Knollen anderer Pflanzenteile	größere Süßkraft als Milchzucker, Traubenzucker und Schleimzucker, wichtigstes Stoffwechselprodukt grüner Pflanzen
Laktose = Milchzucker	Glukose + Galaktose	Bestandteil der Milch aller Säugetiere	weniger süß als Traubenzucker, in den ersten Lebensmonaten für den Säugling nahezu einziges Kohlenhydrat

Tab. 32.7   Beispiele für Polysaccharide. Grundbaustein aller drei Beispiele ist die Glukose.

Name	Vorkommen/Bedeutung	Eigenschaften
Stärke	Kartoffeln, Getreide, Bananen, Hülsenfrüchte, wichtigste Kohlenhydratquelle für tierische und menschliche Ernährung	abbaufähig über Disaccharide zu Glukose
Glykogen	Vorratsstoff in Leber, Muskeln und Herz von Mensch und Tier	als Energiequelle schneller als die Fettreserve verfügbar
Zellulose	Hauptbestandteil pflanzlicher Zellwände, mengenmäßig der bedeutendste Naturstoff; für die Ernährung des Menschen wichtiger Ballaststoff	von Mensch und Fleischfresser nicht abbaubar

chen Ernährung beginnen bereits im Mund. Schwarzbrot muss z. B. länger gekaut werden als Weißbrot. Dies hat eine positive Wirkung auf das Gebiss und das Sättigungsgefühl. Die unverdauten Zellulosebestandteile haben eine mechanische Wirkung auf den Darm, sie regen als Ballaststoffe die Peristaltik an. Sie haben also eine abführende Wirkung, Feuchtigkeit wird gebunden, der Stuhl wird weicher und umfangreicher.

Abbildung 32.4 zeigt übersichtsartig, wie die durch Nahrung aufgenommenen Kohlenhydrate vom Menschen verstoffwechselt werden.

Überschüssige Kohlenhydrate

Übersteigt die Aufnahme verdaulicher Kohlenhydrate den Bedarf an **Energie**, so werden sie in Form des Polysaccharids **Glykogen** vorzugsweise in der Leber (150 g) und in der Muskula-

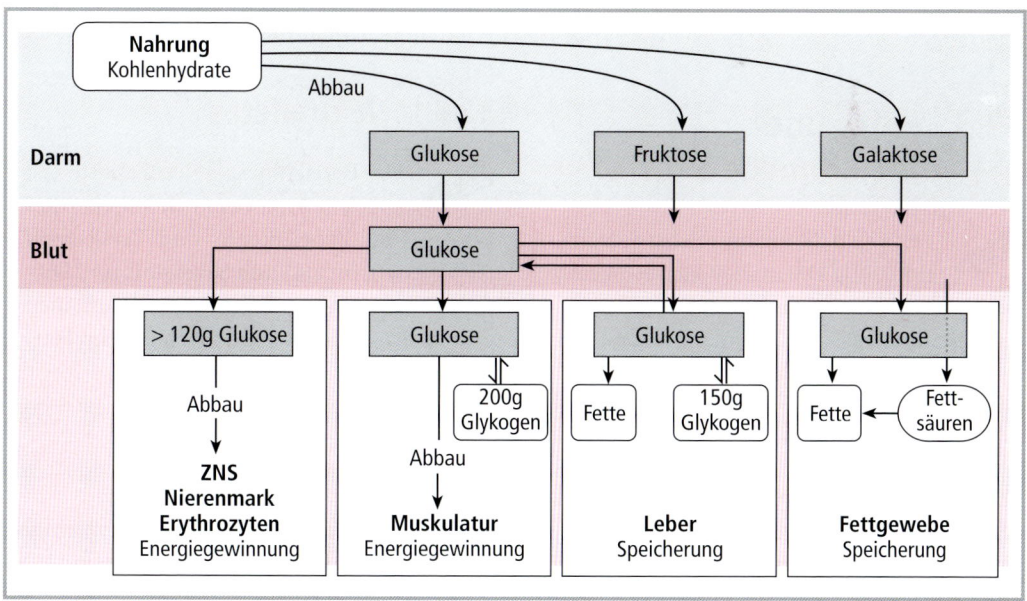

Abb. 32.4   Übersicht über den Kohlenhydratstoffwechsel

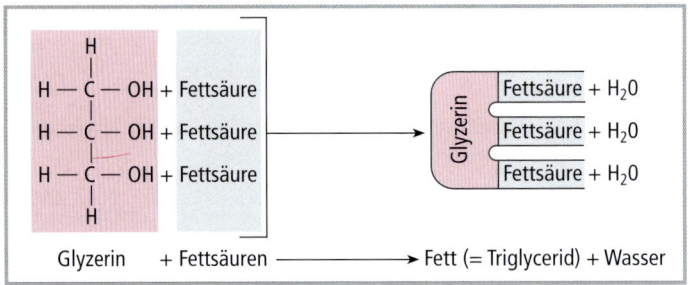

Abb. 32.5 Entstehung eines Fettmoleküls aus Glyzerin und Fettsäure

tur (200 g) **gespeichert**. Die Energieversorgung bleibt über geraume Zeit sichergestellt, spätestens 18 Stunden nach der letzten Mahlzeit sind die Glykogenspeicher allerdings erschöpft.

Da die Nahrungszufuhr in unserer Gesellschaft, insbesondere die Kohlenhydratzufuhr, den tatsächlichen Bedarf sehr stark übersteigt, sind die Speicherungsmöglichkeiten als Glykogen bald erschöpft. In diesem Fall werden überschüssig aufgenommene Kohlenhydrate in der Leber zu **Fett** umgewandelt.

> Eine zu reichliche Kohlenhydratzufuhr führt zu Übergewicht!

32.3 Fette und fettähnliche Stoffe

Fette sind die energiereichsten Nährstoffe (1 g Fett = 38,9 kJ = 9,3 kcal). Sie dienen als Energielieferant, Energiereservoir, Bestandteil von Zellmembranen und als Transportmittel für die fettlöslichen Vitamine.

In den letzten 100 Jahren ist in den Industrieländern der Fettanteil der Nahrung von ca. 17 % auf etwa 40 % gestiegen. Die fortschreitende Technisierung der Arbeitswelt, aber auch der privaten Lebensbedingungen hat bei den meis-

ten Menschen gleichzeitig zur Reduzierung der körperlichen Arbeit und Bewegung geführt.

Ernährungswissenschaftler gehen davon aus, dass Fett in speziellen **Fettzellen** abgelagert wird. Diese werden bereits in frühester Kindheit angelegt und bleiben in ihrer Zahl dann erhalten. Korpulente Menschen haben 2- bis 3-mal so viele Fettzellen wie schlanke. Durch Gewichtsabnahme können die enorm dehnfähigen Fettzellen jedoch in ihrem Volumen verkleinert werden.

Im englischen Sprachgebrauch werden alle Fette als **Lipide** bezeichnet, im Deutschen wird dagegen unterschieden zwischen

- Neutralfetten
- fettähnlichen Substanzen

32.3.1 Neutralfette

Die Bezeichnung »Neutralfette« ist abgeleitet von deren chemischer Reaktion. Ihre Bauelemente sind Kohlenstoff (C), Wasserstoff (H) und Sauerstoff (O). Diese Elemente sind zu bestimmten Bausteinen gekoppelt: Glyzerin + unterschiedliche Fettsäuren.

Fettbildung

Bei der Fettbildung verbindet sich Glyzerin mit drei Fettsäuren unter Abspaltung von drei Wassermolekülen zu einem Fettmolekül (Abb. 32.5). Dieser Vorgang wird als »**Veresterung**« be-

Tab. 32.8   Beispiele für verschiedene Fettsäuren

Name	Vorkommen	Bedeutung	Formel	Schmelz-punkt
Myristinsäure (gesättigt)	Bestandteil des Milchfetts und fast aller pflanzlichen und einiger tierischer Fette (Kokosfett, Leinöl, Rapsöl, Fischöle). Die Muskatnussgewächse (Myristicaceae) sind besonders reich an Myristinsäure		$CH_3-(CH_2)_{12}-COOH$	54,4 °C
Palmitinsäure (gesättigt)	gehört zu den verbreitetsten Fettsäuren aller pflanzlichen und tierischen Fette (Palmfett 36 %, Rindertalg 29 %, Olivenöl 15 %)	dient zur Herstellung von Kerzen und Seifen	$CH_3-(CH_2)_{14}-COOH$	62,9 °C
Stearinsäure (gesättigt)	gehört zu den verbreitetsten Fettsäuren aller tierischen und pflanzlichen Fette und Öle (Kakaobutter 34 %, Hammeltalg 30 %, Rindertalg 18 %, Milchfett 10 %)	dient zur Herstellung von Kerzen, Seifen und pharmazeutischen Präparaten	$CH_3-(CH_2)_{16}-COOH$	69,9 °C
Ölsäure (einfach ungesättigt)	die in der Natur am weitesten verbreitete ungesättigte Fettsäure, vor allem in Milchfett, in allen Depotfetten und zahlreichen pflanzlichen Ölen		$CH_3-(CH_2)_7-CH=CH-(CH_2)_7-COOH$	13,0 °C
Linolsäure (zweifach ungesättigt)	sehr weit im Pflanzen- und Tierreich verbreitet	für Säugetiere ein essenzieller Nahrungsbestandteil	$CH_3-(CH_2)_4-CH=CH-CH_2-CH=CH-(CH_2)_7-COOH$	−6,0 °C
Linolensäure (dreifach ungesättigt)	im Tier- und Pflanzenreich verbreitete Fettsäure, vorwiegend in Pflanzenfetten	für Säugetiere ein essenzieller Nahrungsbestandteil	$CH_3-CH_2-CH=CH-CH_2-CH=CH-CH_2-CH=CH-CH_2-(CH_2)_6-COOH$	−14,0 °C

zeichnet. Dabei entstehen **Mono-, Di-** oder **Triglyzeride** (auch Mono-, Di- und Triester genannt), je nachdem ob ein, zwei oder drei Fettsäuren an Glyzerin angelagert werden.

Natürlich vorkommende Fette bestehen aus einem Gemisch verschiedenster Fettsäuren, sie unterscheiden sich durch ihren Fettsäuregehalt. Man bezeichnet sie daher als **Mischglyzeride**.

Fettsäuren

 Fettsäuren sind organische Säuren, sie unterscheiden sich im Wesentlichen durch ihre Kettenlänge (durch die Zahl ihrer C-Atome) und die Anzahl der Doppelbindungen. Man unterscheidet kurz-, mittel- und langkettige Fettsäuren (Tab. 32.8).

Über die Anzahl der Doppelbindungen lassen sich die Fettsäuren weiter unterscheiden:
- **Gesättigte Fettsäuren** besitzen keine Doppelbindung, z. B. Ameisensäure.
- **Ungesättigte Fettsäuren** besitzen eine oder mehrere Doppelbindungen (–C=C–). Je nach Anzahl der Doppelbindungen bezeichnet man sie als einfach oder mehrfach ungesättigt (Tab. 32.8).

Der **Schmelzpunkt** einer **Fettsäure** sinkt mit der Anzahl der Doppelbindungen und steigt mit der Kettenlänge. Je niedriger der Schmelzpunkt eines Fettes, desto leichter verdaulich ist es.

Essenzielle Fettsäuren

Der menschliche Organismus kann fast alle Fettsäuren selbst aufbauen, mit zwei Ausnahmen: **mehrfach-** und **hochungesättigte Fettsäuren.** Diese sind damit also für den Organismus **essenziell** (lebensnotwendig), da sie nicht von ihm selbst synthetisiert werden können.

Essenziell werden jene **Fettsäuren** genannt, die der Mensch mit der Nahrung aufnehmen muss, da er sie nicht selbst aufbauen kann.

Essenzielle Fettsäuren werden als **Schutz-** und **Reglerstoffe** bezeichnet, ihre **Funktion** beruht beispielsweise auf der:
- Senkung eines erhöhten Serumlipidspiegels
- Regulation des Blutdruckes

- Förderung der Herzmuskeldurchblutung
- Unterstützung der Gefäßelastizität

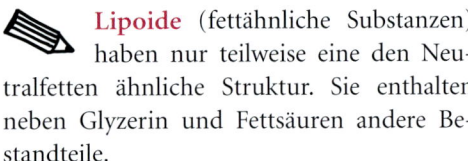 Bei Mangel an essenziellen Fettsäuren kann es zu Stoffwechselstörungen kommen.

Unsere Ernährungsweise mit dauerhaft zu hoher Fettzufuhr lässt jedoch keine Mangelsymptome aufkommen.

32.3.2 Fettähnliche Substanzen

Lipoide (fettähnliche Substanzen) haben nur teilweise eine den Neutralfetten ähnliche Struktur. Sie enthalten neben Glyzerin und Fettsäuren andere Bestandteile.

Ihr chemischer Aufbau ist zum Teil sehr viel komplizierter (Tab. 32.9).
Lipoide sind als **Bestandteil** der **Zellstrukturen** unentbehrlich, dennoch sind sie nicht essenziell. Der Organismus kann sie selbst aufbauen.

Besondere Bedeutung des Cholesterins

Cholesterin hat zahlreiche verschiedene Aufgaben im menschlichen Organismus (Tab. 32.9). Eine besondere Bedeutung hat es allerdings im negativen Sinn erlangt. Besonders bei älteren Menschen mit Übergewicht ist der Blutcholesterinwert häufig erhöht (**Hypercholesterinämie**). Ein dauerhaft erhöhter Wert wird als Risikofaktor bei der Entstehung von Gefäßkrankheiten und deren Folgen bewertet, z. B. bei Arteriosklerose, peripheren Durchblutungsstörungen, Herzinfarkt. Eine Umstellung der Ernährung (cholesterinarme Fette mit hohem Anteil an essenziellen Fettsäuren) kann zu einer Senkung des Cholesterinspiegels führen.

Tab. 32.9 Beispiele für Lipoide

Arten	Bestandteile	Vorkommen	Bedeutung für den Menschen
Phosphatide, Lektine, Kephaline	Glyzerin, Fettsäuren, Phosphorsäure und organische Base	Eigelb, Sahne, Lebertran, Getreidekeime	Bausteine der Zellmembranen, Gehirn- und Nervenzellen
Sterine, Cholesterin	Kohlenwasserstoffringverbindung	Eigelb, Hirn, Butter, fettes Fleisch, Lebertran	Bestandteil der Zellmembranen, Aufbau von Gallensäuren, Vitamin D, einiger Hormone
Karotinoide, Karotin	Kohlenwasserstoffringverbindung	Karotten, Eigelb, Spinat, Petersilie	Provitamin A, wird im Körper zu Vitamin A umgebaut

32.3.3 Fettverdauung

Die für den Fettabbau benötigten **Lipasen** (fettspaltende Enzyme) werden in der Gallenblase und der Bauchspeicheldrüse gebildet. Der **Dünndarm** nimmt die Spaltprodukte schließlich auf (**Resorption**).

Die Bereitstellung der im Fett gespeicherten Energie für den Körper erfolgt durch Spaltung der Fettmoleküle in ihre Bestandteile Glyzerin und Fettsäuren. Dieser Vorgang wird mit dem Begriff der Fettverdauung bezeichnet und findet im Magen und Zwölffingerdarm statt.

32.4 Abbau und Resorption der Nährstoffe

Der Abbau der Nährstoffe wird im **Mund** eingeleitet, wo nach mechanischer Zerkleinerung die im Speichel vorhandenen Enzyme mit der Spaltung der Kohlenhydrate beginnen. Die Nahrungsfette werden nur emulgiert, das heißt in feinste Tröpfchen verteilt, denn nur so können die im **Magen** vorhandenen Lipasen erfolgreich angreifen. Auch die Eiweiße werden im Magen erstmals gespalten. Im **Zwölffingerdarm** und anschließend im **Dünndarm** findet der größte Teil des Nährstoffabbaus statt, gleichzeitig sind diese Organe bereits die Orte der Nährstoffaufnahme.

33 Mineralien und Wasserhaushalt

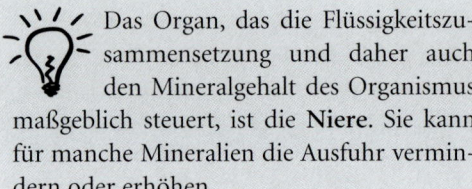

Rainer Klischies

33.1 Mineralstoffe

Der menschliche Organismus ist auf die stete Zufuhr von ausgewählten **Mineralstoffen** angewiesen. Sie haben im Organismus vielfältige **Funktionen** zu erfüllen:

- Bestandteil von Enzymen (Biokatalysatoren), Steuerung von Stoffwechselvorgängen
- Beteiligung am Puffersystem und der Flüssigkeitsverteilung im Körper
- Aufrechterhaltung eines osmotischen Druckes zwischen dem Zellinneren und der Flüssigkeit außerhalb der Zellen
- Beteiligung an der Reizbildung, Erregbarkeit von Muskeln und Nervenzellen, an der Reizbeantwortung (z. B. Muskelkontraktion)
- Bausteine in Geweben

Die Mineralstoffe sind am Stoffwechsel kontinuierlich beteiligt und unterliegen somit einem steten Umsatz. Die auftretenden Verluste müssen mit der Nahrung ausgeglichen werden, so dass ein Tagesmindestbedarf abgedeckt werden muss. Verschiebungen des Gehalts an Mineralstoffen sind stets von Veränderungen des Wassergehaltes begleitet und umgekehrt. Es besteht somit ein Gleichgewicht zwischen den Mineralstoffen und dem Flüssigkeitsgehalt in den Zellen.

> Das Organ, das die Flüssigkeitszusammensetzung und daher auch den Mineralgehalt des Organismus maßgeblich steuert, ist die **Niere**. Sie kann für manche Mineralien die Ausfuhr vermindern oder erhöhen.

Je nach der Größe ihres Anteils an der Gesamtmenge der Mineralstoffe unterscheidet man **Mengenelemente**, die in größerer Menge im Organismus vorkommen (Kalzium, Natrium, Kalium, Phosphor, Magnesium und Chlor), von den **Spurenelementen** (z. B. Eisen, Kupfer, Iod, Mangan, Zink, Fluor, Selen u. a.).

33.1.1 Mengenelemente

Tabelle 33.1 zeigt eine Übersicht der für den Organismus bedeutenden Mengenelemente.

33.1.2 Spurenelemente

Wie oben erwähnt, kommen bestimmte, für das Überleben des Organismus zwingend notwendige Elemente nur in geringen Mengen vor. Wichtige Spurenelemente sind in Tabelle 33.2 aufgeführt.

Tab. 33.1 Mengenelemente

Mineral	Vorkommen im Organismus/60 kg Körpergewicht	Täglicher Bedarf	Nahrungsquelle	Funktion im Körper	Symptome bei Mangel bzw. Überangebot
Kalzium	1 kg	ca. 1 g	Milchprodukte, Obst, Gemüse, Getreide, Hülsenfrüchte	Aufbau von Skelett und Gebiss, Mitwirkung an der Blutgerinnung und der Muskelarbeit	Knochenentkalkung (Osteoporose), Knochenerweichung, Wachstumsstörungen (z. B. Rachitis)
Phosphor	0,5–0,7 kg	1 g	Milchprodukte	Aufbau von Skelett und Gebiss, Baustein von Enzymen, Bestandteil von energiereichen Phosphaten (ATP)	Mangel sehr selten
Natrium/ Chlor	ca. 100 g	ca. 3–4 g (NaCl)	Kochsalz	Regulation des osmotischen Druckes, Vorkommen im Extrazellularraum	Mangel durch Durchfall oder starkes Erbrechen, bei Überangebot Auslösung von Bluthochdruck möglich
Kalium	150 g	3–4 g	grünes Gemüse, Hülsenfrüchte, Nüsse, Bananen, Trockenobst	Aufrechterhaltung des osmotischen Druckes, Vorkommen vor allem *in* den Zellen	Herzrhythmusstörungen, Muskelschwäche
Magnesium	30 g	0,5 g	grünes Gemüse, Obst, Nüsse	Knochenbau, Aktivierung vieler Enzyme, Steuerung der Eiweißsynthese, Regulation der Erregbarkeit von Nerven und Muskeln	Krämpfe, Tetanie, Herzrhythmusstörungen, Verwirrtheit

Tab. 33.2   Auswahl wichtiger Spurenelemente und deren Bedeutung

Element	Tagesbedarf	Nahrungsquelle	Funktion im Körper	Symptome bei Mangel (M) bzw. Überangebot (Ü)
Eisen	12–18 mg	grünes Gemüse, Hülsenfrüchte, Eier, Innereien, Fleisch	Bestandteil von Hämoglobin und Myoglobin, Sauerstofftransport	M: Anämie! Müdigkeit, Schwindel
Iod	0,2 mg	Seefisch!, iodiertes Speisesalz, Trinkwasser	Baustoff der Schilddrüsenhormone	M: Hypothyreose, Kropf (Struma), geringes Wachstum bei Kindern
Fluor	1 mg	Trinkwasser, pflanzliche Nahrungsmittel	Verfestigung der Knochen und Zähne	M: Osteoporose, Karies Ü: toxische Knochen- und Zahnschädigung
Kobalt	0,01 mg	Mischkost	Bestandteil von Vitamin B_{12}, Bildung von Erythrozyten	M: Anämie Ü: Herzmuskelschwäche
Kupfer	2–5 mg	Innereien	Transport von Eisen im Blut, Synthese von Hämoglobin	M: Anämie
Mangan	3–4 mg	Getreide, Gemüse	Knochenbildung	M: Wachstumsstörung Ü: Nervenschädigung
Zink	10–20 mg	Mischkost	Aktivierung von Enzymen, Oxidationsschutz	M: Wachstumsstörung, Appetitlosigkeit, Abwehrschwäche?
Selen	50–200 µg (Empfehlung der WHO)	Mischkost	soll durch Abfangen sog. freier Radikale Infekten vorbeugen können?!	M: Abwehrschwäche?! Ü: Funktionsstörung der Muskulatur

33.2   Wasserhaushalt

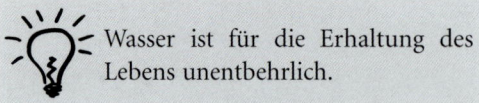 Wasser ist für die Erhaltung des Lebens unentbehrlich.

Der **Wasseranteil** am Körpergewicht beträgt beim Säugling 70–80 %, beim Erwachsenen ca. 60 % und nimmt mit zunehmendem Lebensalter weiter ab.

Das **Körperwasser** ist auf verschiedene **Räume** verteilt:
Ein Teil befindet sich innerhalb von Zellen (**intrazelluläre Flüssigkeit**).
Ein weiterer Teil befindet sich außerhalb von Zellen. Von dieser extrazellulären Flüssigkeit fließt ein Teil in Blut- und Lymphgefäßen, ein anderer befindet sich zwischen den Zellen als so genannte **interstitielle Flüssigkeit**.

Wesentliche Bedeutung an der Wasserverteilung haben die Elektrolyte und hier vor allem Natrium und Kalium (Weiteres dazu s. Lehrbücher der Anatomie/Physiologie.).

 Die Aufrechterhaltung eines bestimmten Wassergleichgewichts bezeichnet man als Bilanz.

Der Mensch **verliert** täglich 2–3 l **Wasser:**
- 1–1,5 l durch Harn
- 0,5 l in Form von Schweiß
- 0,5 l über die Atmung
- etwa 0,1 l durch den Stuhl

Deshalb muss er seinem Körper die gleiche Menge an Flüssigkeit zuführen. In der Regel trinkt ein erwachsener Mensch ca. 1,5 l pro Tag. 0,7–0,8 l nimmt er über feste Speisen zu sich. Im Gewebe entstehen nochmals ca. 300 ml Oxidationswasser bei der Verbrennung von Nährstoffen.

Die **Regulierung** der **Wasseraufnahme** entsteht durch das natürliche Durstgefühl, ein weiterer Regulationsort ist die Niere. Wird zu wenig getrunken, drosselt die Niere die Harnbildung, bei vermehrtem Wasserangebot scheidet sie mehr aus (Steuerung durch das Hypophysenhormon **ADH**).

34 Vitamine

Ursula Panther

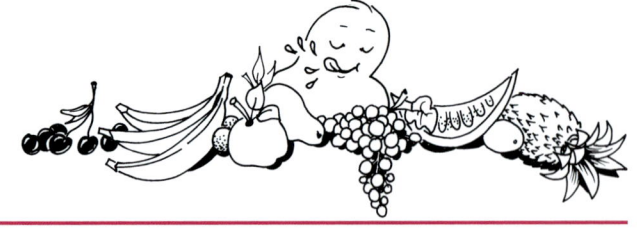

Vitamine sind essenzielle, organische Wirkstoffe, die mit den Enzymen biochemische Reaktionen im menschlichen Organismus bewirken. Geringste Mengen (Mikrogramm) genügen schon, der Körper kann sie aber nicht selbst aufbauen, ist also auf entsprechende Nahrungszusammensetzung angewiesen. In einigen Fällen nehmen wir mit der Nahrung Vitaminvorstufen zu uns, Vitamin K dagegen wird nicht nur über die Nahrung aufgenommen, sondern ergänzend über die Darmbakterien gebildet.

34.1   Einteilung

Man unterscheidet fettlösliche und wasserlösliche Vitamine (Tab. 34.1). Jedes der Vitamine erfüllt im Organismus eine oder sogar zahlreiche Aufgaben (s. auch Tab. 34.2).

34.2   Die wichtigsten Vitamine

34.2.1   Vitamin A (Retinol)

Vitamin A (Retinol) ist wichtig für den Sehvorgang, den Aufbau der Deckschichten von Haut und Schleimhaut, für Wachstum und Knochen-

bildung. Retinol enthalten nur Lebensmittel tierischer Herkunft, insbesondere Leber. Pflanzen, vor allem Möhren, Grünkohl, Spinat und Feldsalat, produzieren lediglich die Vorstufen (hauptsächlich β-Carotin). Optimal ausgenützt werden Vitamin und Vorstufen nur in Verbindung mit Nahrungsfetten.

34.2.2   Vitamin D (Calciferol)

Vitamin D (Calciferol) ist die Vorstufe eines Hormons, das die Resorption von Kalzium und Phosphat verbessert und für ihre Einlagerung

Tab. 34.1   Fettlösliche und wasserlösliche Vitamine

Fettlösliche Vitamine	Retinol	A
	Calciferol	D
	Tocopherol	E
	Phyllochinon	K
Wasserlösliche Vitamine	Thiamin	B_1
	Riboflavin	B_2
	Pyridoxin	B_6
	Cobalmin	B_{12}
	Ascorbinsäure	C
	Biotin	
	Niacin	
	Folsäure	
	Pantothensäure	

Tab. 34.2 Übersicht über Funktion, Vorkommen, tägliche Dosis und Mangelerscheinungen der wichtigsten Vitamine

Vitamin	z. B. wichtig für:	z. B. enthalten in:	Empfohlene tägliche Dosis[1]	Warnzeichen bei Mangel könnten z. B. sein …
A	• Augen • Haare • Haut • Knochenbau • Wachstum • Zähne	• Aprikose • Pfirsich • Papaya • Chicorée • Fenchel • Kürbis • Möhre • Tomate • Leber	0,8–1,0 mg	• brüchige Fingernägel und Haare • Hautausschlag • Appetitmangel • häufige Infektionen • Nachtblindheit • Wachstumsstörung • Unfruchtbarkeit
B$_1$	• Appetit • Nervensystem • Verdauung • Wundheilung	• Sonnenblumenkerne • Nüsse • Erbsen • Linsen • Kartoffeln • Schweineschnitzel • Leber	1,1–1,5 mg	• Aggressivität • Appetitmangel • depressive Verstimmungen • Herzrhythmusstörungen • Konzentrationsmangel • Kribbeln in Armen und Beinen • Schlafstörung • Verstopfung
B$_2$	• Eiweißverwertung • Haut • Haare • Schilddrüse • Zellatmung	• Sesamsamen • Sojabohnen • Brokkoli • Pilze • Spinat • Forelle • Lachs • Rindfleisch • Wildbret • Milch • Ei	1,2–2,6 mg	• gerötete, entzündete Zunge • Risse in den Mundwinkeln • brennende, gerötete Augen • Lichtempfindlichkeit • Haarausfall • Schwindel • Konzentrationsmangel
B$_6$	• Bildung roter Blutkörperchen • Blutzuckerspiegel • Herz • Muskeln	• Bananen • Nüsse • Weizenkeime • Avocado • Paprika • Reis • Makrelen • Geflügel	1,6–1,8 mg	• Müdigkeit • Angstzustände • Gereiztheit • Kreislaufstörung • Arthritis • Immunschwäche

[1] Empfehlungen der Gesellschaft für Ernährung und des Ernährungsexperten Klaus Oberbeil

Fortsetzung auf S. 414–415

Vitamin	z. B. wichtig für:	z. B. enthalten in:	Empfohlene tägliche Dosis[1]	Warnzeichen bei Mangel könnten z. B. sein …
B$_{12}$	• Nervensystem • Stimmungslage • Knochenbau	• Algen • Muscheln • Schalentiere • Milch • Joghurt • Ei	1–5 µg	• Müdigkeit • ständige Nervosität • Depression • Gehbeschwerden • Stottern • Mundentzündungen • übler Körpergeruch
C	• Immunfunktionen • Stimmungslage • Stressbewältigung • Schlaf • Zahnfleisch	• Äpfel • Holunder • Kiwi • Orange • Artischocken • Fenchel • Rüben • Zwiebeln	75–150 mg	• Zahnfleischbluten • häufige Erkältungen • Krampfadern • Hämorrhoiden • Müdigkeit • Konzentrationsmangel • Falten • Haarausfall • Sehschwäche
D	• Herz/Kreislauf • Hormonbildung • Knochenbau • vorbeugend gegen Osteoporose	• Heilbutt • Rotbarsch • Gouda • Margarine • Butter • Ei	5–10 µg	• Kurzsichtigkeit • Zahnausfall • eiternde Zähne • nervöse Störungen • Gereiztheit • Schlafstörung • depressive Verstimmungen
E	• Blutgerinnung • entzündungshemmend • vorbeugend gegen Arteriosklerose • Zellatmung	• Erdnüsse • Mandeln • Walnüsse • Vollkorngetreide • Weizenkeimöl • Distelöl • Sonnenblumenöl • Milchprodukte	6–16 mg	• Sehschwäche • welke Haut • Leistungsschwäche • Entzündungen im Verdauungstrakt • Herzkrankheiten • Altersflecken • schlecht heilende Wunden
K	• Blutgerinnung • Knochenbildung • Leberfunktion • Wundheilung	• Brokkoli • Feldsalat • Gurken • Tomaten • Zucchini • Käse • Leber • Eigelb	60–80 µg	• Darmstörungen • langsam heilende Wunden • Nasenbluten • Müdigkeit • Menstruationsbeschwerden

Vitamin	z. B. wichtig für:	z. B. enthalten in:	Empfohlene tägliche Dosis[1]	Warnzeichen bei Mangel könnten z. B. sein …
Biotin	• Blutzuckerspiegel • Fett- und Kohlenhydrat-stoffwechsel • Haut • Haare	• Mandeln • Vollkorngetreide • Naturreis • Tomaten • Krabben • Sardinen	250–300 µg	• Müdigkeit • Gereiztheit • Hautprobleme • Haarausfall • Schuppen • graue Mund- und Rachenschleimhäute • Mattigkeit • Muskelschmerz
Folsäure	• Blutbildung • Leberfunktion • Magen-Darm-Tätigkeit • Nervenstärke • Zellteilung	• Vollkorngetreide • Brokkoli • Blumen- und Rosenkohl • Spinat • Wirsing • Eigelb	150–300 µg	• Unruhezustände • Angstgefühle • mangelnde Lebens-freude • Zerstreutheit • Wachstumsstörung • Entzündung der Zunge • Blutarmut
Niacin	• Bindegewebe • Cholesterin-kontrolle • Herztätigkeit • Hirnstoffwechsel • Zellatmung	• Erdnüsse • Mandeln • Erbsen • Sojabohnen • Thunfisch • Lachs • Lamm • Schweinekotelett	5–20 mg	• Müdigkeit • Hautkrankheiten • Mundgeruch • Lippengeschwür • Kopfschmerz • Zerstreutheit • Nervenschwäche • empfindliches Zahn-fleisch • Durchfall und Übelkeit
Panto-then-säure	• Energie-produktion • entzündungs-hemmend • Fettabbau • Konzentrations-fähigkeit	• Walnüsse • Weizenkleie • Forelle • Hering • Krabben • Wildbret • Camembert • Limburger • Roquefort • Milch	5–15 mg	• Gelenkschmerz • Haarausfall • vorzeitig ergrautes Haar • Lernschwäche • Sehbeschwerden • Reizbarkeit • Verstopfung

[1] Empfehlungen der Gesellschaft für Ernährung und des Ernährungsexperten Klaus Oberbeil

in die Knochen sorgt. Nur tierische Nahrungs-mittel, insbesondere Seefische, enthalten Calci-ferol. In Pflanzen finden sich lediglich Vorläufer davon, die auch der Körper selbst herstellen kann. Bei Sonneneinstrahlung werden sie in der Haut zu Vitamin D umgewandelt.

34.2.3 Vitamin E (Tocopherole)

Vitamin E (Tocopherole) schützt Körperfette, Vitamin A und andere leicht oxidierbare Sub-stanzen vor unerwünschter Reaktion mit Sauer-stoff. Hauptlieferanten sind pflanzliche Öle (Weizenkeimöl!), Nüsse und Getreide. Unter den Gemüsen fallen Schwarzwurzeln und Grün-kohl durch ihren Vitamin-E-Gehalt auf.

34.2.4 Vitamin K (Phyllochinon)

Vitamin K (Phyllochinon) fördert die Blutge-rinnung. Hauptlieferanten sind verschiedene Kohlarten, vor allem Blumenkohl, Tomaten, Hülsenfrüchte und Schweineleber. Die Darm-bakterien tragen ebenfalls zur Versorgung bei.

34.2.5 Vitamin-B-Komplex

Vitamin B$_1$ (Thiamin) ist notwendig, damit der Körper aus Kohlenhydraten und Amino-säuren Energie gewinnen kann. Bei kohlen-hydratreicher Kost ist der Bedarf erhöht. Die wichtigsten Quellen: Schweinefleisch, Hülsen-früchte, Vollkorngetreide, Nüsse, Hefe.
Vitamin B$_2$ (Riboflavin) ist wie Vitamin B$_1$ an zentralen Stoffwechselvorgängen beteiligt. Fleisch (vor allem Innereien), Milch und ihre Produkte, Eier, Vollkorngetreide, Hülsenfrüchte und Hefe liefern am meisten.
Vitamin B$_6$ (Pyridoxin) hilft beim Auf- und Abbau von Aminosäuren sowie bei der Bildung von Hormonen und Nervensubstanzen. Kon-trazeptiva erhöhen den Bedarf. Vitamin B$_6$ fin-det sich reichlich in Lebensmitteln wie Fleisch (Innereien), Seefisch, Obst, grünes Gemüse, Kartoffeln, Vollkorn.

Vitamin B$_{12}$ (Cobalamin) ist durch sein Zu-sammenspiel mit Folsäure an der Bildung der roten Blutkörperchen und an anderen zellauf-bauenden Prozessen beteiligt. Nur Mikroorga-nismen können es synthetisieren. Für seine Re-sorption muss es an ein Protein (»intrinsic fac-tor«) gebunden sein, das die Magenschleimhaut produziert. Milch und ihre Produkte, Seefisch, Innereien, fermentierte pflanzliche Lebensmittel und Hefe (Bier!) sind die wichtigsten Quellen. Weitere wichtige Vertreter des Vitamin-B-Kom-plexes sind:

- **Niacin** ist wie Vitamin B$_1$ und B$_2$ eine Schlüs-selsubstanz im Energiestoffwechsel. Der Kör-per kann es auch selbst aus einer essenziellen Aminosäure herstellen.
- **Folsäure** ist in Verbindung mit Vitamin B$_{12}$ für die Bildung der roten Blutkörperchen und für die Synthese von Bausteinen des Erbguts erforderlich. Darmbakterien decken einen Teil des Bedarfs. Ein Mangel herrscht nur, wenn zu wenig Rohkost gegessen wird.
- **Pantothensäure** greift als Baustein eines wichtigen Wirkstoffs in den Stoffwechsel ein, vor allem in die Synthese von Fettsäuren, Cho-lesterin, Hämoglobin und in Entgiftungsre-aktionen. Darmbakterien tragen zur Versor-gung bei.
- **Biotin** unterstützt Vitamin K und hilft als Überträger von Kohlendioxid bei vielen Stoffwechselreaktionen. Die Darmbakterien decken einen großen Teil des Bedarfs. Avidin, ein Protein im rohen Eiklar, fängt Biotin ab.

34.2.6 Vitamin C (Ascorbinsäure)

Vitamin C (Ascorbinsäure) wird für Bildung und Erhalt von Bindegewebe, Knochen und Zahn-bein, zur Stimulierung der Abwehrkräfte und zur Blockierung von Oxidationsprozessen benö-tigt. Es macht aggressive Substanzen unschädlich und verhindert die Entstehung von Krebs erre-genden Nitrosaminen im Körper. Es verbessert die Resorption von Eisen und verschlechtert dadurch die Aufnahme von Cadmium.

34.3 Vitaminbedarf

Die in Tabelle 34.2 genannten Beispiele mit den dazugehörigen Mengenangaben sind auf die Bedürfnisse eines gesunden »Durchschnittsbürgers« abgestimmt. **Gründe für erhöhten Vitaminbedarf** sind vielfältig:

- seelischer Stress
- körperliche Erkrankungen
- jahreszeitliche Schwankungen
- Kaffee- und Teekonsum
- Raucher benötigen erhöht Vitamin C, da die Resorption über den Darm reduziert ist.
- Regelmäßiger Alkoholkonsum führt ebenfalls zur Minderresorption von Vitaminen.
- Kontrazeptiva erhöhen den Bedarf an Vitamin B_6 und Folsäure.
- Menstruation
- Schwangerschaft, bis zu 100 % erhöhter Mehrbedarf (z. B. Mangel an Folsäure in der Embryonalzeit – Gefahr des offenen Rückens)

34.4 Vitaminmangel

Heutzutage erkrankt wohl kein Seemann mehr an Skorbut (Vitamin-C-Mangel), dennoch gibt es in unserer Gesellschaft Vitaminmangelerkrankungen, ohne den Hintergrund finanzieller Not. Vitaminmangel tritt auf bei:

- Durchführung radikaler Diäten
- jungen Frauen mit Essstörungen
- alten, alleinstehenden Menschen, die sich oft einseitig ernähren
- Singles mit Fastfood-Ernährung
- rein vegetarischer Ernährung (Veganer), insbesondere bei Schwangeren verbunden mit der Gefahr von Entwicklungsstörungen für das ungeborene Kind
- gestillten Säuglingen durch absolut vegetarische Ernährung der Mutter (z. B. Wachstumsstörungen, Verlust neuromotorischer Fähigkeiten, Anämie, Rachitis)

34.5 »Umgang mit Vitaminen«

Wichtige Tipps für den »Umgang mit Vitaminen« sind:

- Einkauf von frischem Obst und Gemüse
- Verzehr von saisonalem Obst und Gemüse, am besten vom heimischen Erzeuger, denn Vitaminabbau beginnt bereits mit der Ernte
- kühle, dunkle, trockene Lagerung, denn Licht, Luft, Wasser und Wärme sind »Vitaminkiller«
- möglichst schnelle Zubereitung, nach einigen Tagen sind manche Gemüse- und Obstsorten bezüglich des Vitamingehalts nur noch »Attrappen«
- Reinigung möglichst unzerkleinert unter fließendem Wasser
- vitaminschonende Garungsmethoden wie Dünsten, Dämpfen oder in Folie, möglichst kurze Garungszeit

34.6 Vitaminsubstitution

 Vitamintabletten können die Wirkung von Obst und Gemüse für den menschlichen Organismus nicht ersetzen.

Natürliche Vitamine enthalten eine Vielzahl kaum erforschter Substanzen, die für die Gesamtwirkung von Vitaminen mit verantwortlich sind. So können die Brausetablette oder der Multivitaminsaft immer nur ergänzend zur ausgewogenen Mischkost eingesetzt werden, diese aber nie ersetzen.

Anhang

Informationszentren für Vergiftungsfälle in der Bundesrepublik Deutschland

Folgende offizielle Informationszentren für Vergiftungsfälle geben Tag und Nacht telefonisch Auskunft:

Baden-Württemberg

Informationszentrale für Vergiftungen
der Universitätskinderklinik
Mathildenstraße 1
79106 Freiburg
Tel.: 07 61 / 1 92 40
E-Mail: giftinfo@kikli.ukl.uni-freiburg.de

Bayern

Giftnotruf München
Toxikologische Abteilung
der II. Medizinischen Klinik
der Technischen Universität München
Ismaninger Straße 22
81675 München
Tel.: 0 89 / 1 92 40
E-Mail: tox@lrz.tum.de

Berlin, Brandenburg

Informationszentrale bei Vergiftungen
Charité-Universitätsklinikum
Campus Rudolf-Virchow-Klinikum
Station 43 b (Internistische Intensivstation)
Augustenburger Platz 1
13353 Berlin
Tel.: 0 30 / 4 50 55 35 55
E-Mail: giftinfo@charite.de

Giftnotruf Berlin
Institut für Toxikologie
Oranienburger Straße 285
13437 Berlin
Tel.: 0 30 / 1 92 40
E-Mail: mail@giftnotruf.de

Bremen, Hamburg, Niedersachsen, Schleswig-Holstein

Giftinformationszentrum Nord
Robert-Koch-Straße 40
37075 Göttingen
Tel.: 05 51 / 1 92 40
E-Mail: giznord@giz-nord.de

Hessen, Rheinland-Pfalz

Giftinformationszentrum Mainz
Klinische Toxikologie der II. Medizinischen
Klinik der Universität Mainz
Langenbeckstraße 1
55131 Mainz
Tel.: 0 61 31 / 1 92 40
E-Mail: mail@giftinfo.uni-mainz.de

Mecklenburg-Vorpommern, Sachsen, Sachsen-Anhalt, Thüringen

Gemeinsames Giftinformationszentrum
Klinikum Erfurt
Nordhäuser Straße 74
99089 Erfurt
Tel.: 03 61 / 73 07 30
E-Mail: info@ggiz-erfurt.de

Nordrhein-Westfalen

Informationszentrale gegen Vergiftungen
Zentrum für Kinderheilkunde der
Rheinischen Friedrich-Wilhelms-Universität
Adenauerallee 119
53113 Bonn
Tel.: 02 28 / 1 92 40
E-Mail: gizbn@ukb.uni-bonn.de

Saarland

Informations- und Beratungszentrum
für Vergiftungsfälle
Kinderklinik der Universitätsklinik
Haus 9
66421 Homburg / Saar
Tel.: 0 68 41 / 1 92 40
E-Mail: kigift@uniklinik-saarland.de

Alle Angaben ohne Gewähr

Glossar

Abszess: Eiteransammlung in einer nicht vorgebildeten Körperhöhle
adipös: fettleibig
Aerosole: feinst verteilte, flüssige oder feste Stoffe in der Luft
Agens: 1. treibende Kraft, wirkendes Prinzip; 2. wirksamer Stoff in der Medizin
Agonis: Substanz, die sich mit einem Rezeptor verbindet und dadurch eine Wirkung auslöst
Albumin: eine Eiweißverbindung, die ca. 60 % des Gesamteiweißes im Blutplasma ausmacht
Alcopops: alkoholische Mixturen, Mischgetränke bestehend aus Fruchtlimonade und Spirituosen wie Wodka, Gin, Rum
Alkaloid: stickstoffhaltige Verbindung pflanzlicher Herkunft
Alkalose: Erhöhung des pH-Wertes von Blut und Gewebe auf über 7,41
Allergen: Antigen, das Überempfindlichkeitsreaktionen (Allergien) auslösen kann
Allokation: Zuordnung, Zuweisung von finanziellen Mitteln bzw. Produktivkräften und Material
Anaerobier: Mikroorganismus, der ohne Sauerstoff leben kann
Antigen: Bestandteil eines Infektionserregers, gegen den der menschliche Organismus mit der Bildung von Antikörpern reagiert
Antiinfektiva: Bezeichnung für therapeutisch eingesetzte Antiseptika
Antiköper: vom Organismus hergestellte Eiweiße, mit der Funktion, Antigene zu erkennen und diese unschädlich zu machen
Antisepsis/Antiseptik: umfasst antimikrobielle Maßnahmen auf der Körperoberfläche von Patienten mit dem Ziel, einer Kolonisation mit Keimen und einer Infektion vorzubeugen oder eine bereits bestehende Infektion zu therapieren. Antisepsis beinhaltet im Weiteren alle Maßnahmen zur Bekämpfung von Mikroorganismen z. B. durch Desinfektion und Sterilisation.
Antiseptikum: Substanz zur Abtötung oder Wachstumshemmung von Mikroorganismen
Applikation: Verabreichung, Darreichung
Asepsis: Gesamtheit aller Maßnahmen zur Erzielung von Keimfreiheit
Aspiration: Ansaugung

Auffrischimpfung, Booster: bei nachlassendem Impfschutz nach einer Grundimmunisierung wird meist Jahre später eine Auffrischimpfung nötig, durch die der Impfschutz wieder erhöht oder sogar verstärkt wird.
Auskultation: das diagnostische Abhören von Organen auf Schallphänomene
Autoklav: Dampfsterilisator

Bakteriämie: Nachweis von Erregern im Blut bzw. in der Blutkultur
bakteriostatisch: Wachstumshemmung bei Bakterien
Bakteriurie: Kolonisation des Urins ohne Vorliegen klinischer Symptome
bakterizid: abtötende Wirkung auf Bakterien
Barrieremaßnahme: Maßnahme zur Unterbrechung von Infektionswegen, z. B. durch Tragen von persönlicher Schutzausrüstung
Biopsie: Entnahme von Körpergewebe für eine feingewebliche Untersuchung, um eine Diagnose zu stellen
Bundesoberbehörden: Nachfolgeeinrichtungen des Bundesgesundheitsamtes, 1994 gegründet

CDC: Center for Disease Control and Prevention, Atlanta USA
CEN: Comitee Europeen de Normalisation
Charge: in einem bestimmten Arbeitsabschnitt hergestellte oder bearbeitete Menge eines Stoffes (z. B. Medikamente)
cMRSA: Community-acquired MRSA, ambulant erworbener MRSA (engl.: community = Gemeinschaft, engl.: acquired = erworben)
Compliance: Bereitschaft zur Mitwirkung

D-A-CH-Referenzwerte: Referenzwerte für die Nährstoffzufuhr, gelten gleichermaßen für Deutschland (D), Österreich (A), Schweiz (CH)
Dekontamination: Behebung einer Verunreinigung
Derivat: chemische Verbindung, die aus einer anderen Vorstufe entstanden ist
Desinfektion: Maßnahme, die einen Gegenstand in den Zustand versetzt, in dem er nicht mehr infizieren kann, d. h. eine Maßnahme zur Abtötung, Hemmung oder Entfernung pathogener Mikroorganismen
Desinsektion: Bekämpfung und Vernichtung von Körper- und Wohnungsungeziefer mit chemischen oder physikalischen Verfahren

Desorption: Abgabe, hier Ausgasung

Devices: engl.: »Geräte«, Medizinprodukte, Hilfsmittel. Device-Anwendung ist ein wesentlicher Risikofaktor für nosokomiale Infektionen.

DEVICE-KISS: berücksichtigt die Anwendungstage für zentrale Venenkatheter, Harnwegskatheter, Beatmung, Tracheeostome, Tubus und Weiteres im Zusammenhang mit nosokomialen Infektionen

Diffusion: Konzentrationsausgleich eines Stoffes durch eine Membran

DIN: Deutsches Institut für Normung

Diskonnektion: Lösen einer Verbindung, z. B. bei Gefäß- oder Blasenverweilkathetern, Beatmungsschläuchen etc.

Distanzierung: umfasst Maßnahmen, durch die eine gezielte Trennung infizierter Personen, kontaminierter Bereiche bzw. Gegenstände von nicht infizierten oder kontaminierten erreicht und eine Erregerübertragung verhindert werden kann.

Drogenabhängigkeit (drug dependence): Sammelbegriff der WHO für Zustände der psychischen (drug habituation) und physischen (drug addiction) Abhängigkeit von einem auf das zentrale Nervensystem wirkenden Stoff

Duales System Deutschland (DSD): von Industrie und Handel 1991 gegründete Gesellschaft als Reaktion auf die Verpackungsverordnung. Dazu wurde der »Grüne Punkt« als Kennzeichnung von wiederverwertbaren Materialien eingeführt.

Eiweißfehler: Wirkungsverlust bei chemischen Desinfektionsmitteln in Verbindung mit Eiweiß

EHEC: enterohämorrhagische Escherichia coli. Charakteristisch für diese Bakteriengruppe ist die Bildung von Zellgiften, die denen der Ruhrerreger (Shigellen) sehr ähnlich sind. EHEC-Bakterien können beim Menschen Krankheiten hervorrufen, die von leichtem Durchfall bis hin zur hämorrhagischen Colitis mit schweren blutigen Durchfällen, oft verbunden mit Bauchkrämpfen, Übelkeit, Erbrechen und Fieber, reichen.

Ektoparasit: auf der Körperoberfläche schmarotzender Parasit

Emission: die von einer festen oder beweglichen Anlage oder von Produkten an die Umwelt abgegebenen Luftverunreinigungen (Gase, Stäube, Strahlen, Wärme, Geräusche und Erschütterungen)

Empyem: Eiteransammlung in einer natürlich vorgebildeten Körperhöhle oder einem Hohlorgan

Enanthem: Ausschlag im Bereich einer Schleimhaut

Endemie: Auftreten einer Infektionskrankheit in einer bestimmten Gegend (z.B. Malaria in den Tropen) ohne zeitliche Begrenzung

endogen: im Körper selbst entstehend, von innen kommend

Endokarditis: entzündlicher Prozess an der Herzinnenhaut, insbesondere der Herzklappen, häufig mit thrombotischen Auflagerungen. Folge: Embolie, Klappenzerstörung, Herzfehler

Endometritis: Entzündung der Gebärmutterschleimhaut

Endoparasit: im Inneren seines Wirtes lebender Parasit

Endoskop: röhrenförmiges, mit Lichtquelle und optischem System ausgestattetes Instrument für die Endoskopie, starr oder flexibel

Endoskopie: diagnostische Betrachtung (Spiegelung) von Körperhöhlen und Hohlorganen mit einem Endoskop

Epidemie: gehäuftes, aber zeitlich und räumlich begrenztes Auftreten einer Infektionskrankheit einer bestimmten Bevölkerungsgruppe

Epidemiologie: Lehre von der Häufigkeit und Verteilung von Krankheiten und Gesundheitsstörungen sowie deren Ursachen und Risikofaktoren in Bevölkerungsgruppen

Erosion: lat.: Ausnagung. Bodenabtragung durch fließendes Wasser, Wind oder Sturm. Kann zur Unfruchtbarkeit der Erde bis hin zur Vernichtung von Pflanzenwachstum führen.

ESBL: Extented spectrum Beta-Laktamase

evident: lat.: offenbar. Im medizinischen Zusammenhang v. a. als Evidence based Medicine (evidenzbasierte Medizin, EBM) verwendet: System zur Bewertung der wissenschaftlichen Absicherung medizinischer Maßnahmen.

Exanthem: Hautausschlag unterschiedlicher Ursachen

exogen: von außen auf den Körper einwirkend

Fistel: abnormer röhrenförmiger Gang, der von einem Hohlorgan oder einem evtl. krankhaft bedingten Hohlraum ausgeht und an der Körperoberfläche ausmündet oder nur im Körperinneren verläuft

fungistatisch: wachstumshemmende Wirkung auf Pilze

fungizid: abtötende Wirkung auf Pilze

Furunkel: Blutgeschwür, Eiterbeule; schmerzhafte, tief gehende, knotige Entzündung eines Haarbalgs

Furunkulose: eventuell sich wiederholendes Auftreten von Furunkeln

Grundimmunisierung: aktive Impfung gegen eine bestimmte Infektionskrankheit mit dem Ziel eines größtmöglichen Schutzes. Die Grundimmunisierung wird in der Regel im Kindesalter durchgeführt.

Hämaturie: Auftreten von Blut im Harn

Härtegrad (dH): gibt den Gehalt an Kalk im Trinkwasser an. Für den Verbraucher von Bedeutung zum Beispiel im Zusammenhang mit der Dosierung von Waschpulver: Je höher der Härtegrad, desto mehr Waschmittel wird benötigt.

Hautflora, residente: Standortflora

Hautflora, transiente: Kontakt- oder Anflugsflora

Histopathologie: Spezialgebiet der Histologie (Wissenschaft und Lehre vom feingeweblichen Aufbau biologischer Gewebe). Bei der histopathologischen Untersuchung werden Gewebe unter dem Mikroskop auf krankhafte (pathologische) Veränderungen hin beurteilt.

Hospitalismus: beschreibt unerwünschte Veränderungen an Individuen oder -gruppen durch das Hospitalmilieu

Hygiene: Wissenschaft von der Erhaltung der Gesundheit und der Verhütung von Krankheit

Hyperthyreose: Schilddrüsenüberfunktion

Immission: Einwirkung von Luftverschmutzungen, Geräuschen, Stäuben, Erschütterungen, Strahlen, Wärme und anderem auf Menschen, Tiere, Pflanzen und Materialien

Immunsuppression: Abschwächung der Abwehrreaktion des Körpers gegenüber Fremdstoffen

Indikator: Stoff, der ein bestimmtes Stadium einer Reaktion durch einen Farbumschlag anzeigt (Lackmus u. a.)

Induration: umschriebene oder diffuse krankhafte Verhärtung und Verdichtung eines Gewebes

Infektion: Eindringen von kleinsten Krankheitserregern in den menschlichen Organismus, ihre Haftfähigkeit, ihre Vermehrung und Ausbreitung

Infektion, aerogene: Infektion erfolgt über die Luft, Staubpartikel oder feinste Tröpfchen

Infektion, alimentäre: durch Lebensmittel oder Wasser übertragene Infektion

Infektion, endogene: krankheitserregende Mikroorganismen entstammen der körpereigenen Flora

Infektion, exogene: krankheitserregende Mikroorganismen entstammen der belebten und unbelebten Umgebung

Infektion, hämatogene: Infektion erfolgt über den Blutweg

Infektion, iatrogene: Infektion im Zusammenhang mit der ärztlichen Behandlung

Infektion, inapparente: symptomloser Verlauf einer Infektionskrankheit (= stumme Infektion). Führt aber trotzdem zur Antikörperbildung.

Infektion, nosokomiale: Krankenhausinfektion; jede durch Mikroorganismen hervorgerufene Infektion, die im ursächlichen Zusammenhang mit dem Krankenhausaufenthalt steht, unabhängig davon, ob Krankheitssymptome bestehen oder nicht.

Infektion, opportunistische: Infektion durch normalerweise harmlose Erreger. Durch Verschleppung in andere Körperregionen oder durch reduzierte Abwehrlage eines Menschen können diese jedoch Infektionen verursachen.

Infektion, perkutane: Übertragung durch Nadelstichverletzungen oder Insektenstiche

Infektionskette: beinhaltet Infektionsquelle, Übertragungsweg und Empfänger

Infektionsquelle: Ursprung der Infektion. Sie ist der Ort, an welchem die Erreger leben, sich vermehren und von wo sie sich ausbreiten.

infiltrieren: in das umgebende Gewebe wuchern, hineinwachsen

Inkorporation: Aufnahme kontaminierter Substanzen oder Gegenstände in den Körper

Inkrustation: Einlagerung von Salzen in bzw. auf einem (nekrotischen) Gewebe oder einem Fremdkörper

Inkubationszeit: Zeit zwischen Eindringen eines Krankheitserregers in den Menschen bis zum ersten Auftreten von Krankheitssymptomen

Insertion: lat.: Hineinpflanzen, Hineinfügen, Ansatz; z. B. Anlegen von peripheren Venenverweilkanülen; in der Genetik: z. B. Einbau eines Stückes Erbmaterial in ein Gen; anatomisch: z. B. Ansatz eines Muskels

Instillation: tropfenweises Einbringen einer Flüssigkeit in den Körper

Insufflation: »Einblasen« flüssiger, gas- oder pulverförmiger Materie in Körperhöhlen, Gewebsspalten, Hohlorgane

Interdigitalraum: Raum zwischen benachbarten Fingern oder Zehen

Intoxikation: Vergiftung

intravasal: im Blutgefäß

invasiv: eindringend

Inversionswetterlage: austauscharme Wetterlage, bei der die in der Luft enthaltenen Schadstoffe nicht in höhere Luftschichten entweichen können

Inzidenz: Anzahl neuer Erkrankungsfälle, angegeben pro Jahr und Anzahl der Einwohner

ISO: International Organization for Standardization

Kalorimetrie, indirekte: Messverfahren zur präzisen Bestimmung des Grundumsatzes

kanzerogen: (karzinogen) krebsauslösend

Kaskaden: Wasserreservoir, durch das Atemgas geleitet und mit Wasserdampf gesättigt wird

Kategorisierung: Einordnung nach Kategorien (Klassen, Gattungen)

Katheterismus: instrumentelles Einführen eines Katheters in ein Hohlorgan (Blase) zur künstlichen Harnableitung zu diagnostischen und therapeutischen Zwecken

Kavitation: im angloamerikanischen Sprachraum: »Einschmelzung«, Hohlraumbildung; im physikalischen Sinn Bildung von Dampfblasen in Flüssigkeiten bei niedrigem Druck. Das Phänomen kann biomechanisch gefährliche Schädigungen hervorrufen, z. B. in Form von Erosionen an Herzklappenprothesen.

KISS: Krankenhaus-Infektions-Surveillance-System, Erhebungsmodell für nosokomiale Infektionen in Deutschland

Kohortenisolierung: Gruppe von Personen, die an gleicher Infektion erkrankt sind, die bei gleichem Erregertyp und gleicher Resistenz gemeinsam isoliert werden können

Kolonisation: Vorhandensein potenzieller Krankheitserreger an einer oder mehreren Körperstellen ohne systemische Entzündungszeichen und ohne klinische Symptomatik

kondensieren: verdichten, eindicken; Dampf verflüssigen

Konglomerat: Zusammenballung

Kontagiosität: Ansteckungsfähigkeit des Erregers

Kontamination: Vorhandensein von Mikroorganismen auf einer belebten oder unbelebten Oberfläche

Kreuzinfektion: der Austausch von Keimen von Patient zu Patient, von Personal zu Patient und umgekehrt

Lavage: (Aus-)Waschen, Spülung

letal(is): tödlich

Letalität: Anzahl der Sterbefälle, bezogen auf die Anzahl der Erkrankten einer bestimmten Krankheit (Gradmesser der Gefährlichkeit einer Krankheit)

Liquor: Gehirn-Rückenmark-Flüssigkeit

Lumen: Hohlraum, z. B. in Organen oder Instrumenten

maligne: bösartig

Meatus urethrae: Sekretspalt zwischen Harnröhrenschleimhaut und Katheter

Meningitis: Hirnhautentzündung

Miasma: historischer Begriff zur Bezeichnung belebter und unbelebter Krankheitsstoffe

Mikrobistase: Hemmung der Vermehrung von Mikroorganismen

Mikrobizidie: Abtötung von Mikroorganismen

Morbidität: Anzahl der Erkrankungen an einer Infektionskrankheit, bezogen auf die Gesamtzahl der Bevölkerung in einem bestimmten Zeitraum

moribund: lat.: sterbenskrank, sterbend

Mortalität: Sterblichkeit

MRSA: multiresistente (Methicillin-resistente) Staphylococcus-aureus-Stämme

Multibarrieresystem: die Gesamtheit aller Maßnahmen, durch die eine Unterbrechung von Infektionswegen erreicht werden kann (Händedesinfektion, Isolierung, Aufbereitung von Medizinprodukten, Flächendesinfektion, persönliche Schutzausrüstung)

Mutagen: Faktor, der Veränderungen im Erbgut bewirkt

Mykose: Krankheit, die durch Pilze hervorgerufen wird

Nekrose: örtlicher Gewebetod

Neoplasma: Neubildung von Körpergeweben, im Sinne des gehemmten autonomen Überschusswachstums (Tumor)

Nephritis: Nierenentzündung

nephrotoxisch: die Nieren schädigend

NIDEP: Nosokomiale Infektionen in Deutschland – Erfassung und Prävention

Obstruktion: totaler Verschluss eines Hohlorgans bzw. seiner Ein- und Ausgänge (z. B. Bronchien, Gallengänge, Pulmonalklappe des Herzens etc.) durch Verlegung, Verstopfung oder Kompression

Osmose: Durchtritt eines Lösungsmittels (z. B. Wasser) durch eine halbdurchlässige (semipermeable) Membran mit dem Ziel, Konzentrationsunterschiede gelöster Teilchen, die nicht durch die Membran treten können, auf beiden Seiten auszugleichen

Ozon: natürliche Molekülform des Sauerstoffs aus drei Atomen (O_3). Entsteht unter Einwirkung von Sonnenstrahlen aus Stickstoffoxiden und Kohlenwasserstoffen.

Ozonloch: Schlagwort für das Phänomen des Abbaus der Ozonschicht. Wird besonders stark in der Antarktis (Südpol) beobachtet. Zu den vielfältigen Auswirkungen gehört ein Anstieg von Hautkrebserkrankungen beim Menschen.

Ozonschicht: Bereich der irdischen Lufthülle in einer Höhe von ca. 15 bis 50 km über der Erdoberfläche. Dient als Schutz vor der energiereichen UV-Strahlung der Sonne.

PAL-Wert: engl.: physical activity level, Faktor für körperliche Aktivität

Panaritium: eitrige Entzündung an Finger oder Zehe

Pandemie: Ausbreitung einer Infektionskrankheit über mehrere Länder oder Kontinente

Papel: Knötchen

Parasit: Lebewesen, das ganz oder teilweise auf Kosten eines anderen lebenden Organismus lebt

Parenteralia: sterile Arzneiformen, die dem Körper unter Umgehung des Magen-Darm-Traktes zugeführt werden, dazu gehören Zubereitungen zur Implantation, Injektion und Infusion

Pasteurisierung: Abtöten von Mikroorganismen durch schonendes Erhitzen und dadurch Verbesserung der Haltbarkeit von Lebensmitteln

pathologisch: krankhaft verändert

Pearl-Index: Versagerquote von empfängnisverhütenden Methoden, nach dem amerikanischen Gynäkologen und Statistiker Pearl benannt

Pediculosis capitis: Kopflausbefall

Pedicullizid: Läuse abtötendes Mittel

Peelen: engl. Schälen

PEG: perkutane, enterale Gastrostomie

Perineum: Damm, Weichteilbrücke zwischen Anus und Skrotum bzw. Commissura labiorum posterior

Perkussion: Eines der manuellen Verfahren in der Medizin. Beklopfen der Körperoberfläche, um aus dem Klopfschall (Eigenschwingungen der erschütterten Gewebe) Rückschlüsse auf Größe und Beschaffenheit der darunter liegenden Organe zu ziehen

permeabel: durchlässig

Pestizid: Schädlingsbekämpfungsmittel

Phagozytose: Aufnehmen von Teilchen in das Zellinnere von Fresszellen (Phagozyten)

Pharyngealbereich: Rachen- oder Schlundbereich

Phlebitis: Venenentzündung

Phlegmone: Zellgewebsentzündung, die sich diffus in den Gewebsspalten ausbreitet und dadurch oft schwer abgrenzbar ist

post-: Präfix mit der Bedeutung »nach, hinter«

Postexpositionsprophylaxe: passive Impfung mit Antikörpern zur Verhinderung einer Infektionskrankheit nach einem vermuteten Infektionsereignis (z. B. bei Tetanus, Hepatitis B, FSME, Tollwut)

ppm: parts per million

prä-: Präfix mit der Bedeutung »vor«

Prävalenz: Erkrankungshäufigkeit, Anzahl der Erkrankten

Prävention: Vorbeugung

präventiv: vorbeugend, verhütend

Primärinfektion: die erstmals vorkommende Auseinandersetzung eines Körpers mit einem Krankheitserreger

Prostataadenom: Vergrößerung der Vorsteherdrüse (Prostatahypertrophie)

Pustel: Eiterbläschen

Quaddel: rote oder blasse Erhebung der Haut; Ursache ist ein kurzdauerndes, akutes Reizödem der Kapillargefäße

Quellenisolierung: Bei Verdacht oder Vorliegen bestimmter übertragbarer Krankheiten erfolgt die Isolierung des Erkrankten zum Schutz von Mitpatienten, Personal und Besuchern

Rekonnektion: Wiederherstellen einer Verbindung (vgl. Diskonnektion)

Resistenz: Widerstandsfähigkeit

retrograd: entgegen der natürlichen Flussrichtung

Sanitation: ungezielte Keimreduktion, Verringerung der Keimzahl durch Reinigungsmaßnahmen

Saprophyt: Mikroorganismus, der auf abgestorbener organischer Substanz lebt

saurer Regen: Ansäuerung der Niederschläge durch Luftverunreinigungen wie Stickoxide und Schwefeldioxid. Die sauren Niederschläge schädigen die Vegetation, besonders die Wälder (s. Waldsterben).

Schutzisolierung: Isolierung von Patienten mit ausgeprägter Abwehrschwäche zum Schutz vor Infektionen (protektive = schützende Isolierung)

Seifenfehler: Wirkungsverlust bei chemischen Desinfektionsmitteln in Verbindung mit Tensiden

Sekundärinfektion: Infektion eines schon infizierten Körpers durch einen zweiten, vom ersten Erreger unterschiedlichen Krankheitserreger

Selektion: Auswahl, Auslese

Sepsis: Blutvergiftung

Serologie: Lehre von Antigen-Antikörper-Reaktionen

Serom: Sekretverhaltung im Bereich einer ge- bzw. verschlossenen Wunde

signifikant: bedeutsam, kennzeichnend. In der wissenschaftlichen Bewertung von Studien bedeutet es hohe Aussagekraft oder »beweisend«.

Sinusitis maxillaris: Kieferhöhlenentzündung

Skabies: Krätze

Smegma: weißlichgelbe, talgige Masse aus Talgdrüsen; wird bei Männern im Bereich der Vorhaut, bei Frauen im Bereich der Klitoris und kleinen Schamlippen abgesondert

Smog: aus dem Englischen stammende Wortkombination aus »smoke« (Rauch) und »fog« (Nebel). Smog kann entstehen, wenn eine Inversionswetterlage herrscht.

Sommersmog: erhöhte Ozonkonzentration in der Luft bei anhaltendem Sommerwetter. Nach dem Ort des ersten Auftretens auch Los-Angeles-Smog-Typ genannt.

sporizid: abtötende Wirkung auf Sporen

Sterilisation: Abtöten bzw. irreversible Inaktivierung aller vermehrungsfähigen Mikroorganismen mit der Zielsetzung der absoluten Keimfreiheit

STIKO: Ständige Impfkommission. Einrichtung des ehemaligen Bundesgesundheitsamtes. Die STIKO legt unter anderem alle zwei Jahre einen aktualisierten Impfplan für Kinder und Erwachsene vor.

Stressulkus: Geschwür, das aufgrund von Stress entsteht

Striktur: hochgradige Stenose eines Hohlorgans, z. B. infolge von Entzündung oder Narben

Superinfektion: erneute Infektion mit dem gleichen Krankheitserreger, durch den schon eine Infektion vorliegt

Surveillance: engl.: Überwachung, Beaufsichtigung

Symbiose: Zusammenleben zweier Lebewesen zum gegenseitigen Nutzen

thermolabil: nicht hitzebeständig

thermostabil: hitzebeständig

Thrombophlebitis: Entzündung eines venösen Gefäßes infolge oder mit intravasaler Thrombenbildung

Titer: Antikörpertiter. Begriff aus der Serologie. Gemeint ist die Menge an Antikörpern im Blut eines Menschen gegen ein bestimmtes Antigen eines Infektionserregers. Die Bestimmung des Antikörpertiters ist wichtig zum Nachweis oder Ausschluss einer Infektion, zur Beurteilung einer frischen oder älteren Infektion und zur Ermittlung einer Immunität. *Durchführung:* Das zu untersuchende menschliche Serum wird stufenweise in mehreren Glasröhrchen verdünnt (z. B. 1:2, 1:4, 1:8 usw.). Jeder Verdünnung gibt man dann die gleiche Menge eines Antigens hinzu. Dasjenige Untersuchungsröhrchen, in dem gerade noch eine Antigen-Antikörper-Reaktion sichtbar ist, wird Titer genannt. Wenn es z. B. in der Serumverdünnung 1:16 noch zu einer sichtbaren Reaktion kommt, nicht mehr dagegen in der Stufe 1:32, dann wird als Reaktionstiter 1:16 angegeben.

Toxin: Giftstoff, der von Mikroorganismen, Pflanzen oder Tieren ausgeschieden wird

Tracheostoma: Eröffnung der Luftröhrenvorderwand im oberen Drittel zwecks Einführung einer Kanüle

transient: vorübergehend

Trauma: aufgrund einer äußeren Gewalteinwirkung entstandene Verletzung

Treibhauseffekt: Erwärmung des Klimas durch einen erhöhten Gehalt von Kohlendioxid (CO_2) und anderen so genannten Spurengasen (z. B. FCKW, Methan u. a.) in der Atmosphäre

Übertragung, heterologe: Übertragung durch die unbelebte Umgebung oder tierische Lebewesen

Übertragung, homologe: Übertragung von Mensch zu Mensch

Uricult: bakteriologischer Suchtest bei Verdacht auf eine Harnwegsinfektion oder Bakteriurie

Urosepsis: von den Harnwegen ausgehende septische Erkrankung

VAH: Verbund für angewandte Hygiene

Valetudinarium: Gesundheitshaus der Römer

vaskulär: die (Blut-)Gefäße betreffend

Verklappung: das Einbringen fester und flüssiger Abfälle von Schiffen aus ins Meer. Die festen Abfälle werden versenkt, flüssige Abfälle zur Verdünnung über den Strahl der Schiffsschraube verquirlt.

Vesikel: »Bläschen«

Virulenz: Schädigungspotenzial des Krankheitserregers

viruzid: inaktivierende Wirkung auf Viren

Waldsterben: Schädigung der Wälder durch Ozon oder sauren Regen. Der saure Regen schädigt direkt die Blätter und führt indirekt über eine Ansäuerung des Bodens zur Aufnahme von Schadstoffen über die Baumwurzeln. Die Belaubung der Wälder hat in Deutschland durch die Luftverschmutzungen in den letzten 20 Jahren um 30 % abgenommen.

WHO: World Health Organization, Weltgesundheitsorganisation. Gegründet 1948. Sitz in Genf.

Zystitis: Blasenentzündung

Zytostatikum: Arznei, die das Zellwachstum hemmt; wird gegen Krebsgeschwüre eingesetzt

Sachverzeichnis

Fehlverhalten, hygienerelevantes 165

Feinstaub 336
– EU-Grenzwert 336
Femidom 305
Fett 404 ff.
– Anteil an der Ernährung 396
– Brennwert 391, 404
Fettähnliche Substanzen 406 f.
Fettbildung 404 f.
Fettresorption 407
Fettsäuren 404 ff.
– essenzielle 406
– gesättigte 406
– hochungesättigte 406
– mehrfachungesättigte 406
– ungesättigte 406
Fettverdauung 407
Fettzellen 404
Fibrinolysin 9
Fieber 117
– FSME 63
– Malaria 108
– rheumatisches 18
– Sepsis 261
Filarien 112
Finne 115
Fischbandwurm 114
Fischsterben 347 f.
Fixerstube 316
FKW s. Fluorkohlenwasserstoffe
Flächendesinfektion 194 ff.
– gezielte 194
Flash-back 312
Fleischbeschau 112
Fleming, Sir Alexander 152
Fließgewässer 346 f.
Flockungsbecken 363 f.
Fluor 410
Fluorchlorkohlenwasserstoffe 326, 338
– Emissionsmengen 338
– Entstehung 326, 338
– Wirkung 326, 338
Fluorkohlenwasserstoffe 340
– bromierte 326
Flüssigkeit
– interstitielle 410
– intrazelluläre 410
Flüssigkeitsbilanz 411

Flüssigkeitszufuhr bei Harnblasen-verweilkatheter 240
Flusswassererwärmung 348
Föhn 331
Folienverband, transparenter 268
Folsäure 416
Formaldehyd 190
– MAK-Wert 207
Formaldehyd-Gas-Sterilisation 206 f.
Frauenkondom 305
Fruchtzucker 402 f.
Früherkennung 296 ff.
Frühsommer-Meningoenzephalitis s. FSME
Fruktose 402 f.
FSME (Frühsommer-Meningo-enzephalitis) 54 f., 62 f.
– aktive Immunisierung 63 f.
– Indikationsimpfung 129
FSME-Immunglobulin 64
FSME-Virus 62 ff.
Fuchsbandwurm 115
Functio laesa 3 f.
Fungistase 187
Fungizide 353 f.
Fungizidie 187
Furunkel 13

G

Galaktose 402 f.
Gametozyten 108
Ganciclovir 100
Gasbrand 24 f.
Gastritis 40
Gastroenteritis 40, 42 ff., 46, 62
– nicht bakteriell bedingte 90, 95
Gastrostomie, perkutane, endo-skopische 274
Gazeverband, steriler 263, 268
Gebärmutterhalskrebs 85, 98
Gedächtniszellen 117
Gefahrstoffverordnung 164
Gefäßkatheter, Bakteriämie-prävention 261 ff.
Gefäßkathetersystem, implantier-bares 270
Gefäßkrankheit 406
Geißel 8
Gel, spermizides 303
Gelbfieber 64, 119

– Indikationsimpfung 129
Gelbfiebervirus 64
Gelbsucht 65
Gelenkentzündung 4
Geräusch 380
Geschlechtskrankheit 50
Gesetz
– über die Beseitigung von Abfällen 370
– zum Kinder- und Jugend-schutz 309 f.
– zum Schutz gegen Fluglärm 384
– zur Vereinheitlichung des Gesundheitswesens 283
– über die Vermeidung und Entsorgung von Abfällen 371
Gesichtsschild 173
Gesunderhaltung 295
Gesundheit
– Alter 292 ff.
– Arbeitswelt 291 f.
– Definition 290 ff.
– individuelles Geschehen 291
– WHO-Definition 292
Gesundheitsamt 141, 283
Gesundheitsbehörde 286
Gesundheitsinstitution
– internationale 287 f.
– nationale 288 ff.
Gesundheitsverhalten 281
Gesundheitswesen, öffentliches 283 ff.
– Bundesbehörden 285 f.
– Organisation 284 ff.
– Sachverständigenrat zur Begutachtung der Entwick-lung 284
– Verwaltung
– – Ebene der Regierungs-bezirke 286
– – Länderebene 286
– – Städte/Landkreise 286
Gewässer
– künstlich angelegtes 346
– natürliches 346
Geysir 350
Gicht 400
Globuline 398
Glomerulonephritis 18
Glukose 401 ff.